Accidente cerebrovascular en la infancia y adolescencia

Accidente cerebrovascular en la infancia y adolescencia

Gabriel González

Neurólogo infantil. Profesor Agregado de Neuropediatría, Cátedra de Neuropediatría. Instituto de Neurología, Centro Hospitalario Pereira Rossell, Facultad de Medicina. Montevideo, Uruguay.

Hugo A. Arroyo

Neurólogo infantil. Jefe del Servicio Neurología y Neurofisiología del Hospital de Pediatría Prof. Dr. Juan P. Garrahan. Director de la Carrera Superior de Neurología Infantil de la Facultad de Medicina de la UBA. Miembro del grupo de ACV del Hospital de Pediatría Prof. Dr. Juan P. Garrahan. Buenos Aires, Argentina.

Editores asociados

Roberto Crosa

Neurocirujano especialista en Neurocirugía endovascular. CEDIVA–IMPASA Hospital de Clínicas, Cátedra de Neurocirugía. Montevideo, Uruguay.

M. Eugenia Russi

Pediatra. Hospital Pereira Rossell. Montevideo. Uruguay. Master en Neuropediatría. Hospital San Joan de Dèu. Barcelona, España.

EDICIONES JOURNAL

González, Gabriel
Accidente cerebrovascular en la infancia y adolescencia
1a ed. - Buenos Aires: Journal, 2011
370 p. ; 17x24 cm

ISBN 978-987-1259-48-9

1. Pediatría. 2. Enfermedades cardiovasculares. I. Arroyo, Hugo
CDD 618.9

Producción editorial: Ediciones Journal S.A.
Dirección editorial: Silvia Cañaveral
Edición: Leda Amorín - Luciano Beltrán - Maia Guzevich
Departamento de Arte: Verónica Lemos
Diagramación: Diego Stegmann
Diseño de tapa: Le Voyer

Junín 873 4"H" (C1113AAA) CABA, Argentina
ediciones@journal.com.ar | www.journal.com.ar

Libro de edición argentina
Impreso en Argentina - Printed in Argentina
Imprenta Latingráfica

Queda hecho el depósito que establece la Ley 11.723
Se imprimieron 800 ejemplares

Colaboradores

Arroyo, Hugo A.
Neurólogo infantil. Jefe del Servicio Neurología y Neurofisiología del Hospital de Pediatría Prof. Dr. Juan P. Garrahan. Director de la Carrera Superior de Neurología Infantil de la Facultad de Medicina de la UBA. Miembro del grupo de ACV del Hospital de Pediatría Prof. Dr. Juan P. Garrahan. Buenos Aires, Argentina.

Boidi, María
Neuróloga infantil. Coordinadora de Policlínica de Dismorfología y Adicciones, Cátedra de Neuropediatría. Asistente de Genética Clínica, Centro Hospitalario Pereira Rossell, Facultad de Medicina. Montevideo, Uruguay.

Buompadre, M. Celeste
Neuróloga infantil. Médica del Servicio de Neurología y Neurofisiología y Miembro del grupo de ACV, Hospital de Pediatría Prof. Dr. Juan P. Garrahan. Buenos Aires, Argentina.

Bravo, Eduardo
Neurorradiólogo. Jefe del Servicio de Neurorradiología Diagnóstica y Terapéutica, Instituto de Neurocirugía, Dr. A. Asenjo. Profesor Asistente, Departamento de Ciencias Neurológicas Oriente, Facultad de Medicina, Universidad de Chile. Santiago, Chile.

Campistol, Jaume
Neuróloga infantil. Jefe del Servicio de Neuropediatría, Hospital Sant Joan de Déu. Profesor Titular de Pediatría, Universidad de Barcelona. Barcelona, España.

Cardó Jalón, Esther
Neuróloga infantil. Hospital of Son Llátzer. Profesora Universidad de Islas Baleares. Palma de Mallorca, España.

Ceciliano, Alejandro
Jefe de Neurorradiología Intervencionista y Miembro del grupo de ACV del Hospital de Pediatría Prof. Dr. Juan P. Garrahan.

Chan, Anthony
Profesor de la División de Pediatría, Hematología y Oncología, Universidad Mc Master. Director del Servicio de Hemofilia, McMaster Children´s Hospital. Ontario, Canadá.

Clar, Miguel J.
Médico especialista en Obstetricia y Ginecología. Jefe del Servicio de Obstetricia y Salud Reproductiva, Hospital Son LLàtzer. Palma de Mallorca, España.

Costa, Gonzalo
Profesor Adjunto de Neurocirugía. Centro Hospitalario Pereira Rossell, Facultad de Medicina. Montevideo, Uruguay.

Crosa, Roberto
Neurocirujano especialista en Neurocirugía Endovascular. CEDIVA–IMPASA. Hospital de Clínicas, Cátedra de Neurocirugía. Montevideo, Uruguay.

Dabezies, Agustín
Profesor Adjunto de Clínica Hematológica, Facultad de Medicina, UDELAR. Pediatra hematooncólogo, Centro Hospitalario Pereira Rossell. Montevideo Uruguay.

deVeber, Gabrielle
Directora del Programa de Niños con ACV, Hospital for Sick Children. Programa de Ciencias de la Salud, Instituto de Investigación, HSC. Profesora Asociada de Pediatría, Universidad de Toronto, Canadá.

González, Gabriel
Neurólogo infantil. Profesor Agregado de Neuropediatría, Cátedra de Neuropediatría. Instituto de Neurología, Centro Hospitalario Pereira Rossell, Facultad de Medicina. Montevideo, Uruguay.

Hernández, Marta
Neuróloga infantil. Profesora Asistente, Pontificia Universidad Católica. Santiago, Chile.

Kirkham, Fenella
Neuróloga infantil. Profesora de Pediatría Neurológica, Universidad de Londres, Instituto de Salud Infantil. Londres, Reino Unido.

Kirton, Adam
Neurólogo infantil. Profesor Asistente de Pediatría y Neurociencias clínicas. Facultad de Medicina, Universidad de Calgary. Alberta Children´s Hospital, Canadá.

Lemes, Aída
Responsable del Área Errores Congénitos del Metabolismo, Instituto de Genética Médica, Hospital Italiano. Montevideo, Uruguay.

Martínez, Fernando
Neurocirujano. Anatomista. Cátedra de Neurocirugía y Anatomía, Facultad de Medicina de Montevideo, Uruguay.

Monagle, Paul
Consultor de Hematología pediátrica. Departamento de Hematología, Royal Children´s Hospital. Universidad de Melbourne, Australia.

Montenegro, José
Cardiólogo infantil. Departamento de Cardiología Pediátrica del Sanatorio Americano. Montevideo, Uruguay.

Navarro, Ramón
Especialista en Neurocirugía. Hospital del Mar, Hospital San Joan de Dèu. Barcelona.

Okuma, Cecilia
Neurorradióloga, Servicio de Neurorradiología Diagnóstica y Terapéutica, Instituto de Neurocirugía, Dr. A. Asenjo. Profesora Agregada, Departamento de Ciencias Neurológicas Oriente, Facultad de Medicina, Universidad de Chile. Santiago, Chile.

Paredes, Nethnapha
Ayudante de laboratorio del Departamento de Pediatría de la Universidad McMaster, Hamilton. Ontario, Canadá.

Pereira, Gustavo
Jefe de Clínica y Miembro del grupo de ACV del Hospital de Pediatría Hospital de Pediatría Prof. Dr. Juan P. Garrahan. Jefe de Trabajos Prácticos, Departamento de Anatomía, UBA. Buenos Aires, Argentina.

Prinzo, Humberto
Profesor Agregado de Anatomía y Neurocirugía. Cátedra de Neurocirugía y Anatomía. Facultad de Medicina de Montevideo, Uruguay.

Rivera, Rodrigo
Neurorradiólogo. Servicio de Neurorradiología Diagnóstica y Terapéutica, Instituto de Neurocirugía, Dr. A. Asenjo. Profesor Agregado, Departamento de Ciencias Neurológicas Oriente, Facultad de Medicina, Universidad de Chile. Santiago, Chile.

Rugilo, Carlos
Neurorradiólogo. Servicio de Diagnóstico por Imágenes y Miembro del grupo de ACV Hospital de Pediatría Prof. Dr. Juan P. Garrahan. Buenos Aires, Argentina.

Russi, M. Eugenia
Pediatra. Hospital Pereira Rossell. Montevideo. Uruguay. Master en Neuropediatría. Hospital San Joan de Dèu. Barcelona, España.

Russo, Ricardo
Reumatólogo pediatra. Jefe del Servicio de Immunología y Reumatología y Miembro del grupo de ACV Hospital de Pediatría Prof. Dr. Juan P. Garrahan. Buenos Aires, Argentina.

Tamer, Inés
Neurorradióloga. Servicio de Diagnóstico por Imágenes del Sanatorio Trinidad. San Isidro, Argentina.

Villasante, Francisco
Médico de Neurorradiología Intervencionista y Miembro del grupo de ACV del Hospital de Pediatría Prof. Dr. Juan P. Garrahan. Buenos Aires, Argentina.

Índice

A Daniela,
a Camila, Martina, Josefina y Guzmán.

Gabriel González

A Diana,
a Mercedes, Carolina y Sofía.

Hugo A. Arroyo

Prólogo

En los ateneos del Servicio de Neurología del Hospital de Pediatría Juan P. Garrahan (Buenos Aires), se presentan cada vez con mayor frecuencia lactantes, niños y adolescentes con accidentes cerebrovasculares. Por una parte, debo reconocer que esto se debe a que el arsenal de elementos para el diagnóstico y tratamiento es actualmente más rico, así como también más amplio el espectro de posibles factores etiológicos a tener en cuenta. Por otra parte, los accidentes cerebrovasculares en el período fetal y perinatal son frecuentemente responsables de las lesiones cerebrales con diferentes formas de parálisis cerebral de muchos de los niños que llegan a nuestra consulta.

Al evaluar un nuevo libro, uno se pregunta sobre la novedad del tema y si, además de información actualizada, aporta un abordaje exhaustivo y didáctico sobre lo que trata. Al leer los diecisiete capítulos encontré que en la bibliografía solo hay un texto específico reciente sobre accidente cerebrovascular en pediatría. Por supuesto, son numerosas las referencias a publicaciones en revistas científicas especializadas. Si bien en todos los libros de texto sobre neurología pediátrica hay un capítulo dedicado a enfermedades cerebrovasculares, tuve que recurrir a una vieja y querida serie de libros, *Clinics in Developmental Medicine*, para hallar las tres publicaciones más importantes sobre el tema escritas por neuropediatras, que son las siguientes: Isler W, "Acute hemiplegias and hemisyndromes in children" (*Clinics in dev Med*; Spastic Internacional Medical Publications, Londres, 1971); Pate KE, Wigglesworth JS, "Haemorrhage, ischaemia and the perinatal brain" (*Clinics in dev Med*; 69/70, Londres, 1979); Govaert P, "Craneal haemorrhage in the term newborn" (*Clinics in dev Med*; 129, Mac Keith Press, Londres, 1993).

El interés sistematizado por el estudio del accidente cerebrovascular en niños se puede rastrear en los últimos años en varios grupos de trabajo, por ejemplo: Paediatric Stroke Working Group in Childhood (Royal Collage of Physicians de Londres), Special Writing Group of the American Heart Association Stroke Council y el International Pediatric Stroke Study. Desde hace cinco años cabe destacar que en el Hospital Juan P. Garrahan funciona un grupo de trabajo específico sobre accidente cerebrovascular.

Los editores de este libro, neurólogos infantiles de Argentina y Uruguay, nos ofrecen una obra que, además de dedicar especial interés a las patologías cerebrales de origen vascular en la infancia, desarrolla abordajes de gran actualidad sobre el tema. Asimismo, han invitado a participar a reconocidos especialistas, que desarrollan su labor profesional en distintos países de América y Europa.

La lectura de *Accidente cerebrovascular en la infancia y adolescencia* será muy útil para repasar (o aprender) la anatomía de la circulación arterial y venosa del encéfalo antes de adentrarnos en todos los tipos de manifestaciones (accidentes cerebrovasculares isquémicos, accidentes cerebrovasculares hemorrágicos, trombosis de senos venosos) y sus variadas etiologías (trastornos protrombóticos, cardiopatías, vasculitis, disecciones arteriales, enfermedad de moyamoya, errores congénitos del metabolismo, drogadicción). Los estudios por neuroimágenes ayudan a completar la investigación de la amplia gama de etiologías permitiéndonos mejores diagnósticos, tratamientos y pronósticos. El libro cuenta con un capítulo dedicado a accidentes cerebrovasculares prenatales, perinatales y neonatales. Asimismo, es de destacar el haber incluido un capítulo destinado a la patología vascular espinal, tomándose una licencia que escapa del título del libro.

Sin duda esta obra será un texto de estudio obligatorio para los neurólogos en formación de niños y de adultos, un complemento para los colegas ya formados y una obra de consulta imprescindible para los pediatras.

Natalio Fejerman
Consultor
Hospital de Pediatría Prof. Dr. Juan P. Garrahan

Prefacio

Los neurólogos infantiles hemos dejado de considerar el accidente cerebrovascular como una patología excepcional, idiopática y benigna. El desarrollo de nuevas tecnologías en neuroimágenes nos ha permitido tener una mejor estimación de su real incidencia, inclusive desde etapas tan tempranas como el período fetal.

El concepto de accidente cerebrovascular idiopático se ha visto modificado por la extensa lista de factores de riesgo actualmente reconocidos, que incluye no sólo la patología vascular cerebral sino también muchos otros trastornos que aquejan al niño durante su crecimiento y desarrollo. Tampoco ya la consideramos una patología benigna. En la etapa prenatal, un mecanismo vascular subyace con frecuencia en pacientes con parálisis cerebral o malformaciones cerebrales asociadas con epilepsia grave.

En niños y adolescentes, el accidente cerebrovascular es causa de elevada morbilidad e incluso de muerte. Otro aspecto de interés y mejor reconocido es la recurrencia del accidente cerebrovascular, que ensombrece el pronóstico. Actualmente disponemos de medidas preventivas que pueden evitar la repetición de episodios y de un amplio esquema terapéutico para el niño que sufre una accidente cerebrovascular isquémico, tema que es abordado en su capítulo por el Dr. Kirton.

Sin embargo, pese a los avances en este tema no han sido todavía adecuadamente definidos algunos aspectos. Por ejemplo, aún resta conocer cuál es la real incidencia de ciertos factores de riesgo y cómo pueden variar según factores genéticos y ambientales, o bien, cuál es la utilidad de nuevas y cada vez menos invasivas técnicas de neuroimágenes. Por esta razón, hemos aceptado las opiniones no siempre coincidentes entre los autores, de modo que el lector podrá encontrar puntos de convergencia y también de divergencia con respecto a algunos temas y sacar sus propias conclusiones.

A los neurólogos infantiles nos quedan por delante muchos desafíos. Aún demoramos en establecer el diagnóstico de accidente cerebrovascular y, por lo tanto, en implementar su tratamiento adecuado. Es nuestro interés que tanto el médico pediatra, como el médico que atiende la urgencia y la población en general conozcan los síntomas de alerta. Una encuesta realizada a residentes de tercer y cuarto año de pediatría nos mostró las limitaciones que tenían en su formación con respecto a esta patología. La conformación de grupos de trabajo para la atención de niños con accidente cerebrovascular y la difusión de su tarea es una medida simple y económica que ayudaría a resolver estas dificultades.

Todos estos cambios conceptuales, los puntos de divergencia y convergencia sobre el tema, así como los desafíos nos motivaron a pensar en la necesidad de un libro sobre accidente cerebrovascular en la infancia y adolescencia. Es nuestro deseo trasmitirles la experiencia como iniciadores e integrantes de grupos de trabajo de Accidente Cerebrovascular en la Infancia en nuestros respectivos hospitales, Profesor Dr. Juan P. Garrahan (Buenos Aires) y Centro Hospitalario Pereira Rossel (Montevideo). Estos grupos están integrados por pediatras, intensivistas, neuroimagenólogos, hematólogos, reumatólogos, neurocirujanos y neurólogos que actúan en forma interdisciplinaria.

En esta obra participan varios de los integrantes de los grupos mencionados, especialmente, los doctores Roberto Crosa (Uruguay), M. Eugenia Russi (Uruguay) y M. Celeste Buompadre (Argentina), quienes colaboraron en distintas etapas de la preparación del libro. De enorme valor ha sido también la colaboración de autores como los doctores Adam Kirton, Anthony Chan, Nethnapha Paredes y Gabrielle deVeber (Canadá); Fenella Kirkham (Inglaterra); Esther Jalón Cardó, Miguel Clar, Jaume Campistol y Ramón Navarro (España); Marta Hernández, Eduardo Bravo, Cecilia Okuma y Rodrigo Rivera (Chile), y Paul Monagle (Australia).

Es nuestro deseo que *Accidente cerebrovascular en la infancia y adolescencia* sea un importante aporte para la comunidad médica, que asiste desde diferentes disciplinas a niños que presentan esta patología, de modo de continuar avanzando en aspectos terapéuticos aún relegados para mejorar su calidad de vida.

Es para nosotros un enorme placer contribuir con esta labor conjunta a mantener y profundizar los lazos de unión de la Escuela Rioplatense de Neurología Infantil.

Hugo A. Arroyo

Gabriel González

1

Accidente cerebrovascular en la infancia y la adolescencia

Gabriel González • M. Eugenia Russi • Roberto Crosa

Introducción

Pocas áreas en la medicina moderna han presentado tantos avances en el diagnóstico prevención y tratamiento como el de las enfermedades cerebrovasculares.

Gracias a los avances experimentados en las nuevas técnicas de neuroimagen, de diagnóstico hematológico y cardiológico, es que se ha podido acceder en forma más completa a una visión integradora de la etiología implicada en cada caso en particular.

La identificación en los últimos años de ciertos factores de riesgo e introducción de nuevas técnicas de neurointervencionismo, junto al uso de fármacos neuroprotectores y de antiagregantes plaquetarios, sin duda han cambiado el tratamiento de esta patología en la infancia. Sin embargo, aún existe controversia en muchos aspectos que requieren ser investigados en mayor profundidad, tales como la influencia real de ciertos factores de riesgo, el riesgo acumulativo de varios de ellos, y la efectividad de la prevención y los tratamientos utilizados en la actualidad.

Nomenclatura del accidente cerebrovascular

El concepto de accidente cerebrovascular (ACV) hace referencia a todo trastorno en el cual un área del encéfalo se afecta de forma transitoria o permanente por isquemia o hemorragia, como resultado del compromiso de uno o más vasos cerebrales. Es así como el término "accidente" (por contrapartida del término anglosajón *stroke*), es acuñado a fin de englobar un grupo de trastornos que incluyen tanto al evento isquémico como al hemorrágico, describiendo el carácter brusco y súbito del mismo. Surgen entonces una serie de denominaciones que tienen en cuenta su naturaleza y prolongación en el tiempo, dando origen al término "accidente isquémico" cuando el déficit neurológico focal dura más de 24 horas y se debe a la disminución del aporte sanguíneo secundario a la oclusión arterial, y "accidente hemorrágico" cuando existe sangre bien en el parénquima o en el interior de los ventrículos cerebrales, bien en el espacio subaracnoideo. La oclusión trombótica venosa o sinusal cerebral (trombosis venosa cerebral) puede determinar un infarto venoso isquémico o hemorrágico.

Por definición si el déficit neurológico dura menos de 24 horas y tiene una base vascular, se denomina ACV isquémico transitorio, en tanto que si dura más de 24 horas, pero se recupera totalmente, se denomina déficit neurológico isquémico reversible.

La correlación anatomopatológica encontrada en las autopsias permite establecer la denominación de "infarto cerebral pálido" (generado en la zona distal a la oclusión arterial persistente) y de "infarto cerebral hemorrágico" (situación similar a la anterior, pero con una importante concentración eritrocitaria en la zona infartada) que por definición es un ACV isquémico y no hemorrágico.

Epidemiología

Percibida clásicamente como una patología poco frecuente en la edad pediátrica, la enfermedad cerebrovascular rivaliza en frecuencia con los tumores del sistema nervioso central, con una incidencia anual que aumenta progresivamente con la edad, de dos a tres casos por 100 000 habitantes en los primeros cinco años, a ocho casos por 100 000 habitantes hasta los catorce años.[1-3] Es, aproximadamente, 17 veces más frecuente que en el resto de la infancia si consideramos el período fetal y neonatal.[4] Fullerton y cols. refieren una incidencia levemente superior del ACV isquémico (1,2/100 000) sobre el hemorrágico (1,1/100 000), con una relación arterial venosa cuando consideramos el primero de 3/1 en niños y de 2/1 en neonatos, y un predominio de sangrado intraparenquimatoso sobre el subaraconoideo en una relación 2,5/1, cuando consideramos este último.[5, 6, 7]

El mejor reconocimiento de esta patología, junto con la mayor expectativa de vida de pacientes con enfermedades crónicas actualmente tratables y causantes de accidentes vasculares, han permitido dilucidar el porqué del aumento en la incidencia del ACV pediátrico registrado en las últimas dos décadas; encontrándose actualmente entre las diez primeras causas de muerte en niños.[6, 7] Con una clara predominancia, en varones, de un 60%, se ha podido determinar un porcentaje de recurrencia de entre un 10% - 25%, lo que indica la urgente necesidad de enfocar todos nuestros esfuerzos en la prevención, el diagnóstico y tratamiento precoz de una patología muchas veces subestimada en la edad pediátrica.[2, 5-7]

Existen no obstante diferencias étnicas en la morbimortalidad encontrada en niños con ACV, seguramente por sendos factores de susceptibilidad genética no identificados hasta la fecha, constituyendo la raza negra un factor de riesgo que por sí solo aumenta la incidencia y mortalidad de este tipo de eventos (independientemente de la enfermedad de células falciformes como factor comórbido en la población negra).

Manifestaciones clínicas

Las manifestaciones clínicas que clásicamente presentan los pacientes con ACV dependen no solamente del mecanismo lesional involucrado (isquémico o hemorrágico) y de la edad del niño, sino también del tamaño y del territorio vascular afectado. Resulta entonces importante realizar un interrogatorio y un examen físico minuciosos, que orienten en una primera instancia y guíen en una segunda, en la búsqueda del mecanismo y del territorio vascular implicados. En muchos casos, la causa determinante provocará una clínica característica y muy orientadora siendo el ACV una complicación asociada.

A continuación describiremos los cuadros clínicos resultantes de las afecciones isquémicas y hemorrágicas.

Accidentes cerebrovasculares isquémicos

En este tipo de ACV es posible una gama de diversas presentaciones, que van desde la instalación progresiva de síntomas en horas o días, (que en ocasiones se completan en dos tiempos), hasta la aparición súbita de los mismos. Tal parece ser el caso de los ACV de mecanismo embólico, en los cuales los síntomas son en general de aparición brusca y alcanzan su máxima gravedad en forma inmediata en minutos u horas. La recuperación puede ser rápida en caso de que se produzca la fragmentación del émbolo, aunque la misma puede ser incompleta. En el otro extremo del espectro están las trombosis cerebrales arteriales, en las que el tiempo de inicio de los síntomas suele ser menos preciso, alcanzan la máxima gravedad en horas y presentan una recuperación posterior progresiva. Por su parte, las trombosis cerebrales venosas se caracterizan por una presentación menos brusca, aguda o subaguda. En las isquemias arteriales predomina la hemiparesia, convulsiones y trastornos del lenguaje y en las trombosis venosas cerebrales entretanto predominan los signos encefálicos difusos, convulsiones y signos neurológicos focales.[8]

Si bien habitualmente la hemiparesia aguda constituye el principal signo encontrado, otros signos focales neurológicos pueden asociarse, tales como la afasia, hemianestesia, hemianopsia y el eventual compromiso de pares craneales. Las convulsiones se observan en un alto porcentaje de los casos, especialmente en lactantes y preescolares. Frecuentemente la alteración de conciencia encontrada en estos pacientes es transitoria, no obstante en infartos gangliobasales pueden asociarse letargo e irritabilidad, y en aquellos infartos que sean extensos o por lesión bilateral protuberancial, coma.

Un elemento clínico de fundamental trascendencia diagnóstica es la de "topografiar los síntomas" dado que estos dependen en gran medida del territorio vascular comprometido, así como de la etiología causal. Es así tanto si la oclusión es de la arteria cerebral media o de sus ramas, producirá hemiparesia, hemianestesia, siendo la hemianopsia la menos evidente. La desviación conjugada de la mirada hacia el sitio de la lesión es un hallazgo inicial, que luego tiende a desaparecer. Si la lesión es a izquierda producirá afasia, dado que el hemisferio cerebral izquierdo es dominante para el lenguaje en el 90% de la población general, incluyendo dos tercios de los niños con dominancia manual izquierda.

La obstrucción proximal de la arteria cerebral anterior suele ser bien tolerada, ya que puede recibir flujo contralateral a través de la arteria comunicante anterior (de estar permeable). En caso de obstrucciones distales los síntomas motores serán más evidentes en el miembro inferior contralateral a predominio distal, aunque en algunas oportunidades puede verse asociada la debilidad de los músculos proximales de la extremidad superior. Puede aparecer compromiso sensitivo correspondiente al área afectada, así también otros signos como la apraxia (fundamentalmente de la marcha), apatía, desviación oculocefálica y trastornos del comportamiento.

La afectación de la circulación posterior provoca ataxia, vértigos y ceguera cortical, a los que se pueden asociar un compromiso ipsilateral de los pares craneales, con pérdida de sensibilidad y paresia contralateral. En el ACV arterial predomina el compromiso de la circulación anterior (71%), sobre la circulación posterior (21%) y bilateral en el 8% restante. [8]

En las trombosis venosas cerebrales, en cambio, son los signos encefálicos difusos –con o sin hipertensión endocraneal–, las convulsiones y los signos neurológicos focales los que predominan, pudiendo estos síntomas ser fluctuantes en la trombosis del seno longitudinal. Es así como en la trombosis del seno cavernoso pueden ocurrir parálisis de los pares craneales III, IV y VI y en un 25% de los casos de trombosis venosas presentarse como un pseudotumor cerebral.[1, 2] La presentación perinatal puede ser aguda con predominio de convulsiones o negligida y constatarse posteriormente por signos deficitarios.

El ACV isquémico transitorio en niños es menos frecuente y muchas veces no bien reconocido. Tal parece ser el caso de algunos niños con enfermedad de moyamoya que presentan en forma secundaria a una hiperventilación signos focales con pérdida de conocimiento posterior, muchas veces interpretados como crisis epilépticas.

Accidente cerebrovascular hemorrágico

La presentación clínica del ACV hemorrágico suele ser brutal y los síntomas varían tanto si la hemorragia se produce a nivel subaracnoideo o parenquimatoso como si compromete los sectores supra e infratentorial. Es así como si es subaracnoidea o meníngea se caracterizará por presentar cefaleas intensas, de inicio súbito, sin una localización precisa, vómitos reiterados, rigidez de nuca y alteración de conciencia. Puede existir compromiso de pares craneales, especialmente de los oculomotores, siendo el III par el más comúnmente comprometido.

Si la hemorragia es, en cambio, parenquimatosa, se asociarán síntomas de hipertensión endocraneal (cefaleas, vómitos y alteración de conciencia) a la signología focal neurológica correspondiente (hemiplejia, afasia y compromiso de pares craneales), mientras que la intensidad de los síntomas dependerá del sitio del sangrado y del volumen del mismo.

Finalmente si el sangrado es infratentorial (tronco cerebral o cerebelo) el cuadro clínico puede ser ominoso o con síntomas cerebelolaberínticos (ataxia, vértigo, nistagmus y parálisis de los últimos pares craneales). Resulta importante en todo sangrado intracraneal valorar causas médicas favorecedoras del mismo, como las coagulopatías, el uso de ciertos fármacos, drogas de abuso y el maltrato (lactante sacudido).

Diagnóstico diferencial

Una gama de diagnósticos diferenciales son posibles frente a todo niño que presenta una hemiparesia aguda, si pensamos que muchas lesiones no vasculares también pueden ser causa de disfunción neurológica aguda. Cobran aquí importancia los hallazgos imagenológicos, que junto con la clínica son los que permiten arribar al correcto diagnóstico. Es el caso de los tumores cerebrales, cuya forma de presentación si bien suele ser gradual o con sintomatología escalonada, pueden semejarse a un ACV en caso de producirse hemorragias intratumorales, herniación cerebral o invasión de estructuras vasculares. Otros ejemplos lo constituyen los abscesos cerebrales, casos en los que puede confundir la sintomatología cuando se forman a partir de un émbolo séptico cardíaco, y la encefalomielitis diseminada aguda que también puede presentarse con signos de disfunción neurológica aguda, alteraciones de conciencia y compromiso de pares craneales.

Ahora bien, otras entidades al inicio pueden causar confusión. Tal es el caso de ciertas crisis epilépticas (especialmente si son focales y prolongadas), que pueden causar hemiplejia o déficit focal neurológico, pero que en general suelen resolverse en las primeras cinco o seis horas y completamente dentro de las siguientes 24 horas del evento; y la migraña con aura, que puede presentarse con signología focal, especialmente en el adolescente.

Factores de riesgo de los accidentes cerebrovasculares

De etiopatogenia variada y hasta poco conocida en algunos casos, son múltiples los puntos de desencuentro en relación a la patología cerebrovascular del adulto los que han llevado a considerar al ACV en niños como una entidad aparte. Es por ello que abocarse al estudio de ciertos factores de riesgo y a su compleja interrelación e importancia etiológica, permiten comprender cómo hasta cierto punto es posible reducir la verdadera dimensión del grupo de eventos vasculares idiopáticos en la infancia.

Surge entonces un concepto de importancia y es que en aproximadamente un 50% de los casos el ACV se instala en un niño previamente sano.[2,6] Es así como en el período neonatal el ACV isquémico se asocia a enfermedad aguda sistémica (infecciosa o no), a estados protrombóticos o factores maternos u obstétricos que la determinan. En el período posterior los factores de riesgo más frecuentes son las arteriopatías en el 50% (infecciosa, disección, inflamatoria y no inflamatoria), las cardiopatías congénitas o adquiridas en el 24% (durante la cirugía, cateterismo o en forma espontánea) y los estados protrombóticos o alteraciones hematológicas en el 20% - 50%.[2,6,8,9] Por otro lado, en las trombosis venosas las causas más comunes son las infecciones sistémicas o regionales, la deshidratación y los estados protrombóticos.[2,5,6,10] El traumatismo craneal puede favorecer ACV isquémicos arteriales y trombosis venosas. En suma, en el 50% se constata un factor de riesgo; en el 75% de los casos, más de uno; y en un 25 % no se encuentran alteraciones.[11]

Para establecer el diagnóstico etiológico, previamente deben tenerse en cuenta una serie de pasos, comenzando con una anamnesis y un examen físico minuciosos, continuando con estudios imagenológicos específicos, una adecuada valoración cardiológica y el completo estudio de la hemostasis. Una vez considerados dichos aspectos, se podrá avanzar en el diagnóstico etiológico del evento vascular, pudiendo clasificar al ACV isquémico en trombótico o embólico como ya hemos visto (Tabla 1.1). En el primero existe una oclusión arterial cerebral intracraneal o extracraneal por un trombo que crece sobre una lesión vascular, a diferencia del segundo en el cual la oclusión arterial es debida a un émbolo que migra desde un punto alejado de la oclusión. Es así como las cardiopatías son la fuente más común de émbolos en la infancia. Las cardiopatías congénitas cianóticas son causa frecuente de ACV en la niñez, tanto por mecanismo embólico como trombótico (especialmente venoso), favorecido por la policitemia compensadora. Las cardiopatías adquiridas por enfermedad valvular (endocarditis, enfermedad reumática, prolapso mitral, mixoma auricular, prótesis valvulares), o miocárdica (miocardiopatías, arritmias) también pueden ser causa de embolia. Ciertas características pueden ser orientadoras de este tipo de infarto, tales como la multiplicidad de territorios arteriales cerebrales o sistémicos afectados en el evento, y el compromiso del territorio superficial y profundo de una misma arteria.

Una causa importante de ACV isquémico en niños y adolescentes es la disección de la arteria carótida interna, al producirse un desgarro de la misma que permite la entrada de sangre entre la íntima y la media de la pared arterial, con la consiguiente

Tabla 1.1 Etiología de los ACV isquémicos en la infancia

Oclusivo	
Arterial	Trombosis: • Enfermedades hematológicas (trombofilias congénitas, drepanocitosis, síndrome antifosfolípido) • Disección arterial, vasculitis infecciosas (bacterianas, virales fúngicas) • Vasculitis no infecciosas (LES, PAN, Takayasu, artritis reumatoide juvenil, Kawasaki) • Vasculopatías primitivas (moyamoya, displasia fibromuscular) • Drogas (cocaína, anfetaminas) • Metabolopatías (homocistinuria, déficit de ornitín, transcarbamilasa, acidemia metilmalónica, MELAS) • Enfermedades vasculares sistémicas (diabetes, hipercolesterolemia) • Embolia: cardiopatías congénitas (cianóticas, CIA, CIV, CA, ductus); adquiridas (mixoma auricular, válvula protésica, arritmias)
Venoso	• Tromboflebitis séptica (infección SNC, ORL, oftalmológicas) • Tromboflebitis aséptica (cardiopatías cianóticas, deshidratación, trombofilias)
No oclusivo	
• Caída del gasto cardíaco • Fenómeno de "secuestro" MAV	

estrechez de la luz del vaso y la posterior reducción del flujo sanguíneo, que provoca la isquemia. Producto de traumatismos (cerrados o penetrantes) o actividades físicas violentas, muchas veces sólo existe un desencadenante trivial y dudoso, por lo cual este último siempre debe considerarse como posible causante del evento isquémico.

Debe recordarse que una tercera parte de los ACV infantiles ocurren en el contexto de una infección tanto viral como bacteriana. Las vasculitis infecciosas por dichos agentes (bacterianas inespecíficas, tuberculosis, micoplasma, clamidia, herpes, VIH, etc.) o a causa de hongos, pueden determinar infartos arteriales o venosos en el curso de infecciones del SNC (meningitis o encefalitis) o en infecciones locorregionales otorrinolaringológicas (otitis, mastoiditis, faringoamigdalitis). Las meningitis bacterianas producen trombosis venosas corticales superficiales y de comunicantes profundas; mientras que las infecciones de oído medio, mastoides y retroorbitarias pueden afectar a los vasos durales con la subsiguiente trombosis de los senos venosos.

Las enfermedades hematológicas pueden provocar tanto infartos arteriales como venosos. Ya sean congénitas, (como en la deficiencia hereditaria de inhibidores de la coagulación –proteína C, S y antitrombina III–, el aumento hereditario de las proteínas de la coagulación o en la mutación del gen de la protrombina), o adquiridas (lupus eritematoso sistémico, fármacos, etc.), el estado protrombótico que estas determinan aumentan la coagulabilidad sanguínea, por lo que representan un claro factor de riesgo de ACV en la infancia.

La resistencia a la anticoagulación natural de la proteína C activada se asocia a una mutación (factor V Leiden) que se presenta en el 2% - 15% de la población caucásica y añade un riesgo de trombosis de tres a ocho veces mayor en los heterocigotos y ochenta veces mayor en los homocigotos.[9]

La mutación del gen de la protrombina (20210) presente en el 1% al 4% de la población, entretanto, se asocia con un riesgo tres veces mayor de trombosis venosas en adultos, existiendo en los últimos años evidencia que sugiere un riesgo aumentado de trombosis arterial cerebral también en niños.[9]

La hiperhomocisteinemia también constituye un reconocido factor de riesgo de ACV en niños y adultos. La mutación C 677 T produce una variante 5-10 metiltetrahidrofolato reductasa (MTHFR), que determina una reducción de l,5-metiltetrahidrofolato disponible para la conversión de homocistina en metionina, con aumento subsiguiente de la homocistina. Los individuos homocigotos para el alelo MTHFR tienen una discreta elevación en los niveles de homocistina, de forma tal que si se les suma una hiperhomocisteinemia, tendrán un mayor riesgo de ACV en épocas tempranas de la vida.

El incremento de lipoproteína (a) puede resultar en estados protrombóticos por competición con el plasminógeno, ya que inhibe la fibrinolísis e incrementa el riesgo de trombosis. Existen también causas adquiridas de déficit de proteína C y S como en la sepsis, las infecciones virales (varicela), por lo cual sus determinaciones en el laboratorio deben reiterarse posteriormente. Otras anormalidades protrombóticas menos frecuentes son la trombocitosis, la disfibrinogenemia y la elevación del factor VIII.[9]

Ahora bien, estas alteraciones protrombóticas pueden relacionarse con otros eventos favorecedores de trombosis (infecciones, catéteres, anemia ferropénica), potenciando así el riesgo de ACV inherente a la patología de base. El Registro Canadiense de Accidente Cerebrovascular Isquémico evidencia un claro incremento de riesgo en aquellos pacientes con mutación del factor V Leiden, niveles elevados de lipoproteína (a), déficit de proteína C y anticuerpos antifosfolípidos.[9] La presencia de éstos factores de riesgo incrementa el riesgo de un ACV cuando se suman y asocian otros factores.

No obstante, otras patologías pueden relacionarse con un aumento del riesgo de ACV en la infancia. Tal es el caso de la anemia falciforme que puede producir tanto infartos secundarios a estenosis y oclusión de las arterias cerebrales, como favorecer la aparición de trombosis venosas. Otros ejemplos como las vasculitis no infecciosas inmunológicas asociadas a conectivopatías (lupus eritematoso sistémico, poliarteritis nodosa, síndrome de Henoch Schönlein, arteritis de Takayasu), la displasia fibromuscular, las enfermedades metabólicas (déficit de ornitín transcarbamilasa, aciduria metilmalónica y MELAS) y la enfermedad de moyamoya, por estenosis progresiva de los grandes vasos de la base cerebral con extensa circulación colateral telangiectásica asociada, serán abordados en otros capítulos de este libro.

Las condicionantes habituales del ACV hemorrágico en niños son las malformaciones vasculares (malformaciones arteriovenosas, angioma cavernoso, aneurismas arteriales), enfermedades médicas hematológicas (hemofilia, leucemia, linfomas, púrpura trombocitopénica y trombocitopática) y los tumores cerebrales (Tabla 1.2). Especialmente en adolescentes, las toxicomanías pueden provocar hemorragias con mayor frecuencia que isquemias por el uso de cocaína y anfetaminas. Jordan, en una reciente revisión de la bibliografía, encuentra en un 39% malformación arteriovenosa cerebral (MAV), en un 21% causas médicas hematológicas, en un 11% cavernomas, en un 9% aneurismas,

Tabla 1.2 Etiología de los ACV hemorrágicos en la infancia

Quirúrgico - vascular:

- Malformación vascular arteriovenosa
- Angioma cavernoso
- Aneurismas arteriales
- Moyamoya hemorrágico
- Tumores cerebrales hemorrágicos
- Micromalformaciones crípticas

Médico - no vascular:

- Enfermedades hematológicas (leucocis, linfomas, púrpura trombocitopénica idiopática, hemofilias)
- Toxicomanías
- Crisis hipertensivas
- Anticoagulación
- Parasitaria (nemátodos)

en un 6% tumores intracraneales, causas variadas (moyamoya, hipertensión, drogas) en un 10% y causas desconocidas en un 17%.[7]

Diagnóstico por neuroimagen

Numerosos son los métodos de neuroimagen de los que disponemos en la actualidad para la exploración del paciente con ACV. Para ello contamos con la tomografía computarizada (TC) de cráneo, la cual debe ser el primer examen a realizar desde el departamento de urgenicia cuando se sospeche este diagnóstico. Su principal objetivo radica en descartar una hemorragia (imagen hiperdensa), que de estar presente se podrá demostrar desde el primer momento cualquiera sea su tamaño y localización.

En el ACV isquémico, no obstante, el estudio puede ser normal en las primeras 24 horas, aunque la atenta observación puede poner en evidencia un sutil borramiento de los surcos corticales o una menor diferenciación entre la sustancia gris y blanca en el hemisferio afectado. Recordemos a tales efectos que el cambio más precoz detectado por la TC en la isquemia aguda es el edema citotóxico. Por contrapartida, en la patología vascular isquémica de tronco cerebral, el estudio podrá ser normal en toda la evolución, dada la mala definición de aquella en esa topografía. Como complemento de la TC convencional, la angiografía por TC aporta información adicional sobre el estado de los vasos del polígono de Willis, con la ventaja de ser una técnica rápida y relativamente no invasiva.

Ahora bien, en todos los casos en que se requiera una mayor precisión en la topografía y la extensión lesional (o cuando la TC sea normal), la resonancia magnética (RM) identifica los infartos precozmente con técnicas de difusión y perfusión que tienen mayor sensibilidad y especificidad.

La angiografía por RM, en comparación con la arteriografía por sustracción digital (ASD), si bien tiene la ventaja de ser un método poco invasivo, tiene la desventaja de una menor resolución especialmente en pequeños vasos intracraneales. Es un estudio no selectivo que visualiza todas las imágenes en forma simultánea y superpuesta, permitiendo valorar tanto el sector arterial (polígono de Willis) como el venoso, de ser necesario. Actualmente se cuenta con la angiografía por RM con contraste, como método coadyuvante de diagnóstico de última generación, puesto que mejora francamente la resolución de las imágenes.

Finalmente la ASD por punción es la técnica de excelencia tanto en la exploración simultánea de los troncos supraaórticos como en la selectiva de las arterias carótidas y vertebrales, ya que mediante microcatéteres finos y ultraflexibles permite opacar las arterias intracraneales. La aplicación de esta tecnología, dominio de la neurorradiología intervencionista, se reserva en todos los casos de hemorragia intracerebral sin causa médica inequívoca (para descartar malformaciones vasculares), en la isquemia (cuando la angiorresonancia resulte normal) y en la enfermedad de pequeños vasos. También se hace necesaria su realización previa a las cirugías de revascularización utilizadas como tratamiento en la enfermedad de moyamoya y como control posterior en el seguimiento ambulatorio de estos pacientes.

Identificando la etiología subyacente de un ACV

Los exámenes complementarios para detectar, en última instancia, la causa de una enfermedad cerebrovascular en la infancia pueden ser múltiples, complejos y de alto costo. Si bien existe en el niño, ocasionalmente, una suma de factores predisponentes, de manera habitual el factor determinante es uno solo, exceptuando algunos síndromes genéticos o metabolopatías en las que puede existir comorbilidad. No obstante, en un 25% de los casos no se puede detectar la causa del trastorno vascular a pesar de una evaluación exhaustiva bien conducida.[1, 2, 6, 7, 8, 11]

Es por ello que, una vez confirmado mediante diagnóstico por imágenes el ACV, su naturaleza y distribución, deben realizarse –sobre la base de la orientación clínica, frecuencia y causas tratables– estudios progresivos tendientes a identificar su etiología. Si de ellos surge en forma inequívoca una causa subyacente, no sería necesario continuar con el resto de la valoración.

Por su frecuencia y las eventuales implicancias terapéuticas que conlleva arribar al diagnóstico de patología emboligena, es que debe realizarse desde la emergencia un electrocardiograma y ecocardiograma (de ser necesario transesofágico), a fin de descartar émbolos intracardíacos en la enfermedad cardíaca congénita o adquirida. La solicitud del Holter se reservará para casos seleccionados, en los cuales se sospeche un trastorno del ritmo cardíaco asociado. En cuanto a la ecografía Doppler de vasos de cuello, es de destacar su utilidad en aquellos niños en quienes se quiera descartar la disección arterial, debido a que permite evaluar gruesos vasos sanguíneos extracerebrales. La ecografía Doppler transcraneal permite no sólo evaluar el flujo sanguíneo cerebral sino también detectar disecciones intracraneales y evaluar el árbol vascular en la drepanocitosis.

Es aquí donde la valoración hematológica del niño con ACV juega un rol fundamental en el diagnóstico etiológico del evento, dada la elevada frecuencia con que se encuentran alteraciones de la coagulación que favorecen los estados protrombóticos, y que alcanzan en algunas series el 20-50% de los casos en isquemias arteriales y entre un 33% a 99% en trombosis venosas cerebrales.[2, 6, 8, 11] Ciertas enfermedades sistémicas pueden afectar al sistema nervioso central (SNC) por vasculitis de grandes y pequeños vasos, determinando alteraciones clínicas ostensibles como cefaleas, encefalopatía, psicopatías y ACV isquémico o hemorrágico. Tal es el caso del lupus eritematoso sistémico, que cuando determina afectación encefálica cursa con anticuerpos antifosfolipídicos positivos. Otras enfermedades sistémicas entretanto se sospecharán por la clínica ante la presencia de episodios fluctuantes y recurrentes de inflamación sistémica y del SNC. Es en estos casos, la valoración general junto con el patrón angiográfico y la eventual anatomía patológica confirmarán nuestra sospecha clínica.

Se ha mencionado asimismo la etiología infecciosa como posible causante del ACV en la infancia, razón por la cual interesa descartar las vasculitis infecciosas (especialmente de etiología no bacteriana), siendo en estos casos la clínica muy sugestiva. Orientados a esta causa se solicitará estudio citoquímico, bacteriológico y virológico de líquido cefalorraquídeo (LCR), siendo conveniente almacenar una muestra para completar otros estudios etiológicos (de acuerdo a los resultados primarios) y eventualmente descartar enfermedades neurometabólicas.

Resulta interesante destacar que en ocasiones es posible encontrar pacientes con eventos isquémicos sin etiología clara demostrada ni distribución vascular típica. Es en ellos en quienes se solicitará lactato en plasma y LCR, amonio en sangre y ácidos orgánicos en orina, buscando enfermedades metabólicas de presentación ictal.

Finalmente, el uso de drogas de abuso en la población (especialmente joven) ha determinado que esta sea una causa no menospreciable de ACV, en cuyo caso deberá avanzarse en la búsqueda de la misma mediante los estudios toxicológicos correspondientes.

Tratamiento del ACV en la infancia

Tradicionalmente el enfoque diagnóstico-terapéutico del ACV en la infancia y la adolescencia ha sido menos agresivo que en la población adulta. La mayoría de las recomendaciones y evidencias científicas surgen de extrapolación de series de adultos.

En primer lugar, el paciente debe ser trasladado a un nivel terciario y como en todo paciente crítico, resulta fundamental realizar una cuidadosa valoración de la vía aérea, de la ventilación y de la estabilidad hemodinámica.

El tratamiento en la etapa hiperaguda con trombolíticos (activador del plasminógeno tisular) intravenoso o intraarterial en niños aún es anecdótico en tanto no existe evidencia científica. En este sentido, actualmente, está en marcha un trabajo piloto colaborativo en Estados Unidos en mayores de seis años.[6]

Las primeras medidas del tratamiento general incluyen un adecuado posicionamiento de la cabeza a 30°, la corrección de la hipoxia y la hipercapnia, y el mantenimiento de la temperatura por debajo de los 37 °C, como medidas neuroprotectoras primarias. De estar presentes se tratarán las convulsiones con difenilhidantoína en dosis estándar. Es en estos pacientes en quienes el tratamiento multidisciplinario cobra real jerarquía a la hora de definir y, en consecuencia, tratar los factores condicionantes del evento isquémico. Especialmente, la actuación del neurocirujano en casos de hemorragia cerebral lobar o gangliobasal con extensa prolongación lobar o cuando en la evolución el paciente se deprime y desarrolla hipertensión endocraneal no controlable con el tratamiento médico instituido, así como también en los infartos silvianos extensos, cerebelosos o con hemorragia subaracnoidea que sean de tratamiento quirúrgico. La hemicraniectomía decompresiva puede salvar la vida y disminuir las secuelas en niños con infarto expansivo e hipertensión endocraneal incontrolable con tratamiento médico.[6]

Mucho se ha discutido sobre el rol de la anticoagulación y antiagregación plaquetaria en estos pacientes en el período agudo y subagudo, siendo todavía tema de debate su utilización. No obstante, estudios de cohorte han demostrado que el uso de heparinas de bajo peso molecular, warfarina y AAS en dosis de 1-5 mg/kg/día en niños y neonatos, es razonablemente segura en estos pacientes y disminuye la tasa de recurrencia de ACV en los mismos.[3-6] Surge así consenso actual en la utilización de anticoagulación en aquellos pacientes con embolia cerebral de origen cardíaco, disección arterial, trombosis venosa y enfermedades protrombóticas evidentes; previa realización de TC de cráneo que asegure que no existe transformación hemorrágica (salvo que sea venoso, en cuyo caso no está contraindicada). Algunas guías terapéuticas en la etapa aguda inician antiagregación plaquetaria y otras, anticoagulación con heparina de bajo peso molecular por cinco días hasta excluir disección y cardiopatía embólica y si se descartan mantienen antiagregantes. En las trombosis venosas sépticas se deben asociar a la anticoagulación y al tratamiento antiedema cerebral, antibióticos de amplio espectro (como cefalosporinas de tercera generación) pudiéndose utilizar otros antibióticos de acuerdo al foco planteado.

En las vasculitis cerebrales progresivas está indicado el uso de corticoides u otros inmunosupresores. En la vasculopatía posvaricela el uso de aciclovir es controvertido.[1, 2, 3, 6]

Otro punto de encuentro en cuanto a decisiones terapéuticas se refiere, es el caso de los pacientes con anemia de células falciformes, en los cuales es sabido que el uso de transfusiones que mantengan las cifras de Hg S por encima del 20% evitan la recurrencia del ACV, así como también ha sucedido con la administración de ácido fólico y la administración de vitaminas del complejo B en pacientes con hiperhomocisteinemia.[3, 6]

El diagnóstico y el establecimiento de una terapéutica precoz, reforzados por el posterior seguimiento ambulatorio por equipo multidisciplinario y la rehabilitación psicomotriz, han demostrado ser de suma utilidad en el pronóstico funcional de estos pacientes.

Finalmente y como más adelante se analizará, el uso de diferentes técnicas de repermeabilización vascular directa e indirecta aplicadas a pacientes con enfermedad de moyamoya; disminuye el riesgo de recurrencia de eventos isquémicos en la infancia.[11, 12, 13]

En cuanto al ACV hemorrágico no existen guías en niños, pero el tratamiento médico de la hipertensión endocraneal es similar; en estos casos se desaconseja el uso de corticoides.[7] El tratamiento de la malformación arteriovenosa dependerá del tamaño, del drenaje venoso y localización (elocuente o no), pudiéndose utilizar microcirugía, embolización o radiocirugía. La evacuación quirúrgica del hematoma está indicada ante un deterioro clínico con efecto de masa, con el fin de prevenir herniación cerebral. El tratamiento médico con factores de coagulación está indicado en casos de hemofilia.[7]

Pronóstico

Clásicamente se ha considerado que el pronóstico del ACV en niños es mejor que en adultos, debido a la plasticidad neuronal que le confiere al cerebro en desarrollo una mayor capacidad de reorganizar sus funciones. Sin embargo, resulta muchas veces difícil establecer qué factores pueden predecir un pronóstico más o menos favorable. Es así como la presencia de secuelas residuales se observa en niños que han padecido infartos estriadocapsulares. Entre estas secuelas pueden mencionarse la recuperación motora de la mano (que por lo general suele demorarse más tiempo), la distonía (que puede aparecer hasta nueve años después del episodio de ACV) y los trastornos motores con hemiparesia, que pueden afectar hasta al 90%

de los pacientes. Es por ello que debe insistirse en la rehabilitación psicomotriz como parte integral del tratamiento de estos pacientes en forma precoz, más si tenemos en cuenta que las secuelas neurológicas estarán presentes en el 75% de los ACV isquémicos y que serán predominantemente motoras, sensitivosensoriales e intelectuales.[1, 2, 6]

Ahora bien, se ha establecido que la mortalidad del ACV isquémico oscila alrededor del 10%, a diferencia del hemorrágico en el cual es mayor y oscila en rangos cercanos al 29%.[2, 7, 8] Entretanto, la mortalidad del ACV perinatal es diez veces mayor que en otras edades con un 50%-66% de secuelas y un porcentaje de recurrencias menor del 5%.[6] La frecuencia estimada de recurrencia de los eventos isquémicos es del 25% al 30% según las diferentes series, siendo mayor en los primeros seis meses.[2, 6] Resulta primordial, entonces, el seguimiento ambulatorio adaptado a las necesidades individuales de cada paciente y su patología de base, observándose una mayor recurrencia en el moyamoya (75%), las enfermedades sistémicas (38%) y la arteriopatía transitoria de origen desconocido (27%). El embolismo cardíaco y la disección arterial por otro lado resultan ser la causa con menor índice de recurrencia (14% y 18% respectivamente).[1]

Los datos recientes del estudio colaborativo canadiense informan una mortalidad de las trombosis venosas cerebrales de un 8% con un 38% de secuelas y un 13% de recurrencias frente a las isquemias arteriales con una mortalidad del 10%, secuelas en el 56% y un 19% de recurrencias. [6, 8] La recurrencia de los ACV hemorrágicos varía en función de la etiología y tiempo de seguimiento y oscila en un 11%.[7]

Referencias bibliográficas

1 Arroyo H, Tamer I. Enfermedad cerebrovascular en la infancia y la adolescencia. Accidente isquémico cerebral. *Rev Neurol* 2002; 34: 133-44.
2 deVeber G. Cerebrovascular Disease in Children. En: Swaiman K, Ashwals S (eds). *Pediatric Neurology: principles and practice*. 4° ed. St. Lois: Mosby, 2006, p 1099-124.
3 deVeber G. In pursuit of evidence - based treatments for pediatrics stroke: The Uk and Chest guidelines. *Lancet Neurol* 2005; 4: 432-6.
4 Nelson K. Perinatal Ischemic Stroke. *Stroke* 2007; 38: 42-5.
5 Fullerton HJ, Wu Y, Zhao S, Johnston S. Risk of stroke in children: Ethnic and gender disparities. *Neurology* 2003; 61: 189-94.
6 Kirton A, deVeber G. Therapeutic Approaches and Advances in Pediatric Stroke. *NeuroRx* 2006; 3: 133-42.
7 Jordan L, Hillis A. Hemorrhagic Stroke in Children. *Pediatric Neurol* 2007; 36: 73-80.
8 Sofronas M, Ichord R, Fullerton H, et al. Pediatric Stroke Initiatives and Preliminary Studies: What Is Known and What Is Needed? *Pediatr Neurol* 2006; 34: 439-45.
9 Barnes C, deVeber G. Prothrombotic abnormalities in childhood ischaemic stroke. *Trombosis Research* 2006; 118: 67-74.
10 Sébire G, Tabarki B, Saunders D, et al. Cerebral venous sinus thrombosis in children: risk factors, presentation, diagnosis and outcome. *Brain* 2005; 128: 477-489.

11 Kuroda S, Houkin K. Moyamoya disease: current concepts and future perspectivas. *Lancet Neurol* 2008; 7: 1056–66.
12 Fung LW, Thompson D, Ganesan V. Revascularisation surgery for paediatric moyamoya: a review of the literatura. *Childs Nerv Syst* 2005; 21: 358-64.
13 Roach S, Golomb M, Adams R, et al. Management of Stroke in Infantis and children: A Scientific Sratement From a Special Writing Group of the American Heart Association Stroke Council and the Council on Cardiovascular Disease in the Young. *Stroke* 2008; 39: 2644-91.

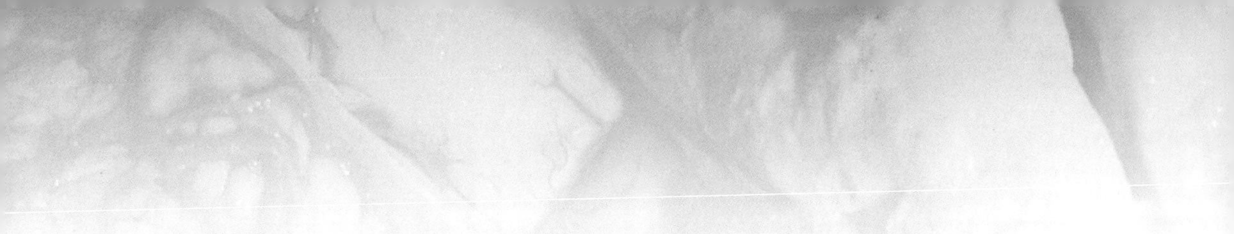

2

Vascularización arteriovenosa del encéfalo

2.1 Vascularización arterial

Fernando Martínez • Humberto Prinzo

Introducción

El árbol vascular encefálico del niño es similar al del adulto en cuanto a su disposición genérica, con una clara variación en cuanto a los calibres vasculares. A continuación se hará una revisión de la disposición anatómica normal del sistema vascular arterial encefálico, destacando las principales variantes que pueden tener importancia clínica. El análisis del sistema arterial se realizará desde el origen de las arterias vertebral y carótida interna e incluirá a la arteria carótida externa.

Generalidades

La vascularización arterial del encéfalo se organiza a partir de tres pilares arteriales: los dos pilares anteriores o carotídeos y el pilar posterior o vertebrobasilar.[1, 2] Ambos pilares anteriores están anastomosados entre sí por la arteria comunicante anterior, anastomosándose con el pilar posterior a través de las arterias comunicantes posteriores. Estas anastomosis forman el polígono de Willis, que es el más importante de los sistemas anastomóticos de las arterias cerebrales, pero no el único. El concepto de dominancia se aplica cuando uno de los pilares del polígono amplía su territorio. Esta dominancia anatómica tiene, obviamente, su expresión arteriográfica y funcional.

Tomando como referencia al polígono, existen por un lado anastomosis "infrawillisianas" como, por ejemplo:

- Las ramas musculares de las arterias vertebrales y carótida externa.
- Las ramas meníngeas de las arterias carótida interna, externa y vertebrales.
- La arteria oftálmica (rama de la carótida interna).
- La arteria angular (rama de la arteria facial que, a su vez, es ramo de la carótida externa). Todas estas anastomosis tienen el potencial de actuar como vías de suplencia en caso de una oclusión vascular.

Por otro lado, hay también anastomosis "suprawillisianas" en la superficie pial del cerebro y el cerebelo, que vinculan entre sí a las arterias cerebrales anterior, media y posterior y a las arterias cerebelosas superior, media e inferior.

Arterias supratentoriales

Arteria carótida externa

La arteria carótida externa (ACE), en su origen, se ubica anterior y medial a la carótida interna (ACI), luego se ubica posterolateral a la misma y se dirige hacia arriba y afuera en la región lateral del cuello. Termina bifurcándose a nivel de la glándula parótida en sus dos ramas terminales: arterias temporal superficial y maxilar interna. A través de sus ramas (Figura 2.1.1), la ACE irriga la mayoría de las estructuras de la cara y el cuello, el cuero cabelludo y la duramadre craneal.[3,4]

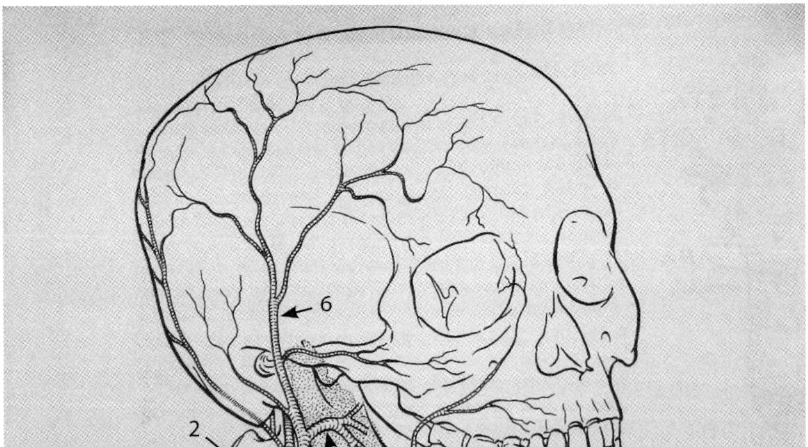

Figura 2.1.1 Arteria carótida externa y sus ramas. 1: bifurcación carotídea; 2: arteria carótida externa; 3: arteria carótida interna; 4: arteria facial; 5: arteria maxilar interna; 6: arteria temporal superficial.

Ramas colaterales

- Arteria tiroidea superior: es la primera rama de la ACE y está destinada a irrigar la laringe y la parte superior de la glándula tiroides.[3, 4]
- Arteria faríngea ascendente: se distribuye en la faringe, oído medio, trompa de Eustaquio, duramadre de la fosa posterior y pares craneales bajos. Contrae importantes anastomosis con ramas musculares de la vertebral, así como con otras ramas meníngeas de la ACE y de la ACI. (Es por este motivo que puede actuar como vía colateral tanto en la irrigación de tumores como en la migración de partículas en el curso de una embolización.)
- Arteria lingual: aporta la gran mayoría de la irrigación de la lengua.
- Arteria facial: desde su origen se dirige adelante y arriba, para pasar por delante del maxilar inferior, donde puede palparse su pulso. Termina en el ángulo superointerno de la órbita como arteria angular. Se anastomosa con ramas de la oftálmica, generándose una importante anastomosis ACI-ACE.
- Arteria occipital: irriga el cuero cabelludo, músculos y duramadre de la región occipital. Esta arteria adquiere amplias anastomosis con ramas musculares y durales de la arteria vertebral, así como con otras ramas durales de la ACE.
- Arteria auricular posterior: irriga el pabellón auricular y el conducto auditivo externo.

Ramas terminales

Arteria temporal superficial (ATS). Irriga los dos tercios anteriores del cuero cabelludo, la oreja y la glándula parótida. La ATS nace a corta distancia por debajo del cóndilo del maxilar y se dirige hacia arriba. A poco de cruzar el cigoma se divide en un ramo anterior o frontal –que irriga el cuero cabelludo y periostio de esta región, anastomosándose con ramas de la oftálmica y la arteria frontal– y otra posterior o parietal, más voluminosa. El tronco de la ATS mide en adultos cerca de dos milímetros y puede ser usada en bypass intracraneal o extracraneal, o en el tratamiento de la enfermedad de moyamoya.

Arteria maxilar interna. Termina como arteria esfenopalatina. La maxilar interna da entre sus ramas, las arterias meníngeas media y la accesoria. La meníngea media irriga la mayoría de las meninges del piso medio de la base del cráneo. La meníngea accesoria entretanto nutre la dura del cavum de Meckel y el ganglio de Gasser. En su conjunto las ramas de la maxilar interna irrigan las estructuras profundas de la cara (porción alta de la faringe, fosas nasales, cavidad bucal, etc.). Las ramas de la maxilar interna tienen anastomosis con otras ramas de la ACE y con ramas de la ACI intracavernosa y la supraclinoidea.[3]

Arteria carótida interna

Forma el pilar anterior de la irrigación cerebral y aporta la gran mayoría (y en algunos casos la totalidad) de la irrigación arterial a los hemisferios cerebrales.

Desde su origen, en la bifurcación de la arteria carótida primitiva (ACPr), la carótida interna (ACI) hace un largo recorrido a través del cuello, regiones profundas de la cara, base de cráneo y seno cavernoso, para finalizar en el espacio subaracnoideo intracraneal. Cuando finaliza su recorrido da origen a dos ramas terminales: la arteria cerebral anterior y la cerebral media. A fin de facilitar el análisis de las relaciones, ramas, territorio y anastomosis de cada sector de su largo recorrido, se utilizará la clasificación de Bouthilier y cols.[5] La misma numera del 1 al 7 las diferentes porciones de la arteria; comienza a nivel de la bifurcación de la ACPr (sector C1) y avanza a favor de la corriente sanguínea para terminar en la bifurcación de la carótida interna (C7). Los sectores descritos son: cervical (C1), petroso (C2), lacerum o rasgado posterior (C3), cavernoso (C4), clinoideo (C5), oftálmico (C6) y comunicante (C7).

Segmento cervical (C1)

Se origina a la altura de C3-C4 o C4-C5. Este primer segmento de la carótida interna consta de dos partes:

- Bulbo carotídeo: presenta una dilatación en donde funcionalmente hay un flujo sanguíneo separado en dos corrientes, una posterior con flujo turbulento y otra anterior que se acelera con la sístole.[3]
- Segmento cervical ascendente: extendido desde el mediastino hasta la base del cráneo. Contiene la ACI, la vena yugular interna (VYI), el nervio neumogástrico, los ganglios linfáticos yugulares y los nervios simpáticos posganglionares. En esta porción, la ACI no origina ramas.

Variaciones y anomalías

- Son frecuentes en cuanto a la topografía del origen, que habitualmente se sitúa frente a la vértebra C4, pero puede estar mucho más alta (C1) o baja (T2).[3,6]
- Origen anómalo: la ACI y la ACE pueden originarse por separado directamente del arco aórtico, en lugar de hacerlo en la bifurcación de la ACPr.
- Agenesia o hipoplasia: es muy poco frecuente (menos de 1 cada 10 000 casos).

Segmento petroso (C2)

Transita por el conducto carotídeo del peñasco.

Ramas colaterales

Este sector origina dos pequeñas ramas: la arteria vidiana, que se anastomosa con ramas de la arteria carótida externa; y la arteria carotidotimpánica, que irriga el oído medio y se anastomosa con la arteria timpánica inferior (rama de la arteria faríngea ascendente).

Variaciones y anomalías

- Arteria carótida interna petrosa aberrante: la ACI ingresa al peñasco muy por detrás de su posición habitual y atraviesa el oído medio.
- Persistencia de anastomosis carotidobasilares: *véase* más adelante.

Segmento rasgado anterior (C3)

Este sector es muy corto y se ubica en el foramen rasgado anterior, que en el ser vivo está relleno por cartílago. Luego de esta corta porción ascendente, la arteria ingresa al seno cavernoso.

Segmento cavernoso (C4)

Esta porción de la ACI presenta tres partes: ascendente, horizontal y ascendente anterior, unidas por dos curvas o rodillas. En este segmento la carótida interna está rodeada por tejido areolar con cantidades variables de grasa, los plexos venosos de la región lateroselar, nervios simpáticos posganglionares y el VI par craneal que transcurre dentro del seno. La descripción del seno cavernoso se hace brevemente en el ítem sistema venoso.

Ramas colaterales

- Arteria meningohipofisaria: aporta ramas a la hipófisis (arteria hipofisaria inferior), al tentorio (arteria marginal del tentorio o arteria de Bernasconi y Cassinari) y al clivus (ramas clivales).
- Tronco inferolateral: vasculariza los nervios craneales III (motor ocular común), IV (patético) y V (trigémino), el ganglio de Gasser y la duramadre del espacio lateroselar.
- Arterias capsulares de McConnell: son inconstantes (cerca del 30% de los casos) y vascularizan la hipófisis. Estas ramas de la ACI son poco voluminosas, pero muy importantes ya que establecen anastomosis con ramas de la ACE a través de la duramadre.[7]

Variaciones y anomalías

- Arteria trigeminal persistente: *véase* anastomosis carotidobasilares.

Sector clinoideo (C5)

Queda en relación con la apófisis clinoides anterior y las envolturas durales de la región, que forman dos anillos. Al ingresar al espacio intradural, la aracnoides deja dos o tres milímetros de arteria descubierta, razón por la cual los aneurismas en este sector pueden provocar hematomas subdurales. No da ramas.

Sector oftálmico (C6)

Se inicia en el anillo dural distal y termina proximal al origen de la arteria comunicante posterior.

Ramas colaterales

- Arteria oftálmica (AO): nace por dentro de la clinoides anterior. Ingresa a la órbita junto con el nervio óptico y da tres tipos de ramas: oculares (incluyen la arteria central de la retina); orbitarias (arteria lagrimal y arterias musculares) y extraorbitarias (arterias supraorbitarias y etmoidales entre otras).
- Arteria hipofisaria superior: en la mitad de los casos, aproximadamente, una rama única vasculariza el lóbulo anterior de la hipófisis, el tallo hipofisario, el nervio óptico y el quiasma.

Segmento comunicante (C7)

Se inicia antes del origen de la arteria comunicante posterior y finaliza en la bifurcación de la carótida interna en sus dos ramas terminales.

De sus relaciones destacamos: a) el III par craneal, que puede ser comprimido por aneurismas de la pared posterior de este sector de la ACI; b) hacia arriba, con el espacio perforado anterior, sitio por el cual ingresan un gran número de arterias perforantes para los ganglios basales y la sustancia blanca profunda.

Ramas colaterales

De este segmento nacen las ramas terminales de la ACI: arterias cerebral anterior (ACA) y media (ACM). Da como ramas colaterales:

- Arteria comunicante posterior (Figura 2.1.2): nace de la cara posterior de la ACI y alcanza a la arteria cerebral posterior (ACP) en la transición entre sus segmentos P1 y P2 (*véase* más adelante). Para varios autores, la comunicante posterior es el vaso más variable del polígono. No se trata sólo de un vaso anastomótico sino que origina de tres a ocho arterias talamoperforantes anteriores.[8, 9]

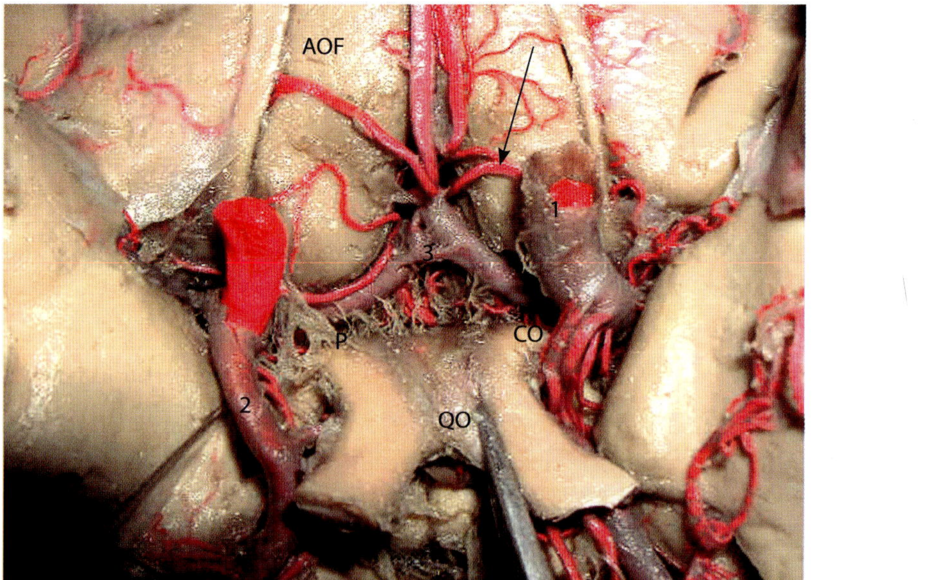

Figura 2.1.2 Preparado anatómico inyectado con látex, visión bajo microscopio quirúrgico. Se identifica la arteria carótida interna supraclinoidea (1) y, originándose de ella, las arterias comunicante posterior (2) y cerebral anterior (3). Se identifica en la carótida izquierda el origen de la coroidea anterior. Se ve el origen de las arterias perforantes (P) y desde la cerebral anterior, la arteria recurrente de Heubner (*flecha*). QO: quiasma óptico; CO: cintilla óptica; AOF: arteria orbitofrontal.

- Ramas y territorio: la comunicante posterior origina arterias perforantes que ingresan en la región gangliobasal y nutren la cintilla óptica, el sector posteroinferior del tálamo y la porción inferior del brazo posterior de la cápsula interna.
- Variantes: polígono fetal (ver arteria cerebral posterior).
- Hipoplasia: se puede ver entre el 5% y el 20% de los casos, en los cuales, generalmente, la comunicante posterior igual origina perforantes.

◦ Arteria coroidea anterior (*véase* Figura 2.1.2): nace pocos milímetros por arriba de la arteria precedente y penetra en la fisura coroidea del cuerno temporal.[10]
  - Ramas y territorio: vasculariza el plexo coroideo del ventrículo lateral, cuerpo geniculado externo, tracto óptico, pedúnculo cerebral, uncus del hipocampo y la circunvolución parahipocampal. Emite ramas perforantes que irrigan cuerpo y cola del núcleo caudado, parte del tálamo y brazo posterior de la cápsula interna.

Arteria cerebral anterior

La arteria cerebral anterior (ACA) es la rama anterior de la bifurcación carotídea y se origina por debajo del espacio perforado anterior (Figura 2.1.3). Antes de ingresar en la cisura interhemisférica se anastomosa a su homóloga contralateral por intermedio

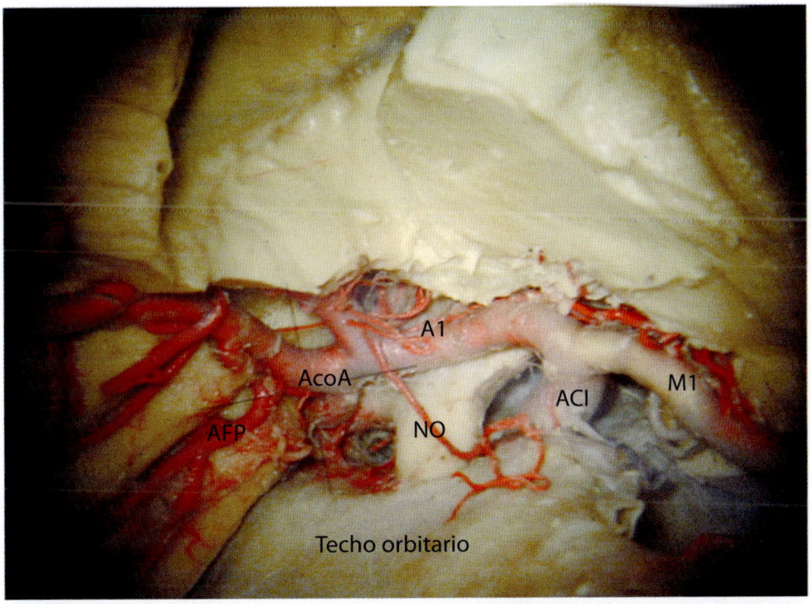

Figura 2.1.3 Preparado anatómico bajo microscopio quirúrgico. Vista anterosuperior izquierda luego de haber resecado el lóbulo frontal. Se identifica la arteria carótida interna (ACI) y su bifurcación. De la misma, se originan las arterias cerebral media (M1) y cerebral anterior (A1). Se pueden ver también las arterias comunicante anterior (AcoA) y la parte inicial de las arterias pericallosas. AFP: arteria frontopolar; NO: nervio óptico; Techo orbitario: techo de la órbita izquierda.

de la arteria comunicante anterior. Se ubica luego en relación al cuerpo calloso al que contornea, para terminar en su rodete.[3, 9, 11-13] En este recorrido se le reconocen cinco porciones desde al punto de vista anátomo-angiográfico (Figura 2.1.4):

- A1: va desde la bifurcación de la carótida interna hasta la arteria comunicante anterior,
- A2: también denominado subcalloso por su ubicación inferior con respecto al pico del cuerpo calloso.
- A3: este sector se ubica por delante del rodete del cuerpo calloso (porción precallosa).
- A4 y A5: se sitúan por arriba del cuerpo calloso y se separan entre sí por una línea imaginaria que divide esta porción supracallosa en dos mitades iguales.

Los sectores comprendidos entre A2 y A5 constituyen la ACA distal o arteria pericallosa.[14-17]

Ramas de la arteria cerebral anterior

En líneas generales, las tres arterias cerebrales (anterior, media y posterior) tienen un trayecto circular alrededor de alguna estructura del sistema nervioso y en todo su trayecto, se puede reconocer una porción inicial (o basal) y otra distal (o superficial). De estas porciones surgen dos tipos diferentes de ramas: de la porción basal nacen las arterias perforantes (que irrigan la sustancia blanca profunda y los ganglios basales) y del sector distal las ramas corticales (que irrigan la corteza y la sustancia blanca subcortical).[13, 14]

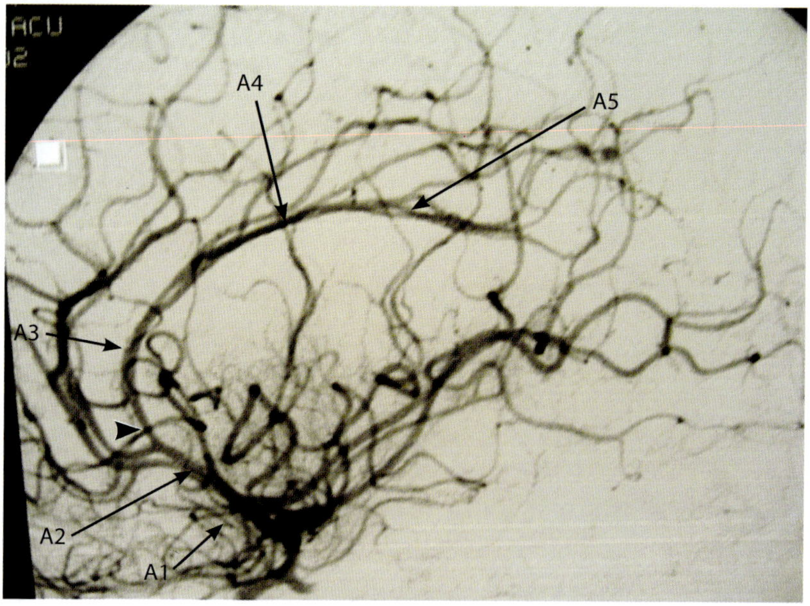

Figura 2.1.4 ASD cerebral. Se identifican las diferentes porciones angiográficas de la arteria cerebral anterior (*véase* en el texto). La punta de flecha indica el origen de la arteria callosomarginal.

Ramas perforantes

Nacen sobre todo de la porción A1 e inicio de A2. Forman un grupo de dos a quince arterias que se distribuyen en los núcleos hipotalámicos, el brazo anterior de la cápsula interna, el globo pálido, los tubérculos mamilares, el núcleo anterior del tálamo y el quiasma óptico.[3, 15] Entre estas ramas se destaca por su volumen y constancia la arteria recurrente de Heubner.[16, 17] Se origina habitualmente de la unión A1-A2 y penetra en el espacio perforado anterior para nutrir la cabeza del núcleo caudado, parte del brazo anterior de la cápsula interna y una pequeña porción del putamen. Da origen, además, a finas ramas destinadas a la corteza frontobasal.[18]

Ramas corticales

Las ramas corticales (Figura 2.1.5) surgen desde el sector distal y su origen está sujeto a variaciones, entre las cuales se destaca la presencia de una arteria callosomarginal gruesa, que puede confundirse con la pericallosa.[9] De la misma forma, alguna de las arterias frontales puede originarse de la callosomarginal. Además de dar estas ramas, la arteria pericallosa nutre el cuerpo calloso y origina pequeñas perforantes basales para hipotálamo, septum pellucidum, fórnix, comisura blanca anterior y porción anteroinferior del cuerpo estriado.[18]

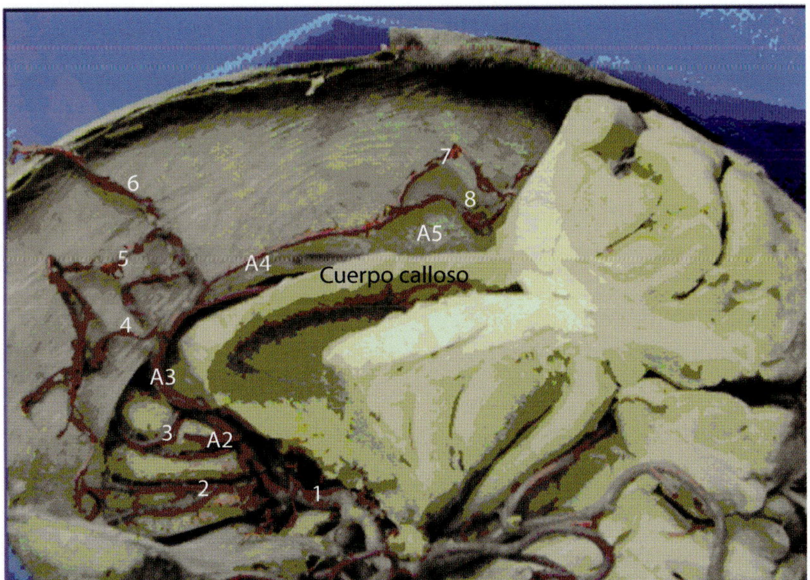

Figura 2.1.5 Preparado anatómico, vista lateral izquierda. Se ha resecado el lóbulo frontal y parte de los lóbulos parietal y temporal exponiendo la ínsula. 1: se identifica la porción inicial de la arteria cerebral anterior y sus ramas colaterales; 2: arteria frontopolar; 3: arteria callosomarginal; 4, 5 y 6: arterias frontales internas anterior, media y posterior; 7 y 8: arterias parietales. A2: sector subcalloso de la arteria cerebral anterior; A3: sector precalloso; A4: sector supracalloso anterior, A5: sector supracalloso posterior.

- Arteria orbitofrontal: irriga la porción interna de la cara inferior del lóbulo frontal.
- Arteria frontopolar: vasculariza la porción inferior de la cara interna del lóbulo frontal.
- Arteria callosomarginal: es un ramo colateral de la pericallosa. Irriga la cara interna del lóbulo frontal, habitualmente sobrepasa la cara interna del hemisferio cerebral llegando a irrigar las áreas premotoras y motora. Las arterias frontales y la frontopolar pueden originarse de la callosomarginal.
- Arterias frontales anterior, media y posterior: irrigan la primera circunvolución frontal (CF1), tanto en su cara mesial como en la porción superior de la convexidad. El territorio de las arterias frontales llegan casi hasta la región paracentral.
- Arteria paracentral: transita en el surco paracentral e irriga el lóbulo paracentral.
- Arterias parietales superior e inferior: irrigan la cara interna del lóbulo parietal.
- Ramas callosas: se trata de finas ramas longitudinales que irrigan el cuerpo calloso.

Por intermedio de sus ramas, la arteria pericallosa tiene un territorio de irrigación cortical que abarca la mayor parte de la cara interna del hemisferio cerebral y llega hasta el surco parietoccipital, la mitad interna de la cara basal del lóbulo frontal, la cara externa de la CF1 y el sector superior de las áreas pre y postcentral.[3, 18-22] Aporta además la vascularización para el cuerpo calloso y, en dos tercios de los casos, una pericallosa da ramas para el hemisferio contralateral.[12]

Variaciones y anomalías de la ACA

- Hipoplasia, agenesia de A1: se denomina hipoplasia cuando el calibre de una A1 es el doble de su homónima.[1] La frecuencia de hipoplasia de A1 va del 2% al 80%.[1, 20]
- Arteria ácigos cerebral anterior: se trata de un tronco formado por la fusión de ambas arterias pericallosas, lo que da a la arteria cerebral anterior (ACA) la morfología de tronco único en su sector poscomunicante.[19]
- Arteria mediana del cuerpo calloso: en este caso se encuentran tres arterias en el sector poscomunicante. Su frecuencia es entre 0,5% y 64%, este último valor corresponde a polígonos fetales.[3, 19, 20] En un estudio de los autores fue hallada en el 14,3% de los casos.[1]
- Arteria pericallosa bihemisférica: en esta variante, una de las pericallosas tiene una importante participación en la vascularización del hemisferio contralateral.[3, 12]

Arteria comunicante anterior

Este vaso cierra por delante el polígono de Willis reuniendo entre sí ambas cerebrales anteriores al nivel de la transición A1-A2 (*véase* Figuras 2.1.2 y 2.1.3). No es únicamente un vaso anastomótico, sino que de ella se originan de tres a trece ramas perforantes que nutren el hipotálamo anterior, quiasma óptico, comisura blanca anterior, pilares del trígono, septum lúcidum, cuerpo calloso y región subcallosa.[1, 23] Frecuentemente presenta variaciones de número y tamaño.

Arteria cerebral media

Es la más voluminosa de las ramas terminales de la ACI. Nace por debajo del espacio perforado anterior, en la porción basal de la cisura de Silvio (*véase* Figura 2.1.3 y Figura 2.1.6 y 2.1.7). Se dirige hacia adelante y afuera y al llegar al limen de la ínsula cambia su dirección dirigiéndose hacia atrás y hacia arriba. Ingresa en la porción lateral de la cisura de Silvio donde da varias ramas corticales. Algunos de estos se dirigen hacia la corteza supra silviana y otros hacia el lóbulo temporal. Al llegar a la superficie de la cisura silviana, estas ramas cambian nuevamente de dirección haciéndose ascendentes o descendentes. Dentro de este complejo trayecto se reconocen cuatro segmentos angiográficos:[3, 14]

- M1: corresponde al sector basal, situado en la parte inicial de la cisura de Silvio.
- M2: es la porción ubicada en la zona lateral de la cisterna silviana.
- M3: se corresponde con las arterias que se dirigen hacia el lateral en el opérculo silviano.
- M4: representado por las ramas corticales.

Ramas perforantes

Se originan básicamente de M1, pero también de M2 y, en algunas oportunidades, de las ramas precoces.[24, 25] En total son entre dos y quince arterias entre las cuales, en general, hay una que es más voluminosa que las demás y se denomina "arteria de la

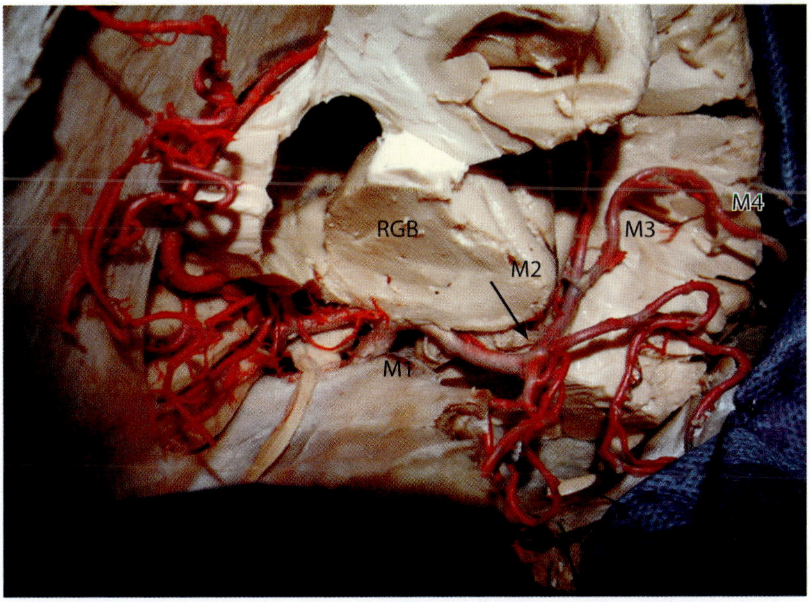

Figura 2.1.6 Preparado anatómico, vista anterosuperior izquierda. Se ha resecado el lóbulo frontal. Se identifican las porciones de la arteria cerebral media en relación con la ínsula y la región gangliobasal (RGB). La flecha señala la rodilla silviana (transición entre M1 y M2). M1: porción inicial o basal de la arteria cerebral media; M2: porción insular; M3: porción opercular; M4: porción cortical.

hemorragia cerebral de Charcot". Los territorios de las perforantes de la ACM son: sector lateral y superior de la cápsula interna, putamen, globo pálido, cuerpo del núcleo caudado, sector dorsal de la cabeza del núcleo caudado. Es muy poco frecuente que el claustrum y la cápsula externa reciban ramas de la ACM.

Ramas corticales

La ACM habitualmente termina por bifurcación en su sector M1, donde se divide en dos grandes troncos: superior o frontal e inferior o temporal.[3, 13, 14, 20]

Ambos troncos silvianos dan una serie de ramas que se distribuyen en una zona de corteza que conceptualmente se puede dividir en doce sectores. Cada uno de ellos, recibe en general un ramo cortical o un ramo cortical irriga dos áreas adyacentes.[26] Las áreas corticales son:

- Frontobasal u orbitofrontal: se corresponde con la cara inferior del frontal y la parte más baja de la CF3.
- Prefrontal: abarca parte de la CF3 y la mayoría de la CF2.
- Precentral: está constituida por la parte posterior de CF3, CF2 y las porciones inferior y media del giro precentral.
- Central: corresponde a la parte superior del giro precentral y la parte inferior del giro postcentral.
- Parietal anterior: abarca la parte superior del giro postcentral y la porción anterior de los giros parietales superior e inferior.
- Parietal posterior: se corresponde con la parte posterior de los giros parietal superior e inferior.
- Angular: considerada por algunos autores como la terminación de la ACM. Abarca la porción posterior del giro temporal superior.
- Temporooccipital: abarca la parte posterior de la circunvolución temporal (CT), CT2 y CT3 y la parte anterior de los giros occipitales laterales.
- Temporal posterior: constituido por la porción media de CT1 y posterior de CT2 y CT3.
- Temporal media: representada por la porción media de los tres giros temporales.
- Temporal anterior: se compone de las porciones anteriores de CT1 a CT3.
- Temporopolar: se corresponde con el polo del lóbulo temporal.

Variaciones

- Arteria cerebral media accesoria: se trata de un vaso originado, en general, de la arteria cerebral anterior, que se dirige hacia el territorio de la arteria cerebral media. Habitualmente la arteria cerebral media accesoria nutre la ínsula y el lóbulo temporal.[27]
- Duplicación de la arteria cerebral media: es poco frecuente (Figura 2.1.8). En esta variante nacen dos troncos por separado de la arteria carótida interna.[28]
- Ramas precoces: se denomina de esta forma a las ramas corticales originados de M1. En un estudio de uno de los autores,[24] se encontraron ramas precoces en dieciséis de veinte hemisferios disecados. Las ramas precoces se dirigen generalmente al lóbulo temporal (arteria temporal anterior) y menos frecuentemente al frontal.

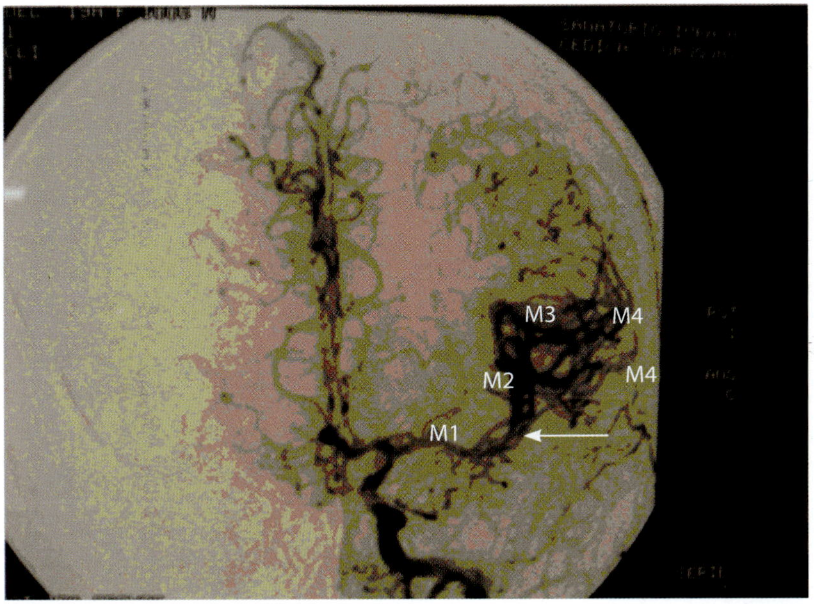

Figura 2.1.7 ASD (inyección por carótida izquierda, proyección de frente). Correlación angiográfica del preparado anterior.

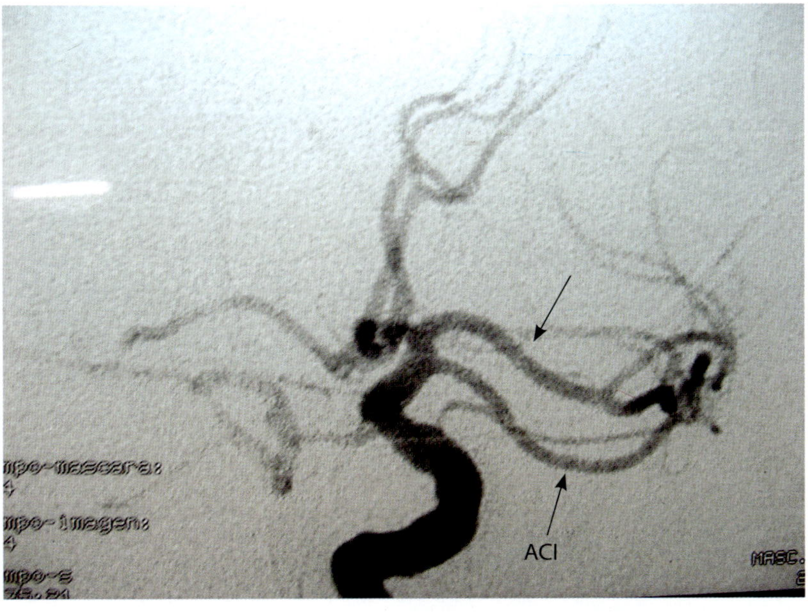

Figura 2.1.8 ASD carotídea izquierda, proyección de frente. Se muestran arterias cerebrales medias duplicadas (*flechas*) que se originan en la bifurcación carotídea y en la propia carótida (ACI).

Arteria cerebral posterior

La arteria cerebral posterior (ACP) es el ramo terminal del tronco basilar (Figura 2.1.9). Tiene una ubicación profunda en la mayor parte de su trayecto, situada en relación al mesencéfalo y la cara mesial de los lóbulos temporal y occipital.[29-31] En su trayecto inicial, tiene como relación inferior el III par craneal y la arteria cerebelosa superior.

Rodea el mesencéfalo e ingresa luego a la cisterna cuadrigeminal para finalizar en dos ramas terminales, la arteria calcarina y la arteria parietooccipital.[13, 14, 20, 29-31] Se considera que en este trayecto la ACP presenta cuatro segmentos.[13, 29] Dichos segmentos se denominan: segmento P1, es la porción comprendida entre el origen de la ACP y su unión con la arteria comunicante posterior (AcomP). El sector P2 comienza a nivel de la AcomP y finaliza cuando la arteria alcanza la cisterna cuadrigeminal. La porción P3 se inicia en la cisterna cuadrigeminal y se extiende hasta el inicio de la cisura calcarina. El segmento P4 corresponde a la distribución cortical de las ramas terminales.

Ramas colaterales

Las ramas colaterales de la ACP pueden reunirse en grupos según su trayecto y destino.[29] Estos grupos son: arterias centrales, circunferenciales, ventriculares y corticales.

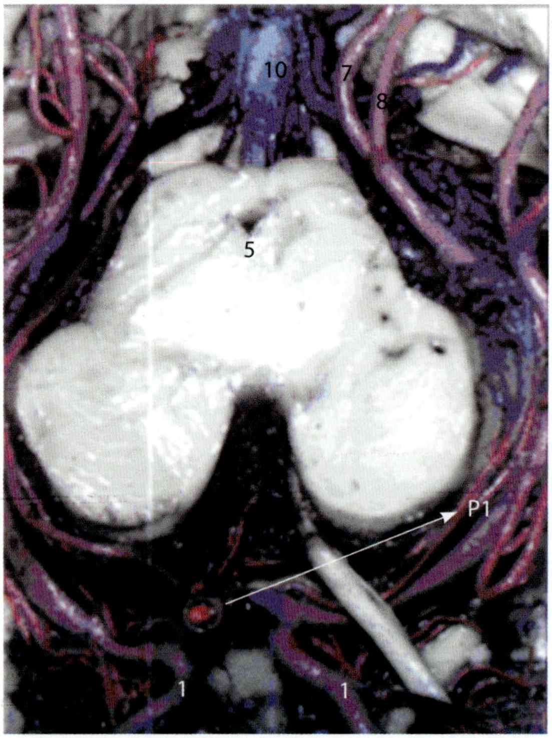

Figura 2.1.9 Preparado anatómico, vista inferior de las regiones primesencefálicas. P1: origen de la arteria cerebral posterior; 1: arteria comunicante posterior; 5: acueducto de Silvio; 7 y 8: arterias calcarina y parietooccipital; 10: vena de Galeno.

Ramas centrales. Surgen de las porciones P1 y P2 anterior. Dentro de las arterias centrales están las talamoperforadas, talamogeniculadas y perforantes pedunculares. Los vasos talamoperforados (TP) y talamogeniculados (TG) nutren los sectores posteriores del tálamo y el mesencéfalo, junto con las perforantes originadas de la bifurcación del tronco basilar.[14]

Ramas circunferenciales y ventriculares. Como su nombre lo indica, estas arterias tienen un trayecto circunferencial sobre el mesencéfalo y se dividen en circunferenciales largas y cortas. Las primeras son las arterias coroideas posteriores y cuadrigeminales. Las circunferenciales cortas, están destinadas a nutrir la cara anterolateral del mesencéfalo. Dentro de las circunferenciales, la arteria coroidea posteromedial se origina del sector P2. Esta arteria termina introduciéndose en la tela coroidea del techo del III ventrículo para irrigar los plexos coroideos, tálamo y fórnix. La arteria coroidea posterolateral está destinada a nutrir los plexos coroideos de los ventrículos laterales.

Ramas corticales. Las ramas corticales están destinadas a nutrir la corteza temporal y son: arteria hipocampal, temporal anterior, media y posterior y la arteria pericallosa posterior (Figura 2.1.10). Estas arterias tienen una disposición variable en cuanto a presencia y origen; lo más frecuente es que la arteria temporal media falte.[29] La arteria pericallosa posterior o callosa dorsal se origina a nivel cuadrigeminal (habitualmente de la rama parietooccipital), contorneando el rodete del cuerpo calloso para finalizar anastomosándose con la arteria pericallosa.

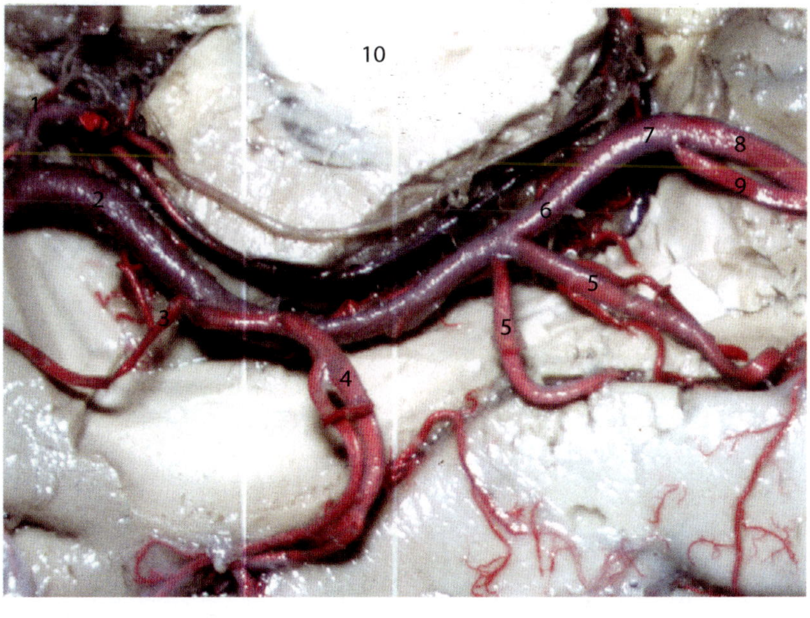

Figura 2.1.10 Preparado anatómico. Detalle del trayecto perimesencefálico de la arteria cerebral posterior. 1: sector P1 hipoplásico; 2: sector P2; 3: arteria uncal; 4 y 5: arterias temporales; 6 y 7: arteria cerebral posterior (7: punto colicular); 8 y 9: arterias calcarina y parietooccipital, 10: mesencéfalo.

Ramas terminales

La ACP termina por dos ramas: la arteria parietooccipital y la calcarina. La primera termina luego de recorrer la cisura parietooccipital irriga de forma accesoria el área visual primaria en, aproximadamente, un tercio de los casos. En el perfil angiográfico se reconoce por ser el ramo terminal más alto de la ACP. La arteria calcarina se introduce en la cisura del mismo nombre, a la que recorre en su totalidad. Irriga, por lo tanto, el área visual primaria.

Variaciones anatómicas

- Polígono fetal (Figuras 2.1.11 y 2.1.12): cuando el calibre de P1 es francamente menor al de la arteria comunicante posterior, la ACP parece surgir de la propia comunicante y, por ende, de la carótida interna. A esta variante se la denomina polígono fetal y se encuentra en un 14% a 50% de los casos.[1-3]

Polígono de Willis

El polígono de Willis es un círculo anastomótico en la base del cerebro que vincula las circulaciones anterior (o carotídea) y posterior (o vertebrobasilar). Además de su innegable papel anastomótico, de los vasos que lo forman nacen arterias perforantes que nutren los

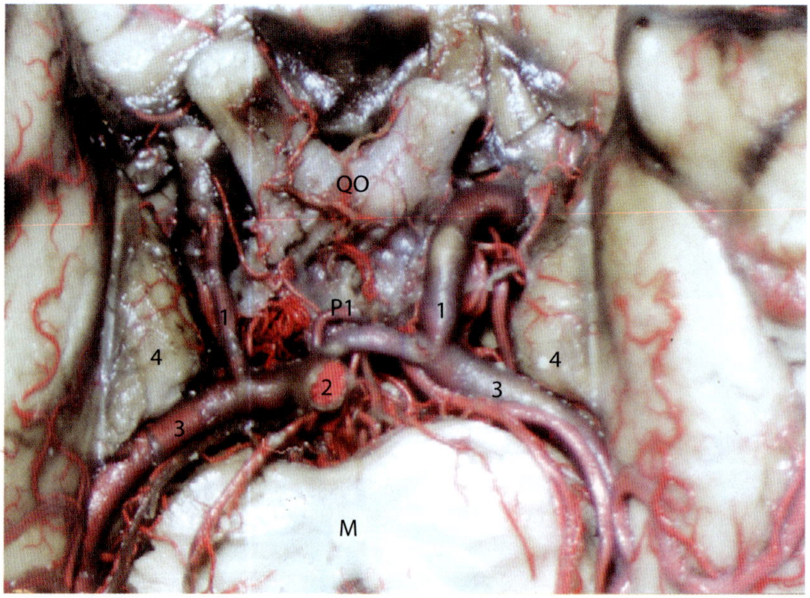

Figura 2.1.11 Preparado anatómico, vista inferior de la región interpeduncular. Se observa la arteria comunicante posterior (1) con un calibre francamente asimétrico entre derecha e izquierda de la figura. A la derecha se observa que la comunicante posterior tiene un calibre superior al inicio de la arteria cerebral posterior (P1), variante denominada polígono fetal. 2: bifurcación del tronco basilar; 3: sector P2; 4: uncus del hipocampo; QO: quiasma óptico; M: mesencéfalo.

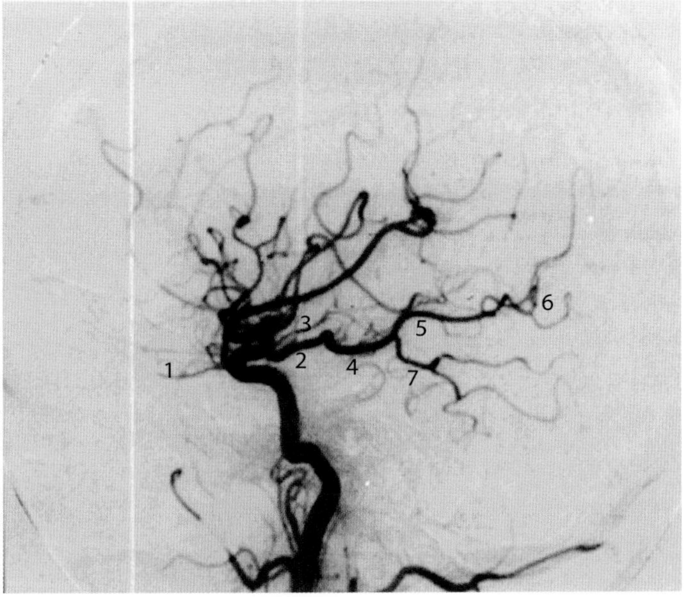

Figura 2.1.12 ASD carotídea de perfil. Se ve la arteria cerebral posterior (4) continuando una voluminosa arteria comunicante posterior (2). 1: arteria oftálmica; 2: comunicante posterior; 3: coroidea anterior; 4: arteria cerebral posterior; 5 y 6: sectores inicial y terminal de la arteria parietooccipital; 7: arteria calcarina.

ganglios basales y la sustancia blanca profunda. Múltiples estudios anatómicos y angiográficos muestran que el polígono de Willis presenta variaciones anatómicas hasta en un 70% de los casos y que el 20% de los mismos presenta más de una variación.[2] Las mismas tienen implicancias clínicas y quirúrgicas al disminuir la eficacia de suplencia en caso de obstrucción de un tronco o aumentar el área de isquemia en caso de vasoespasmo, sin dejar de lado, además, que algunas variaciones se asocian con aumento de incidencia de aneurismas.[2, 3]

Arterias infratentoriales

La irrigación del piso infratentorial del cráneo depende del sistema vertebrobasilar en su totalidad, en la mayoría de los casos. A continuación se hará una reseña anatómica de las arterias vertebrales y del tronco basilar, así como de sus ramas, con la excepción de la arteria cerebral posterior, vista anteriormente con las arterias supratentoriales.

Arteria vertebral

La arteria vertebral (AV) se origina en la arteria subclavia y termina frente a la unión bulbopontina, donde se anastomosa con la vertebral contralateral (Figuras 2.1.13 y 2.1.14). En este recorrido se le reconocen cuatro segmentos:[3]

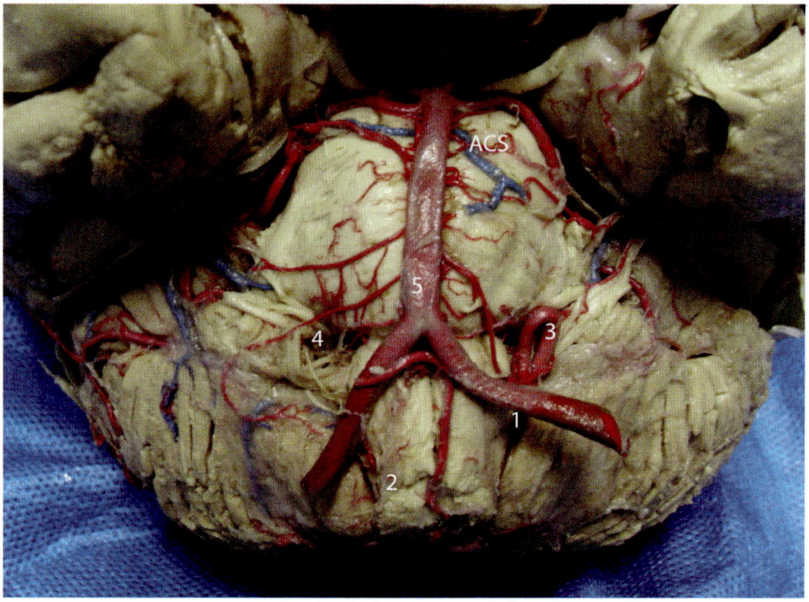

Figura 2.1.13 Preparado anatómico inyectado con látex. Se observa el sector intracraneal de la arteria vertebral (1) y sus ramas espinal anterior (2) y cerebelosa inferior (3). En este caso, la arteria espinal anterior se origina desde la vertebral izquierda. Ambas vertebrales se unen en el surco bulbopontino (4) para formar el tronco basilar (5); del mismo vemos originarse la arteria cerebelosa superior (ACS).

- V1: segmento extraóseo. Va desde su origen a la entrada de la vertebral en el foramen vertebral de C6. Su trayecto es posterior y superior en relación con el domo pleural y el ganglio estrellado.
- V2: segmento foraminal. La arteria transcurre a través del canal formado por la superposición de los forámenes vertebrales desde C6 a C1 donde se relaciona con las venas vertebrales y el plexo simpático perivertebral. Al nivel de C2 la arteria se dirige hacia afuera primero y luego hacia la línea media para entrar en el foramen de C1.
- V3: segmento extradural. La arteria transcurre a través del espacio ubicado entre C1 y el occipital, en el denominado seno cavernoso suboccipital[32] (*véase* drenaje venoso del encéfalo).
- V4: segmento intradural. Aquí la arteria vertebral contornea el sector lateral del bulbo de atrás hacia adelante y al llegar a la línea media (en la unión bulbopontina) se anastomosa a pleno canal con la vertebral contralateral para formar el tronco basilar.

Ramas de la arteria vertebral

Las ramas de la arteria vertebral pueden conceptualmente reunirse en: musculares, meníngeas y neurales (intracraneales y medulares).[3]

Ramas meníngeas. Son las arterias meníngeas anterior y posterior que nutren la duramadre del área del foramen magno y el clivus, tentorio y hoz del cerebelo respectivamente. La zona del clivus recibe además ramas de la arteria faríngea ascendente, meníngea media y el tronco meningohipofisario.[3]

Ramas musculares. Son varias ramas destinadas a la musculatura cervical.

Ramas neurales medulares. Se originan en varios niveles y están destinadas a irrigar la médula, meninges, cuerpos vertebrales y periostio.

Ramas neurales intracraneales. La vertebral da origen a pequeñas ramas meníngeas, cuyas principales ramas son las arterias espinales posteriores y anteriores, las perforantes bulbopontinas y la arteria cerebelosa inferior (PICA, por su sigla en inglés).

Arterias espinales posteriores

Se origina de la vertebral o de la cerebelosa inferior, recorre la cara posterior del bulbo superior y la médula y se anastomosa con ramas radiculomedulares para formar los troncos espinales posteriores que recorren casi toda la extensión de la médula.

Arterias espinales anteriores

Son dos ramas (originadas en cada arteria vertebral) que se unen para formar un único tronco espinal anterior que transita en el surco medio anterior de la médula. Esta arteria puede tener variantes en su origen (*véase* Figura 2.1.13)

Arteria de la fosita lateral del bulbo

Nace de la vertebral o de la cerebelosa inferior y luego de un trayecto circunferencial corto se profundiza en el neuroeje al nivel del surco posterior de la oliva.[33,34] Irriga la cara lateral del bulbo, donde se ubican los núcleos del V, ambiguo y vestibulares laterales y las vías espinocerebelosas. La oclusión de esta arteria origina el síndrome de Wallenberg.

Arteria cerebelosa inferior (arteria cerebelosa posteroinferior o PICA)

La arteria cerebelosa inferior (*véase* Figura 2.1.14 y Figura 2.1.15) nace de la arteria vertebral en la cara anterolateral del bulbo raquídeo, pasa generalmente por arriba de los pares craneales IX, X y XI. Se dirige hacia atrás y abajo, contorneando el bulbo en la fisura cerebelobulbar, toma contacto con la amígdala cerebelosa y se introduce en el surco vermiano. Termina dando ramas vermianas, hemisféricos mediales y hemisféricos laterales.[35] En este recorrido se le reconocen cuatro segmentos anátomo-angiográficos: bulbar anterior, bulbar lateral, bulbar posterior y supratonsilar. A través de sus ramas colaterales y terminales, la arteria cerebelosa inferior irriga la mayor parte de la cara inferior del cerebelo (vermis y hemisferios cerebelosos). Da origen, además, a las ramas coroideas para el cuarto ventrículo y arterias perforantes para la sustancia blanca del cerebelo y para el bulbo raquídeo.

Ramas perforantes de la arteria vertebral y la cerebelosa inferior

En su sector lateral y prebulbar, la arteria vertebral (y el inicio de la cerebelosa inferior) origina una serie de perforantes destinadas al tronco encefálico.[36,37] Irrigan los principales núcleos motores y vías laterales y mediales.

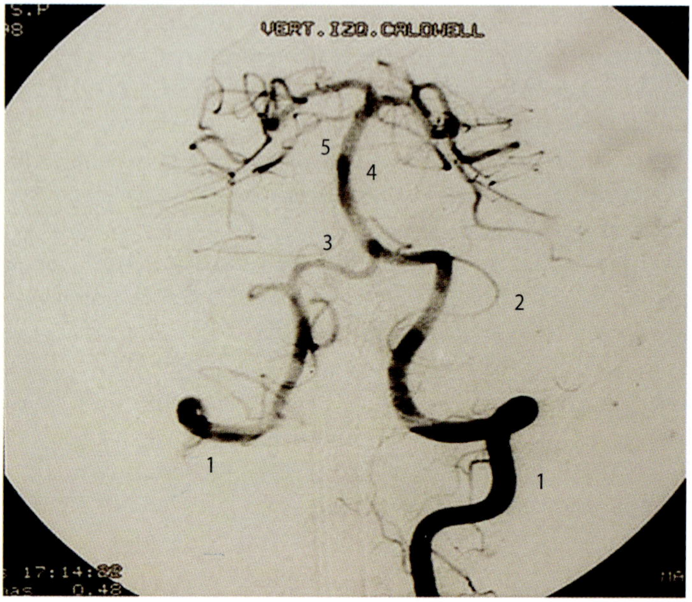

Figura 2.1.14 Correlación arteriográfica de la imagen anterior. 1: arterias vertebrales; 2: arteria cerebelosa inferior; 3: unión vertebrobasilar; 4: tronco basilar; 5: arteria cerebelosa superior.

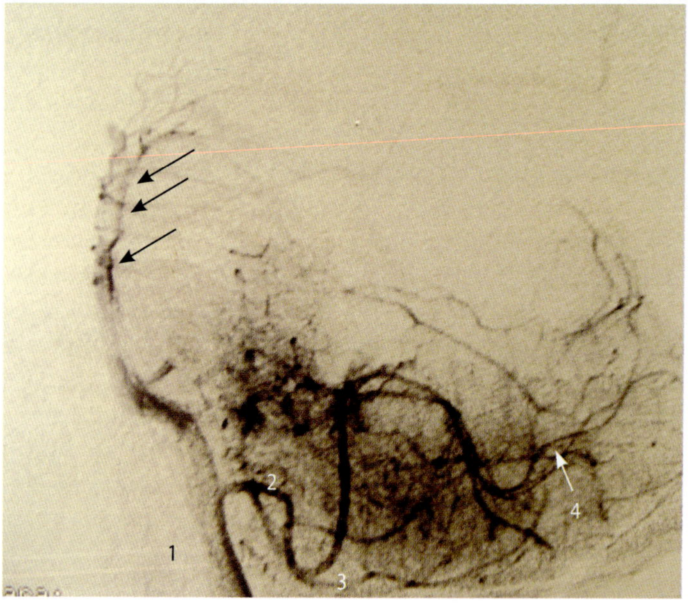

Figura 2.1.15 ASD vertebral, paciente con disección del tronco basilar. Se distingue la arteria vertebral (1) y, originándose de ella, la arteria cerebelosa inferior (2) describiendo su bucle vascular (3) alrededor de la amígdala cerebelosa. Se pueden ver, a causa de la alteración del flujo, las perforantes del tronco basilar (*flechas*). También se aprecia el sector cortical de la cerebelosa inferior (4).

Variaciones

- Dominancia: aproximadamente en la mitad de los casos, el calibre de la arteria vertebral no es igual de ambos lados, por lo que una de ellas es dominante sobre la otra.[2] En un estudio del autor, un 45% de las veces el calibre fue mayor a izquierda, sólo en el 5% de los casos a derecha y fueron iguales en la mitad de las piezas disecadas.[2]
- Continuación de la AV como cerebelosa inferior: sería esta una forma intermedia entre la ausencia y la conformación normal, donde una AV poco desarrollada termina continuándose como cerebelosa inferior, sin llegar a unirse a la AV contralateral.
- Origen extradural de la cerebelosa inferior: esta variante es relativamente frecuente (5% a 15%) e importante de identificar. El signo más confiable es el origen de la cerebelosa inferior cercano a C1.
- Ausencia de la cerebelosa inferior: se puede ver hasta en un 20% de los casos.

Tronco basilar

Se origina por la unión de ambas arterias vertebrales y transcurre en la línea media. Termina por bifurcación en el surco pontomesencefálico donde origina las arterias cerebrales posteriores.

Ramas colaterales

Desde el clásico trabajo de Foix y Hillemand,[38] se considera que el tronco encefálico (TE) está irrigado por tres sistemas de arterias: paramedianas (que ingresan sobre la línea media del TE), circunferenciales cortas y circunferenciales largas. Las arterias paramedianas se originan de la cara dorsal de la unión vertebrobasilar, el tronco basilar y su bifurcación. El primer grupo de arterias circunferenciales está destinado sólo al tronco y nacen de las arterias vertebrales y del tronco basilar. El segundo grupo de arterias circunferenciales, básicamente consta de las arterias cerebelosas.

Variaciones

Básicamente se describen fenestraciones y duplicaciones segmentarias o trayecto muy tortuoso.[2, 3] La bifurcación del TB puede estar más alta o más baja que lo considerado normal.[31]

Sistema arterial paramediano

El sistema paramediano (*véase* Figura 2.1.15) consiste en un conjunto de arterias finas, pero de gran trascendencia. Las perforantes paramedianas ingresan al neuroeje, y se internan cerca de la línea media para irrigar los núcleos y vías; transcurren profundas y cercanas a la línea media hasta el piso del IV ventrículo.

Arterias circunferenciales cortas

Dichas ramas transcurren en la superficie pial de la protuberancia y dan origen a otras que se profundizan en el parénquima neural irrigando los núcleos grises y sustancia blanca ubicados en el sector lateral de la calota y el pie del tronco cerebral. Suelen ser entre cuatro y seis pares de arterias a cada lado de la línea media, pero algunas de ellas pueden ser reconocidas por su topografía constante y su territorio.[39, 40]

Arterias circunferenciales largas

Se trata de las arterias cerebelosas inferior, media y superior, las arterias cuadrigeminales y las arterias coroideas. Las arterias cerebelosa inferior, cuadrigeminales y coroideas posteriores fueron vistas con la cerebral posterior.

Arteria cerebelosa media

Se la conoce como AICA por su sigla en inglés (*Antero Inferior Cerebelar Artery*). Se origina en el sector inferior del tronco basilar, contornea la parte baja de la protuberancia pasando ventromedial en relación con los pares VI, VII y VIII y llega, luego, a la cara anterior o petrosa del cerebelo. En relación con el VII y el VIII, la cerebelosa media hace un bucle denominado bucle meatal.[35] En la fisura cerebelopontina se divide en dos ramas: caudal y craneal. En este trayecto se le reconocen cuatro porciones anátomo-angiográficas: pontino anterior (desde el origen de la arteria hasta una línea vertical que pasa por la oliva inferior), pontino lateral (en relación con el paquete acústico facial), floculopeduncular (en relación con el flóculo del cerebelo) y cortical (destinado a nutrir la cara petrosa del cerebelo). En este trayecto da ramas a la protuberancia, el pedúnculo cerebeloso medio, el paquete acústico facial y ramas coroideas.[35]

Ramas colaterales

- Arteria auditiva interna: nace cercana al paquete acústico facial y lo acompaña entrando en el meato acústico interno. Nutre el oído interno.
- Ramas recurrentes pontinos: nacen cercanos al bucle meatal y hacen un trayecto recurrente hacia la protuberancia.
- Arteria subarcuata y cerebelo-subarcuata: irrigan los canales semicirculares. La arteria cerebelo-subarcuata da además un fino ramo al cerebelo.

Ramas terminales

La cerebelosa media termina bifurcándose en dos ramas: craneal y caudal. Esta bifurcación se produce generalmente antes de que la arteria contacte con el paquete acústico-facial. Luego de la bifurcación, el tronco craneal pasa por el labio superior de la fisura cerebelopontina nutriendo la cara petrosa del cerebelo. El tronco caudal se relaciona con el labio inferior de la citada fisura y da ramas a la porción inferior de la cara petrosa y el cuarto ventrículo.

Variaciones

- Arteria cerebelosa media doble o triple: las arterias dobles se pueden ver en cerca del 25% de los casos y las triples, en el 2%.[35]

Arteria cerebelosa superior

La cerebelosa superior (*véase* Figura 2.1.14) se origina cerca de la terminación del tronco basilar, se dirige hacia la cara superior del cerebelo contorneando a su paso el sector inferior del mesencéfalo. En este recorrido pasa por debajo de los pares III y IV y por arriba del V par. Posteriormente se introduce en la fisura cerebelo-mesencefálica para alcanzar la cara superior del cerebelo. Envía múltiples ramas perforantes al mesencéfalo y algunas ramas a la protuberancia. En su trayecto se le pueden reconocer cuatro porciones:

- Pontomesencefálico anterior, que cursa en la cara anterior del surco pontomesencefálico.
- Segmento pontomesencefálico lateral, que va hasta el inicio de la fisura cerebelo-mesencefálica.
- Segmento cerebelo-mesencefálico, que corresponde a la porción de la arteria en relación con el pedúnculo cerebeloso superior.
- Segmento cortical, de donde nacen las ramas terminales de la arteria.

Ramas

- Ramas perforantes: son las que ingresan directamente en el mesencéfalo o que hacen un trayecto circunferencial alcanzando la placa cuadrigeminal.
- Un grupo de perforantes penetran en el cerebelo a través de esta fisura cerebelo-mesencefálica para terminar irrigando los núcleos profundos del mismo (en especial del dentado).
- Ramas corticales: irrigan la mayor parte de la cara tentorial del cerebelo, la arteria cerebelosa superior da múltiples ramas corticales y termina en dos troncos que a su vez dan ramas vermianas, hemisféricos laterales y hemisféricos mediales.

Variaciones

- Duplicación de la cerebelosa superior.
- Anastomosis carótido-basilares persistentes: durante el desarrollo embriológico, las arterias vertebrales, el tronco basilar y la carótida interna están anastomosadas por un grupo de cuatro arterias primitivas que rápidamente regresan: las arterias trigeminal, acústico facial, hipoglosa y proatlantal.

La persistencia de estas anastomosis carótido-basilares es una variación poco frecuente de los vasos cerebrales.[41-43] Se conocen tres anastomosis carótido-basilares: las arterias trigeminal, acústico facial e hipoglosa primitivas.[43] De todas las arterias primitivas persistentes, la más frecuente es la arteria trigeminal primitiva (ATP), luego se encuentra la hipoglosa (AHP) y, ya extremadamente rara, la arteria acústico facial primitiva (AAFP). La ATP (Figura 2.1.16) representa el 85% del número total de dichas anastomosis informadas en la bibliografía.[42] En general, la mayoría de los autores están de acuerdo en que la incidencia de ATP es cercana al 0,1% en estudios arteriográficos, aunque esta cifra es muy variable entre los diferentes trabajos consultados dado que en algunos se informan porcentajes que alcanzan el 1%.[41] La enorme mayoría de los casos informados de ATP, provienen de series arteriográficas, y más recientemente de estudios de imágenes por resonancia magnética o angiografía por RM.

Para diferenciar las anastomosis carótido-basilares se siguen los criterios anátomo-angiográficos de Lie.[43] La arteria ótica primitiva se origina del sector petroso de la ACI,

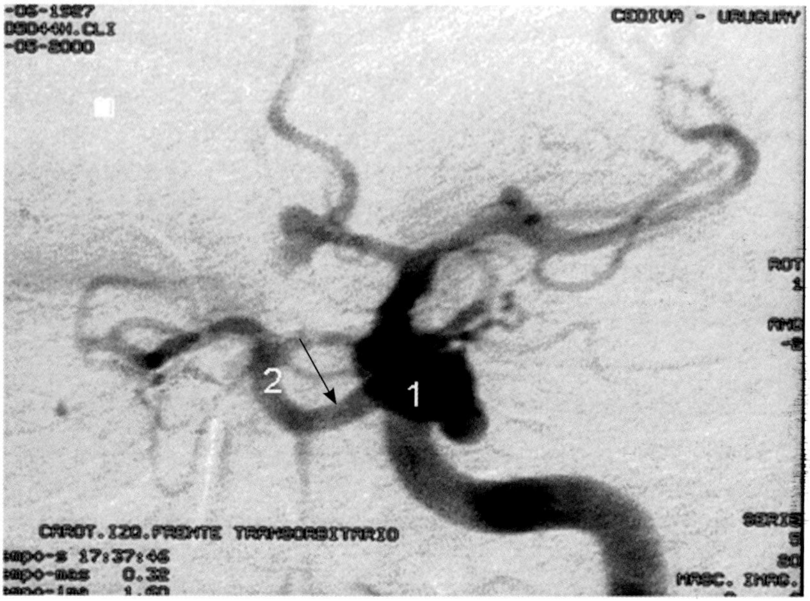

Figura 2.1.16 ASD carotídea izquierda. Se observa una arteria trigeminal persistente (*flecha*) originada de la carótida intracavernosa (1) y que finaliza su recorrido en el sector medio del tronco basilar (2).

ingresa al endocráneo por el meato auditivo interno y alcanza al tronco basilar en su mitad inferior. La arteria hipoglosa primitiva se origina en la carótida interna al nivel de las vértebras C1 a C3, ingresa al cráneo por el foramen condíleo anterior y alcanza al tronco basilar en su inicio. La arteria proatlantal primitiva se origina como un ramo extracraneal de la ACI, ingresa al cráneo por el foramen magno y se anastomosa con una de las arterias vertebrales.[43]

Referencias bibliográficas

1 Martínez F, Sgarbi N, Armand Ugón G, et al. Estudio anatómico sobre el polígono de Willis. Parte I: sector anterior. *Arch Inst Neurol (Montevideo)* 2002; 5: 98-106.

2 Martínez F, Sgarbi N, Armand Ugon G, et al. Estudio anatómico sobre el polígono de Willis. Parte II: sector posterior. *Arch Inst Neurol* 2003; 6: 23-30.

3 Osborn AG. *Cerebral angiography*. 2° ed. Philadelphia: Lippincott Williams and Wilkins, 1999.

4 Aaron C, Doyon D, Fischgold H, et al. Artériographie de la carotide externe. Étude anatomo-radiologique et clinique. Paris: Masson & Cie, Éditeurs, 1970.

5 Bouthillier A, van Loveren HR, Keller JT. Segments of the internal carotid artery: a new classification. *Neurosurgery* 996; 38: 425-33.

6 Moran CJ, Kido DK, Cross DT. Cerebral vascular angiography: indications, technique, and normal anatomy of the head. En: Baum S (ed). *Abram's angiography*. 4° ed. Boston: Little, Brown and Company, 1997, 241-83.
7 Tubbs RS, Hansasuta A, Loukas M, et al. Branches of the petrous and cavernous segments of the internal carotid artery. *Clin Anat* 2007; 20: 596-601.
8 Pedroza A, Dujovny M, Cabezudo Artero J, et al. Microanatomy of the posterior communicating artery. *Neurosurgery* 1987; 20: 228-35.
9 Rhoton A L, Saeki N, Perlmutter D. Microsurgical anatomy of the circle of Willis. En: Rand R W (ed). *Microneurosurgery*. 3° ed. St Louis: Mosby, 1985, p 513-43.
10 Rhoton AL Jr, Fujii K, Fradd B. Microsurgical anatomy of the anterior choroidal artery. *Surg Neurol* 1979; 12: 171-87.
11 Martínez F, Spagnuolo E, Calvo Rubal A. Aneurismas del sector distal de la arteria cerebral anterior (arteria pericallosa). *Neurocirugía (Astur)* 2005; 16: 333-44.
12 Stefani M, Marrone A, Severino A, Schneider F. Importância clínica e cirúrgica dos ramos corticais distais da artéria cerebral anterior. *J Brasil Neurocirurg* 1997; 8: 41-50.
13 Calvo A. Anatomía vascular encefálica. En: Spagnuolo E, Calvo Rubal A (eds). *Patología vascular hemorrágica encefálica*. Montevideo: Oficina del libro AEM, 1997, p 9-20.
14 Rhoton AL Jr. The supratentorial arteries. *Neurosurgery* 2002; 51: 53-120.
15 Rosner S, Rhoton AL Jr, Ono M, Barry M. Microsurgical anatomy of the anterior perforating arteries. *J Neurossurg* 1984; 61: 468-85.
16 Martínez F, Sgarbi N, Vergara ME, et al. Anatomía quirúrgica del sector extracerebral de la arteria de Heubner. *Arch Neurocien (Mex)* 2003; 8: 16-22.
17 Martinez F. Recurrent artery of Heubner. *Clin Anat* 2007; 20: 473-4.
18 Perlmutter D, Rhoton A Jr. Microsurgical anatomy of the distal anterior cerebral artery. *J Neurosurg* 1978; 49: 204-28.
19 Martínez F, Spagnuolo E, Calvo A, et al. Variaciones del sector anterior del polígono de Willis y su correlación arteriográfica: Arterias ácigos cerebral anterior, mediana del cuerpo calloso y cerebral media accesoria. *Neurocirugía (Astur)* 2004; 15: 578-89.
20 Yasargil MG. *Microneurosurgery*: Microsurgical anatomy of the basal cisterns and vessels of the brain. Diagnosis studies, general operative techniques and pathological considerations of the intracranial aneurysms. Stuttgart: George Thieme Verlag,1984.
21 Perlmutter D, Rhoton AL Jr. Microsurgical anatomy of the anterior cerebral-anterior communicating-recurrent artery complex. *J Neurosurg* 1976; 45: 259-72.
22 Lazorthes G. *Vascularisation et circulation cérébrales*. Paris: Masson & Cie ëditeurs, 1961.
23 Serizawa T, Saeki N, Yamaura A. Microsurgical anatomy and clinical significance of the anterior communicating artery and its perforating branches. *Neurosurgery* 1997; 40: 1211-8.
24 Martínez F, Castro G, Verdier V, et al. *Ramos precoces de la arteria cerebral media. Estudio anatómico y correlación arteriográfica*. 1er Congreso Uruguayo de Neurocirugía y Neurorradiología, Montevideo, Abril de 2008.
25 Umansky F, Gomes FB, Dujovny M, et al. The perforating branches of the middle cerebral artery. A microanatomical study. *J Neurosurg* 1985; 62: 261-8.
26 van der Zwan A, Hillen B, Tulleken C, et al. Variability of territories of the major cerebral arteries. *J Neurosurg* 1992; 77: 927-40.

27 Martínez Benia F, Sgarbi López N, Spagnuolo Dondero E, et al. Arteria cerebral media accesoria. *Arch Neurocien (Mex)* 2002; 7: 156-60.

28 Martínez F, Calvo Rubal A. Duplicación de la arteria cerebral media: reporte de dos casos diagnosticados por angiografía. *Neurocirugía (FLANC)* 2006; 11: 21-6.

29 Prinzo Yamurri H, Martínez Benia F, Sgarbi López N, Soria Vargas VR. Anatomía microquirúrgica de la arteria cerebral posterior. *Rev Mex Neurocien* 2007; 8: 205-10.

30 Zeal A, Rhoton AL Jr. Microsurgical anatomy of the posterior cerebral artery. *J Neurosurg* 1978; 48: 534-59.

31 Saeki N, Rhoton AL Jr. Microsurgical anatomy of the upper basilar artery and the posterior circle of Willis. *J Neurosurg* 1977; 46: 563-78.

32 Arnautović KI, al-Mefty O, Pait TG, Krisht AF, Husain MM. The suboccipital cavernous sinus. J *Neurosurg* 1997; 86: 252-62.

33 Gillilan LA. Anatomy and embryology of the arterial system of the brain stem and cerebellum. En: Vinken PJ, Bruyn GW (eds). *Handbook of neurology*. Vol. II. Ámsterdam: North Holland Publishing Company, 1972, p 23-44.

34 Martínez F, Aboal C, Wajskopf S, Soria V, Wilson E. Abordajes quirúrgicos al tronco encefálico: Parte I, anatomía de superficie del tronco encefálico. *Rev Neurocirugía (La Plata)* 2006; 8: 85-90.

35 Rhoton AL Jr. The cerebellar arteries. *Neurosurgery* 2000; 47: 29-68.

36 Marinkovic S, Gibo H, Milisavljevic M. The surgical anatomy of the relationship beetwen the perforating and the leptomeningeal arteries. *Neurosurgery* 1996; 39: 72-83.

37 Marinkovic S, Milisavljevic M, Gibo H, et al. Microsurgical anatomy of the perforating branches of the vertebral artery. *Surg Neurol* 2004; 61: 190-7.

38 Foix C, Hillemand P. Les artêres del ´axe encephalique jusque diencephale inclusivement. *Rev Neurol* 1925; 32: 705-39.

39 Takahashi M. The basilar artery. En: Newton TH, Potts PC (eds). *Radiology of the skull and brain*. Vol II. St. Louis: Mosby, 1974, p 1775-95.

40 Marinkovic SV, Gibo H. The surgical anatomy of the perforating branches of the basilar artery. *Neurosurgery* 1993; 33: 80-7.

41 Martínez Benia F, Sgarbi López N, Laza S. Arteria trigeminal primitive persistente: reporte de caso. *Rev Neurocirugía (La Plata)* 2001; 4: 106-10.

42 Garza-Mercado R, Cavazos E. Persistent trigeminal artery associated with intracraneal arterial aneurysm. *Neurosurgery* 1984; 14: 604-7.

43 Lie TA. Congenital malformations of the carotid and vertebral systems, including the persistent anastomoses. En: Vinken P J, Bruyn G W (eds). *Handbook of clinical neurology*. Vol. 12. Ámsterdam: North Holland Publishing Company, 1972, p 289-339.

2.2 Drenaje venoso del encéfalo

Fernando Martínez

Introducción

Las venas intracraneales, en su conjunto, forman tres sistemas: superficial, profundo y transcerebral. Estos sistemas terminan drenando hacia los senos venosos durales. Teniendo en cuenta los objetivos de este capítulo, se analizarán: 1) las venas supratentoriales agrupadas en tres sistemas anátomo-funcionales; 2) las venas de la fosa posterior; 3) los senos venosos durales; 4) los territorios de drenaje de los senos mayores.

Generalidades

El drenaje venoso encefálico se organiza a partir de capilares venosos que convergen para formar vénulas, que a su vez se reúnen formando venas cada vez de mayor calibre. En el cerebro las venas forman tres grandes sistemas.

Sistema venoso superficial. Recibe la sangre venosa de los sectores córtico-subcorticales. En este sistema encontramos venas que transitan en la pía y drenan hacia los senos por separado o formando convergencias de dos o tres venas, pero que no confluyen todas para drenar en un punto común.

Sistema venoso profundo. Recibe sangre de la sustancia blanca profunda y núcleos grises basales. A diferencia de las anteriores, estas venas tienden a confluir hacia un tronco común, la vena de Galeno, por lo que a este sistema también se le denomina sistema venoso galénico. Drenan preferentemente hacia el seno recto.

Sistema venoso transcerebral. Se describen un conjunto de venas de significación poco clara que parecen anastomosar los sistemas superficial y profundo a través de vasos que transitan en la sustancia blanca hemisférica.[1, 2] Son venas de fino calibre, muy frecuentes y existen entre 2 000 y 4 000 por hemisferio. Comunican entre sí venas ventriculares (tributarias del sistema venoso profundo) con venas piales (tributarias del sistema superficial). El papel anastomótico de estas venas es discutido y poco claro. Se describe su aumento de calibre en las ligaduras experimentales de la vena de Galeno, pero su papel en el drenaje normal no está claro.

Senos venosos durales

Representan una adaptación funcional que no tiene igual en el resto del organismo, situándose como "intermediarios" entre las venas cerebrales y la vena yugular interna.

Los senos venosos son estructuras durales, rígidas, poco compresibles por cambios de la presión intracraneal y su función es mantener el retorno venoso encefálico aunque aumente la presión.

Se describirán los senos venosos en el orden en que confluyen y drenan hacia el foramen rasgado posterior, donde comienza la vena yugular interna.[2] Conceptualmente, y por motivos de extensión, se verán el sistema venoso superficial junto con los senos longitudinales superior e inferior y el sistema venoso profundo con el seno recto.

Seno longitudinal superior

El seno longitudinal superior (SLS) es una de las principales vías de drenaje del sistema venoso superficial (Figura 2.2.1). Pasa por el borde fijo de la hoz del cerebro, ocupando la línea media desde el foramen caecum hasta la protuberancia occipital interna (POI) donde termina formando parte de la prensa de Herófilo. Termina drenando predominantemente al seno lateral derecho. En el recién nacido cruza debajo de la fontanela anterior donde es accesible a punción.

Afluentes. En su conjunto, el seno longitudinal superior recibe venas de la cara basal del lóbulo frontal, de las caras interna y convexidad de los lóbulos frontal, parietal y occipital. Todas las afluentes al SLS forman parte del sistema venoso superficial.[1, 3]

Venas de la convexidad

Son las "venas puente" (Figuras 2.2.1 y 2.2.2) que quedan tendidas desde la convexidad cerebral al seno. En su trayecto son inicialmente piales, subaracnoideas y posteriormente se ubican en la cara profunda de la duramadre con la cual comienzan a confundir sus paredes. Por lo tanto, nunca se sitúan en el "espacio subdural", ya que este es virtual.[3,4] Sobre estas venas se debe destacar lo siguiente:

- A medida que nos alejamos del polo frontal, la dirección de su desembocadura en el seno cambia: pasan de ser anteroposteriores en el sector frontopolar a ser perpendiculares en el sector frontal medio para abocarse contra corriente desde el sector parietal hacia atrás. Aquí las venas tienen un trayecto acoladas al seno antes de abrirse a él.[3]
- Estas venas terminan a veces en lagos venosos antes de alcanzar el seno.[3] Los lagos venosos son espacios contenidos en la duramadre adyacente a los senos, pero en especial se relacionan con el SLS. Son más numerosos y constantes en la región frontal y reciben sobre todo sangre de venas meníngeas.

En relación con los lagos se encuentran las granulaciones aracnoideas de Paccioni (*véase* Figura 2.2.2). En las mismas el tejido aracnoideo forma "dedos de guante" en el endotelio del seno venoso. En las granulaciones se produce la mayor parte de la reabsorción del LCR:[4]

- A nivel frontal: un grupo de seis venas a cada lado de la línea media. Por lo tanto, su obstrucción genera una zona relativamente amplia de edema o, incluso, infarto venoso.[5]
- Al nivel del parietal: se ubican tres venas: poscentral y parietales anterior y posterior. Se destaca aquí la presencia de la vena de Trolard.[6] Su topografía es variable (*véase* venas anastomóticas).[3] En la región occipital generalmente se encuentra sólo una vena, la occipital lateral, que alcanza al SLS a cuatro o cinco centímetros por delante de la prensa de Herófilo.[1, 2]

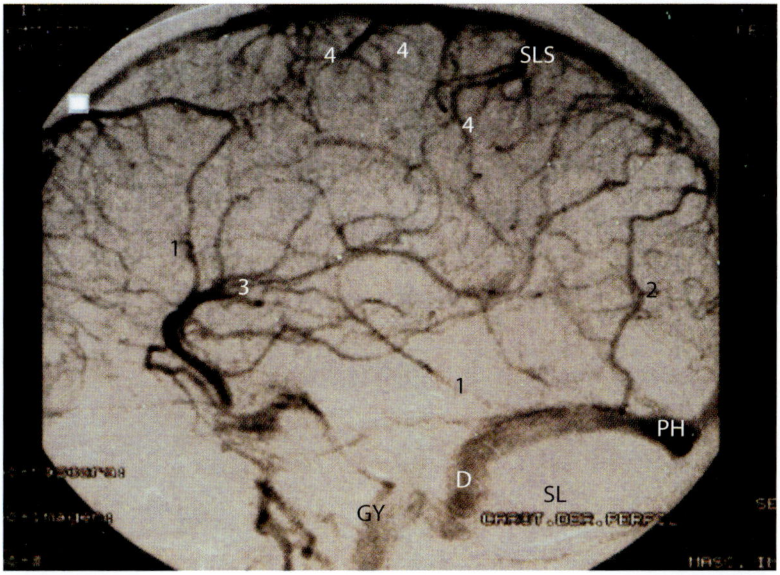

Figura 2.2.1 ASD, tiempo venoso. Se observa el seno longitudinal superior (SLS) recibiendo múltiples venas puente (4). Se ve la terminación del SLS en la prensa de Herófilo (PH) y la continuidad de esta con el seno lateral (SL), el codo del mismo (D) y el golfo de la vena yugular interna (GY). Las flechas pequeñas muestran el seno longitudinal inferior. Son evidentes también las venas de Trolard (1) en posición muy anterior, una variante poco frecuente de la vena de Labbé (2) y las venas silvianas superficiales (3).

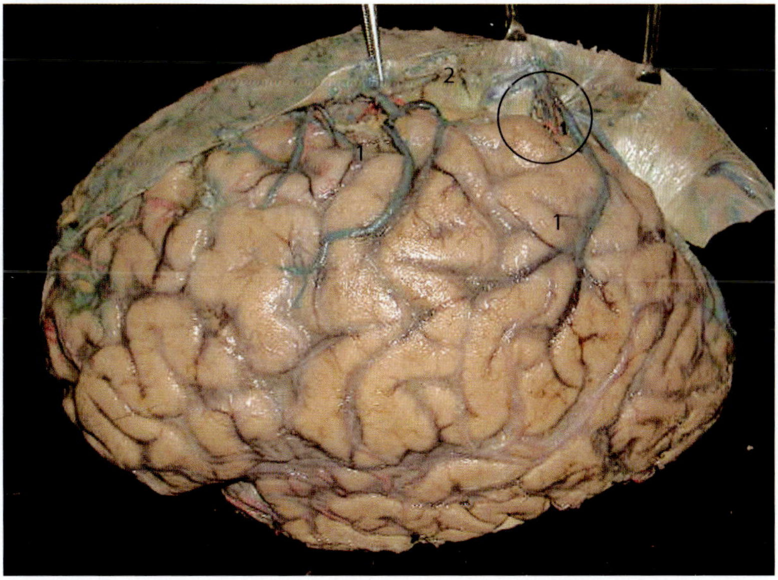

Figura 2.2.2 Preparado anatómico inyectado con látex, vista posterosuperior izquierda. Se observan venas situadas en la superficie cerebral (1) que confluyen para desembocar en el seno longitudinal superior (2). Una vena hace un trayecto de unos 2-3 cm acolada a la duramadre. El círculo señala una granulación aracnoidal.

Venas de la cara interna

Alcanzan al SLS por sus caras laterales, pueden dirigirse hacia arriba para alcanzar las venas de la cara lateral y desembocar junto con ellas. En la cara mesial del lóbulo frontal encontramos cuatro venas: frontales interna anterior, media y posterior y vena paracentral, esta última drena el área adyacente a la región motora. En el lóbulo parietal generalmente hay dos venas parietales internas anterior y posterior y en el sector occipital presenta sólo una vena, la calcarina posterior.

Venas emisarias

Son venas que atraviesan la calota craneal directamente para desembocar en venas del cuero cabelludo por un lado y en los senos durales por el otro (Figura 2.2.3). La más constante en relación con el seno longitudinal superior es la emisaria de Santorini, ubicada en el orificio parietal.[7] Estas conexiones son la explicación anatómica de la colonización intracraneal por parte de infecciones superficiales extracraneales.[7]

Seno longitudinal inferior

El seno longitudinal inferior (SLI) transcurre por el borde libre de la hoz del cerebro y finaliza su trayecto en el seno recto (Figura 2.2.1). Se relaciona con la cara mesial de ambos hemisferios, cuerpo calloso y arterias y venas pericallosas. Recibe como tributarias:

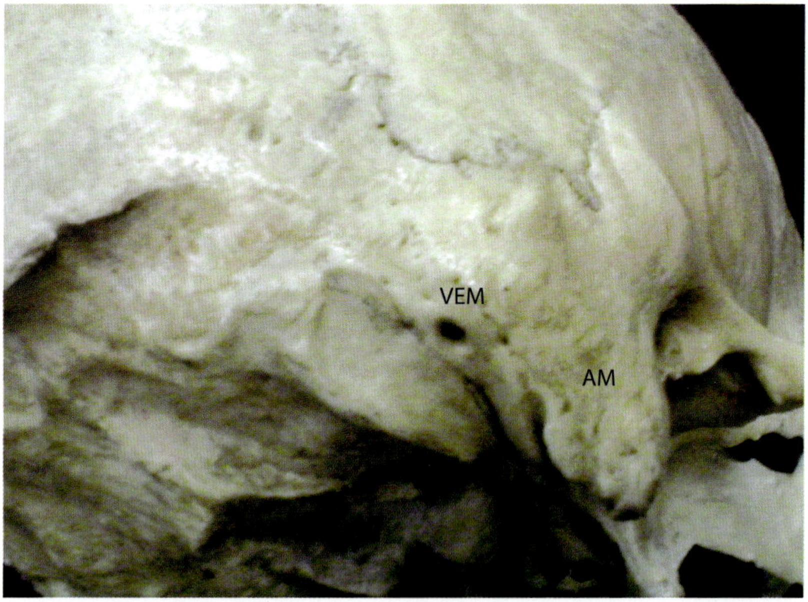

Figura 2.2.3 Base de cráneo ósea, vista posteroinferior derecha. Se observa el foramen de la vena emisaria mastoidea (VEM), que vincula el seno lateral con venas musculares de la región de la nuca. AM: apófisis mastoides.

- Venas pericallosas anteriores: se forman por reunión de venas del pico, rodilla y sector anterior del cuerpo calloso siendo la afluente más voluminosa del SLI.
- Recibe además: venas del giro cingular, venas falcinas y pequeñas venas de la cara mesial del lóbulo parietal.[1, 3, 8]

Seno recto

Podemos considerar el seno recto como la vía más importante de drenaje del sistema venoso profundo del encéfalo, ya que recibe a la gran vena de Galeno. El seno recto transcurre en la unión falcotentorial (unión de la hoz del cerebro y la tienda del cerebelo). Se dirige hacia abajo y atrás desde el borde libre de la tienda del cerebelo a la POI donde forma parte de la prensa de Herófilo.

Sistema venoso galénico

La gran vena de Galeno es la principal confluente del sistema venoso profundo (Figura 2.2.4), dado por la reunión de ambas venas cerebrales internas o pequeñas venas de Galeno. Este punto se denomina confluente profundo posterior.

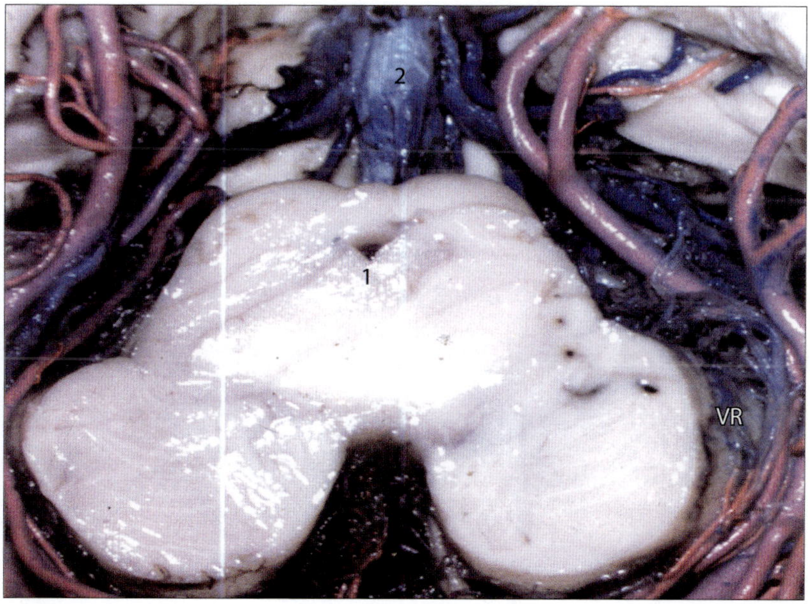

Figura 2.2.4 Preparado anatómico inyectado con látex. Se ven las estructuras venosas de la región pineal y la incisura tentorial. Por detrás del mesencéfalo (1) se ubica el origen de la gran vena de Galeno (2). A los lados del mesencéfalo, se ubica la vena basal de Rosenthal (VR), que termina en la gran vena de Galeno o en la vena cerebral interna (pequeña vena de Galeno).

Pequeñas venas de Galeno

Las pequeñas venas de Galeno (PVG) nacen en el confluente venoso anterior, situado en el borde posterior del foramen de Monro (Figura 2.2.5). Desde su origen se dirigen hacia atrás en la tela coroidea superior. Se relacionan con la cara superolateral de la pineal y se reúnen sobre la misma en la cisterna ambiens formando la vena cerebral interna (VCI).

Afluentes. La PVG recibe sangre de las paredes ventriculares, sustancia blanca profunda, cuerpo calloso y cuerpo estriado. En su inicio la PVG se forma por la reunión de tres venas:[9]

- Vena tálamo-estriada: recibe sangre venosa del cuerpo estriado. Es una vena subependimaria, situada en el surco optoestriado, que separa tálamo y núcleo caudado. Se dirige adelante y adentro; llegada al foramen de Monro se incurva y se introduce en el velo interpósito donde se forma la PVG. Este punto se denomina ángulo venoso y se topografía a la altura o hasta seis milímetros por detrás el foramen de Monro, por lo que su observación en la flebografía cerebral nos permite ubicar este último.
- Venas septales: reciben sangre del septum lucidum, sector anterior del cuerpo calloso y cabeza del núcleo caudado.
- Venas coroideas superiores: son las venas más voluminosas que drenan los plexos coroideos, se dirigen hacia adelante en el cuerpo del ventrículo lateral.

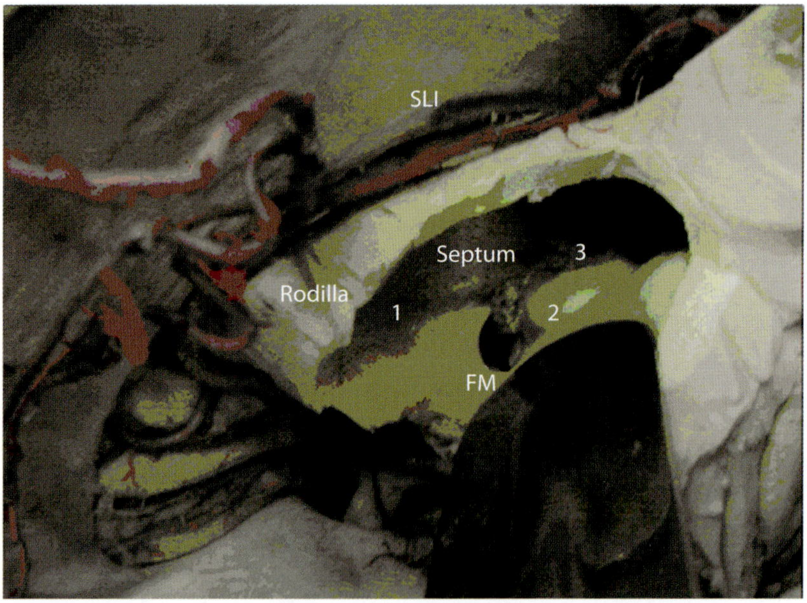

Figura 2.2.5 Preparado anatómico inyectado con látex, vista anterosuperior derecha. Se ha resecado la corteza y sustancia blanca frontal para exponer la región del foramen de Monro (FM) con el origen de la vena cerebral interna (2). Por debajo del cuerpo calloso se observa el septum lucidum y la vena septal anterior (1). Por arriba del tálamo, la vena optoestriada (3) con el plexo coroideo. Por arriba del cuerpo calloso, en el borde libre de la hoz, el seno longitudinal inferior (SLI).

Otras afluentes. La PVG recibe además venas del tálamo, trígono, comisura blanca posterior y plexos coroideo del tercer ventrículo.[9]

Gran vena de Galeno

Entre los confluentes venosos profundos se destaca como principal la gran vena de Galeno (GVG). Se forma en la cisterna ambiens por la reunión de ambas PVG en el punto denominado ampolla de Galeno (Figuras 2.2.6 y 2.2.7).

La GVG cursa en la cisterna cuadrigeminal, cruzando hacia abajo a la pineal para terminar en el seno recto.

Afluentes

- En su inicio recibe las PVG.
- Vena basal de Rosenthal: puede terminar en la GVG aunque generalmente lo hace en la PVG o en la ampolla de Galeno. Esta vena, perteneciente al sistema venoso profundo, recibe drenaje de venas superficiales. Se origina en el espacio perforado anterior a partir de venas frontales (superficiales), venas del espacio perforado anterior y venas silvianas profundas. La vena de Rosenthal contornea el mesencéfalo en la incisura tentorial, recibiendo venas temporales mesiales y basales (superficiales) antes de terminar en el sistema galénico.[7,9]
- Vena pericallosa posterior.
- Venas tectales.

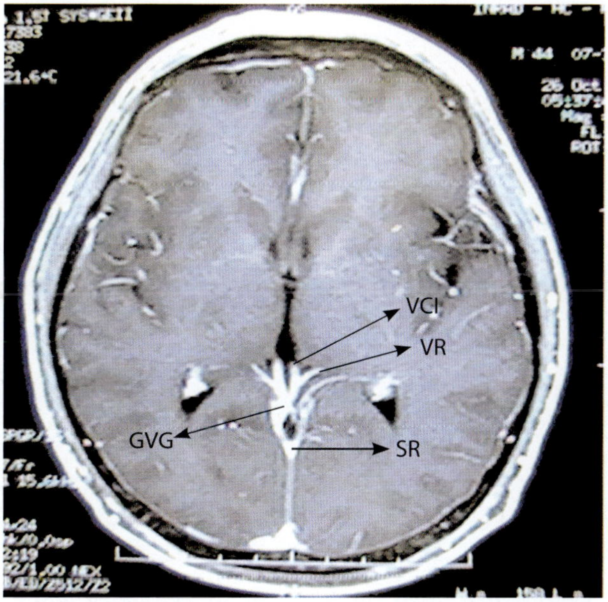

Figura 2.2.6 Resonancia magnética. Se define claramente la confluencia venosa de la región pineal. Las venas cerebrales internas (VCI) reciben a las venas de Rosenthal (VR) para formar la gran vena de Galeno (GVG), que en última instancia se abre en el inicio del seno recto (SR).

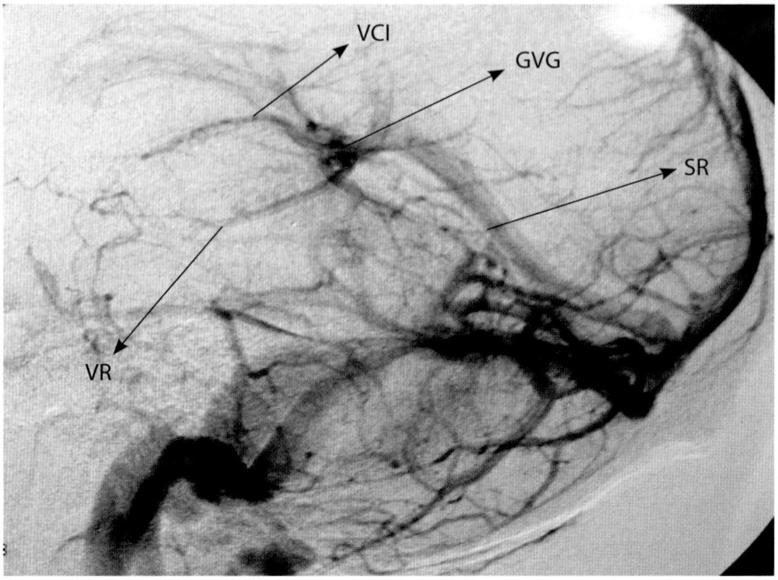

Figura 2.2.7 ASD vertebral de perfil, tiempo venoso. Se observa la confluencia de las venas cerebral interna (VCI) y de Rosenthal (VR) para formar la gran vena de Galeno (GVG). SR: seno recto.

- Venas hipocámpicas y talámicas posteriores.
- Venas occipitales y temporales corticales mesiales e inferiores.
- Venas vermianas superiores.

Senos venosos del tentorio

A cada lado de la línea media, en el tentorio se ubican dos canales venosos constantes, los senos medial y lateral del tentorio[10] (Figura 2.2.8). Los primeros reciben venas vermianas y de la cara superior del cerebelo. Terminan en el seno recto. El seno tentorial lateral recibe venas basales temporales y occipitales, se dirige hacia afuera para terminar en el seno lateral. Este seno tentorial puede recibir la vena de Labbé.

Prensa de Herófilo

La prensa de Herófilo (Figura 2.2.9) se ubica en la protuberancia occipital interna y se forma por una verdadera estrella de senos con cinco rayos:

- Superior: representado por el SLS.
- Profundo: dado por el seno recto. Podemos considerar estos dos senos como los principales afluentes a la prensa.
- Senos laterales: son la principal vía de salida de la prensa de Herófilo.
- Inferior: dado por el seno occipital.

La forma clásicamente descrita en cruz con un rayo central o profundo se encuentra, aproximadamente, en el 20% de los casos. Las variantes más frecuentes son:

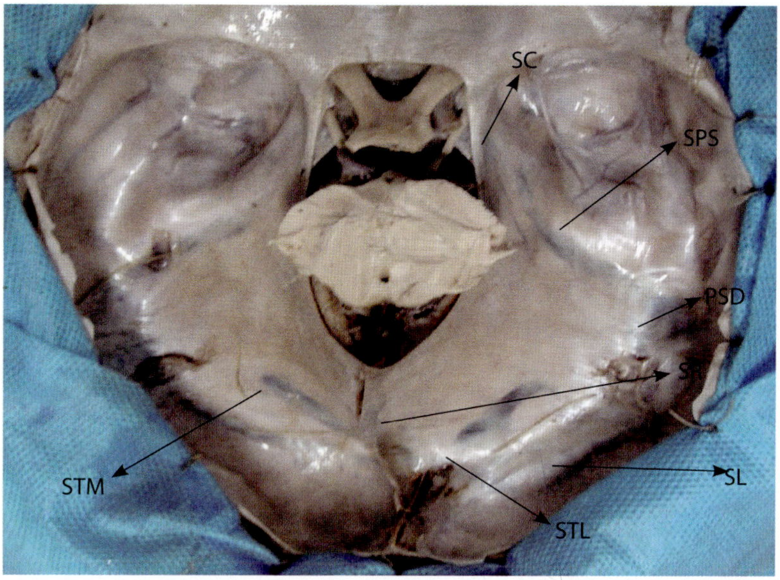

Figura 2.2.8 Preparado anatómico. Vista superior de la tienda del cerebelo y los senos venosos de la base. Se ve partiendo desde el seno cavernoso (SC), al seno petroso superior (SPS) y la reunión de este último con el seno lateral (SL) en el punto sinodural (PSD). En el espesor de la tienda se identifican los senos tentoriales medial (STM) y lateral (STL) terminando respectivamente en el seno recto (SR) y la prensa de Herófilo.

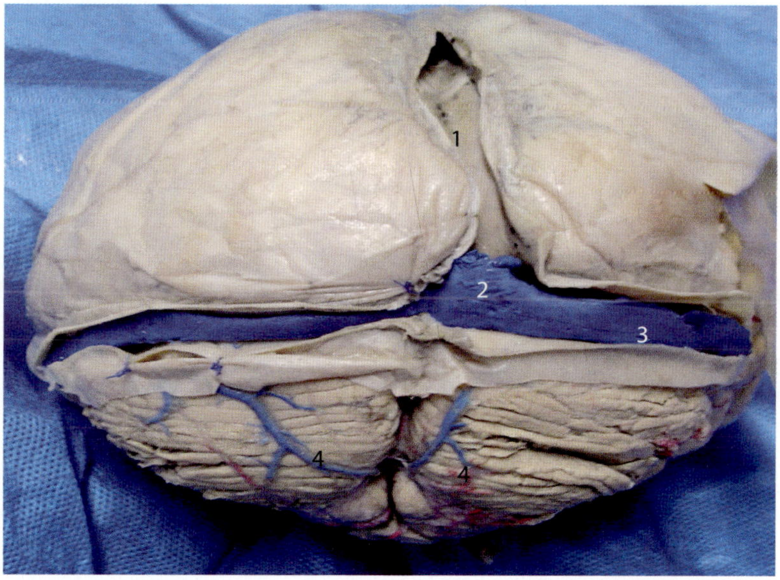

Figura 2.2.9 Preparado anatómico inyectado con látex, vista posterior. Se ha abierto el seno longitudinal superior (1) para ver su luz. Se identifica la prensa de Herófilo (2) y la asimetría entre los senos laterales. En este caso, el seno lateral derecho (3) es más voluminoso. Se visualizan también venas cerebelosas posteriores (4) drenando hacia el seno lateral.

- Lateralización del SLS: en esta disposición el SLS no se bifurca y no aporta iguales cantidades de sangre a ambos senos laterales sino que predominantemente se dirige a uno de ellos. En una proporción de 3 a 1 se vuelca preferentemente sobre el seno lateral derecho.
- Lateralización del seno recto: al igual que en el caso anterior, se continúa con uno de los senos laterales, generalmente, el izquierdo.[7]

Seno lateral

El seno lateral (Figura 2.2.10) comienza en la POI, se dirige hacia afuera en el borde fijo del tentorio, situado en un surco transversal de la escama occipital. Al llegar a la porción petrosa el temporal se incurva hacia abajo describiendo una *S* itálica en el surco sigmoideo del temporal. Termina en el foramen rasgado posterior donde se continúa con el bulbo de la yugular.

En este trayecto se pueden reconocer dos sectores: uno horizontal o seno transverso y otro descendente o seno sigmoides.[11]

Afluentes. Recibe la mayoría del drenaje venoso profundo a través del seno recto y una buena parte del drenaje superficial a través del SLS. El seno lateral, además, recibe: las venas de la cara lateral y parte de las de la cara inferior de los lóbulos temporal y occipital. Habitualmente se reconocen tres venas temporales laterales anterior, media y posterior.[12]

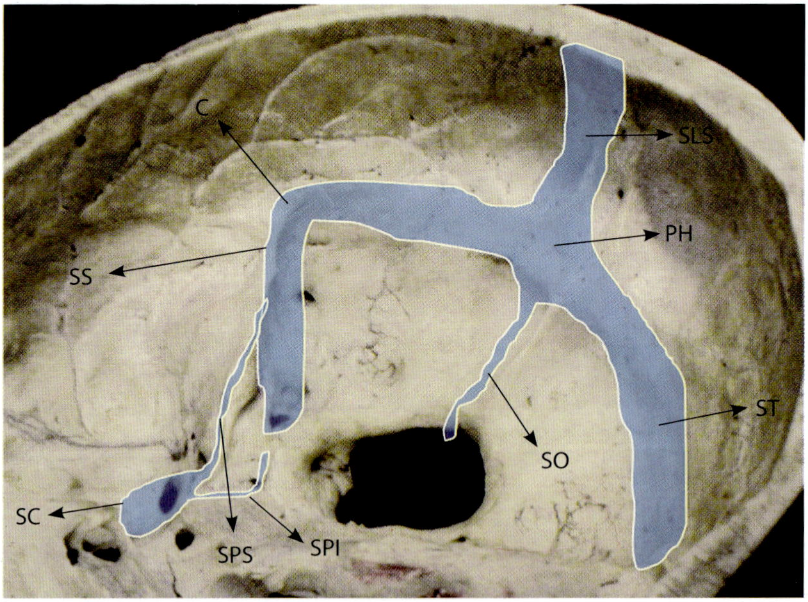

Figura 2.2.10 Base de cráneo ósea, vista anterosuperior derecha. Se han dibujado en la base del cráneo los principales senos venosos, respetando su topografía. SLS: seno longitudinal superior; PH: prensa de Herófilo; ST: porción transversa del seno lateral; C: codo del seno lateral; SS: porción sigmoidea del seno lateral; SC: seno cavernoso; SPI: seno petroso inferior; SPS: seno petroso superior; SO: seno occipital.

Debemos destacar en esta topografía la vena de Labbé, tendida del sector posterior de la cisura de Silvio al seno lateral en su forma más común[13] (*véase* venas anastomóticas). Es importante destacar algunos puntos:

- Las venas temporales laterales convergen generalmente hacia la vena de Labbé y desembocan a través de esta en el seno lateral. Por ello la vena debe ser considerada como un verdadero complejo venoso de drenaje de las caras lateral e inferior del lóbulo temporal.[14]
- Las venas temporales, si no se vuelcan en la vena de Labbé, pueden desembocar en el seno lateral o en el seno tentorial lateral.
- La vena de Labbé termina en un punto variable del seno lateral. El sitio donde el seno lateral es alcanzado por el petroso superior es el denominado punto sinusal y las relaciones de la vena de Labbé con este punto son variables.[15]
- La vena de Labbé no termina generalmente sobre el propio seno lateral sino que frecuentemente se acola a la dura de la convexidad baja formando una "ampolla" con las venas temporales.
- La transición seno transverso-sigmoides (codo del seno lateral) recibe al seno petroso superior que lo anastomosa con el seno cavernoso. En este punto puede llegar la vena de Labbé.
- Seno sigmoides: recibe venas de la fosa posterior, en particular, venas pontinas. Antes de terminar puede recibir al seno petroso inferior (SPI) que lo vincula con el seno cavernoso. Generalmente el SPI desemboca en el golfo yugular fuera del cráneo.
- A través de la vena emisaria mastoidea se conecta con venas extracraneales, en particular la occipital.[11] La porción sigmoidea presenta las emisarias occipitales que la anastomosan con las venas cervicales profundas y occipitales.

Seno cavernoso

En realidad no es un seno venoso dural, ya que no todas sus paredes son durales, de allí su denominación por parte de algunos autores como logia o región lateroselar o paraselar.[16, 17] Se trata de un espacio extradural interduro-perióstico ubicado a ambos lados de la silla turca. Sus paredes posterior, superior y lateral son durales. Los límites óseos del seno cavernoso (SC) son, hacia adentro, el seno esfenoidal y el ápex de la porción petrosa del temporal con su periostio; hacia adelante comunica con la órbita a través de la hendidura esfenoidal. En el espacio descrito, encontramos:

- La carótida interna (*véase* irrigación arterial del encéfalo en el capítulo 2.1). Dentro del seno cavernoso la ACI viene rodeada del simpático pericarotídeo, que aporta el contingente simpático a los pares craneanos III y V por finas anastomosis en el SC.
- VI par craneal, ingresa al SC por su pared posterior ubicándose entre la ACI y la pared lateral del seno.
- III, IV y la rama oftálmica del V par craneal avanzan a lo largo de un desdoblamiento de la pared lateral que les forma una doble pared, dural y epineural.
- Estructuras venosas: en este nivel se ubica una verdadera red venosa paraselar extradural que tiene conexiones con otras venas extradurales.

Afluentes y conexiones

Las conexiones y relaciones de las estructuras arteriales, venosas y nerviosas del SC tienen una importancia capital para comprender ciertos estados patológicos. Recibe como afluentes:

- Venas oftálmicas superiores e inferiores: traen sangre venosa de la cavidad orbitaria y del globo ocular conectando el SC con venas faciales y de regiones profundas de cara. La superior se anastomosa con la angular en tanto la inferior lo hace con los plexos pterigoideos. Estas afluentes al seno cavernoso y sus conexiones explican el exoftalmos pulsátil en las fístulas carótido-cavernosas traumáticas o espontáneas y la invasión intracraneal a partir de procesos infecciosos en regiones profundas de la cara.[2, 17]
- Se comunica con los plexos pterigoideos por la vena oftálmica inferior (VOI).
- Comunica con el seno cavernoso contralateral a partir del seno coronario.[15]
- Seno de Breschet: a través del mismo llegan al SC la vena silviana superficial y la vena meníngea media. Esta última, a través de una vía dural, comunica al SC con el SLS.
- Hacia atrás las vías de salida principales del SC son los senos petrosos superior e inferior.
- En la misma dirección, se anastomosa con el plexo venoso del clivus que lo vincula con el seno marginal del foramen magno y con el plexo raquídeo extradural.

Seno petroso superior

El seno petroso superior (SPS) conecta el seno cavernoso con el domo del sigmoides y transita por el borde posterosuperior del peñasco.

Afluentes

El SPS recibe:

- Venas timpánicas.
- Venas de la cara inferior del lóbulo temporal.
- Venas de la fosa posterior pertenecientes al grupo de drenaje petroso. Dicho grupo drena las caras anterolaterales de cerebelo y tronco encefálico.
- De forma inconstante puede recibir directamente la vena de Labbé.

Seno petroso inferior

El seno petroso inferior (SPI) desde su origen en el sector posterior del seno cavernoso transcurre por la sutura petrooccipital dirigiéndose hacia abajo y afuera, sale del cráneo por el foramen rasgado posterior junto con la yugular y los pares craneales IX, X y XI para terminar en el golfo de la yugular.

Afluentes y conexiones

- Vena auditiva interna.
- Vena pontotrigeminal.
- Comunica con el plexo del clivus que lo reúne con su homólogo contralateral y con el plexo vertebral anterior.

Seno esfenoparietal o de Breschet

Se origina en la duramadre de la región pterional como continuación de las venas meníngeas medias y transita en el borde libre del ala menor del esfenoides drenando en el seno cavernoso. Por su continuación con el sector superior de estas venas comunica con el SLS.[9] El afluente más importante del seno de Breschet es la vena silviana superficial (VSS). Se dirige luego hacia adentro para desembocar en el seno de Breschet o en el seno cavernoso. Esta vena recibe como afluentes venas descendentes de los lóbulos frontal y parietal y venas ascendentes del lóbulo temporal (venas temporosilvianas). La VSS se anastomosa con las venas de Trolard y Labbé formando un dispositivo anastomótico perisilviano (*véase* venas anastomóticas).

Seno occipital

Transcurre por el borde fijo de la hoz del cerebelo, quedando tendido de la prensa de Herófilo al foramen magno donde puede bifurcarse formando los senos marginales del foramen magno. Los mismos terminan drenando en el bulbo de la yugular. Es uno de los senos más variables. Puede constituir la vía principal de salida venosa encefálica cuando ambos senos laterales son atrésicos.

Afluentes y anastomosis

Se anastomosa con los plexos vertebrales internos y seno cavernoso suboccipital. Hacia adelante se anastomosa con el plexo basilar. Por estas conexiones, el seno occipital se reúne entonces con venas extracraneales, al nivel del foramen magno. Esta región se convierte entonces en un importante punto de reunión donde convergen venas intracraneales e intrarraquídeas y extrarraquídeas.

Seno marginal del foramen magno

Constituye un anillo duramariano con seno en su interior en el 40% de los casos.

En este seno confluyen las siguientes venas:

- Venas retromastoideas, nucales, faríngeas y condíleas que lo vinculan con el sistema venoso extradural.
- Venas del neuroeje, en especial de la región bulbopontina y medulares.
- Venas extradurales raquídeas.
- Se anastomosa con el seno cavernoso suboccipital.

Hacia atrás se continúa con el seno occipital, mientras que hacia adelante se vincula con el plexo venoso del clivus, seno petroso inferior y golfo de la yugular.

Seno venoso retroclival, plexo basilar o venas de Breschet

Es un plexo extradural situado en la cara posterior del clivus que reúne entre sí ambos senos cavernosos y senos petrosos inferiores y a estos con el seno del foramen magno y las venas del conducto raquídeo. Tiene fundamental importancia ya que estas venas junto con el SC, los SPS y el SPI forman un conjunto continuo, situado en la base del cráneo que comunica las venas de la órbita, las venas de las regiones profundas de la cara, los senos venosos durales y las venas extradurales del espacio raquídeo.

Seno cavernoso suboccipital

Se trata de un espacio venoso extradural y no de un seno verdadero. En este sector se ubican:

- La arteria vertebral en su sector extradural rodeada del plexo simpático.
- La arteria perivertebral.
- Un importante plexo venoso que rodea la arteria y que se comunica con venas intrarraquídeas e intracraneales.
- El origen del nervio C1.

Este "seno" vincula los plexos venosos raquídeos con las venas intracraneales. Tiene gran importancia en la cirugía de la fosa posterior, ya que si es abierto puede transformarse en una fuente potencial de embolia aérea.

Venas anastomóticas

Constituidas por las venas de Labbé, Trolard y silviana superficial, las venas anastomóticas (Figuras 2.2.11, 2.2.12 y 2.2.13) forman una estrella venosa centrada en la cisura de Silvio. Estas tres venas reúnen entre sí el SLS, el seno cavernoso y el seno lateral.[6, 7, 13, 19] Actualmente se considera la vena de Trolard como la vena más importante que cruza la convexidad frontoparietal para anastomosar el seno longitudinal superior con la vena silviana superficial.[1] Lo más habitual es que se encuentre en la región de la vena retrorrolándica, si bien puede estar al nivel de las venas frontales o parietales anteriores.[1, 3] Desde el punto de vista funcional, debe ser considerada como una vena rolándica, ya que recoge sangre venosa de esta región.[3, 13] El compromiso de esta vena puede dar lugar a una hemiparesia o hemiplejia del hemicuerpo contralateral, aunque es esperable que el déficit regrese.[1]

En su papel anastomótico, la vena de Trolard reúne el seno longitudinal superior a la vena silviana superficial y, por su intermedio, al seno cavernoso, pudiendo actuar como vía de suplencia.[13]

La vena de Labbé es el canal venoso más importante que reúne a la vena silviana superficial con el seno lateral.[1, 7, 9, 19] Esta vena puede ser doble. La vena de Labbé forma parte de un complejo venoso que drena las caras externa e inferior del lóbulo temporal.[13, 14] Aparte de su papel anastomótico tiene gran jerarquía en el drenaje venoso del lóbulo temporal. Su oclusión, trombosis o lesión en abordajes laterales de base de cráneo (especialmente el abordaje subtemporal y sus variaciones) que involucren la retracción del lóbulo temporal pueden producir extensos infartos temporales con déficit motor y afasia (si la lesión es del hemisferio dominante).[1] Sobre su ubicación, la mayoría de las veces se encuentra situada a la altura de la vena temporal media (60% de los casos).[3] La terminación de la vena de Labbé tiene importancia en la planificación de abordajes laterales de la base de cráneo.[19]

La vena silviana superficial recibe sangre de la corteza perisilviana y termina en el seno cavernoso o el seno de Breschet. Las tres venas tienen entre sí una interdependencia

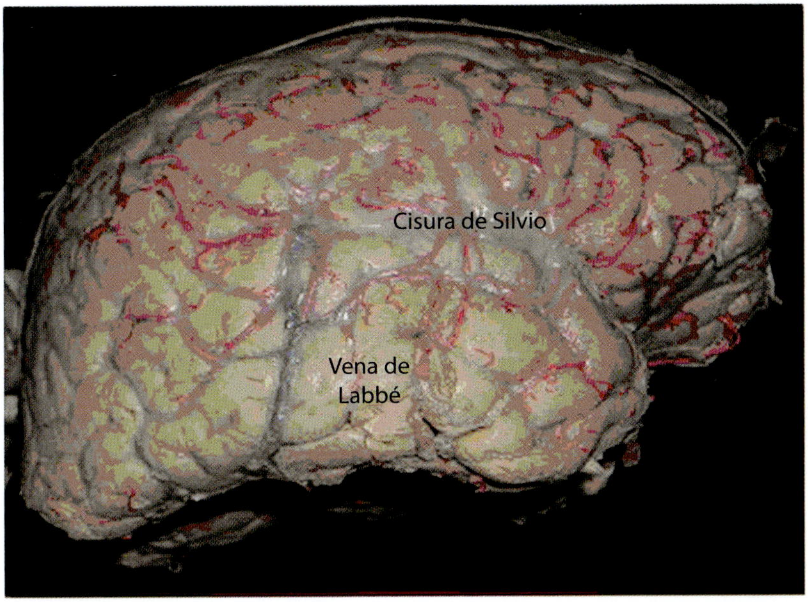

Figura 2.2.11 Preparado anatómico inyectado con látex, vista lateral del hemisferio derecho. Se evidencia una gruesa vena de Labbé.

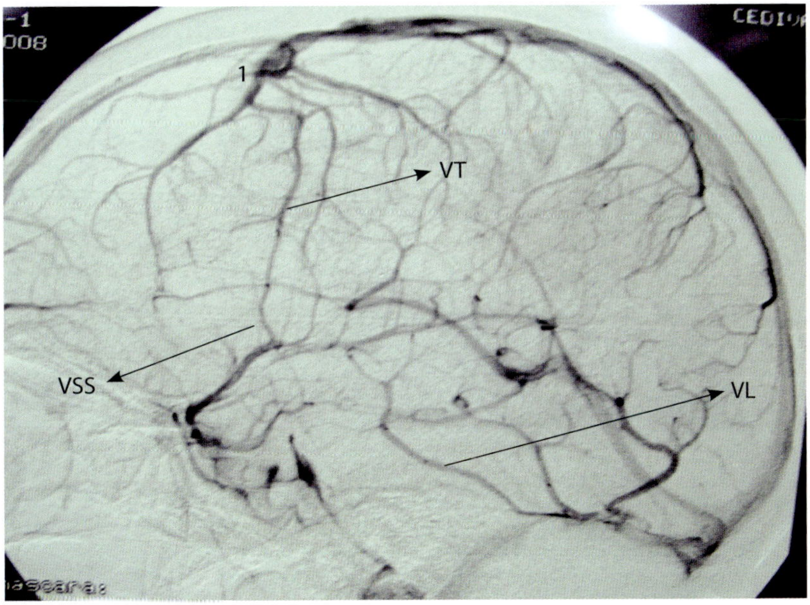

Figura 2.2.12 ASD, tiempo venoso, vista lateral. Se observan las tres venas anastomóticas: venas de Trolard (VT), Labbé (VL) y silviana superficial (VSS). La vena de Trolard antes de su desembocadura en el seno longitudinal superior (1) recibe un confluente venoso. La oclusión de la vena de Trolard en este caso tendría como consecuencia un infarto venoso en el amplio territorio drenado por la misma.

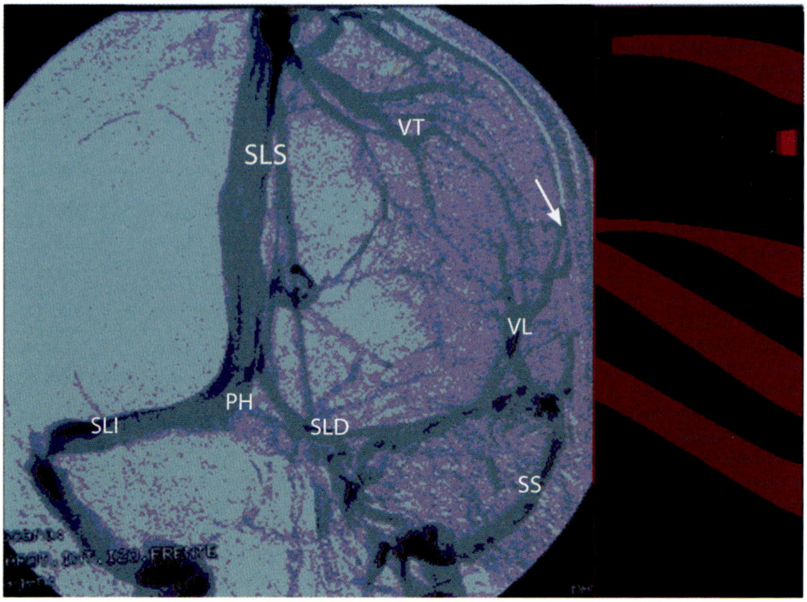

Figura 2.2.13 ASD, tiempo venoso, vista anteroposterior. Se identifican las venas de Trolard (VT), Labbé (VL) y la anastomosis entre ambas (*flecha*). SLS: seno longitudinal superior; PH: prensa de Herófilo; SLI y SLD: seno lateral izquierdo y derecho; SS: seno sigmoides.

anatómica y funcional.[1] Cuando una es de gran calibre, las otras presentan un calibre reducido, generándose diferentes tipos de drenaje según la predominancia de una u otra vena. La vena de Labbé es dominante con mayor frecuencia a izquierda.[1] La vena de Trolard es dominante con mayor frecuencia a derecha. Esto hace que el valor funcional, y por lo tanto las secuelas de la lesión o trombosis de estas venas, sea diferente según el dispositivo vascular de cada individuo.

Drenaje venoso de la fosa posterior

Las venas de la fosa posterior, drenan a los senos ya descritos por lo que se verán los grupos venosos según su sitio de drenaje.[10, 19] Se pueden distinguir las venas del tronco encefálico y las del cerebelo.

Venas del tronco encefálico

Sería muy extensa la descripción de todas las venas del tronco encefálico (Figura 2.2.14), por lo que las veremos de forma general. Se trata de un grupo de venas que reciben su denominación según varios criterios:

Según su ubicación en el tronco encefálico: reconocemos venas mesencefálicas, pontinas y bulbares.

- Según su dirección se reconocen venas longitudinales y transversales.
- Según su ubicación en la cara del tronco hay venas anteriores y medianas, anteriores y laterales, laterales, etc.

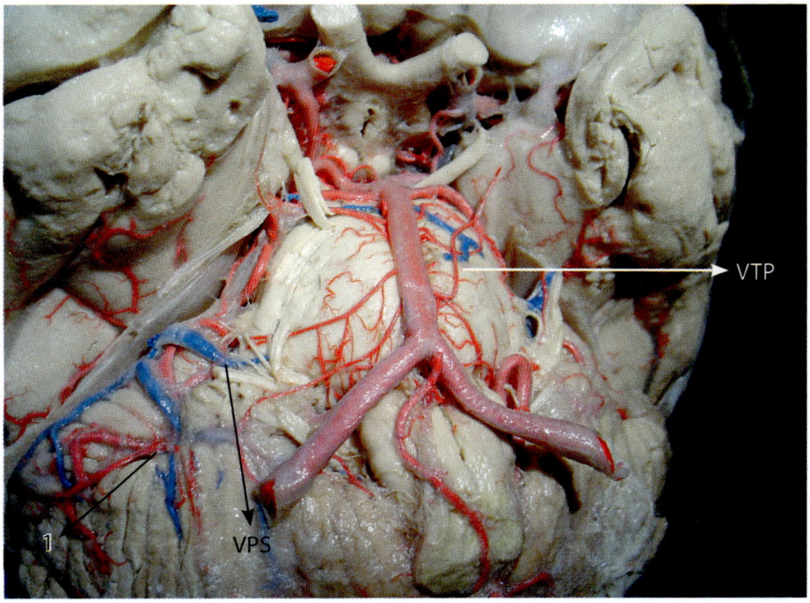

Figura 2.2.14 Preparado anatómico inyectado con látex, vista anteroinferior derecha. Se evidencia la vena transversa pontina (VTP), varias venas cerebelosas hemisféricas anteriores (1) y la formación de la vena petrosa superior o vena de Dandy (VPS).

Venas longitudinales

En la línea media corre un contingente venoso que hacia arriba se comunica con la vena comunicante posterior y hacia abajo con la vena espinal anterior. A ambos lados de la línea media se reconocen venas anterolaterales mesencefálicas y pontinas, en la región bulbar este grupo está representado por las venas preolivar, retroolivar y bulbar lateral.

Venas transversas

Encontramos venas transversales en cada sector del tronco encefálico y en los surcos que separan entre sí el mesencéfalo, la protuberancia y el bulbo.

Estas venas reúnen a los sistemas longitudinales mediano y lateral. En particular, la vena comunicante anterior (ubicada al nivel mesencefálico) que reúne entre sí a las venas mesencefálicas medianas.

Las venas transversas pontinas forman un rico grupo que se reúne para formar las venas pontinas laterales, origen de la vena petrosa superior de Dandy.

Venas cerebelosas

Las venas cerebelosas pueden clasificarse en dos grupos: vermianas y hemisféricas.

- Venas hemisféricas: Se reconocen tres grupos, según el sitio hacia donde drenan:
  - Grupo hemisférico posterior: presenta drenaje predominante hacia el seno tentorial medial.
  - Grupo anterior: resume el drenaje de los lóbulos anteriores: flóculo, semilunares y digástricos.

- Grupo interno: se trata de venas del sector hemisférico mediano, drenan hacia las venas vermianas.
- Venas vermianas: podemos reconocer venas superiores e inferiores. De las venas superiores se destacan tres que terminan en la vena de Galeno
- Venas vermianas inferiores: drenan los lóbulos cerebelosos inferiores y se forman por la reunión de las venas retrotonsilares superiores e inferiores para desembocar en la prensa de Herófilo.

Anastomosis intracraneales y extracraneales

Los senos venosos durales tienen conexiones con las venas extracraneales, hecho que explica la colonización bacteriana intracraneal producida por infecciones en regiones profundas de cara, órbita, oído y cuero cabelludo. Estas comunicaciones se dan por venas diploicas y emisarias. Tienen particular importancia por sus conexiones y relaciones los senos cavernoso, longitudinal superior y lateral. Se destaca la amplia red tanto intracraneal y extracraneal de la base del cráneo donde tiene gran importancia el seno cavernoso y los plexos pterigoideos.

Venas diploicas. Son canales venosos ubicados en el diploe de los huesos craneales. Su número y topografía es variable. Por un lado, se vuelcan en los senos venosos de la calota craneal, en particular los senos longitudinal superior y lateral y en las venas meníngeas. Por otro lado, terminan en las venas subcutáneas del cuero cabelludo.[2]

Venas emisarias. Atraviesan el cráneo comunicando los senos durales con las venas extracraneales. Generalmente, orientan el flujo de intracraneal a extracraneal, pero en condiciones patológicas pueden invertirse. Igualmente, en caso de oclusión lenta de algún seno dural debida a tumores, pueden convertirse en una importante vía de drenaje al volcar la sangre hacia venas del cuero cabelludo o de la base del cráneo. Las más constantes son la emisaria mastoidea y la emisaria de Santorini.[11]

Plexos pterigoideos. Son plexos venosos profundos de la cara situados en la región pterigomaxilar. Reciben sangre de las fosas nasales, faringe y regiones profundas de la cara. Presentan varias conexiones con las venas intracraneales, particularmente con el seno cavernoso, el seno de Breschet y la vena meníngea media. A través de estas conexiones es como infecciones de regiones profundas de la cara pueden producir una trombosis séptica de senos durales.

Anastomosis entre los senos de la base y la convexidad

A través de venas superficiales. Como se vio, hay un sistema anastomótico centrado en la cisura de Silvio, de la cual parte una estrella de tres rayos: la VSS, que termina en el seno esfenoparietal; la vena de Labbé, que termina en el seno lateral y la vena de Trolard (*véase* venas anastomóticas).

A través de venas durales. La vía más constante y conocida es la de la vena meníngea media que, por un lado, se comunica con el SLS y, por el otro, termina en el seno esfenoparietal y por su intermedio en el seno cavernoso.

Anastomosis a través de canales durales. En la hoz del cerebro hay de forma inconstante canales que vinculan los senos longitudinales entre sí y el SLS con el SR.

Territorios venosos

Clínicamente podemos separar dos grandes territorios de drenaje a nivel cerebral.

Sistema venoso superficial

Recibe sangre de las regiones corticosubcorticales. Dentro del mismo, de forma esquemática y dependiendo de las variaciones del sistema venoso superficial se puede reconocer subterritorios que corresponden a los tres grandes senos:

- Seno longitudinal superior: recibe afluentes de las caras internas de los lóbulos frontal, parietal, central, cúneo, precúneo y occipital. Por su importancia, queremos destacar las venas centrales y la vena de Trolard.
- Seno cavernoso: recibe el drenaje del área perisilviana, es decir, las venas frontosilvianas, parietosilvianas y temporosilvianas que drenan la cara externa y baja de los lóbulos frontal y parietal, venas superiores de la cara externa del lóbulo temporal y venas de la ínsula. Su principal afluente es la vena silviana superficial.
- Seno lateral: drena las caras externas y basales de los lóbulos temporal y occipital. Su principal afluente es la vena de Labbé.

Sistema venoso profundo

A través de las venas cerebrales internas recibe el drenaje de los núcleos grises basales, la sustancia blanca profunda (cápsula interna, centro oval) y paredes ventriculares.

Esta distribución está sujeta a las variaciones, principalmente las tres grandes venas anastomóticas, ya que frente a la predominancia de una de ellas, aumentará el drenaje hacia el seno correspondiente.

Referencias bibliográficas

1 Auque J, Civit Th. Les veines superficielles. *Neurochirurgie* 1996; 42: 88-108.
2 Osborne AG. *Diagnostic cerebral angiography*. 2° ed. Philadelphia: Lipincot Williams and Wilkins, 1999.
3 Oka K, Rhoton AL Jr, Barry M, Rodríguez R. Microsurgical anatomy of the superficial veins of the cerebrum. *Neurosurgery* 1985; 17: 711-48.
4 Martínez F, Mañana G, Panuncio A, Laza S. Revisión anátomo-clínica de las meninges y los espacios intracraneanos con especial referencia al hematoma subdural crónico. *Rev Mex Neurocien* 2008; 9: 47-60.
5 Sampei T, Yasui N, Okudera T, Fukasawa H. Anatomic study of anterior frontal cortical bridging veins with special referente to the frontopolar vein. *Neurosurgery* 1996; 38: 971-5.

6 Martínez Benia F, Decuadro Sáenz G, Laza Nuñez S, Sgarbi López N. Precisiones históricas y puesta al día sobre las venas de Trolard y Labbé. *Arch Neurocien (Mex)* 2003; 8: 121-7.
7 Kalbag RM, Wolf AL."Cerebral venous thrombosis". En: Kalbagh RM, Wolf AL (eds). *Etiology of cerebral venous thrombosis in cerebral venous thrombosis*. Londres: Oxford University Press, 1967.
8 Bracard S, Braun M, Meder J F, Velut S. Anatomie et radianatomie du systeme veineux intracranien (à l`exclusion des sinus duraux). *Neurochirurgie* 1996; 42: 11-44.
9 Ono M, Rhoton AL Jr, Peace D, Rodríguez RJ. Microsurgical anatomy of the deep venous system of the brain. *Neurosurgery* 1984; 15: 621-57.
10 Matsushima T, Rhoton AL Jr, de Oliveira E, Peace D. Microsurgical anatomy of the veins of the posterior fossa. *J Neurosurg* 1983; 59: 63-105.
11 Martínez F, Laxague A, Vidal L, Prinzo H, Sgarbi N, Soria VR, Bianchi C. Anatomía topográfica del asterion. *Neurocirugía (Astur)* 2005; 16: 441-6.
12 Roper SN, Rhoton AL Jr. Surgical anatomy of the temporal lobe. *Neurosurg Clin North Am* 1993; 4: 223-31.
13 Martínez F, Decuadro G. Precisiones históricas sobre la vena de Labbé. *Rev Neurocirugía (La Plata)* 2001; 4: 91-6.
14 Guppy KH, Origitano TC, Reichman OH, Segal S. Venous rainage of the inferolateral temporal lobe in relationship to transtemporal/transtentorial approaches to cranial base. *Neurosurgery* 1997; 41: 615-20.
15 Sakata K, Al-Mefty O, Yamamoto O. Venous consideration in petrosal approach microsurgical anatomy of the temporal bridging vein. *Neurosurgery* 2000; 47: 153-61.
16 Martínez F, Córdoba A, Soria V, et al. Anatomía quirúrgica del hueso esfenoides y el seno esfenoidal. En: Gagliardi C, Fernández Molina G, Cuello LM (eds.). *Técnicas actuales en Neuroendoscopia*. Buenos Aires: Ediciones de La Guadalupe,, 2007, p 257-68.
17 Rhoton AL, Jr. The cavernous sinus, the cavernous venous plexus, and the carotid collar. *Neurosurgery* 2002; 51: 375-410.
18 Arnautovíc KL, al-Mefty O, Pait TG, et al. The suboccipital cavernous sinus. *J Neurosurg* 1997; 86: 252-62.
19 Koperna Th, Tschabitscher M, Knosp M. The termination of the vein of "Labbé" and its microsurgical significance. *Acta Neurochir (Wien)* 1992; 118: 172-5.
20 Martínez JAG, De Oliveira E, Tedeschi H, et al. Microsurgical anatomy of the brain stem. *Op Tech Neurosurg* 2000; 3: 80-6.

Nota del autor:

Los preparados anatómicos que ilustran este capítulo fueron inyectados y disecados por el Dr. Fernando Martínez y Humberto Prinzo en el laboratorio de neuroanatomía de la Cátedra de Anatomía de la Facultad de Medicina de Montevideo, Uruguay. Servicio que es dirigido por el Prof. Dr. Víctor Soria, a quien queremos agradecer por habernos dado el apoyo y la oportunidad de trabajar en dicho laboratorio y por habernos guiado en nuestros primeros pasos en la anatomía y neurocirugía.

3

Clasificación topográfica del accidente cerebrovascular: guía para determinar los factores de riesgo y pronóstico

Hugo A. Arroyo

Los reportes sobre la enfermedad cerebrovascular en niños y adolescentes han mostrado en los últimos años una llamativa evolución. En este sentido, de la presentación de esporádicas descripciones clínicas de casos aislados o de pequeñas series –y en general referidos como síndrome de hemiplejia aguda– se ha pasado a la publicación de numerosos estudios sobre epidemiología, factores de riesgo asociados, utilidad de las distintas técnicas de imágenes, esquemas terapéuticos, reportes de seminarios y guías de distintas sociedades científicas.[1-8]

Probablemente uno de los mayores estímulos para este cambio en las publicaciones haya sido el interés del pediatra, el neuropediatra y el neurocirujano, en este grupo de pacientes. Dicho interés, a su vez, se ha visto favorecido por los desarrollos de nuevas técnicas de imágenes, el reconocimiento del riesgo de recurrencia y de secuelas, las posibilidades terapéuticas y las potenciales técnicas de neurointervencionismo, entre otros factores. Todo ello ha sido además motorizado por los registros pediátricos nacionales e internacionales y especialmente por el intenso trabajo desarrollado por el grupo internacional de estudio del accidente cerebrovascular (ACV) en Pediatría (International Pediatric Stroke Study).[9-10]

Todos estos nuevos desarrollos probablemente deberán tener una decantación producto de la experiencia y de nuevos estudios, por lo que el pediatra y el neuropediatra, ante un paciente con ACV, hoy suelen verse superados para definir un plan de estudio y más aún cuando tienen que considerar una estrategia terapéutica.

Como se analiza en los distintos capítulos, el ACV en los niños y adolescentes se asocia con una extensa lista de factores de riesgo; factores que, en algunos casos, inclusive están asociados. Algunas de las preguntas que solemos hacernos y de las que a veces no tenemos clara respuesta son ¿se deben estudiar todos los factores de riesgo en un paciente con ACV?, ¿alcanza con encontrar un factor de riesgo y no investigar el resto?, ¿con qué urgencia se deben estudiar los pacientes?, ¿cuál es la técnica de imágenes más adecuada?, ¿todos los pacientes requieren una arteriografía por sustracción digital

(ASD)? Probablemente estas preguntas, como muchas otras, no tengan una única respuesta. Son varios los aspectos que pueden modificar estas respuestas; entre ellos podemos citar las características generales de la población (presencia de ciertos factores de riesgo reconocidos como la anemia de células falciformes o la complejidad de las cirugías cardíacas) y también, por otra parte, se deberá tener en cuenta los recursos (laboratorio, imágenes, unidad de cuidados intensivos, disponibilidad de un equipo neuroquirúrgico) y la experiencia del grupo tratante. Todo esto pretende que la atención del paciente con ACV cumpla con criterios de equidad y oportunidad.

Los ACV en la infancia constituyen un grupo heterogéneo con más de cien causas-factores de riesgo reconocidos. El estudio de la mayoría de ellos es complejo, algunos requieren laboratorios muy especializados no siempre disponibles, por lo que es conveniente contar con una clasificación que oriente al clínico para una mejor identificación de las distintas etiologías o factores de riesgo, para el tratamiento o para agrupar pacientes en un estudio epidemiológico o para un cuidadoso fenotipo en un estudio genético, etc. Distintas clasificaciones han sido utilizadas tanto en adultos como en niños y están basadas en: el tipo de ACV (hemorrágico, isquémico, arterial, venoso), el territorio vascular comprometido (circulación anterior, superficial, profunda, etc.), los diversos factores de riesgo, etc.[11-14]

Una clasificación etiológica demasiado general suele dejar a muchos pacientes sin un adecuado diagnóstico y por lo tanto entrarían en el grupo de criptogenéticos, o que la clasificación sea tan minuciosa que requiera una evaluación demasiado compleja y costosa.

Esto podría quizá facilitarse si utilizamos una clasificación con distintos ejes. Un primer eje sería ubicar al paciente en alguno de los siguientes cuatro grandes subgrupos (Tabla 3.1): ACV isquémico, ACV hemorrágico, trombosis de los senos venosos cerebrales y ACV de médula espinal.

El cuadro clínico de cada uno de ellos es distinto y los estudios de neuroimágenes suelen ser muy útiles para esta primera evaluación. Los factores de riesgo son diferentes en cada uno de estos subtipos. En un ACV hemorrágico las malformaciones vasculares, los estados hemorragíparos, son causas frecuentes, pero en uno isquémico dependerá de muchos factores (niño sano, niño con enfermedad previa, grupo étnico, etc.).

Un segundo eje de clasificación para el ACV isquémico se desarrollaría de acuerdo con los territorios comprometidos (Tabla 3.2), teniendo en cuenta el territorio afectado según Tatu y cols.[15] y Savoiardo y cols.[16]

Tabla 3.1 Primer eje: tipo de accidente cerebrovascular

- ACV isquémico
- ACV hemorrágico
- Trombosis de los senos venosos cerebrales
- ACV medular

ACV: accidente cerebrovascular.

Tabla 3.2 Segundo eje: clasificación del ACV isquémico teniendo en cuenta territorios comprometidos

Territorio de la circulación anterior
◦ Territorio de la carótida interna ◦ Territorio total de la arteria cerebral media ◦ Territorio profundo de la arteria cerebral media ◦ Territorio superficial de arteria cerebral media ◦ Territorio de la arteria cerebral anterior
Territorio de la circulación posterior
◦ Territorio de la arteria vertebrobasilar ◦ Territorio de la arteria cerebral posterior
Territorio de la circulación medular
◦ Territorio de las arterias espinales
Múltiples territorios

Este segundo nivel de clasificación orienta a priorizar factores de riesgo, ya que son diferentes si el fenómeno isquémico afecta, por ejemplo, el territorio de la arteria cerebral media o el sistema vertebrobasilar.

Subramanian y cols.,[17] utilizando la clasificación del Oxfordshire Community Stroke Project, demostraron que, en adultos, los factores de riesgo tradicionales para isquemia arterial tienen distinta importancia según la región afectada; por ejemplo, variarán si el factor de riesgo se manifiesta en la zona de la circulación anterior o si compromete a la circulación posterior. En este sentido, la diabetes mellitus, la enfermedad de Fabry y las citopatías mitocondriales tienen predilección por el ACV en el territorio posterior. En el mismo estudio, los autores confirman que el cardioembolismo tiene una mayor asociación con el ACV de la circulación anterior.

Liman y cols.[18] evaluaron las diferencias entre el ACV de la circulación anterior y posterior en el Trial of ORG 10172 in Acute Stroke Treatment (TOAST). Detectaron diferencias en los síntomas y un mejor pronóstico en los pacientes con ACV de la circulación posterior.

Recientemente Touré y cols.[19] también observaron que el riesgo de recurrencia es mayor en niños con ACV de la circulación posterior con respecto a la anterior.

Finalmente, se podría establecer un tercer nivel considerando si el niño era sano antes del ACV o si era portador o padecía alguna de las entidades o factores de riesgo que predisponen a un ACV, por ejemplo cardiopatía congénita, anemia de células falciformes, enfermedad de Fabry, etc.

Por lo tanto, teniendo en cuenta lo anterior, se discutirá el cuadro clínico de pacientes con ACV isquémico en tres territorios: el de la circulación anterior, el de la circulación posterior y el de la médula espinal.

Referencias bibliográficas

1 Bickerstaff E. Aetiology of acute hemiplegia in childhood. *Br Med J* 1964; 11: 82-7.

2 Mitchell R. Acute hemiplegia in childhood. *Dev Med Child Neurol* 1964; 6: 521-2.

3 Huttenlocher PR, Smith DB. Acute infantile hemiplegia associated with thrombocytosis. *Dev Med Child Neurol* 1968; 10: 621-5.

4 Aicardi J, Amsili J, Chevrie JJ. Acute hemiplegia in infancy and childhood. *Dev Med Child Neurol* 1969; 11: 162-73.

5 Lynch JK, Hirtz DG, deVeber G, Nelson KB. Report of the National Institute of Neurological Disorders and Stroke Workshop on Perinatal and Childhood Stroke. *Pediatrics* 109; 2002: 116-23.

6 Paediatric Stroke Working Group. Stroke in childhood. *Clinical guidelines for diagnosis, management and rehabilitation.* Clinical Effectiveness & Evaluation. Unit Royal College of Physicians, Noviembre 2004. Website: www.differentstrokes.co.uk.

7 Monagle P, Chalmers E, Chan A, et al. American College of Chest Physicians. Antithrombotic therapy in neonates and children: American College of Chest Physicians Evidence-Based Clinical Practice Guidelines. 8º ed. *Chest* 2008; 133: 887-968.

8 Roach ES, Golomb MR, Adams R, et al. American Heart Association Stroke Council. Council on Cardiovascular Disease in the Young Management of stroke in infants and children: a scientific statement from a Special Writing Group of the American Heart Association Stroke Council and the Council on Cardiovascular Disease in the Young. *Stroke* 2008; 39: 2644-91.

9 Fullerton H, Lynch JK, deVeber G. The call for multicenter studies of pediatric stroke. *Stroke* 2006; 37: 330-1.

10 Amlie-Lefond C, Bernard TJ, Sébire G, et al. International Pediatric Stroke Study Group. Predictors of cerebral arteriopathy in children with arterial ischemic stroke: results of the International Pediatric Stroke Study. *Circulation* 2009; 119: 1417-23.

11 Wraige E, Pohl KR, Ganesan V. A proposed classification for subtypes of arterial ischaemic stroke in children. *Dev Med Child Neurol* 2005; 47: 252-6.

12 Adams HP Jr, Bendixen BH, Kappelle LJ, et al.Classification of subtype of acute ischemic stroke. Definitions for use in a multicenter clinical trial. TOAST. Trial of Org 10172 in Acute Stroke Treatment. *Stroke* 1993; 24: 35-41.

13 Bamford J, Sandercock P, Dennis M, et al. Classification and natural history of clinically identifiable subtypes of cerebral infarction. *Lancet* 1991; 337: 1521-6.

14 Amarenco P, Bogousslavsky J, Caplan L, et al. Classification of Stroke Subtypes. *Cerebrovasc Dis* 2009; 27: 493–501.

15 Tatu L, Moulin T, Bogousslavsky J, Duvernoy H. Arterial territories of the human brain: cerebral hemispheres. *Neurology* 1998; 50: 1699-708.

16 Savoiardo M, Bracchi M, Passerini A, Visciani A. The vascular territories in the cerebellum and brainstem: CT and MR study. *AJNR Am J Neuroradiol* 1987; 8: 199-209.
17 Subramanian G, Silva J, Silver FL, et al. Investigators of the Registry of the Canadian Stroke Network. Risk factors for posterior compared to anterior ischemic stroke: an observational study of the Registry of the Canadian Stroke Network. *Neuroepidemiology* 2009; 33: 12-6.
18 Libman RB, Kwiatkowski TG, Hansen MD, et al. Differences between anterior and posterior circulation stroke in TOAST. *Cerebrovasc Dis* 2001; 11: 311-6.
19 Touré A, Chabrier S, Plagne MD, et al. Neurological Outcome and Risk of Recurrence Depending on the Anterior vs. Posterior Arterial Distribution in Children with Stroke. *Neuropediatrics* 2009; 40: 126-8.

3.1 Accidente cerebrovascular isquémico de la arteria cerebral media

M. Celeste Buompadre • Hugo A. Arroyo

La arteria cerebral media (ACM) es la mayor de las dos ramas terminales de la arteria carótida interna. Nutre a la mayor parte de la superficie lateral de los hemisferios cerebrales, en consecuencia la isquemia y el infarto ocurren más frecuentemente en este territorio vascular.[1-3]

Anatomía

En su origen, la ACM tiene un tamaño de aproximadamente dos veces el de la arteria cerebral anterior. Se divide anatómicamente en cuatro segmentos: M1 (segmento horizontal), M2 (segmentos insulares), M3 (segmentos operculares) y M4 (ramas corticales).

El segmento horizontal (M1) se extiende desde su origen en la bifurcación de la arteria carótida interna (ACI) hasta la cisura de Silvio. Pueden distinguirse dos segmentos: prebifurcación y posbifurcación. El segmento prebifurcación lo constituye un tronco principal único que se extiende lateralmente desde el origen de la ACM hasta su bifurcación y discurre inmediatamente por debajo de la sustancia perforada anterior. Los troncos posbifurcación del segmento M1 siguen un curso bastante paralelo divergiendo sólo mínimamente antes de alcanzar la rodilla de la ACM. Cerca del limen de la ínsula estos troncos adquieren morfología curva dando lugar a lo que se conoce como rodilla (genu).

Los segmentos M2 (insulares) se constituyen conforme los troncos principales de la ACM se dirigen posterosuperiormente desde la rodilla. La mayor de las ramas de la ACM nace en la porción anterior de la ínsula inmediatamente distal a la rodilla. La porción M2 se compone de seis a ocho arterias principales que se encuentran en la ínsula y se dirigen hasta la parte más alta del surco circular. En conjunto, al segmento M1 y M2 se los conoce como ACM proximal.

La ACM proximal tiene ramas centrales (perforantes) y corticales. Del segmento M1 nace un número pequeño pero importante de arterias perforantes centrales, las arterias lenticuloestriadas. Estos vasos nutren los ganglios de la base y otras estructuras profundas del cerebro.

Las arterias lenticuloestriadas se dividen en dos grupos: medial y lateral. El grupo medial alcanza la sustancia perforada anterior y se dirige superiormente atravesando el núcleo lenticular al que nutre, al igual que al núcleo caudado y la cápsula interna. Las arterias lenticuloestriadas laterales se disponen por encima del núcleo lenticular a medida que ascienden en la cápsula externa; desde allí se dirigen medialmente y atraviesan los ganglios de la base vascularizando el núcleo caudado (excepto la porción anteroinferior). Estas arterias también vascularizan parte de las radiaciones ópticas y de los fascículos arqueados.

Los segmentos M3 (operculares) comienzan en la parte más alta del surco circular al disponerse lateralmente los segmentos M2 en la cisura de Silvio. Los segmentos M3 acaban superficialmente en la cisura cerebral lateral. Irrigan a la mayor parte de la superficie lateral del encéfalo y al lóbulo temporal anterior en forma variable.

Los segmentos M4 o corticales nacen en la superficie de la cisura silviana al disponerse las ramas distales de la ACM por encima de la superficie cortical del hemisferio. De cada arteria principal individual (segmento M2 o M3) se originan de una a cinco ramas corticales (M4). Estas ramas pueden clasificarse en tres grupos: anteriores, intermedias y posteriores. Las ramas anteriores vascularizan la superficie inferior del lóbulo frontal (arteria orbitofrontal) y la región lateral del lóbulo frontal anterior (arterias prefrontales).

Las ramas intermedias se sitúan en la convexidad frontal y discurren posterosuperiormente entre el surco pre y poscentral hacia el margen superior del hemisferio (arteria central del surco o rolándica). La arteria parietal anterior (poscentral del surco) se sitúa inicialmente en el surco poscentral y posteriormente lo hace en el surco intraparietal.

Las ramas posteriores nutren gran parte del frontal así como parte de los lóbulos temporal y occipital. La arteria parietal posterior cruza la convexidad en la región posterior de la cisura silviana. La arteria angular es la mayor de las ramas terminales de la ACM. La arteria temporooccipital tiene una localización posterior en el surco temporal superior y nutre la circunvolución correspondiente. Desde allí se ramifica en la región occipital para nutrir también la superficie lateral del lóbulo occipital. Antes de situarse en el surco temporal superior, la arteria temporal posterior adquiere una morfología en horquilla al atravesar la circunvolución temporal superior. Nutre la porción posterior del lóbulo temporal.

La arteria temporal intermedia (temporal medial) cruza la circunvolución temporal superior y termina en el surco temporal inferior. La arteria temporal anterior cruza el lóbulo temporal para nutrir las porciones anterolaterales de las circunvoluciones temporales superior, media e inferior. La arteria temporopolar vasculariza el polo temporal y puede nacer de forma aislada o como rama de la arteria temporal anterior.

Los segmentos M4 (ramas corticales) nacen tanto del segmento principal de la ACM (M1) como de dos o más troncos originados a partir de su bifurcación, trifurcación o división en múltiples troncos. Existe una variabilidad considerable en el número, tamaño y territorio vascular de las ramas corticales individuales de la ACM. En general, una (o, menos frecuentemente, dos) arterias corticales vascularizan cada una de las doce áreas corticales mayores.[1]

Clínica

La presentación del ACV isquémico difiere de acuerdo a la edad del paciente (prenatal, perinatal, posnatal y en la infancia).[4] En la forma presuntamente prenatal se manifiesta como una hemiparesia en progresión, evidente al examen entre los cuatro y ocho meses de vida y de forma típica la mano es la más comprometida[5] al igual que la localización del infarto (hemisferio izquierdo).[6] Un menor movimiento del hemicuerpo de forma espontánea, menor trofismo, inclusión permanente del pulgar en una mano que no toma objetos y un ángulo poplíteo menor son signos y síntomas que se encuentran en este tipo de hemiparesia.

El ACV en el período posnatal también compromete más frecuentemente la ACM izquierda pero las convulsiones focales en la primera semana de vida son los síntomas dominantes.[4]

Durante la infancia y adolescencia la manifestación clínica más frecuente es el déficit motor agudo, es decir, la hemiparesia.[7] Generalmente, el déficit motor es aparatoso en su debut[8] pero también puede ser progresivo en un período de horas o de forma variable (incremento y decremento de los síntomas).[9]

La hemiparesia puede presentarse también asociada a convulsiones.

Otras manifestaciones clínicas de comienzo frecuentes son las alteraciones en el estado de conciencia (irritabilidad o depresión),[4] las convulsiones focales, la afasia[10] y la cefalea. La distonía como síntoma inicial de ACV isquémico en los ganglios de la base es más común en la población pediátrica que en los adultos.[1] Aunque la mayoría de los pacientes con ACV isquémico se presentan con un único episodio de déficit focal se incrementó en estos tiempos el reconocimiento del antecedente de ACV isquémicos transitorios. Su identificación es importante, ya que frecuentemente se sigue de infarto, por lo tanto, aprueba la indicación de un tratamiento antitrombótico de forma precoz.[11]

En la Tabla 3.1.1 se describen los síntomas de presentación de ACV de arteria cerebral media.

Factores de riesgo

La prevalencia de diferentes factores de riesgo para ACV probablemente depende de las diferentes poblaciones de cada hospital. No existen factores de riesgo que se relacionen exclusivamente al infarto de ACM y, por lo tanto, siendo éste el territorio más frecuentemente afectado, debe estudiarse de forma exhaustiva. En la Tabla 3.1.2 se describen los factores de riesgo en tres series de pacientes con ACV isquémico de la arteria cerebral media.

Arteriopatías

Aproximadamente en el 80% de niños previamente sanos que consultan por infarto se identifica una arteriopatía cerebral.[20, 21] Existe una clasificación recientemente formulada por el IPPS-1 que incluye criterios clinicoradiológicos para la definición de la enfermedad vascular cerebral. Para el diagnóstico se requiere la realización de una imagen cerebral vascular, ya sea una angiografía por resonancia magnética (RM) conjunta con la RM cerebral y en aquellos casos poco claros debería completarse el estudio del paciente con una arteriografía por sustracción digital (ASD).[22] Ambas modalidades deben incluir vasos cerebrales y cuello. En algunos casos las imágenes vasculares deben repetirse a los tres meses del primer evento para controlar la evolución y para redefinir el diagnóstico, es decir, si se trata de una vasculopatía progresiva o no.[23]

Tabla 3.1.1 Síntomas de presentación en pacientes con ACV isquémico de la arteria cerebral media

Serie de pacientes	Compromiso de ACM (n)	Síntomas
Brower MC et al 1996[12]	36	◦ 30 hemiplejia ◦ 5 afasia ◦ 5 convulsiones ◦ 5 alteración del sensorio ◦ 5 hemisíndrome sensitivo
Chung B et al 2004[13]	17	◦ 52% convulsiones ◦ 34% hemiparesia ◦ 22% cefalea
Ranzan J et al 2004[14]	32	◦ 20 convulsiones ◦ 19 hemiparesia
Steilin M et al 2005[15]	27	◦ 30 hemiparesia ◦ 20 parálisis facial ◦ 16 cefalea
Matta APC et al 2006[16]	17	◦ 16 hemiparesia ◦ 9 convulsiones
Gökben S et al 2007[17]	29	◦ 19 (61,3%) con hemiparesia, 6/19 (19,3%) con afasia ◦ 6 (19,3%) con convulsiones
Buompadre MC, Arroyo HA 2007[18]	120	◦ 49 hemiparesia ◦ 42 convulsiones ◦ 10 accidente isquémico transitorio ◦ 8 cefalea ◦ 6 alteraciones del sensorio ◦ 2 corea
Shi KL et al 2008[19]	107	◦ 81,5% hemiparesia ◦ 20,4% convulsiones ◦ 15,9% disfasia

ACV: accidente cerebrovascular; ACM: arteria cerebral media.

Dentro del gran grupo de vasculopatías cerebrales existen algunas entidades que afectan más característicamente segmentos de la ACM.

La arteriopatía cerebral transitoria monofásica parece ser, dentro del grupo de las vasculopatías, la causa mas frecuente de ACV isquémico en niños.[24-27]

El mecanismo fisiopatológico más probable de esta vasculopatía es el de una vasculitis de grandes y medianos vasos, secundaria a una infección, principalmente de origen viral y/o inflamación. Cuando existe el antecedente de infección por varicela zóster dentro del año previo al evento, se denomina arteriopatía posvaricela. Para la confirmación diagnóstica se

Tabla 3.1.2 Factores de riesgo para ACV isquémico de la arteria cerebral media

Serie de pacientes	Factores de riesgo (n)	ACV de ACM / Total ACV
Matta APC et al 2006[16]	∘ Cardíaco (5) ∘ Anemia de células falciformes (3) ∘ Hiperhomocistinemia (1) ∘ Posvaricela (1) ∘ Meningitis (1) ∘ Hipoxemia e hipotensión (1) ∘ Sepsis con hipotensión (1) ∘ Disección carotídea (1) ∘ Criptogénico (3)	17/23
Gökben S et al 2007 [17]	∘ Diabetes mellitus + hiperlipidemia (1) ∘ Cardíaco (2) ∘ Síndrome de moyamoya (5) ∘ Vasculitis (1) ∘ Protrombóticos (5) ∘ No determinados (17)	29/31
Buompadre MC, Arroyo HA 2007[18]	∘ Síndrome de moyamoya (23) ∘ Disección arterial (9) ∘ Vasculopatía posvaricela (12) ∘ Vasculitis infecciosa (2) ∘ Arteritis de Takayasu (3) ∘ Vasculitis primaria del SNC (2) ∘ Arteriopatía criptogénica (5) ∘ Cardíaco (33) ∘ Antecedente TEC leve (11) ∘ Deficiencia de proteína C (3) ∘ Metabólica (2) ∘ Mutación MTHFR (2) ∘ Síndrome de moyamoya + cardiopatía congénita (2) ∘ Deficiencia de proteína S + trombo auricular (1) ∘ No identificado (13)	120/138

ACV: accidente cerebrovascular; ACM: arteria cerebral media.

requiere que la angiografía RM o la ASD cerebral cumplan dos de los criterios primarios. El primero, la imagen vascular realizada dentro de los primeros tres meses del infarto debe mostrar estenosis unilateral focal o segmentaria u oclusión de la porción distal de la arteria carótida interna o los segmentos iniciales y ramas de la arteria cerebral anterior (segmento A1), de la ACM (segmento M1) o de la arteria cerebral posterior (segmento P1) (Figura 3.1.1). En algunos casos la imagen vascular inicial puede revelar sólo una mínima estenosis o ser normal y que en el transcurso de los tres primeros meses puede incrementarse.[27]

Aunque las lesiones isquémicas pueden ser únicas o múltiples, se presentan más frecuentemente en el territorio distal de la ACM. El segundo criterio primario es que en la

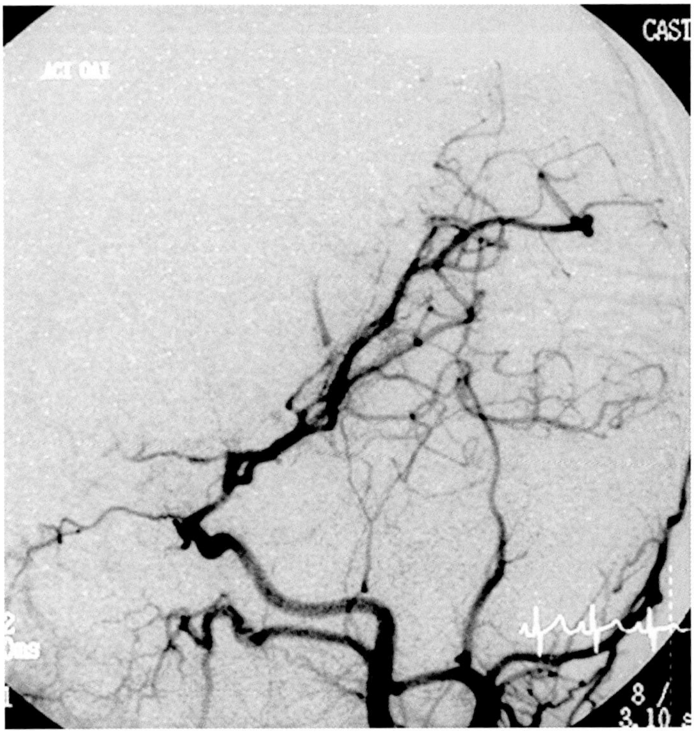

Figura 3.1.1 ASD (vista lateral): estenosis de segmento M1 de arteria cerebral media derecha.

imagen vascular de control no se observe progresión de la vasculopatía (incremento en la estenosis o nuevas lesiones arteriales) en los seis meses posteriores al infarto. Por el contrario, si existe una peoría de las lesiones cerebrales en la angiografía por RM entre los seis y doce meses comparada con la primera imagen, estaremos en presencia de una vasculopatía cerebral crónica.[23]

La vasculopatía posvaricela se define con los mismos criterios que la vasculopatía cerebral transitoria y el antecedente de infección por varicela dentro del año previo al ACV isquémico.[28-30]

La comparación de pacientes con ACV isquémico mostró que el grupo de niños con antecedente de infección por varicela tenían más frecuentemente infartos de los ganglios de la base, imágenes vasculares con estenosis de la ACM cercana a las arterias lenticuloestriadas y recurrencia que el grupo sin antecedente.[28, 31] Los datos virológicos, inmunológicos y neuropatológicos actuales indican que esta vasculopatía es la consecuencia de la invasión viral en la pared arterial, que produce una vasculitis aguda.[32-34] Existen casos histológicamente documentados de arteritis sin invasión viral, por lo que se plantean otros mecanismos fisiopatológicos involucrados como la trombosis y la respuesta inmune. También la reducción de los niveles de proteína S, proteína C y antitrombina III pueden cumplir un rol en la patogenia del infarto en algunos pacientes.[30]

Existen otros agentes infecciosos como el parvovirus B19, CMV, *Mycoplasma pneumoniae, Borrelia burgdorferi*, enterovirus y *Helicobacter pylori* que pueden generar una vasculitis aguda y podrían ser responsables de las vasculopatías cerebrales transitorias no inducidas por el virus varicela zóster.[26, 35-37]

La disección intracerebral arterial y las localizadas al nivel cervical constituyen otro factor de riesgo importante en niños con ACV isquémico y representan aproximadamente el 20% de las series.[24]

Las disecciones intracraneales en la circulación anterior son infrecuentes en la población adulta a diferencia de la población pediátrica donde llegan a documentarse hasta en el 60% de las series con este diagnóstico.[38]

Es interesante, también, que los adultos con disecciones intracraneales debutaron a edades más tempranas que aquellos con disecciones extracraneales.[39, 40]

El antecedente de traumatismo, leve o grave puede rescatarse. Sin embargo en niños con trauma grave es más frecuente que las disecciones se produzcan en la región extracraneal.[41]

Es decir que las disecciones intracraneales se producen más frecuentemente de forma espontánea y en la circulación anterior. El porcentaje de mortalidad también es mayor en este grupo de pacientes.[38]

Otra vasculopatía no inflamatoria es el síndrome de moyamoya (primario o enfermedad de moyamoya y secundario) y se caracteriza por desarrollar una estenosis bilateral de las arterias carótidas a nivel distal o de sus ramas proximales con el eventual desarrollo de vasos colaterales. El territorio vascular más frecuentemente afectado es el de la ACM y los infartos se localizan en la sustancia blanca profunda hemisférica. Inusualmente pueden encontrarse múltiples infartos lacunares profundos en las zonas de irrigación limítrofes entre las arterias penetrantes y las arterias perforantes del tronco cerebral.[11] Se presenta frecuentemente durante la infancia.[42]

Para el diagnóstico definitivo de síndrome de moyamoya se requiere que en la angiografía por RM o en la ASD se observe estrechamiento u oclusión de la porción terminal de ambas arterias carótidas internas y el desarrollo unilateral o bilateral de redes vasculares colaterales (patrón en humo de cigarrillo) distal al sitio de oclusión.

El compromiso de la circulación posterior no invalida el diagnóstico. Para el diagnóstico de posible síndrome de moyamoya es necesario uno de los siguientes criterios:

- Estenosis y/u oclusión de la porción distal de ambas carótidas internas sin excesiva formación de vasos colaterales.
- Estenosis unilateral y/u oclusión de la porción distal de una de las arterias carótidas con formación importante de una red de colaterales distal a la oclusión.[23]

Algunas de las enfermedades que se asocian al síndrome de moyamoya son el síndrome de Down, la neurofibromatosis tipo 1, la anemia de células falciformes, el antecedente de radiación previa y la vasculopatía postinfecciosa.[7]

Las formas primarias de esta vasculopatía son más frecuentes entre niños de descendencia japonesa o coreana, aunque no es excluyente para otras etnias. Aunque la etiología de la enfermedad de moyamoya es desconocida, la predominancia en mujeres, una distribución en el este de Asia y la presencia de casos familiares implica la presencia de factores de riesgo genéticos.[43] El modo de herencia de los casos familiares parece ser autosómica dominante con penetrancia incompleta y la trasmisión es predominantemente materna.[44]

Las vasculitis del sistema nervioso central en niños pueden ser primarias, es decir, aisladas, o secundarias a una variedad de condiciones que incluyen a las infecciones, las enfermedades del colágeno, las vasculitis sistémicas y los tumores.[45,46]

Entre las vasculitis sistémicas que pueden afectar las arterias cerebrales se incluye a la enfermedad de Kawasaki, la púrpura de Schönlein-Henoch, la poliarteritis nodosa, la granulomatosis de Wegener y la arteritis de Takayasu.[11,46]

Entre las enfermedades del tejido conectivo que también son un factor de riesgo para ACV se incluyen al lupus eritematoso sistémico, el síndrome de Behçet, la dermatomiositis, la enfermedad mixta del tejido conectivo, el síndrome de Sjögren y la enfermedad inflamatoria intestinal.[45]

Las vasculitis aisladas del sistema nervioso central en niños se han reclasificado recientemente.[47]

Tanto los grandes y medianos como pequeños vasos pueden comprometerse en niños e incluso pueden superponerse en algunos casos. Los hallazgos histopatológicos van desde formas granulomatosas a no granulomatosas, proceso primariamente linfocítico.[48] Debe pensarse en esta entidad cuando se documenta una estenosis irregular y progresiva de las arterias en ausencia de otras etiologías. La biopsia de cerebro o de leptomeninges se requiere generalmente para el diagnóstico.

Existen otras vasculopatías, que aunque se presentan en otras arterias, también pueden documentarse en la arteria cerebral media.

Las vasculopatías metabólicas son un grupo recientemente incluido y definido.[23]

Los pacientes homocigotos con homocistinuria tienen predisposición al desarrollo de trombosis arteriales y venosas, incluyendo los infartos cerebrales. En una quinta parte de los pacientes con ACV isquémico se documentan formas más leves de hiperhomocisteinemia, lo que indica un probable rol patogénico.[25,49]

En la enfermedad de Fabry los varones afectados pueden sufrir múltiples infartos cerebrales, de tipo lacunar, durante la adolescencia y la juventud.[23]

Traumatismo craneoencefálico

La lesión del endotelio es la causa directa en el desarrollo de oclusiones vasculares isquémicas o hemorrágicas.[18,31] Por ejemplo, luego de un trauma o incluso la hiperextensión de las primeras vértebras cervicales puede ocasionar disección intracraneal o extracraneal de vasos como la arteria carótida interna o vertebral.[50]

La ocurrencia de un traumatismo craneoencefálico grave provoca una lesión vascular difusa conocida como daño axonal difuso.

Los traumatismos cefálicos leves en niños son muy comunes y el infarto es una rara complicación. Sin embargo se describen infartos en los ganglios de la base y la cápsula interna, territorio irrigado por las arterias lenticuloestriadas, ramas de la ACM. Estos vasos son funcionalmente terminales y por lo tanto el territorio irrigado es vulnerable a la isquemia. Aún en traumas leves, pueden ocurrir fuerzas de traslación, estiramiento y distorsión. Estas fuerzas mecánicas pueden inducir una interrupción del flujo sanguíneo en la zona distal o pueden conducir a un trauma de la íntima del vaso y subsecuentemente trombosis. La formación del trombo y secundariamente la oclusión del vaso podrían explicar el período asintomático que algunos pacientes tienen hasta el inicio de los síntomas.[51] Se han descrito casos con períodos de latencia de entre quince minutos y dieciséis días desde al antecedente del trauma y el debut de los síntomas.[52]

Por el contrario, en otros niños los síntomas aparecen rápidamente o incluso pueden tener episodios transitorios de accidente isquémico. El mecanismo fisiopatológico más probable es el vasoespasmo arterial. Es posible, entonces, que un niño con cierta susceptibilidad, por un traumatismo cefálico banal, desarrolle vasoespasmo de la ACM y por el llanto, la reducción de la presión de CO_2, exacerbe la vasoconstricción. Posteriormente este vaso se trombosa evidenciándose en imágenes vasculares como un estrechamiento arterial.[53]

Las razones de porqué este cuadro se presenta sólo en niños menores no están totalmente claras. La relación anatómica entre las arterias lenticuloestriadas y el tronco de la ACM cambia durante el período fetal, infancia y adultez. El ángulo formado por la ACM y las perforantes laterales y mediales es más agudo en la infancia. Es posible que esto altere la relación entre la porción fija y móvil de las arterias perforantes contribuyendo a la vulnerabilidad de estos menores a esta forma de daño de los ganglios de la base.[31, 51]

El diagnóstico de infarto isquémico en ganglios de la base por este factor de riesgo requiere primero de la exclusión de otras causas.

Cardiopatías

Las cardiopatías constituyen otro factor de riesgo común en niños con ACV isquémico. Tanto las congénitas (cardiopatías complejas cianosantes, defectos estructurales) como las adquiridas (endocarditis, cardiomiopatía) constituyen entre el 12% y el 28% de los factores de riesgo para ACV isquémico en lactantes y niños.[15, 18, 24, 25, 31, 54, 55]

El mecanismo descrito es la formación de trombos a nivel intracardíaco que pueden embolizar a la circulación cerebral. Las prótesis valvulares cardíacas constituyen una fuente importante de émbolos. En presencia de algún defecto de la pared auricular o ventricular pueden provocarse shunts intermitentes de derecha a izquierda que permiten que coágulos venosos alcancen la circulación cerebral. Aproximadamente la mitad de los niños que tuvieron un ACV isquémico y eran portadores de una cardiopatía congénita, el infarto se produjo en el momento de la cirugía cardiovascular o del cateterismo. Recientemente se reportó que la frecuencia de infartos cerebrales en relación a la cirugía cardíaca es de 1 cada 250 a 1 cada 400 pacientes.[56, 57] Sin embargo, posterior a la cirugía de Fontan, la frecuencia inmediata o tardía de ACV isquémico va desde 3% a 19%.[58]

Los pacientes con cardiopatía congénita y ACV tienen más probabilidades que los controles de presentar altos niveles de lipoproteína (a), anticuerpos anticardiolipina o portadores de una mutación del factor V Leiden o heterocigoto para la deficiencia de proteína C.[59] También está descrita la asociación de síndrome de moyamoya y

cardiopatía congénita, por lo tanto debería considerarse como otro factor de riesgo en niños portadores de cardiopatía, tanto en el contexto de un síndrome genético (síndrome de Down, Williams o neurofibromatosis tipo 1) o no.[60]

Alteraciones en la coagulación

En más del 38% de los pacientes con ACV isquémico se documenta en el período agudo algún desorden de la coagulación.[61] Más de la mitad de los casos se resuelven dentro de los primeros tres meses del infarto y la prevalencia de alteraciones de la coagulación hereditarias se reduce a alrededor del 10% de los pacientes.[18, 62] No está totalmente definida la importancia de las trombofilias en la patogénesis del ACV isquémico en niños. Las trombofilias consideradas factor de riesgo para infarto son el incremento de la lipoproteína (a), la deficiencia de proteína C, mutación en el gen de la protrombina, mutación MTHFR, mutación factor V Leiden y la presencia de anticuerpos anticardiolipinas.[63-65] Sin embargo, se consideran un factor de riesgo leve para ACV en forma individual, con cociente de posibilidades (*odds ratio*) que van desde 4 a 10, variando de población en población. Por lo tanto, una sola trombofilia no explica totalmente el infarto en pediatría, pero la ocurrencia de múltiples trombofilias, la presencia de una arteriopatía o de una cardiopatía congénita aumenta considerablemente el riesgo de ACV.[64, 66] Existen otras alteraciones hematológicas de las que se sospecha que puedan ser factores de riesgo para ACV isquémico en niños como la anemia por deficiencia de hierro[67], policitemia y trombocitosis.[68]

Diagnóstico

El diagnóstico del ACV en niños frecuentemente es tardío y es raro que se realice antes de las seis horas del comienzo de los síntomas.[69] Probablemente las razones de esta demora se deban a la falta de sospecha clínica de infarto en los menores y a la frecuencia de otros diagnósticos diferenciales entre los cuales se incluyen convulsiones, encefalitis, meningitis, encefalomielitis, absceso, migraña y tumores.

Neuroimágenes

La RM de cerebro es más sensible y de elección para el diagnóstico de infarto isquémico que la TC, sobre todo por el gran número de diagnósticos diferenciales que debemos descartar. En algunos casos, sin embargo, la TC de cerebro puede ser útil para descartar hemorragias, tumores y abscesos. La secuencia de difusión puede detectar lesiones isquémicas dentro de los primeros minutos de establecida (el edema citotóxico provoca una aparente restricción del coeficiente de difusión, hiperintensa en esta secuencia, opuestamente en la secuencias de ADC Map se produce una disminución de la perfusión cerebral. Además el patrón del infarto puede ser sugestivo de la etiología.

Por ejemplo, múltiples infartos en diferentes territorios arteriales indican que, generalmente, el origen es tromboembólico (Figura 3.1.2), una distribución entre el límite de dos territorios vasculares es sugestivo de etiología hipotensiva, pequeñas lesiones en la unión de la sustancia gris y blanca son sospechosas de vasculitis (Figura 3.1.3) y lesiones aisladas de los ganglios de la base apuntan a vasculopatía por varicela o por traumatismo encefalocraneal (TEC) leve (Figura 3.1.4).

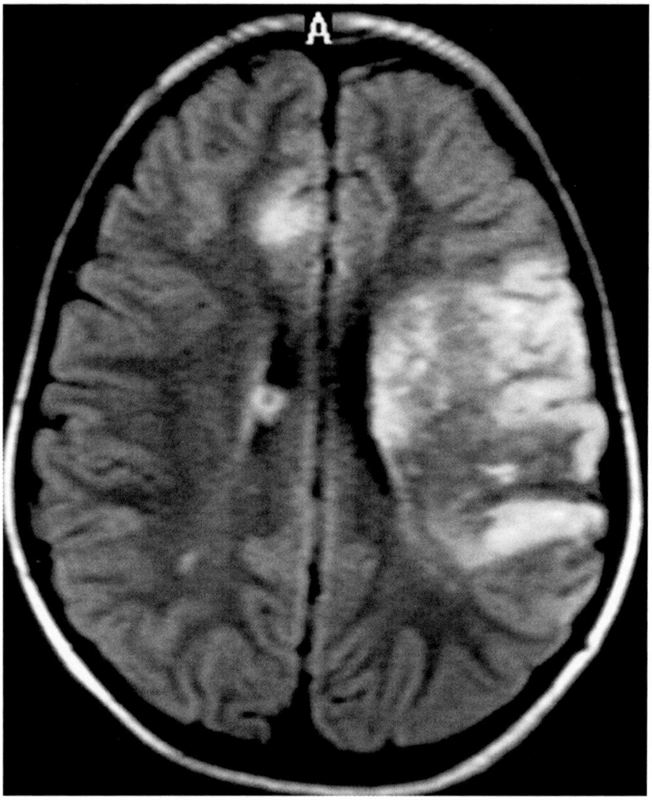

Figura 3.1.2 RM de cerebro (secuencia FLAIR axial): múltiples imágenes hiperintensas en ambos hemisferios cerebrales en territorio de la arteria cerebral media.

Además, en la TC de cerebro pueden perderse lesiones pequeñas, tempranas o las de fosa posterior; por lo tanto, se recomienda realizar la RM de cerebro, en especial la secuencia de difusión.

La angiografía por RM de vasos cerebrales y cuello es una modalidad muy sensible y no invasiva que debería incluirse al momento de estudiar un paciente con sospecha de ACV. Es debido a la alta incidencia de vasculopatías en los infartos de ACM que se hace necesario el estudio del árbol vascular cerebral, sumado a que podemos predecir el riesgo de recurrencias.[7]

La comparación entre la angiografía por RM y la ASD demostró que ambos estudios son igualmente sensibles, particularmente en la identificación de vasculopatías de la arteria carótida interna o de la ACM. Sin embargo la angiografía por RM es menos sensible cuando se sospecha una arteriopatía de pequeños vasos. Además, puede sobreestimar la gravedad y extensión de la estenosis.[70-72] La ASD podría ser de mayor utilidad cuando se plantea realizar tratamientos de mayor riesgo, como es la revascularización en el síndrome de moyamoya. Se considera que la ASD es el método de excelencia para el diagnóstico de vasculopatías cerebrales y las complicaciones en niños por la realización del estudio van del 0% al 1%.[73,74]

Un componente adicional importante del diagnóstico por imágenes es el ecocardiograma con inyección salina endovenosa. Además de detectar alteraciones de la pared

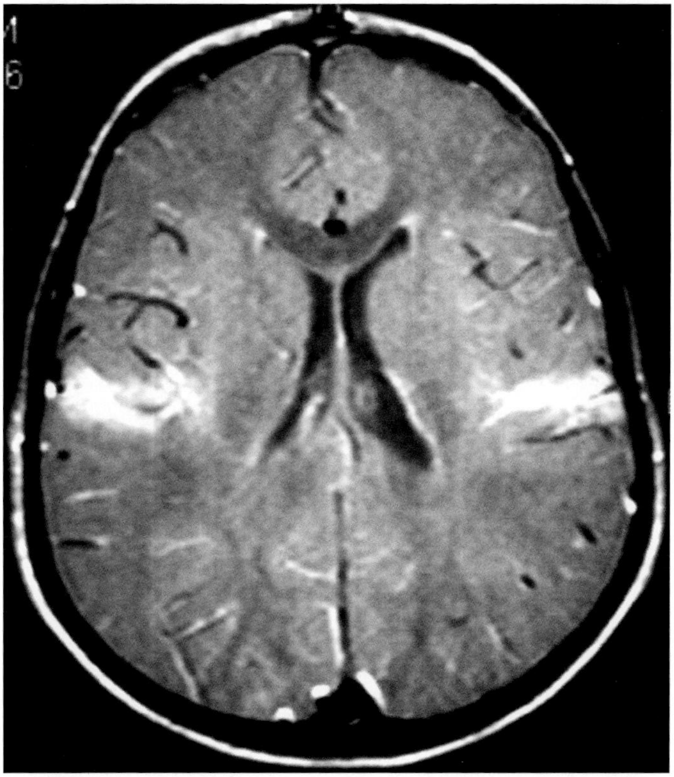

Figura 3.1.3 RM de cerebro (secuencia T1 con contraste axial): imágenes bilaterales predominantemente corticales que se realzan parcialmente con el contraste en el territorio distal de la arteria cerebral media.

cardíaca y otras anormalidades cardíacas congénitas, también se deben descartar lesiones pequeñas como el foramen oval permeable que no podrían observarse con ecocardiograma convencional transtorácico. La prevalencia de foramen oval permeable en pacientes con ACV criptogénico es del 40% al 50% comparado con el 10% al 27% que presenta la población general.[75,76]

Como mínimo, al comienzo de la evaluación de pacientes con ACV isquémico, se debe solicitar al laboratorio hemograma, coagulograma, proteinograma, tamizaje metabólico y eritrosedimentación en búsqueda de evidencia de inflamación sistémica que puede sugerir como etiología una vasculitis o infección. También son necesarios estudios de trombofilia y lipidograma. En casos atípicos de infarto cerebral, deben investigarse alteraciones metabólicas, genéticas, infecciosas o reumatológicas. En el contexto de artritis, arteritis o eritrosedimentación elevada debe considerarse la búsqueda de anticuerpos antinucleares y factor reumatoideo. Asimismo, está indicada su realización si existen signos o síntomas sugestivos de infección o de otro estado inflamatorio de etiología no clara. Si se documentan anormalidades en el LCR se deben investigar virus herpes simple, varicela zóster, enterovirus y otros virus, además de cultivos para bacterias.

Un estudio de la coagulación completo que incluya proteína C, proteína S total y libre, resistencia a la proteína C, antitrombina III y lipoproteína (a) debería realizarse entre los tres y los seis meses posteriores al infarto. Por el momento sólo la deficiencia

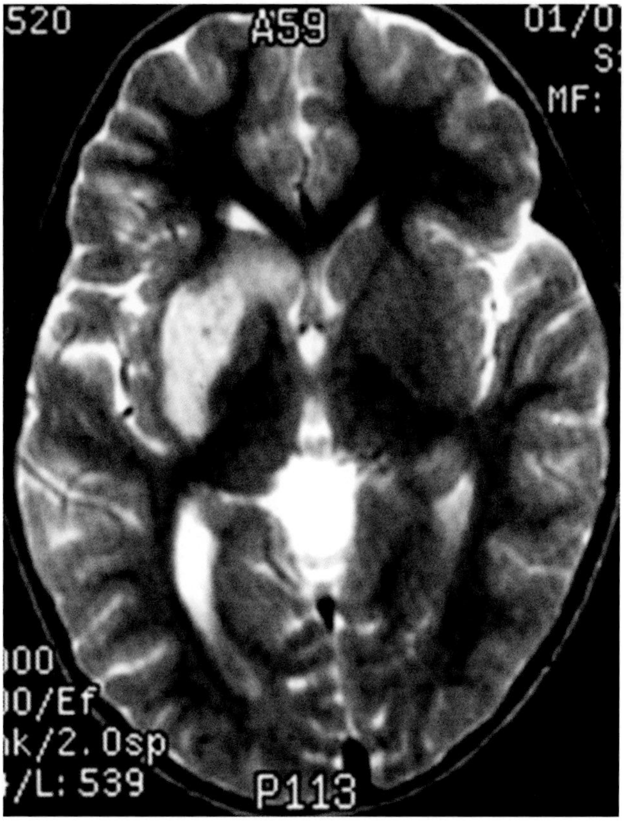

Figura 3.1.4 RM de cerebro (secuencia T2): infarto en territorio de arterias lenticuloestriadas derechas, ramas de la arteria cerebral media.

de proteína C se relacionó con el riesgo de recurrencia.[77] Cuando existe evidencia de infarto de tipo tromboembólico deben estudiarse también anticuerpos anticardiolipinas o antifosfolípidos. Aunque estas alteraciones se encuentran en un tercio de los pacientes[61] por el momento no existe evidencia ligada al riesgo de recurrencia.[78]

Recurrencia

En sólo tres estudios analíticos y longitudinales se determinó el porcentaje y los factores predictores de recurrencia para ACV isquémico en niños. En una población alemana, a los cinco años de seguimiento se documentó un 5% de recurrencias comparado con el 19% (95% CI: 12%-30%) del estudio californiano y el 18% (95% CI: 11%-25%) del estudio en Inglaterra.[20, 77, 79] La presencia de anormalidades en las imágenes vasculares (por ejemplo, una vasculopatía) es un fuerte predictor de recurrencias en el estudio californiano; el porcentaje acumulativo a los cinco años fue del 66% en niños con alguna estenosis vascular comparado con el riesgo nulo que presentaban aquellos pacientes con imágenes vasculares normales. En el estudio alemán tanto la vasculopatía como la coexistencia de múltiples factores de riesgo predecían la recurrencia.[77, 80] A pesar de las transfusiones, un 20% de los pacientes con anemia de células falciformes tienen un segundo ACV.[81]

Evolución

Más de la mitad de niños con ACV tendrá alguna secuela neurológica.[82] Los infartos en ambos hemisferios se han asociado con un pronóstico pobre y no fueron factores predictivos la presencia de infartos hemorrágicos, el número de infartos o el tamaño de la arteria comprometida.[54] Se sugirió que la presencia de convulsiones como debut del ACV se asociaba con un pronóstico negativo,[83] pero estudios posteriores no avalaron este concepto.[54]

También se relacionó con mala evolución a aquellos pacientes con compromiso del sensorio y con infartos por compromiso completo del territorio irrigado por la ACM.[83]

Otro estudio longitudinal de la evolución de veinte pacientes que sobrevivieron al infarto mostró que once tuvieron una buena evolución y una calidad de vida buena, mientras que nueve tuvieron una pobre evolución debido a secuelas neurológicas importantes; además, se consideró que aquellos niños más pequeños al momento del infarto también presentaban mayores secuelas.[84] En otra serie de 44 niños con ACV isquémico, 18 desarrollaron distonía y disquinesias.[85]

Aquellos infartos subcorticales del hemisferio izquierdo que afectan el núcleo lenticular y talámico o la cápsula interna están asociados con afasia persistente.[86] La atención está comprometida luego del infarto y se asocia un peor rendimiento en pacientes más pequeños.[87]

Referencias bibliográficas

1 Osborn AG. *Angiografía cerebral*. Madrid: Marbán Libros, 2000.
2 Abram HS, Knepper LE, Warty VS, Painter MJ. Natural history, prognosis and lipid abnormalities of idiophatic ischemic childhood stroke. *J Child Neurol* 1997; 11: 276-82.
3 Al-Sulaiman A, Bademosi O, Ismail H, Magboll G. Stroke in Saudi children. *J Child Neurol* 1999; 14: 295-8.
4 Bernard TJ, Goldbenger NA. Pediatric arterial ischemic stroke. *Pediatr Clin North Am* 2008; 55: 323-38.
5 Golomb MR, MacGregor DL, Domi T, et al. Presumed pre- or perinatal arterial ischemic stroke: risk factors and outcomes. *Ann Neurol* 2001; 50: 163-8.
6 Kirton A, deVeber G. Cerebral palsy secondary to perinatal ischemic stroke. *Clin Perinatol* 2006; 33: 367-86.
7 Amlie-Lefond C, Séberi G, Fullerton HJ. Recent developments in childhood arterial ischaemic stroke. *Lancet Neurol* 2008; 7: 425-35.
8 Lanska MJ, Lanska DJ, Horwitz SJ, Aram DM. Presentation, clinical course and outcome of childhood stroke. *Pediatr Neurol* 1991; 7: 333-41.

9 Dusser A, Goutières F, Aicardi J. Ischemic strokes in children. *J Child Neurol* 1986; 1: 131-6.
10 Gout A, Seibel N, Rouvière C, et al. Aphasia owing to subcortical brain infarcts in childhood. *J Child Neurol* 2005; 20: 1030-8.
11 Swaimam KF, Ashawal S, Ferreiro DM. *Pediatric Neurology Principles & Practices.* 4º ed. Philadelphia: Mosby Elsevier, 2006.
12 Brower MC, Rollins N, Roach ES. Basal ganglia and thalamic infarction in children. Cause and clinical features. *Arch Neurol* 1996; 53: 1252-6.
13 Chung B, Wong V. Pediatric stroke among Hong Kong Chinese subjects. *Pediatrics* 2004; 114: 206-12.
14 Razan J, Tellechea Rotta N. Ischemic stroke in children. *Arq Neuropsiquiatr* 2004; 62: 618-25.
15 Steilin M, Pfister I, Pavlovic J, et al. The first three years of the Swiss Neuropaediatric stroke registry (SNPSR): A population-based study of incidence, symtoms and risk factors. *Neuropediatrics* 2005; 36: 90-7.
16 Matta APC, Galvao KRF, Oliveira BS. Cerebrovascular disorders in childhood. *Arq Neuropsiquiatr* 2006; 64: 181-185.
17 Gökben S, Tosun A, Bayram N, et al. Arterial ischemic stroke in childhood: risk factors and outcome in old versus new era. *J Child Neurol* 2007; 22: 1204-8.
18 Buompadre MC, Arroyo HA, Grupo de ACV. *Identificación y Comparación de Factores de Riesgo en Pacientes con Accidente Cerebrovascular Isquémico de Arteria Cerebral Media.* XXVII Congreso Argentino de Neurología Infantil. SANI, noviembre 2007.
19 Shi KL, Wang JJ, Li JW, et al. Arterial ischemic stroke: experience in Chinese children. *Pediatr Neurol* 2008; 38: 186-90.
20 Fullerton HJ, Wu YW, Sidney S, Johnston SC. Risk of recurrent childhood arterial ischemic stroke in a population-based cohort: the importance of cerebrovascular imaging. *Pediatrics* 2007; 119: 495-501.
21 Buompadre MC, Arroyo HA, Grupo de ACV. *El Espectro de las Vasculopatías como causa de Accidente Cerebrovascular Isquémico en niños y adolescentes en nuestra población pediátrica.* XXVIII Congreso Argentino de Neurología Infantil, SANI, noviembre 2008.
22 Buompadre MC, Arroyo HA y Grupo de ACV. Angioresonancia y Angiografía Digital en el Diagnóstico de las Vasculopatías en Accidente Cerebrovascular Isquémico de Arteria Cerebral Media. XXVII Congreso Argentino de Neurología Infantil. SANI. Argentina, noviembre 2007.
23 Séberi G, Fullerton H, Riou E, deVeber G. Toward the definition of cerebral arteriopathies of childhood. *Curr Opin Pediatr* 2004; 16: 617-22.
24 Chabrier S, Husson B, Lasjaunias P, et al. Stroke in childhood: outcome and recurrence risk by mechanism in 59 patients. *J Child Neurol* 2000; 15: 290-4.
25 Ganesan V, Prengler M, McShane MA, et al. Investigation of risk factors in children with arterial ischemic strokes. *Ann Neurol* 2003; 53: 167-73.
26 Ribai P, Liesnard C, Rodesch G, et al. Transient cerebral arteriopathy in iinfancy associated with enterovirus infection. *Eur J Paediatr Neurol* 2003; 7: 73-5.
27 Chabrier S, Rodesch G, Lasjaunias P, et al. Transient cerenral arteriopthy: a disorder recognizzed by serial angiograms in children with strokes. *J Child Neurol* 1998; 13: 27-32.

28 Askalan R, Laughlin S, Mayank S, et al. Chickenpox and stroke in childhood: a study of frequency and causation. *Stroke* 2001; 32: 1257-62.

29 Séberi G, Meyer L, Chabrier S. Varicella as a risk factor for cerebral infarction in childhood: a case ontrol study. *Ann Neurol* 1999; 45: 679-80.

30 Ganesan V, Kirkham FJ. Mechanism of ischemiic stroke after chickenpox. *Arch Dis Child* 1997; 76: 522-5.

31 Buompadre MC, Arroyo HA and Stroke Group. Basal ganglia and internal capsule stroke in childhood: risk factors, neuroimaging and outcome in a series of 28 patients. A tertiary hospital experience. *J Child Neurol* 2009; 24: 685-91.

32 Berger T, Cadull JH, Gebber JO. Fatal varicella zoster antigen positive giant cell arteritis of the central nervous system. *Pediatr Infect Dis J* 2000; 19: 653-6.

33 Singhal AB, Singhal BS, Uesekar MA, Koroshetz WJ. Serial MR angiography and contrast-enhanced MRI in chickenpox-associated stroke. *Neurology* 2001; 56: 815-7.

34 Nagel MA, Forliani B, Mahalingam R, et al. The value of detecting anti-VZV IgG antibody in CSF to diagnose VZV vasculopathy. *Neurology* 2007; 68: 1069-73.

35 Mandrioli J, Portolani M, Cortelli P, Sola P. Middle cerebral artery trombosis in course of parvovirus B19 infection in a young adult: a new risk factor for stroke. *J Neurovirol* 2004; 10: 71-4.

36 Guidi B, Bergonzini P, Crisi G, et al. Case of stroke in a 7-year-old male after parvovirus B19 infection. *Pediatr Neurol* 2003; 2: 69-71.

37 Preuch MR, Grau AJ, Buggle F, et al. Associated between cerebral ischemia and cytotoxin-associated Gene-A-Bearing strains of helicobacter pylori. *Stroke* 2004; 35: 1800-4.

38 Fullerton HJ, Johnston C, Smith WS. Arterial dissection and stroke in children. *Neurology* 2001; 57: 1155-60.

39 Bassetti C, Bogousslavsky J, Eskenasy-Cottier AC, et al. Spontaneus intracranial dissection in the anterior circulation. *Cerebrovasc Dis* 1994; 4: 170-4.

40 Pelkonen O, Tikkakoski T, Leinonen S, et al. Intracranial arterial dissection. *Neuroradiol* 1998; 40: 442-7.

41 Chabrier S, Lasjaunias P, Husson B, et al. Ischaemic stroke from dissetion of the craniocervical arteries in childhood: report of 12 patients. *Eur J Paediatr Neurol* 2003; 7: 39-42.

42 Galicchio S, Maza E, Jaimovich R, Arroyo HA. Enfermedad de Moya Moya. *Arch Arg Pediatr* 1998; 96: 263-7.

43 Seol HJ, Wang KC, Kim SK, et al. Familial ocurrence of moyamoya disease: a clinical study. *Child Nerv Syst* 2006; 22: 1143-8.

44 Mineharu Y, Takenaya K, Yamakawa H, et al. Inheritance pattern of familial moyamoya disease: autosomal dominant mode and genomic imprinting. *J Neurol Neurosurg Psychiatry* 2006; 77: 1025-9.

45 Benseler S, Scheinerder R. Central nervous system vasculitis in children. *Curr Opin Rheumatol* 2004; 16: 43-50.

46 Arroyo HA, Russo RA, Rugilo C. Cerebral Vasculitis. *Rev Neurol* 2006; 42: 176-86.

47 Lanthier S, Lortie A, Michaud J, et al. Isolated angiitis of the CNS in children. *Neurology* 2001; 56: 837-42.

48 Ozen S, Ruperto N, Dillon MJ, et al. EULAR/PReS endorsed consensus criteria for the classification of childhood vasculitides. *Ann Rheum Dis* 2006; 65: 936-41.

49 Cardo E, Monrós E, Colomé C, et al. Children with stroke: polymorphism of the MTHFR gene, mild hyperhomocysteinemia, and vitamin status. *J Child Neurol* 2000; 15: 295-8.
50 Makri B. Traumatic and spontaneus extracranial internal carotid artery disecction. *J Neurol* 1990; 237: 356-61.
51 Shaffer L, Rich PM, Pohl KRE, Ganesan V. Can mild head injury cause ischaemic stroke? *Arch Dis Child* 2003; 88: 267-9.
52 Maki Y, Akimoto H, Enomoto T. Injuries of the basal ganglia following head trauma in children. *Childs Brain* 1980; 7: 113-23.
53 Dharker SR, Mittal RS, Bhargava N. Ischemic lesions in basal ganglia in child after minor head injury. *Neurosurgery* 1993; 33: 863-5.
54 deVeber G. Canadian Pediatric Ischemic Stroke Study Group. Canadian Paediatric Ischemic Stroke Registry: Analysis of children with arterial ischemic stroke. *Ann Neurol* 2000; 48: 514.
55 deVeber G. Risk factors for childhood stroke: little folks have different strokes! *Ann Neurol* 2003; 52: 167-73.
56 Domi T, Egdell D, McCrindle B, et al. Frequency and predictors of vasooclusive strokes associated with congenital heart disease. Suppl J of Thrombosis & Haemostasis neurology Society. *Ann Neurol* 2002; 52: 129-33.
57 Menache CC, du Plessis AJ, Wessel DL, et al. Current incidence of acute neurologic complications after open-heart operation in children. *Ann Thorac Surg* 2002; 73: 1752-8.
58 Monagle P, Karl TR. Thromboembolic problems after the Fontan operation. *Semin Thorac Cardiovasc Surg Pediatr Card Surg Annu* 2002; 5: 36-47.
59 Sträter R, Vielhaber H, Kassenböhmer r, et al. Genetic risk factors of thrombophilia in ischemic stroke. *Eur J Pediatr* 1999; 158: 122-5.
60 Lutterman J, Scott M, Nass R, Geva T. Moyamoya syndrome associated with congenital heart disease. *Pediatrics* 1998; 101: 57-60.
61 deVeber G, Monagle P, Chan A. Prothrombotic Disorders in Infants and Children With Cerebral Thromboembolism. *Arch Neurol* 1998; 55: 1539-43.
62 Ganesan V, McShane M, Liesner R. Inherited prothrombotic states and ischaemic stroke in childhood. *J Neurol Neurosurg Psychiatr* 1998; 65: 508- 11.
63 Komitopoulou A, Platokouki H, Kapsimali Z, et al. Mutations and polymorphisms in genes affecting hemostasis proteins and homocysteine metabolism in children with arterial ischemic stroke. *Cerebrovasc Dis* 2006; 22: 13-20.
64 Sträter R, Vielhaber H, Kassenböhmer R, et al. Genetic risk factors of thrombophilia in ischaemic childhood stroke of cardiac oringin. A prospective ESPED survey. *Eur J Pediatr* 1999; 158: 122-5.
65 Ganesan V, Kelsey H, Cookson J, et al. Activated protein C resistance in childhood stroke. *Lancet* 1996; 347: 260.
66 Nowak-Göttl U, Sträter R, Heinecke A, et al. Lipoprotein (a) and genetic polymorphisms of clotting factor V, prothrombin, and methylenetetrahydrofolate reductase are risk factors of spontaneous ischemic stroke in childhood. *Blood* 1999; 94: 3678-82.
67 Maguire JL, deVeber G, Parkin PC. Association between iron-deficiency anemia and stroke in young children. *Pediatrics* 2007; 120: 1053-7.

68 Alvarez-Larran A, Cervantes F, Bellosillo B Giralt M, et al. Essential thrombocythemia in young individuals: frequency and risk factors for vascular events and evolution to myelofibrosis in 126 patients. *Leukemia* 2007; 21: 1218-23.

69 Gabis LV, Yangala R, Lenn NJ. Time to diagnosis of stroke in children. *Pediatrics* 2002; 110: 924-8.

70 Husson B, Rodees G, Lasjaunias P, et al. Magnetic resonante angiography in childhood arterial brain infarts: a comparative study with contrast angiography. *Stroke* 2002; 33: 1280-5.

71 Husson B, Lasjaunias P. Radiological approach to disorders of arterial brain vessels asociated with childhood arterial stroke-a comparison between MRA and contrast angiography. *Pediatr Radiol* 2004; 34: 10-5.

72 Rollins N, Dowling M, Booth T, Purdy P. Idiopathic ischemic cerebral infarction in childhood: depiction of arterial abnormalities by MR angiography and cateter angiography. *AJNR Am J Neuroradiol* 2000; 21: 549-56.

73 Burger IM, Murphy KJ, Jordan LC, et al. Safety of cerebral digital subtraction angiography in children: complication rate análisis in 241 consecutive diagnostic angiograms. *Stroke* 2006; 37: 2535-9.

74 Robertson RL, Chavali RV, Robson CD, et al. Neurologic complications of cerebral angiography in childhood moyamoya syndrome. *Pediatr radiol* 1998; 28: 824-9.

75 Wu LA, Malouf JF, Dearani JA, et al. Patent foramen ovale in cryptogenic stroke: current understanding and management options. *Arch Intern Med* 2004; 164: 950-6.

76 Lechat P, Mas MJ, Lascault G, et al. Prevalence of patent foramen ovale in patients with stroke. *N Engl J Med* 1988; 318: 1148-52.

77 Sträter R, Becker S, von Eckardstein A, et al. Prospective assessment of risk factors for recurrent stroke during childhood-a 5-year follow-up study. *Lancet* 2002; 360: 1540-5.

78 Nowak-Göttl U, Günther G, Kurnik K, et al. Arterial ischemic stroke in neonates, infants, and children: an overview of underlying conditions, imaging methods, and treatment modalities. *Semin Thromb Hemost* 2003; 29: 405-14.

79 Ganesan V, Prengler M, Wade A, Kirkham FJ. Clinical and radiological recurrence after childhood arterial ischemic stroke. *Circulation* 2006; 114: 2170-7.

80 Barreirinho S, Ferro A, Santos M, et al. Inherited and acquired risk factors and their combined effects in pediatric stroke. *Pediatr Neurol* 2003; 28: 134-8.

81 Scothorn DJ, Price C, Schwartz D, et al. Risk of recurrence stroke in children with sickle cell disease receiving blood transfusion therapy for at least five years alter inicial stroke. *J Pediatr* 2002; 140: 348-54.

82 Boardman JP, Ganesan V, Rutherford MA, et al. Magnetic resonante image correlates of hemiparesis after neonatal and childhood middle cerebral artery stroke. *Pediatrics* 2005; 115: 321-6.

83 Delsing BJ, Catsman-Berrevoets CE, Appel IM. Early prognostic indicators of outcome in ischemic childhood stroke. *Pediatr Neurol* 1991; 7: 333-41.

84 Simma B, Martin G, Muller T, Huemer M. Risk factors for pediatrics stroke: consequences for therapy and quality of life. *Pediatr Neurol* 2007; 37: 121-6.

85 Dusser A, Goutières F, Aicardi J. Ischemic strokes in children. *J Child Neurol* 1986; 1: 131-6.

86 Gout A, Seibel N, Rouvière C, et al. Aphasia owing to subcortical brain infarcts in childhood. *J Child Neurol* 2005; 20: 1003-8.
87 Max JE, Robin DA, Taylor. Attention function after childhood stroke. *J Int Neuropsychol Soc* 2004; 10: 976-86.

3.2 Accidente cerebrovascular isquémico de la circulación posterior

Hugo A. Arroyo • M. Celeste Buompadre

Anatomía de la circulación vertebrobasilar

El sistema vertebrobasilar tiene su origen en las arterias subclavias en la base del cuello. La arteria vertebral (AV) luego de un corto recorrido con el paquete vascular del cuello se introduce en el agujero transverso de la sexta vértebra cervical desde donde asciende por un conducto óseo discontinuo formado por la superposición de los agujeros transversos de las vértebras cervicales. Luego de atravesar el agujero transverso del axis ingresa al cráneo por un orificio en la duramadre. En el cráneo la arteria vertebral se ubica a los lados del bulbo y asciende por la cara anterior del mismo y en la unión bulbo-protuberancial se une con la arteria vertebral del lado opuesto para formar la arteria basilar. Las arterias colaterales mas importantes de la arteria vertebral en el cráneo son la espinal anterior y la espinal posterior (que irrigan el bulbo y porción superior de la médula espinal) y la arteria cerebelosa posteroinferior que irriga la cara inferior del vermis y del hemisferio cerebeloso correspondiente.

La arteria basilar asciende por la cara anterior de la protuberancia y en el surco pontopeduncular se bifurca en dos arterias cerebrales posteriores. Las colaterales de la arteria basilar, paramedianas y circuferenciales cortas, irrigan el bulbo y la protuberancia; mientras que las arterias cerebelosa anteroinferior y anterosuperior irrigan la cara anteroinferior del cerebelo, los núcleos cerebelosos y la corteza cerebelosa, respectivamente.

Las arterias cerebrales posteriores, como se mencionó, son las ramas terminales de la arteria basilar. Tienen un recorrido inicial infratentorial donde antes de anastomosarse con la arteria comunicante posterior dan origen a ramas profundas que irrigan los tubérculos mamilares, el hipotálamo posterior, el núcleo medioventral y medio lateral del tálamo, el pie de pedúnculo cerebral, el núcleo rojo, los tubérculos cuadrigéminos, el cuerpo geniculado externo, el plexo coroideo y el cuerpo del núcleo caudado. Las arterias cerebrales posteriores pasan al compartimiento supratentorial a través del foramen oval de Paccioni y dan origen a las ramas corticales destinadas a la cara inferior e interna del lóbulo temporal y a la cara interna y vértice del lóbulo occipital zonas que corresponden al área visual primaria.[1, 2]

Epidemiología

La información clínica que se dispone sobre los accidentes cerebrovasculares (ACV) de la circulación arterial posterior es menor que la que se conoce de la circulación arterial anterior. Diversos pueden ser los motivos de esta diferencia entre ambos territorios:

menor frecuencia, cuadro clínico más complejo y, probablemente, como más significativo, la mayor dificultad de su evaluación por tomografía computarizada (TC), situación que actualmente se ha visto facilitada por la mejor observación de la fosa posterior por la resonancia magnética (RM).

En distintas series de pacientes adultos registrados con ACV el porcentaje de los que tuvieron compromiso de la circulación posterior varía entre un 15% y 40% .[3-9]

El New England Medical Center Posterior Circulation Registry incorporó el mayor número de pacientes con ACV de la circulación posterior (409) sobre un total de 923 casos.

Es interesante que el territorio intracraneal distal (arteria cerebral posterior) fue el territorio más comprometido y el mecanismo embólico, el más frecuente, con predominancia del de origen cardíaco frente al arterio-arterial, pero con menor frecuencia que lo que se observa en el territorio anterior; probablemente, por el mayor caudal de sangre que circula por este territorio. La morbimortalidad en esta serie de pacientes fue mejor que lo tradicionalmente considerado con una mortalidad del 21%.[10]

Son escasos los trabajos que se encuentran en la bibliografía pediátrica sobre ACV en circulación posterior. Los informes de distintas series de pacientes con ACV no suelen mencionar datos específicos para el análisis independiente de aquellos con compromiso de la circulación posterior.

Mancini informó sobre 35 pacientes con ACV isquémico y mencionó cuatro con compromiso de la circulación posterior, pero no los describe específicamente. De Schryver y cols. de 37 casos, tres. Chung y Wong , de 36 casos de isquemia arterial, sólo dos se presentaron en territorio posterior. Steinlin y cols. , sobre 40 niños con ACV, dieciocho tuvieron lesión de la circulación posterior, pero no hay datos específicos de estos pacientes como grupo.[11-13]

¿Qué pasa en la edad pediátrica con los ACV que se presentan en la circulación posterior? El trabajo más amplio al respecto es el de Ganesan y cols., quienes informaron, sobre un total de más de doscientos pacientes, veintidós (11%) con ACV de la circulación posterior.[14]

Este porcentaje es similar a nuestra experiencia ya que de 166 niños con ACV, diecinueve (11%) presentaron compromiso de la circulación posterior; lo que demuestra la menor frecuencia de ACV en la circulación posterior en niños y adolescentes cuando se compara con los ACV de la circulación anterior y con adultos.

Esta distinta proporción de casos de ACV que compromete la circulación anterior y posterior se ve modificada cuando se considera por etiología. Fullerton y cols. recopilaron 118 casos de niños con disección arterial y en el 39% la circulación posterior estaba comprometida.[15]

Con el fin de definir mejor las características de pacientes con ACV de la circulación posterior, a continuación se revisarán los 72 pacientes recopilados de cinco publicaciones encontradas en la literatura internacional, que informan más de tres casos, y diecinueve pacientes de nuestro registro (Tabla 3.2.1).[14, 16-19]

Tabla 3.2.1 Características clínicas de 72 pacientes con ACV de la circulación posterior

Número de pacientes	72
◦ Edad rango	6 meses - 16 años
◦ Edad media	8 años
◦ Relación varón/mujer	2,2/1
Síntomas y signos al debut	
◦ Cefalea	20
◦ ACV isquémico transitorio	19
◦ Alteración del estado de conciencia	12
◦ Convulsiones	6
◦ Vértigo/mareo	7
◦ Síntomas visuales	2
◦ Síndrome cerebeloso	27
◦ Hemiplejia	16
◦ Recurrencia	Aproximadamente 50%

Cuadro clínico

La edad de los pacientes osciló entre seis meses y quince años con una edad media de ocho años. Los varones predominaron con una relación 2.2:1.

Se informaron distintas formas de presentación. Un grupo de diecinueve (26%) pacientes tuvieron ACV isquémicos transitorios (síntomas motores, visuales) repetidos o aislados hasta la aparición de síntomas mayores que motivaron la internación.

Un ACV isquémico transitorio se observa en alrededor del 22% de adultos con infarto cerebeloso.[20]

Otro grupo de veinte pacientes presentó cefalea. El inicio en general fue agudo e intenso; en ocasiones, simulaba a la cefalea de una hemorragia subaracnoidea. El dolor podía ser también intenso, repetido, pero de breve duración. La localización occipital fue la más frecuente pero también se reportó unilateral (en general homolateral al área de infarto) o localizada en la región temporal. El dolor puede ser causado tanto por la misma isquemia o por la causa de dicha isquemia como por la disección de la arteria vertebral.

La cefalea es una manifestación más frecuente en el ACV de la circulación posterior que de la circulación anterior, especialmente cuando el cerebelo está comprometido.

Si bien las cefaleas primarias son muy frecuentes en niños y adolescentes una cefalea intensa con localización occipital debe siempre hacer sospechar una causa estructural. El dolor cervical llamativamente frecuente en pacientes adultos no suele ser referido por los niños, inclusive en aquellos con disección de la arteria vertebral.[21]

Doce niños manifestaron alteración del nivel de conciencia como síntoma de presentación. La alteración del nivel de conciencia puede ser brusca o progresiva. Uno de nuestros pacientes esperaba ser atendido, para control, en un centro de salud y estando sentado presentó una depresión aguda del estado de conciencia lo que motivó su internación, en la cual, posteriormente, se le detectó un infarto cerebeloso. Este es un signo de compromiso de estructuras de fosa posterior o de hipertensión endocraneal aguda, de mal pronóstico y requiere un cuidadoso monitoreo de la evolución del paciente.

En sólo seis pacientes las convulsiones focales fueron los síntomas de presentación y no se repitieron en general durante la evolución del paciente. Sólo uno de los veintidós pacientes reportados por Ganesan y cols. (2002) presentó convulsiones. Un paciente con MELAS debutó con una convulsión focal y los estudios imagenológicos mostraron el compromiso característico de esta variante de enfermedad mitocondrial y, además, la angiografía por sustracción digital (ASD) objetivó una amputación de la arteria cerebral posterior.

En siete pacientes, el vértigo y el mareo fueron síntomas predominantes en la presentación. Estos son síntomas que se observan en niños con migraña, neuritis vestibular, laberintitis o simulación por lo que los signos y síntomas acompañantes son útiles para definir la etiología.

Los pacientes adultos con ACV de la circulación posterior refieren mareos y vértigo más frecuentemente, lo que se ha informado hasta en el 70% de los casos. Probablemente esta diferencia se deba a la dificultad de referir este síntoma en la infancia.[20, 22, 23]

Dos pacientes de nuestra serie presentaron síntomas visuales prominentes al inicio del cuadro clínico (uno de ellos claramente refirió una hemianopsia) y llamativamente fueron los pacientes mayores (catorce y dieciséis años respectivamente).

Veintisiete pacientes presentaron signos de compromiso de cerebelo y tronco cerebral como ataxia con marcha inestable y dismetría. Con menor frecuencia se observaron síntomas como nistagmus, anormalidades pupilares, parálisis oculomotoras y parálisis facial.

En dieciséis pacientes se observó hemiparesia, pero esta suele estar frecuentemente asociado a síntomas cerebelosos. Otros síntomas de compromiso motor como disartria, disfagia, disfonía son orientadores de compromiso de tronco cerebral o cerebelo. En algunas ocasiones la hemiparesia puede ser un síntoma predominante como en los infartos pedunculares o corticotalámicos por compromiso de la arteria cerebral posterior.[24, 25]

Las hemiplejias alternas son orientadoras de compromiso de tronco cerebral pero estos signos suelen estar ausentes o pueden ser pasados por alto.[20]

Los síntomas neuropsicológicos como amnesia, dislexia, discalculia, agnosia visual o síndrome de fosa posterior, mutismo, etc., que se observan en adultos son infrecuentes en este grupo etáreo o pasan inadvertidos.[26]

Hemos detectado también un paciente con un episodio silente. Uno de los pacientes de nuestra serie presentó un episodio isquémico transitorio y posteriormente un infarto cerebeloso. En la primera RM se observó una imagen hiperintensa en T2 y FLAIR e hipointensa en la región talámica posterior compatible con una antigua lesión isquémica silente.

La recurrencia clínica es frecuente en pacientes con ACV isquémico.[27] Un alto porcentaje de pacientes tuvieron recurrencia luego del episodio inicial. Esta se manifiesta como nuevos episodios de infarto o como accidente isquémico transitorio (AIT). En la serie de Ganesan y cols.[14] el 50% tuvo una recurrencia y nueve de nuestro grupo de diecinueve pacientes. Las recurrencias puede ser inmediatas, o sea, en la primera semana o alejadas, incluso luego de cinco años, del primer episodio. Dentro del grupo de pacientes que tuvieron recurrencias inmediatas esto no dependió del tratamiento, ya que pacientes inclusive antiagregados y anticoagulados presentaron recurrencias; y, con similar frecuencia, se observó en el grupo de pacientes con disección y en los pacientes con otros factores de riesgo asociados.

Diagnóstico

El diagnóstico de ACV de la circulación posterior no es fácil y se requiere de un alto índice de sospecha. Otras entidades como cuadros gastrointestinales, síncope, migraña o trastornos psiquiátricos suelen ser inicialmente considerados. Recientemente Rafay y cols.[28] confirmaron el retardo que se observa en el diagnóstico del ACV en la población pediátrica, y el compromiso de la circulación posterior es una de las variables que motivan dicho retardo diagnóstico.

Diagnóstico y definición de la lesión vascular

El diagnóstico por imágenes tiene distintos niveles de utilidad. En primer lugar, confirmar el diagnóstico de ACV de la circulación posterior y, por otra parte, definir la causa. En casos muy seleccionados podría ser útil para la terapia trombolítica endovenosa o intraarterial o la posibilidad de retirar el trombo por cateterismo.

La TC es la técnica de imágenes más frecuentemente utilizada para el diagnóstico de ACV por la amplia disponibilidad, rapidez en obtener la imagen y fidelidad para diagnosticar hemorragia aguda. Es generalmente negativa en las primeras horas del evento isquémico y poco sensible para las lesiones de fosa posterior debido a los artefactos causados por las estructuras óseas de la base de cráneo (Figura 3.2.1). La TC sin contraste, como en los ACV de la circulación anterior (signo de la cuerda de la arteria cerebral media), puede mostrar una arteria basilar o arteria cerebral posterior densa por un coágulo in situ.[29]

La angiografía por TC juega un rol similar a la angiografía por RM, pero como vimos en otros capítulos cada una tiene sus ventajas y desventajas.

Además tenemos que considerar los recursos institucionales y la experiencia del grupo médico. Considero que, si se sospecha un compromiso de las estructuras de la fosa posterior, la TC con contraste nos ayudará para descartar una hemorragia o un absceso de fosa posterior. Si el estudio es negativo o se observa una imagen hipodensa, a continuación se deberá realizar una RM y angiografía por RM, que incluya también el estudio de los vasos del cuello para descartar la disección de la arteria vertebral ya que es una de las etiologías más frecuentes en los ACV de la circulación posterior (Figura 3.2.2). Si la imagen no es definitoria, se deberá considerar la angiografía por TC, la angiografía

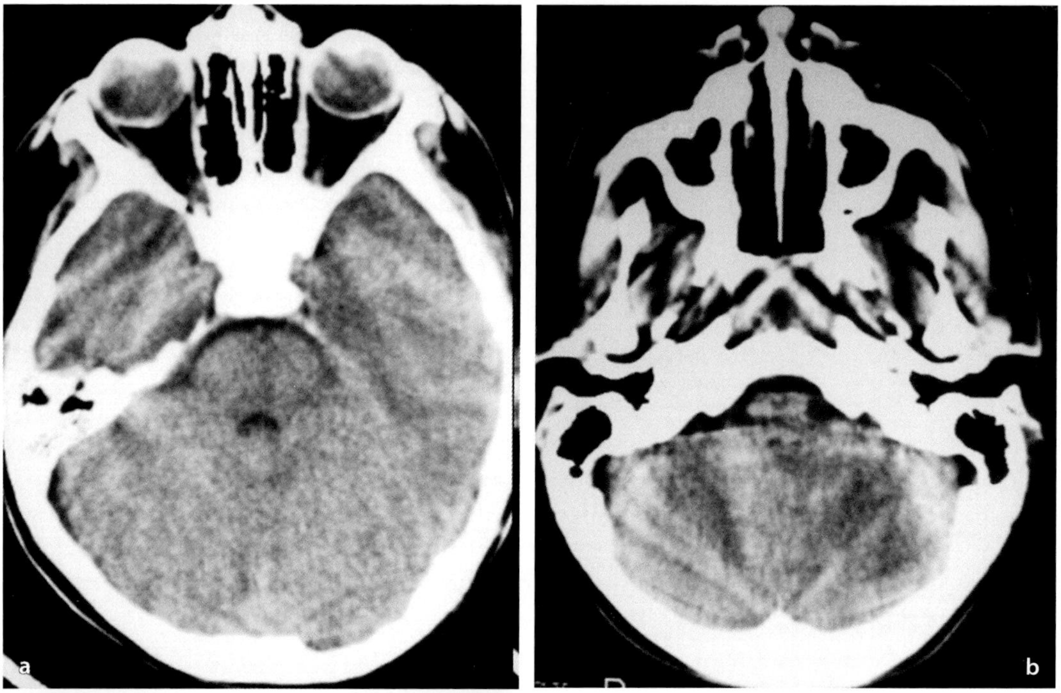

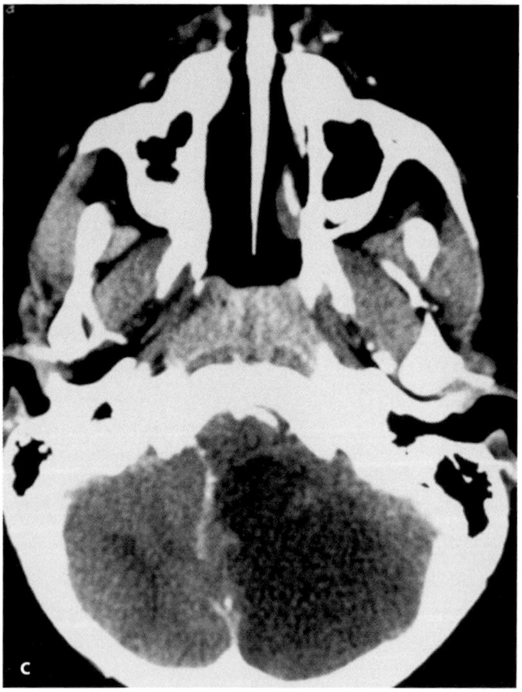

Figura 3.2.1 Paciente de siete años con episodio repetidos de cefalea y vómitos por ACV de circulación posterior. a TC de cerebro (día 1 normal). b Imagen hipodensa en ambos hemisferios cerebelosos a predominio izquierdo(día 5) c Imagen hipodensa bilateral, mayor en hemisferio izquierdo asociado a gran efecto de masa (día 7).

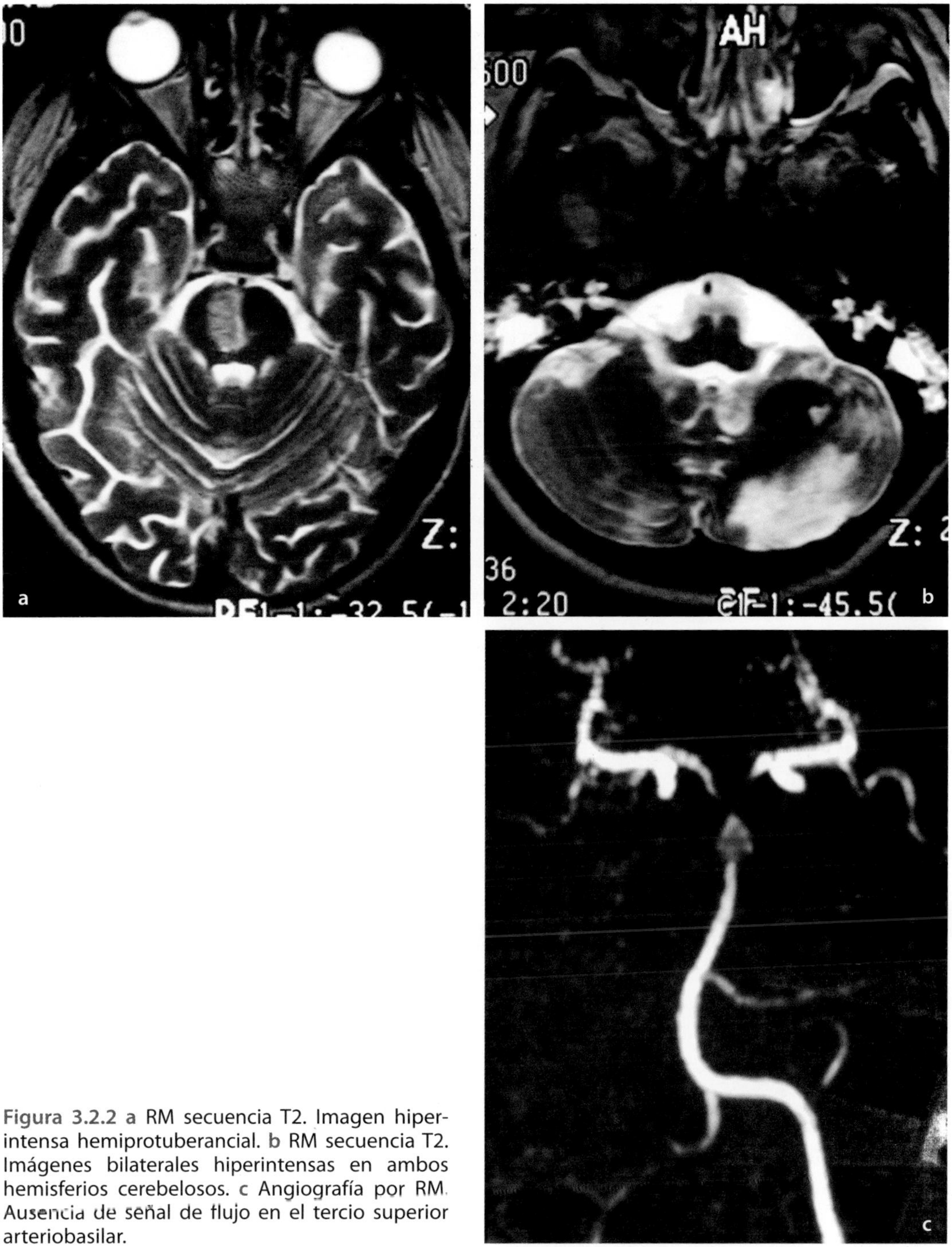

Figura 3.2.2 a RM secuencia T2. Imagen hiperintensa hemiprotuberancial. b RM secuencia T2. Imágenes bilaterales hiperintensas en ambos hemisferios cerebelosos. c Angiografía por RM. Ausencia de señal de flujo en el tercio superior arteriobasilar.

por RM con constraste o la ASD (Figura 3.2.3). Las secuencias de perfusión tanto por TC como por RM son capaces de demostrar el infarto antes de las secuencias habituales y, además, nos permite diferenciar lesiones agudas de crónicas. En raras situaciones el compromiso de la arteria cerebral posterior se debe a patología en el sistema arterial anterior (circulación de tipo fetal).[30]

Entre las condiciones con predilección por el territorio de la circulación posterior, y que deberán considerarse en el diagnóstico diferencial de ACV en dicho territorio, son: la encefalopatía posterior reversible, los infartos talámicos por trombosis de las venas cerebrales profundas, la encefalomielitis diseminada aguda y los abcesos cerebelosos.[31]

Territorios de la circulación posterior comprometidos

Los territorios de la circulación arterial posterior pueden dividirse en:

- Proximal al irrigado por las arterias vertebrales y la arteria cerebelosa posteroinferior.
- Medio cuando la irrigación es dependiente de la porción proximal y media de la arteria basilar y sus ramas, pero no incluye la arteria cerebelosa superior.
- Distal al segmento irrigado por la arteria cerebelosa superior, el resto de la arteria basilar y la arteria cerebral posterior.[32]

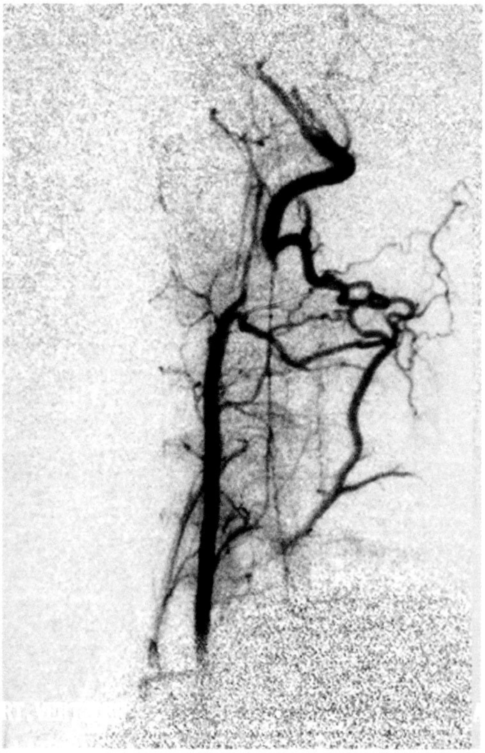

Figura 3.2.3 ASD. Disección de la arteria vertebral derecha.

El territorio más comprometido es el distal y casi el 60 % de los pacientes tienen más de un territorio comprometido. Esta característica es similar a la descrita en adultos donde también el territorio distal es el más afectado.[10, 14]

En nuestra experiencia el 73% de los pacientes tenían compromiso de la circulación distal y el resto, en proporciones similares, medial y proximal. Pero la mayoría de los pacientes tenía más de un territorio comprometido.

Factores de riesgo

En la Tabla 3.2.2 se enumeran los tres grupos diagnósticos finales considerados en los 72 pacientes pediátricos con ACV del territorio vertebrobasilar.

La disección de la arteria vertebral unilateral o bilateral fue la causa más frecuente, ya que estuvo presente en el 44% de los casos. Antecedentes de traumatismos leves y subluxación al nivel C1-C2 y C2-C3 fueron factores asociados con disección.

En el segundo grupo (41%) se detectaron los siguientes factores de riesgo (Tabla 3.2.3): llamativamente, y teniendo en cuenta la edad de los pacientes, en ocho niños se registró hipertensión arterial en repetidos controles y factores protrombóticos, en cuatro pacientes, todos de la serie de Ganesan y cols. Estos fueron: mutación homocigota del MTHFR en dos casos, factor V Leyden en uno y homocisteína elevada en el restante. En el grupo de disección arterial también se detectó una alteración de los mismos factores protrombóticos.[14]

Se detectó hipotensión arterial sistémica grave y migraña en tres pacientes. Si bien solo uno tuvo una causa cardioembólica, esta última es la causa más frecuente de ACV de la circulación vertebrobasilar en los adultos.[10]

Otras causas que podemos agrupar como sistémicas fueron: sepsis en cuatro pacientes, hipercolesterolemia en dos, diabetes, varicela, obesidad y enfermedad mitocondrial sólo en un caso de cada uno. En once (15%) pacientes no se detectó ningún factor de riesgo y se descartó disección arterial.

Casos aislados de ACV de la circulación posterior han sido publicados y asociados con, migraña basilar, displasia fibromuscular, como manifestación inicial de un lupus eritematoso sistémico, con aneurisma de la arteria basilar, en un paciente con síndrome

Tabla 3.2.2 Factores de riesgo en 72 pacientes con ACV de la circulación posterior

	Número de pacientes	%
Disección arterial	31	44
Con factores de riesgo*	30	41
Criptogenético	11	15

* Véase Tabla 3.2.3.

Tabla 3.2.3 Factores de riesgo en 30 pacientes con accidente cerebrovascular de la circulación posterior

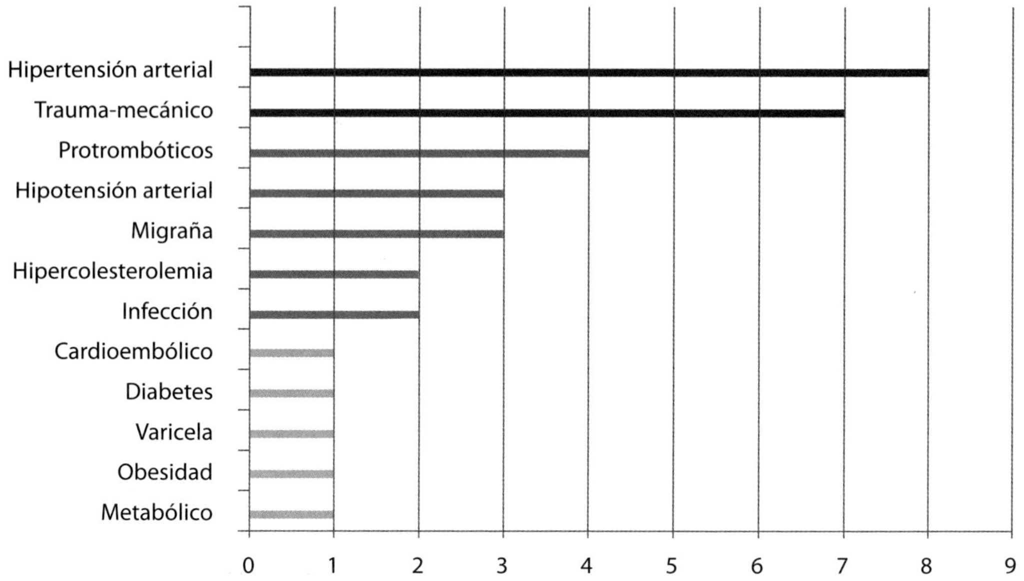

de Klippel-Feil, asociado con infección por *Mycoplasma pneumoniae*. También ha sido asociado con abuso de mariguana.[33-39]

Tratamiento

El paciente con un ACV de la circulación posterior es un paciente potencialmente grave y que, por lo tanto, requiere un monitoreo continuo. Deberá ser preferentemente internado en unidad de cuidados intensivos y en un centro que disponga de facilidad inmediata de neuroimágenes y de un neurocirujano de guardia.

En términos generales podemos decir que el tratamiento de los ACV de la circulación posterior presenta las mismas controversias que para los ACV de la circulación anterior. Un factor a tener en cuenta es la etiología. Dabiendo que la más frecuente es la disección de la arteria vertebral, se deberán evaluar las ventajas y desventajas de la anticoagulación. En este sentido, por ejemplo, el uso de alteplase requiere aún ensayos terapéuticos para definir la seguridad y eficacia en niños.[40]

Un aspecto particular de los ACV de estos territorios es que entre un 10% - 20% de los pacientes desarrollan edema comportándose como una masa en la fosa posterior que produce compresión del tronco cerebral e hidrocefalia obstructiva. Esta complicación suele observarse entre las 48 y 72 horas, pero puede ser tan precoz como en el primer día. La transformación hemorrágica del ACV tendría el mismo efecto. Alteración o profundización del estado de conciencia, anormalidades pupilares u otros síntomas de compresión de tronco debe hacer sospechar estas complicaciones, que son una emergencia neurológica. El drenaje ventricular deberá considerarse teniendo en cuenta la evolución del paciente y las características de las imágenes (tamaño ventricular, etc.). La decomprensión de la fosa posterior deberá también ser considerada, ya que los pacientes con síntomas de hipertensión endocraneal y en coma tienen un pronóstico muy sombrío. Elevar la cabeza en 30° por encima del plano de la cama, puede favorecer el drenaje venoso. Los esteroides no son útiles y la hiperventilación y el uso de diuréticos osmóticos tienen un efecto transitorio. Estas medidas no deben retardar la indicación quirúrgica, pero pueden utilizarse hasta que se realice la cirugía descompresiva.[41]

Pronóstico

En la Tabla 3.2.4 se puede observar la evolución de los 72 pacientes con ACV de la circulación posterior. Dos pacientes, que pertenecían a la serie más antigua, fallecieron.[16] Treinta y cuatro pacientes quedaron con secuelas motoras (hemiparesia, signos cerebelosos), mientras que seis quedaron con trastorno visuales (hemianopsia) que sólo en dos casos fue uno de los síntomas al inicio de la enfermedad.

Conclusión

Los infartos del territorio vertebrobasilar pueden ser difíciles de diagnosticar dado que el cuadro clínico se manifiesta con síntomas comunes y no generalmente

Tabla 3.2.4 Evolución de 72 pacientes con ACV de la circulación posterior

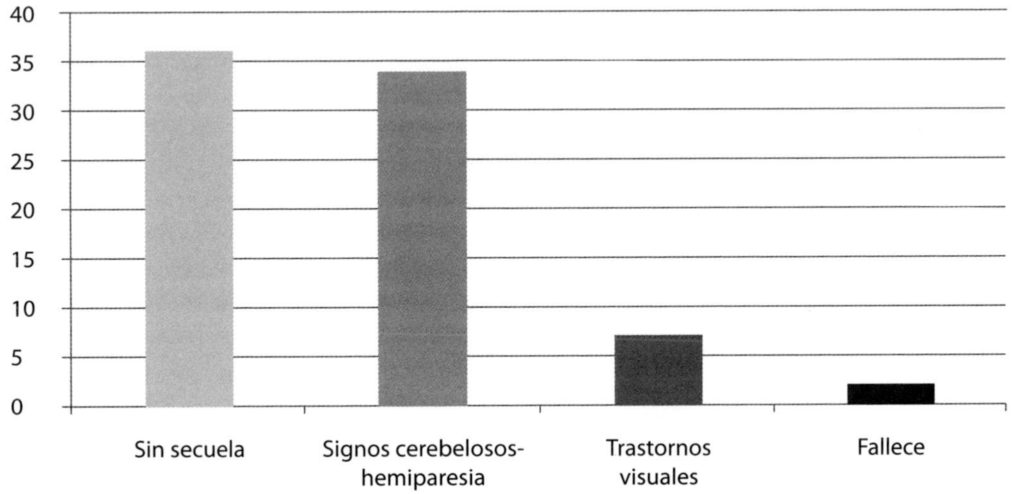

relacionados con un cuadro de hemisíndrome motor como se observa en pacientes con ACV de la circulación anterior. Las limitaciones de la TC son otro factor que ayuda a postergar el diagnóstico. Teniendo en cuenta que la disección arterial es una de las causas más frecuentes se deberá investigar esta posibilidad y realizar el tratamiento adecuado. Finalmente son pacientes con riesgo de desarrollar un síndrome de hipertensión endocraneal por edema o transformación hemorrágica de la isquemia y necesitan un tratamiento neuroquirúrgico inmediato. El pronóstico de estos pacientes es reservado.

Referencias bibliográficas

1 Rebollo MA, Soria VR. *Neuroanatomía*. Buenos Aires: Intermédica, 1988.
2 Rouviere H. Vasos de la cabeza y del cuello. En: Cordier G, López Prieto R, Gavilán Bofia M (eds). *Anatomía humana descriptiva y topográfica*. Madrid: Bailly-Bailliere, 1991, p 176-218.
3 Bogousslavsky J, Van Melle G, Regli F. The Lausanne Stroke Registry: analysis of 1000 consecutive patients with first stroke. *Stroke* 1988; 19: 1083–92.
4 Moulin T, Tatu L, Crepin-Leblond T, et al. The Besancon Stroke Registry: an acute stroke registry of 2500 consecutive patients. *Eur Neurol* 1997; 38: 10–20.
5 Moulin T, Tatu L, Vuillier F, et al. Role of a stroke data bank in evaluating cerebral infarction subtypes: patterns and outcome of 1776 consecutive patients from the Besancon Stroke Registry. *Cerebrovasc Dis* 2000; 10: 261–71.
6 Vemmos K, Takis C, Georgilis K, et al. The Athens Stroke Registry: results of a five-year hospital-based study. *Cerebrovasc Dis* 2000; 10: 133–41.
7 Publications Committee for the Trial of ORG 10172 in Acute Stroke Treatment (TOAST) investigators. Low molecular weight heparinoid, ORG 10172 (danaparoid), and outcome after acute ischemic stroke. A randomized controlled trial. *JAMA* 1998; 279: 1265–72.
8 Libman RB, Kwiatkowski, Hansen MD, et al. Differences between anterior and posterior circulation stroke in TOAST. *Cerebrovasc Dis* 2001; 11: 311–16.
9 Subramanian G, Silva J, Silver FL, et al. Investigators of the Registry of the Canadian Stroke Network. Risk factors for posterior compared to anterior ischemic stroke: an observational study of the Registry of the Canadian Stroke Network. *Neuroepidemiology* 2009; 33: 12-6.
10 Caplan LR, Wityk RJ, Glass TA, et al. New England Medical Center Posterior Circulation registry. *Ann Neurol* 2004; 56: 389-98.
11 De Schryver EL, Kappelle LJ, Jennekens-Schinkel A, Boudewyn Peters AC. Prognosis of ischemic stroke in childhood: a long-term follow-up study. *Dev Med Child Neurol* 2000; 42: 313-8.
12 Chung B, Wong V. Pediatric stroke among Hong Kong Chinese subjects. *Pediatrics* 2004; 114: 206-12.
13 Steinlin M, Pfister I, Pavlovic J, et al. Swiss Societies of Paediatric Neurology and Neonatology. The first three years of the Swiss Neuropaediatric Stroke Registry

(SNPSR): a population-based study of incidence, symptoms and risk factors. *Neuropediatrics* 2005; 36: 90-7.

14 Ganesan V, Chong WK, Cox TC, et al. Posterior circulation stroke in childhood: risk factors and recurrence. *Neurology* 2002; 59: 1552-6.

15 Fullerton HJ, Johnston SC, Smith WS. Arterial dissection and stroke in children. *Neurology* 2001; 57: 1155-60.

16 Fraser AR, Zimbler SM. Hindbrain stroke in children caused by extracranial vertebral artery trauma. *Stroke*1975; 6: 153-9.

17 Chatkupt S, Epstein LG, Rappaport R, Koenigsberger MR. Cerebellar infarction in children. *Pediatr Neurol* 1987; 3: 363-6.

18 Cushing KE, Ramesh V, Gardner-Medwin D, et al. Tethering of the vertebral artery in the congenital arcuate foramen of the atlas vertebra: a possible cause of vertebral artery dissection in children. *Dev Med Child Neurol* 2001; 43: 491-6.

19 James CA, Glasier CM, Angtuaco EE. Altered vertebrobasilar flow in Children: Angiographic, MR, and MR Angiographic Findings. *AJNR Am J Neuroradiol* 1995; 16: 1689–95.

20 Edlow JA, Newman-Toker DE, Savitz SI. Diagnosis and initial management of cerebellar infarction. *Lancet Neurol* 2008; 7: 951-64.

21 Hasan I, Wapnick S, Tenner MS, Couldwell WT. Vertebral Artery Dissection in Children: A Comprehensive Review. *Pediatr Neurosurg* 2002; 37: 168–77.

22 Tohgi, H, Takahashi S, Chiba K, Hirata Y, for the Tohoku Cerebellar Infarction Study Group. Cerebellar Infarction Clinical and Neuroimaging Analysis in 293 Patients. *Stroke* 1993; 24: 1697-701.

23 Kerber KA, Brown DL, Lisabeth LD, Smith MA, Morgenstern LB. Stroke among patients with dizziness, vertigo, and imbalance in the emergency department: a population-based study. *Stroke* 2006; 37: 2484-7.

24 Chambers BR, Brooder RJ, Donnan GA. Proximal posterior cerebral artery occlusion simulating middle cerebral artery occlusion. *Neurology* 1991; 41: 385-90.

25 Maulaz AB, Bezerra DC, Bogousslavsky J. Posterior cerebral artery infarction from middle cerebral artery infarction. *Arch Neurol* 2005; 62: 938-41.

26 Baillieux H,Weyns F, Paquier P, De Deyn PP, Mariën P. Posterior Fossa Syndrome after a Vermian Stroke: A New Case and Review of the Literature. *Pediatr Neurosurg* 2007; 43: 386–95.

27 Ganesan V, Prengler M, Wade A, Kirkham FJ. Clinical and Radiological Recurrence After Childhood Arterial Ischemic Stroke. *Circulation* 2006; 114: 2170-77.

28 Rafay MF, Pontigon AM, Chiang J, et al. Delay to diagnosis in acute pediatric arterial ischemic stroke. *Stroke* 2009; 40: 58-64.

29 Goldmakher GV, Camargo ECS, Furie KL, et al. Hyperdense Basilar Artery Sign on Unenhanced CT Predicts Thrombus and Outcome in Acute Posterior Circulation Stroke. *Stroke* 2009; 40: 134-9.

30 Finelli PF. Neuroimaging in Acute Posterior Cerebral Artery Infarction. The *Neurologist* 2008; 14: 170–80.

31 Arroyo HA, Gañez LA, Fejerman N. Posterior reversible encephalopathy in infancy. *Rev Neurol* 2003; 37: 506-10.

32 Chaves CJ, Caplan LR, Chung CS, et al. Cerebellar infarcts in the New England Medical Center Posterior Circulation. Stroke Registry. *Neurology* 1994; 44: 1385-90.
33 Harbaugh RE, Saunders RL, Reeves AG. Pediatric cerebellar infarction: case report and review of the literature. *Neurosurgery* 1982; 10: 593-6.
34 Perez-Higueras A, Alvarez-Ruiz F, Martinez-Bermejo A, et al.Cerebellar infarction from fibromuscular dysplasia and dissecting aneurysm of the vertebral artery. Report of a child. *Stroke* 1988; 19: 521-4.
35 Kwon SU, Koh JY, Kim JS. Vertebrobasilar artery territory infarction as an initial manifestation of systemic lupus erythematosus. *Clin Neurol Neurosurg* 1999; 101: 62-7.
36 Frosk P, Salman MS, Wrogemann J, et al. Recurrent Posterior Circulation Stroke in an Infant with Basilar Artery Aneurysm. *J Child Neurol* 2009; 24: 1019-20
37 Dirik E, Yis U, Dirik MA, et al. Vertebral Artery Dissection in a Patient With Wildervanck Syndrome. *Pediatr Neurol* 2008; 39: 218-20.
38 Ryu JS, Kim HJ, Sung IY, Ko TS. Posterior cerebral artery occlusion after Mycoplasma pneumoniae infection associated with genetic defect of MTHFR C677T. *J Child Neurol* 2009; 24: 891-4.
39 White D, Martin D, Geller T, Pittman T. Stroke associated with marijuana abuse. *Pediatr Neurosurg* 2000; 32: 92-4.
40 Amlie-Lefond C, deVeber G, Chan AK, et al. International Pediatric Stroke Study. Use of alteplase in childhood arterial ischaemic stroke: a multicentre, observational, cohort study. *Lancet Neurol* 2009; 8: 530-6.
41 Kudo H, Kawaguchi T, Minami H, et al. Controversy of surgical treatment for severe cerebellar infarction. *J Stroke Cerebrovasc* Dis 2007; 16: 259-62.

3.3 Infarto isquémico de médula espinal

Hugo A. Arroyo • M. Celeste Buompadre

Introducción

El infarto de médula espinal en niños y adolescentes es una entidad que se diagnostica con poca frecuencia pero que tiene graves consecuencias a corto y largo plazo. El reducido número de pacientes reportados en este grupo etáreo probablemente se vea influenciado por diversos aspectos: escaso índice de sospecha, cuadro clínico similar a otras mielopatías (por ejemplo: mielitis transversa, hemorragia espinal, contusión medular, etc.), y dificultad del diagnóstico. Por lo tanto, debemos reconocer los distintos factores de riesgo, las características de las imágenes que permitan sospechar este diagnóstico, actuar sobre aquellas causas potencialmente evitables e iniciar un tratamiento inmediato con el fin de mejorar el pronóstico de esta grave entidad. El desarrollo de nuevas modalidades terapéuticas podría modificar la evolución de estos pacientes y por lo tanto exigir del clínico un diagnóstico más certero y temprano.

Irrigación de la médula espinal

El patrón básico de irrigación arterial de la médula espinal involucra tres vasos que corren longitudinalmente a lo largo de ella: una arteria espinal anterior y dos arterias espinales posteriores. La arteria espinal anterior nace de la unión de dos ramas de la arteria vertebral que se unen a nivel de la decusación de las pirámides para luego descender por la superficie anterior para irrigar parte del bulbo raquídeo, el nervio hipogloso y los dos tercios anteriores de la sustancia medular. Las arterias espinales posteriores nacen directamente de las arterias vertebrales o indirectamente de las arterias cerebelosas posteriores inferiores para luego descender por la superficie posterolateral de la médula espinal, en un recorrido cercano a las raíces posteriores, e irrigar el tercio posterior de la sustancia medular.

El sistema longitudinal es reforzado por una serie muy variable de vasos tributarios transversales que penetran al canal medular por los agujeros intervertebrales junto a los nervios y raíces espinales. Las anastomosis entre los vasos longitudinales y los vasos segmentarios se producen en la superficie de la médula espinal (Figura 3.3.1).

Dentro de este último grupo las arterias radículo-medulares son un grupo de ocho a diez arterias que alcanzan la médula espinal, anastomosándose con el sistema longitudinal. Generalmente ingresan por un solo lado de la médula espinal y frecuentemente se dividen en dos ramas, una anterior y otra posterior, que acompañan a las respectivas raíces nerviosas.

Con fines descriptivos, la médula espinal se divide en tres territorios según la vascularización que reciban (superior o cérvico-torácico, intermedio, inferior).

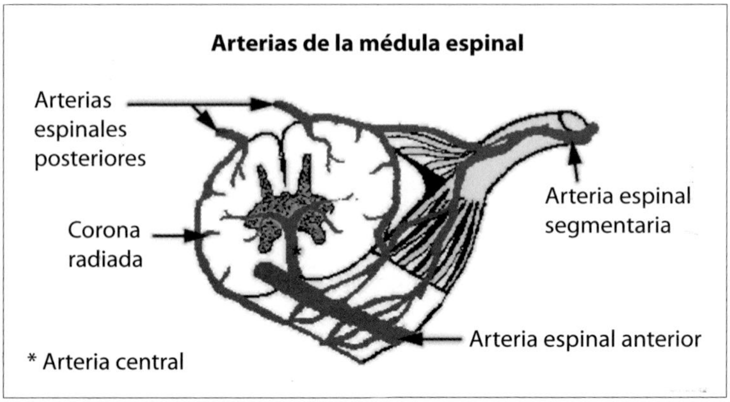

Figura 3.3.1 Esquema de la irrigación vertebral.

Superior o cérvico-torácico. Comprende todos los segmentos cervicales hasta el segundo o tercer segmento torácico. La primera porción de la médula espinal es irrigada sólo por el sistema de vasos longitudinales; existe una arteria radicular rama de la arteria vertebral que acompaña a la raíz C3, una rama de la arteria cervical profunda que penetra con la raíz C6 y una rama de la arteria intercostal superior que acompaña la raíz C8. Para asegurar la circulación de este territorio se produce una serie de anastomosis entre los distintos vasos del cuello, principalmente a través de la arteria cervical profunda y arteria cervical ascendente. Por tanto, frente a una obstrucción en la región del engrosamiento cervical, el déficit puede ser suplido por alguna de las numerosas colaterales.

Intermedio. Este territorio se extiende entre los segmentos T4 y T8. Generalmente, existe una sola rama del sistema segmentario a nivel de T7 aproximadamente, la cual proviene de una arteria intercostal que, a su vez, es una rama de la arteria aorta. Este territorio es el más pobremente irrigado, por tanto, es el más lábil de los tres segmentos ante una obstrucción vascular. La arteria espinal anterior puede estar extremadamente disminuida a este nivel.

Inferior. El territorio medular inferior va desde los últimos segmentos torácicos hasta el cono medular. Depende en gran parte de una arteria radículo-medular llamada arteria radicular mayor de Adamkiewicz que es la de mayor diámetro de todas las arterias radículo-medulares. Es rama de las primeras lumbares provenientes de la aorta, llega a la médula con mayor frecuencia entre los segmentos T12 y L4 (85% de los casos), y emite una rama radicular anterior gruesa y una radicular posterior menor que terminan por irrigar el engrosamiento lumbar y constituirse en el mayor aporte nutricio para los dos tercios inferiores de la médula espinal. La cauda equina es irrigada por una o dos ramas de las arterias lumbar, iliolumbar y sacras lateral y media. Estas ramas también ascienden hasta el cono medular para formar una amplia red anastomótica llamada asa del cono medular al cual también contribuyen ramas de las tres arterias espinales y una rama descendente de calibre relativamente grueso que proviene de la arteria de Adamkiewicz. La región caudal de la médula espinal es un territorio con muy buena vascularización.[1]

Epidemiología

Se desconoce cuál es la verdadera frecuencia de los infartos isquémicos de médula espinal en niños como en adultos pero se considera que es una entidad rara. En adultos es responsable del 5%-8% de las mielopatías agudas y de sólo el 1,2% de las admisiones por accidente cerebrovascular[2] y se ha asociado especialmente con enfermedad o cirugía de la aorta abdominal, hipotensión y arteriosclerosis.[3-8]

Sladky y Rorke[9] reportaron el compromiso espinal hipóxico-isquémico en veintiún casos de 900 autopsias consecutivas realizadas en niños fallecidos en las primeras cuatro semanas de vida. El infarto medular fue la lesión más frecuente y estaba asociado con prematurez y con hipotensión sistémica.

El hecho de que esta ue esta entidad sea menos reportada en niños que en adultos puede tener relación con la menor frecuencia de los factores de riesgo mencionados y además por las limitaciones de las imágenes radiológicas en la médula espinal con respecto al cerebro, situación intensificada en los niños por el menor tamaño de la médula espinal.[10]

Cuadro clínico

El cuadro clínico dependerá de las estructuras medulares afectadas (asta anterior, cordón anterior, cordón posterior, cordón lateral), o sea del territorio irrigado por la arteria comprometida y del nivel medular que sufrió la isquemia.

Tradicionalmente se describen distintos síndrome clínicos (Tabla 3.3.1). El compromiso de la arteria espinal anterior es el más frecuente y puede ser unilateral. Le sigue en frecuencia el compromiso de la circulación de las arterias espinales posteriores. Menos frecuente son los síndromes centrales y transverso.[11]

Las manifestaciones clínicas se desarrollan generalmente en forma aguda más frecuentemente en minutos y en pocos casos en horas. En algunos pacientes el cuadro

Tabla 3.3.1 Síndromes clínicos medulares

Infarto de la arteria espinal anterior	Déficit motor bilateral y déficit sensitivo espinotalámico.
Infarto de la arteria espinal posterior	Déficit motor bilateral y déficit sensitivo lemniscal.
Infarto central	Déficit sensitivo espinotalámico bilateral sin déficit motor.
Infarto transverso	Déficit motor bilateral y déficit sensitivo completo.

clínico es en forma escalonada y en pocos casos uno o varios episodios isquémicos transitorios preceden al cuadro isquémico definitivo.

La mitad de los pacientes refieren dolor de espalda, a veces, intenso con el comienzo de los síntomas y que siempre se localiza en el nivel de la lesión medular. El dolor puede irradiarse siguiendo un patrón radicular. Las parestesias son poco frecuentes.

En el síndrome de la arteria espinal anterior la parálisis suele ser simétrica, con alteración de la sensibilidad termoalgésica por debajo del nivel de la lesión y con pérdida de la función esfinteriana vesical y rectal. La sensibilidad vibratoria, táctil y propioceptiva se mantiene preservada. El síndrome de infarto de la arteria espinal anterior y de la arteria posterior está relacionado más frecuentemente con isquemias desencadenadas por movimientos. El diagnóstico diferencial con mielitis transversa no es simple.

La extensión del compromiso motor y sensitivo dependerá del nivel medular que alcance el infarto. El territorio afectado dependerá también de la etiología.

Un grupo especial son los recién nacidos. Las lesiones medulares que se observan en recién nacidos de partos traumáticos son bien reconocidas, pero ocasionalmente lesiones medulares atribuidas a infartos espinales intraútero han sido descritos. La forma de presentación suele ser con hipotonía y debilidad o insuficiencia respiratoria persistente. Cuando el compromiso isquémico es al nivel cervical se presenta con paresia fláccida de miembros superiores, espasticidad de miembros inferiores, disociación de la sensibilidad, disfunción autonómica y menos frecuente con artrogrifosis. En estos pacientes los estudios de imágenes muestran un marcado afinamiento de la médula espinal permitiendo considerar que el evento isquémico se produjo antes del parto.[12-14]

La paraplejia y el compromiso esfinteriano en recién nacidos son complicaciones reconocidas por canalización del cordón umbilical,[15,16] pero afortunadamente su frecuencia ha disminuido sensiblemente al menos por los informes en la literatura.

Paraplejia y compromiso autonómico pueden ser también una rara complicación de la cirugía de coartación de aorta en niños.

Caso clínico 1

Varón de trece años, previamente sano que luego de lanzar una pelota de básquet al aro presentó parestesias de ambos miembros superiores, minutos después impotencia funcional.

Examen: diplejía braquial con hipoarreflexia. Sensibilidad y función esfinteriana preservada. TC de cerebro y columna cervical normal. PL: proteinorraquia 0,44 g/L, resto normal. RM de cerebro: normal. RM de columna cervical: engrosamiento del diámetro medular desde C3 a C6, lesión hiperintensa en T2 (sagital).

Evolución: (onceavo día) sin cambios al examen. Nueva RM (con contraste) lesión intramedular al nivel de ambas astas anteriores desde C2 a C6, hiperintensa en T2 (ojos de búho) con refuerzo poscontraste (Figuras 3.3.2 a 3.3.4). Comienza tratamiento con pulsos de solumedrol. ASD medular y cerebral: normal. EMG: neuronopatía motora inferior (nivel C2-C6). TC con ventana ósea de charnela: normal. Diagnóstico: infarto isquémico de los cuernos anteriores a nivel de la médula cervical. Alta a los 21 días con leve mejoría.[17]

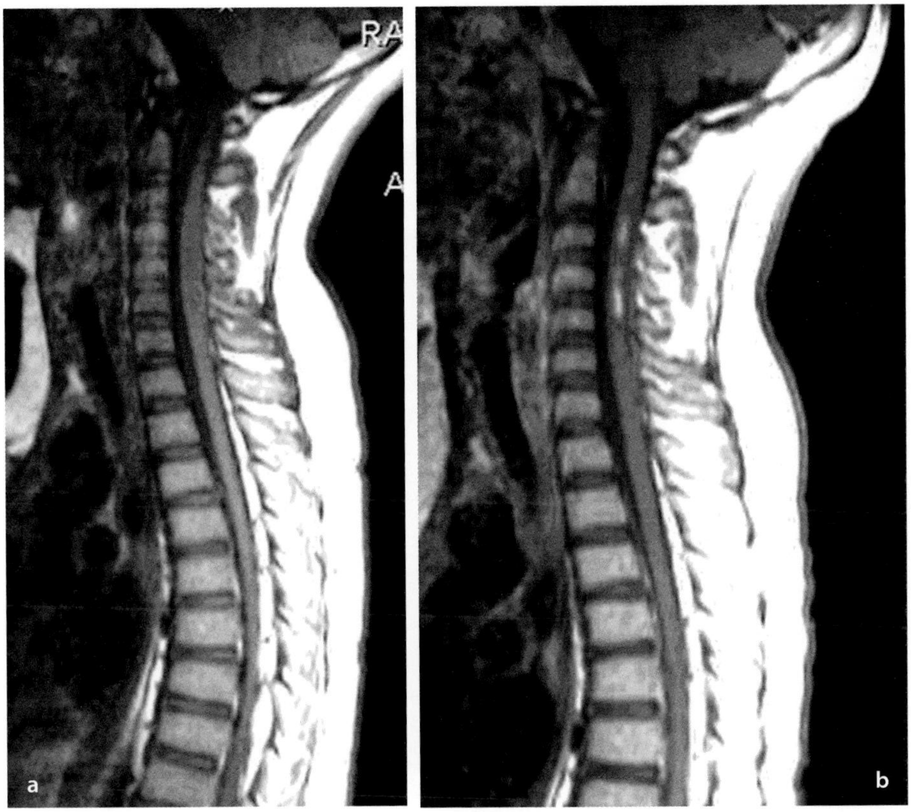

Figura 3.3.2 RM de médula cervical. a Secuencia T1, ensanchamiento isointenso medular de C4-C7. b Secuencia T1 con gadolinio: imagen hiperintensa irregular de C3-C5.

Caso clínico 2

Paciente de sexo masculino con diagnóstico a los dos meses de vida de coartación de la aorta. El paciente presentó un cuadro de insuficiencia cardíaca congestiva, presión arterial en el miembro superior de 150/110 y en el miembro inferior de 110/60. Los pulsos femorales, aunque de menor amplitud, estaban presentes. Se operó al paciente a los tres meses de vida, momento en que presentaba un peso de 5 kg. Se abordó la aorta por toracotomía posterolateral y pudo realizarse una aortoplastia con colgajo pediculado de subclavia según la técnica de Waldhausen. El pinzado aórtico fue de 28 minutos. De inmediato a la recuperación anestésica se constató parálisis del miembro inferior izquierdo. El examen neurológico mostró a un paciente alerta con examen de pares craneales normales, miembros superiores con función motora y sensitiva normal y miembros inferiores con paraparesia fláccida con mayor compromiso izquierdo y reflejos de estiramiento ausentes. El examen de la sensibilidad mostró que estaba conservada hasta D12-LI.

Diagnóstico: infarto medular. A la edad de seis años el niño tiene una marcha independiente asistida con ortesis.

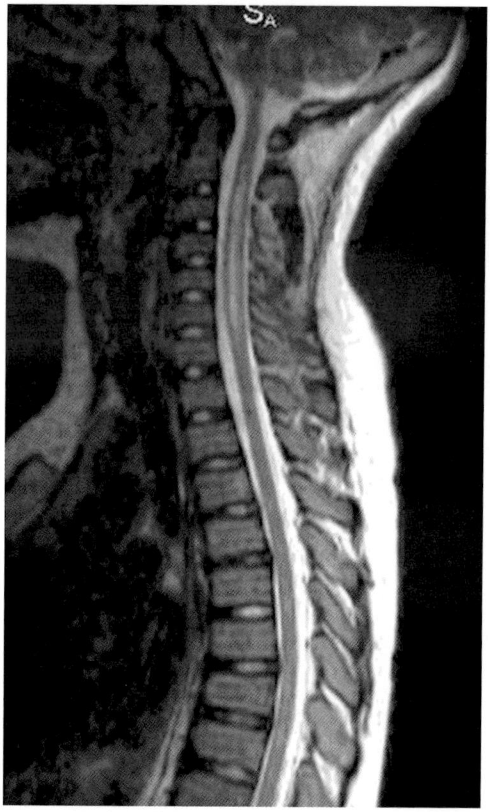

Figura 3.3.3 RM columna cervicodorsal. Secuencia T2: imagen hiperintensa central de C2 - C6.

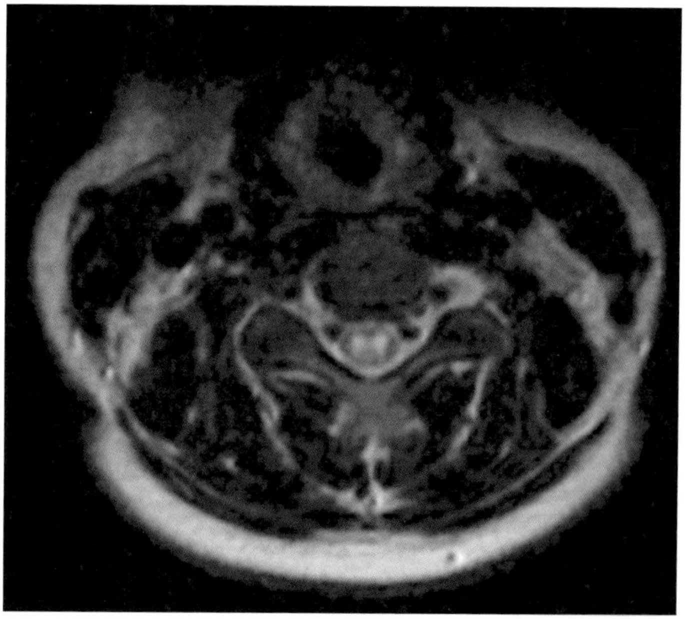

Figura 3.3.4 RM de columna cervical. Corte axial. Secuencia T2: imagen en ojos de búho.

Etiología

El infarto isquémico de la médula espinal reconoce también, como en el infarto isquémico supratentorial, distintos mecanismos. Básicamente hay una reducción del flujo sanguíneo por daño o compresión vascular, trombosis o embolismo de las arterias espinales.

En la Tabla 3.3.2 se menciona una extensa lista de factores de riesgo de isquemia de la médula espinal en niños, no asociada a fractura vertebral.[18]

El infarto medular también debe ser considerado en adolescentes con antecedentes de abuso de cocaína y una rara complicación de la cirugía de coartación de aorta y de cifoescoliosis.[19, 20]

Embolismo fibrocartilaginoso

Es una de las causas de infarto medular en pediatría. Esta entidad ha sido descrita extensamente en animales, especialmente en perros, gatos, caballos, etc.[21, 22]

La primera descripción en humanos fue en 1961 a partir de la autopsia de un paciente de quince años, en la que se observó embolias del núcleo pulposo dentro de las arterias espinales.[23]

Tabla 3.3.2 Factores de riesgo de isquemia de la médula espinal en niños no asociado a fractura vertebral

Factores de riesgo	Número de casos
Trauma mínimo	18
Meningitis bacteriana	15
Embolismo fibrocartilaginoso	10
Cateterismo de la arteria umbilical	8
Paro cardíaco	6
Malformación arteriovenosa	5
Reparación de coartación de aorta	4
Lupus eritematoso diseminado	3
Herniación de la amígdala cerebelosa	3
Resección de tumor torácico, mutación 20210 de la protrombina, cirugía de acondroplasia	2
Disección de aorta, taponamiento cardíaco, secuestro vascular en malformación arteriovenosa, déficit de proteína S, síndrome antifosfolipídico primario, encefalitis viral, meningoencefalitis amebiana, trombosis de la arteria espinal anterior en paciente con cáncer, acondroplasia, escleroterapia de várices esofágicas, flexión cefálica prolongada durante cirugía	1
Desconocido	6

Modificado[18] de Nance JR y Golomb MR Ischemic spinal cord infarction in children without vertebral fracture *Pediatr Neurol* 2007; 36: 209–16.

Los pacientes usualmente experimentan dolor súbito y posteriormente, luego de un intervalo libre de síntomas, que varía de minutos a dos días, comienza el rápido deterioro neurológico.[24] Afecta con mayor frecuencia el territorio de la arteria espinal anterior.[25]

La RM, como método no invasivo, ha permitido caracterizar mejor a esta entidad en los sobrevivientes.[25, 26] En animales, el embolismo fibrocartilaginoso puede sospecharse cuando se demuestran por radiografía y mielografía, cambios en los discos intervertebrales e inflamación de un segmento del cordón medular correlacionado con las manifestaciones neurológicas.[27] Tosi y cols. propusieron que estos criterios puedan utilizarse para el diagnóstico de embolismo fibrocartilaginoso y, además, en la RM debería observarse colapso del espacio intervertebral o nódulos de Schmorl.[24] Se propuso que la herniación vertical del núcleo pulposo dentro de los cuerpos vertebrales, como también en los nódulos de Schmorl, puede permitir la entrada de material fibrocartilaginoso en la vasculatura de la médula espinal.[24, 28, 29]

Diagnóstico por imágenes

La RM es el estudio de elección para el diagnóstico de infarto medular. Weidauer y cols.[30] describieron las siguientes características imagenológicas en dieciséis casos: las anormalidades son especialmente documentadas en los cortes sagitales en la secuencia T2. Las imágenes son hiperintensas con aspecto lineal y también es posible observar un ensanchamiento del cordón medular. Las anormalidades pueden ser detectadas inclusive a las cuatro horas del inicio del evento isquémico. Los cortes axiales en T2 también muestran imágenes hiperintensas unilateriales o bilaterales. Estas imágenes hiperintensas comprometen tanto la sustancia blanca y la sustancia gris de la arteria comprometida o sólo el asta anterior dando la típica imagen en "ojos de búho". En algunos casos es posible observar imágenes hiperintensas en los cortes sagitales en T1 en la zona periférica del área isquémica sugiriendo una leve transformación hemorrágica y también observarse un refuerzo con el contraste en la secuencias T1.

Las RM con secuencias convencionales demuestran anormalidades en aproximadamente la mitad de los infartos medulares. La utilización de secuencia de difusión parecería ser una técnica potencialmente más útil para el diagnóstico de isquemia espinal.[31] Debe realizarse tan rápido como sea posible, ya que las anormalidades desaparecen entre los siete y diez días del inicio de los síntomas.[32, 33]

Recientemente observamos un paciente con inmunodeficiencia combinada con un cuadro de infección por poliovirus confirmada por recuperación del virus en materia fecal. La RM mostró imágenes hiperintensas en T2 similares a las descritas como "ojos de búho".[34]

Diagnóstico diferencial

Mielitis y compresión medular

Estos son los principales diagnósticos que se deberán realizar en una paciente con sospecha de mielopatía o sea con síntomas y signos de disfunción motora, sensitiva y autonómica por compromiso de los tractos espinales y un desarrollo de los síntomas en forma aguda o subaguda. Si los síntomas alcanzan la máxima gravedad en menos de cuatro horas se deberá presumir una etiología isquémica. Generalmente hay un límite sensitivo superior bien definido. La presencia de estos síntomas es una urgencia neurológica y la primera prioridad es descartar una etiología compresiva. La RM con contraste nos permitirá descartar estas etiologías. Si el estudio fue negativo se deberá definir la presencia o ausencia de un fenómeno inflamatorio por lo que es necesario realizar una punción lumbar. Si se detecta pleocitosis y/o índice IgG elevado o bandas oligoclonales en el LCR, se deberá sospechar, en grado sumo, una etiología inflamatoria. En estas circunstancias habrá que considerar si el fenómeno inflamatorio compromete otras estructuras del sistema nervioso central (SNC) para lo que habrá que realizar una RM de cerebro y potenciales evocados visuales. Este episodio puede ser un evento desmielinizante aislado o ser la forma de presentación de una neuromielitis óptica o de una esclerosis múltiple. Teniendo en cuenta el cuadro clínico, se deberán descartar otras etiologías.[35] Debido a que el diagnóstico de mielitis transversa o longitudinal es el diagnóstico diferencial más frecuente, en la Tabla 3.3.3 se detallan los criterios de inclusión y criterios de exclusión de las formas idiopáticas.

Tabla 3.3.3 Criterios diagnósticos de mielitis transversa o longitudinal[24]

Criterios de inclusión	Criterios de exclusión
• Disfunción motora, sensitiva y autonómica atribuible a médula espinal	• Historia de irradiación espinal en los últimos diez años
• Signos y síntomas bilaterales (no necesariamente simétricos)	• Clara distribución arterial de los síntomas consistente con trombosis de la arteria espinal anterior
• Nivel sensitivo claramente definido	• Flujo anormal en la superficie de la médula espinal con o sin MAV
• Exclusión de etiología compresiva extra axial por neuroimágenes	• Evidencia clínica o serológica de enfermedad de tejido conectivo (enfermedad de Behçet, síndrome de Sjögren, sarcoidosis, lupus)*
• Inflamación en la médula espinal demostrada por LCR con pleocitosis o elevado índice de IgG o refuerzo con gadolinio	• Manifestaciones en SNC de: VIH, HTLV-1, enfermedad de Lyme, *Mycoplasma*, otras enfermedades virales (VHS-1, VHS -2, VVZ, VEB, CMV, VHH-6, enterovirus *
• Progresión de los síntomas al nadir entre cuatro horas y 21 días.	• Anormalidades en la RM compatible con esclerosis múltiple
	• Historia de neuritis óptica

Modificado de: Transverse Myelitis consortium Working Group. Proposed diagnostic criteria and nosology of acute transverse myelitis. *Neurology* 2002;59:499-505.

MAV: malformación arteriovenosa; HTLV-1: *human T-cell lymphotropic virus-1*; VHS: virus herpes simple; VVZ: virus varicela zóster; VEB: virus Epstein-Barr; CMV: citomegalovirus; VHH: virus del herpes humano. * No excluye una mielitis aguda asociada.

La lesión de la médula espinal sin evidencias de anormalidad radiológica reconocida en la bibliografía internacional por el acrónimo SCIWORA (*spinal cord injury without radiographic abnormalities*) reconoce como más frecuente el antecedente de un traumatismo por accidente en la vía pública o durante deportes de confrontación o por maltrato infantil. La incorporación de la RM ha permitido delinear con mayor precisión las alteraciones en la médula espinal sin embargo en el 35% de pacientes con SCIWORA la RM es normal. Los potenciales evocados somatosensitivos en estos casos son de especial utilidad.[36, 37]

Infección por enterovirus

Las infecciones por enterovirus con compromiso paralítico es otro de los diagnósticos diferenciales a considerar. Las principales características son: cuadro infeccioso previo, signos meníngeos, asimetría del compromiso motor, ausencia de signos de nivel sensitivo, LCR con pleocitosis linfocitaria, conversión serológica y recuperación de virus en materia fecal. El grupo polio fue en el pasado el más común de los enterovirus y ha causado enfermedades neurológicas aún no totalmente erradicadas por los programas de inmunización activa. Actualmente suele presentarse como una rara complicación de la vacuna Sabin en pacientes inmunocompetentes y más frecuentemente en pacientes con inmunodeficiencias.[38-40]

Infección por arborvirus

La infección por virus del Nilo Oeste se caracteriza por fiebre, erupción dérmica, dolor abdominal y lumbar, debilidad proximal asimétrica con pleocitosis en el LCR y confirmación por serología en suero y/o LCR. El pronóstico de esta forma símil polio es también grave.[41-43]

Tratamiento

La decisión terapéutica en un niño o adolescente con infarto medular está menos definido aún que el infarto cerebral. El uso de heparina y aspirina podría ser utilizado con similares controversias a las planteadas en otros territorios del SNC. También podrían utilizarse esteroides por vía endovenosa, teniendo en cuenta el edema que se desarrolla luego de un infarto y el pequeño compartimiento en el que está la médula espinal. Actualmente el cuidado general del paciente y el tratamiento kinésico son los pilares terapéuticos de los pacientes con infarto medular.

Pronóstico

Debido a la baja incidencia de isquemia espinal, los trabajos informados están constituidos por grupos pequeños y heterogéneos de pacientes por lo que es difícil conocer el pronóstico y qué factores pueden estar influyendo.

Moffett y Berkowitz revisaron el pronóstico en 19 niños con meningitis bacteriana e infarto de la médula espinal y sólo dos tuvieron un buen pronóstico.[44]

En adultos ha sido asociado con un pronóstico desfavorable y la recuperación funcional se asoció con el grado de déficit neurológico especialmente motor.[45-47]

Nedeltech y cols. recientemente publicaron el seguimiento prolongado de 54 pacientes adultos y a diferencia de informes previos el 71% de los pacientes lograron la deambulación y en más de la mitad en forma independiente.[48]

Referencias bibliográficas

1 Rouviere H. Vasos de la cabeza y del cuello. En: Cordier G, López Prieto R, Gavilán Bofia M (eds). *Anatomía humana descriptiva y topográfica.* Madrid: Bailly-Bailliere, 1991, p 176-218.

2 Sandson TA, Friedman JH. Spinal cord infarction: Report of 8 cases and review of the literature. *Medicine (Baltimore)* 1989; 68: 282–92.

3 Salvador de la Barrera S, Barca-Buyo A, Montoto-Marques A, et al. Spinal cord infarction: Prognosis and recovery in a series of 36 patients. *Spinal Cord* 2001; 39: 520–5.

4 Satran R. Spinal cord infarction. *Stroke* 1988; 19: 529–32.

5 Williams LS, Bruno A, Biller J. Spinal cord infarction. *Topics in Stroke Rehabilitation* 1996; 3: 41–53.

6 Foo D, Rossier AB. Anterior spinal artery syndrome and its natural history. *Paraplegia* 1983; 21: 1–10.

7 Masson C, Pruvo JP, Meder JF, et al. Spinal cord infarction: Clinical and magnetic resonance imaging findings and short term outcome. *J Neurol Neurosurg Psychiatry* 2004; 75: 1431–5.

8 Cheshire WP, Santos CC, Massey EW, Howard JF Jr. Spinal cord infarction: Etiology and outcome. *Neurology* 1996; 47: 321–30.

9 Sladky JT, Rorke LB. Perinatal hypoxic/ischemic spinal cord injury. *Pediatr Pathol* 1986; 6: 87–101.

10 Bammer R, Fazekas F Diffusion imaging of the human spinal cord and the vertebral column. *Top Magn Reson Imaging* 2003; 14: 461-76.

11 Novy J, Carruzzo A, Maeder P, et al. Spinal Cord Ischemia Clinical and Imaging Patterns, Pathogenesis, and Outcomes in 27 Patients. *Arch Neurol* 2006; 63: 1113-20.

12 Ebinger F, Boor R, Brühl K, Reitter B. Cervical spinal cord atrophy in the atraumatically born neonate: one form of prenatal or perinatal ischaemic insult? *Neuropediatrics* 2003; 34: 45-51.

13 Roche-Herrero MC, Miranda-Cid C, Royo-Orejas A, Escudero-Lou RM. Atrophy of the cervical spinal cord as a consequence of a prenatal ischemic infarct *Rev Neurol* 2004; 39: 932-4.

14 de León GA, Radkowski MA, Crawford SE, et al. Persistent respiratory failure due to low cervical cord infarction in newborn babies. *J Child Neurol* 1995; 10: 200-4.

15 J Aziz EM, Robertson AF. Paraplegia: a complication of umbilical artery catheterization. *Pediatr* 1973; 82(6): 1051-2.

16 Muñoz ME, Roche C, Escribá R, et al. Flaccid paraplegia as complication of umbilical artery catheterization. *Pediatr Neurol* 1993; 9: 401-3.
17 Buompadre MC, Arroyo HA, Pozo A, Ross N, Grupo de ACV. *Isquemia Medular como causa de Diplejía Braquial Aguda. Un Diagnóstico para tener en cuenta.* XXVIII Congreso Argentino de Neurología Infantil, noviembre 2008.
18 Nance JR and Golomb MR. Ischemic spinal cord infarction in children without vertebral fracture *Pediatr Neurol* 2007; 36: 209–16.
19 Schreiber AL, Formal CS. Spinal cord infarction secondary to cocaine use. *Am J Phys Med Rehabil* 2007; 86: 158-60.
20 Allaria A, Arroyo HA, Tenembaun S, et al. Paraparesia como complicación de la corrección de la coartación de aorta: comunicación de dos casos pediátricos con seguimiento a mediano plazo. *Rev Arg Cardiol* 2000; 68: 855-9.
21 Cauzinille L. Fibrocartilaginous embolism in dogs. *Vet Clin North Am Small Anim Pract* 2000; 30: 155–67.
22 Gandini G, Cizinauskas S, Lang J, et al. Fibrocartilaginous embolism in 75 dogs: Clinical findings and factors influencing the recovery rate. *J Small Anim Pract* 2003; 44: 76–80.
23 Naiman J, Donohue WL, Prichard JS. Fatal nucleus pulposis embolism of spinal cord after trauma. *Neurology* 1961; 11: 83–7.
24 Tosi L, Rigoli G, Beltramello A. Fibrocartilaginous embolism of the spinal cord: A clinical and pathogenetic reconsideration. *J Neurol Neurosurg Psychiatry* 1996; 60: 55–60.
25 Toro G, Roman GC, Navarro-Roman L, et al. Natural history of spinal cord infarction caused by nucleus pulposus embolism. *Spine* 1994; 19: 360–6.
26 Raghavan A, Onikul E, Ryan MM, et al. Anterior spinal cord infarction oweing to possible fibrocartilaginous embolism. *Pediatr Radiol* 2004; 34: 503–6.
27 Cook JR. Fibrocartilaginous embolism. *Vet Clin North Am Small Anim Pract* 1988; 18: 581–92.
28 Han JJ, Massagli TL, Jaffe KM. Fibrocartilaginous embolism - an uncommon cause of spinal cord infarction: Case report and review of the literature. *Arch Phys Med Rehabil* 2004; 85: 153–7.
29 Davis GA, Klug GL. Acute-onset nontraumatic paraplegia in childhood: Fibrocartilaginous embolism or acute myelitis? *Child's Nervous System* 2000; 16: 551–4.
30 Weidauer S, Nichtweiss M, Lanfermann H, Zanella FE. Spinal cord infarction: MR imaging and clinical features in 16 cases. *Neuroradiology* 2002; 44: 851-7.
31 Masson C, Pruvo JP, Meder JF, et al. Study Group on Spinal Cord Infarction of the French Neurovascular Society. Spinal cord infarction: clinical and magnetic resonance imaging findings and short term outcome. *J Neurol Neurosurg Psychiatry* 2004; 75: 1431-5.
32 Thurnher MM, Bammer R. Diffusion-weighted MR imaging (DWI) in spinal cord ischemia. *Neuroradiology* 2006; 48: 795-801.
33 Beslow LA, Ichord RN, Zimmerman RA, Smith SE, Licht DJ. Role of diffusion MRI in diagnosis of spinal cord infarction in children. *Neuropediatrics* 2008; 39: 188-91.
34 Carod-Artal FJ, Vargas AP, del Negro MC, Lima GA. Hallazgos de resonancia magnética en las astas anteriores de la médula espinal en un paciente con síndrome post-polio. *Rev Neurol* 1999; 29(8): 789.

35 Transverse Myelitis consortium Working Group. Proposed diagnostic criteria and nosology of acute transverse myelitis. *Neurology* 2002; 59: 499-505.
36 Pang D, Pollack IF. Spinal cord injury without radiographic abnormality in children--the SCIWORA syndrome. *J Trauma* 1989; 29: 654-64
37 Pang D. Spinal cord injury without radiographic abnormality in children, 2 decades later. *Neurosurgery* 2004; 55: 1325-42.
38 Mamishi S, Shahmahmoudi S, Tabatabaie H, et al.Novel BTK mutation presenting with vaccine-associated paralytic poliomyelitis. *Eur J Pediatr* 2008; 167: 1335-8.
39 Shahmahmoodi S, Parvaneh N, Burns C, et al. Isolation of a type 3 vaccine-derived poliovirus (VDPV) from an Iranian child with X-linked agammaglobulinemia. *Virus Res* 2008; 137: 168-72.
40 Betancourt B, Noli D, Nievas E, et al *¿Debemos pensar en poliomielitis en los comienzos del tercer milenio en la República Argentina?* XXVIV Congreso Argentino de Neurología Infantil, octubre 2009.
41 Jeha LE, Sila CA, Lederman RJ, et al. West Nile virus infection: a new acute paralytic illness. *Neurology* 2003; 61: 55-9.
42 Kramer LD, Li J, Shi PY. West Nile virus. *Lancet Neurol* 2007; 6: 171-81.
43 Hainline ML, Kincaid JC, Carpenter DL, Golomb MR. West nile poliomyelitis in a 7-year-old child. *Pediatr Neurol* 2008; 39: 350-4.
44 Moffett KS, Berkowitz FE. Quadriplegia complicating escherichia coli meningitis in a newborn infant: Case report and review of 22 cases of spinal cord dysfunction in patients with acute bacterial meningitis. *Clin Infect Dis* 1997; 25: 211–4.
45 Cheshire WP, Santos CC, Massey EW, Howard JF Jr. Spinal cord infarction: Etiology and outcome. *Neurology* 1996; 47: 321–30.
46 Salvador de la Barrera S, Barca-Buyo A, Montoto-Marques A, et al. Spinal cord infarction: prognosis and recovery in a series of 36 patients. *Spinal Cord* 2001; 39: 520–5.
47 Iseli E, Cavigelli A, Dietz V, Curt A. Prognosis and recovery in ischemic and traumatic spinal cord injury: clinical and electrophysiological evaluation. *J Neurol Neurosurg Psychiatry* 1999; 67: 567–71.
48 Nedeltchev K, Loher TJ, Stepper F, et al. Long-term outcome of acute spinal cord ischemia syndrome. *Stroke* 2004; 35: 560-5.

4

Trastornos protrombóticos y accidente cerebrovascular isquémico

Anthony Chan • Nethnapha Paredes • Paul Monagles • Gabrielle deVeber

Introducción

Existe una significativa morbimortalidad asociada con el accidente cerebrovascular (ACV) en niños. Se estima que la incidencia del ACV isquémico en niños (excluyendo los neonatos) es de dos a seis por cada cien mil niños por año[1] y en neonatos, de uno por cada cuatro mil nacidos vivos;[2] puede acarrear una evolución devastadora en niños e incluye déficit neurológico, reducción de la calidad de vida e incluso la muerte. Existen muchos factores de riesgo para el ACV en niños (enfermedades cardíacas, alteraciones metabólicas, trastornos protrombóticos, enfermedades vasculares e infecciones).

El accidente cerebrovascular, tanto el isquémico arterial como la trombosis de senos venosos cerebrales (TSVC), actualmente es diagnosticado más fácilmente en la población pediátrica debido a los avances en las técnicas de neuroimagen y al progreso en la conciencia clínica de esta entidad.

El incremento de la incidencia del infarto en pediatría se puede atribuir también al alto índice de supervivencia en niños con enfermedades fatales previas como las cardiopatías congénitas y la leucemia. Por lo tanto, la enfermedad vascular oclusiva trombótica posee etiologías muy diferentes en niños en comparación con los adultos, donde la causa predominante de ACV es la arterioesclerosis. En niños, los factores de riesgo protrombóticos más comúnmente asociados al ACV incluyen las deficiencias de proteínas anticoagulantes (proteína C, proteína S; antitrombina), anticuerpos antifosfolípidos (anticuerpos anticardiolipinas, anticoagulante lúpico) polimorfismo genético en las proteínas de hemostasis (factor V Leiden [FVL], mutación de protrombina G20210A [PT G20210A], inhibidor del activador del plasminógeno [PAI-1], metabolismo de la homocisteína –metilentetrahidrofolato reductasa [MTHFR]– y lipoproteína (a) [Lp(a)]). El riesgo para ACV en niños aumenta fundamentalmente cuando existe una o más anormalidades protrombóticas.[3-5] Aunque raro en neonatos,[6] se estima que la recurrencia de ACV en niños es de entre el 6% al 30%[7-9] y asociada a la mutación MTHFR, al aumento de la homocisteína, al aumento de lipoproteína (a) y a la deficiencia de la proteína C.[10]

Hasta la fecha, con excepción de los pacientes con anemia de células falciformes[11] no existen estudios controlados de asignación aleatoria con respecto al tratamiento del ACV en niños. No pueden adaptarse los tratamientos en adultos a los pacientes pediátricos con ACV debido a las diferencias en la maduración del sistema de homeostasis y a la causa subyacente de ACV entre estos dos grupos etáreos. Se determinaron en adultos los factores de riesgo (arterioesclerosis debida a hipertensión, tabaquismo y diabetes) y se desarrollaron las estrategias terapéuticas basadas en evidencia. Por el contrario, la comprensión sobre los factores de riesgo, etiología, tratamiento y predictores de evolución en la población pediátrica con ACV es insuficiente

Sistema de hemostasia

El sistema hemostático es complejo y dinámico y abarca tanto a la coagulación como a la fibrinólisis. Es un sistema que evoluciona desde el recién nacido al neonato, niñez y finalmente adultez. Se establecieron diferencias significativas en las mediciones de las funciones hemostáticas y la concentración de las proteínas hemostáticas en neonatos y niños comparadas con los adultos, sumado al hecho de que la concentración de estas proteínas varía significativamente con la edad.[12-15]

Hay muchos componentes del sistema hemostático e incluyen: la pared de los vasos, las plaquetas, los factores e inhibidores coagulantes y fibrinolíticos. El rol del sistema de coagulación es producir un coágulo sanguíneo (tapón plaquetario) para prevenir la pérdida excesiva de sangre en los sitios donde se ubica la lesión vascular. El sistema fibrinolítico limita el crecimiento del coágulo y eventualmente lo lisa para restablecer el flujo sanguíneo. En condiciones fisiológicas, el sistema de coagulación y el fibrinolítico se regulan mutuamente para, en última instancia, mantener la permeabilidad del lumen vascular de modo que el flujo sanguíneo circule normalmente. La disrupción de cualquiera de estos componentes hemostáticos, defecto ya sea genético o adquirido, puede conducir a un estado patológico como coagulación o sangrado excesivo.

Sistema de coagulación

Coagulación

Las proteínas de coagulación, enzimas y superficie de las células (endoteliales y plaquetas) actúan juntas a través de una serie en cascada de reacciones que finalmente generan trombina, la enzima clave en la coagulación, lo que conduce a la formación de un coágulo de fibrina. Bajo condiciones normales, las células endoteliales proveen una superficie antitrombótica y están involucradas en un gran número de procesos regulatorios que incluyen el mantenimiento del tono vascular, la permeabilidad, la angiogénesis y las respuestas inflamatorias e inmunes. Las plaquetas también contribuyen en gran medida a la coagulación a través de la adhesión al subendotelio en los sitios de trauma vascular. Las fuerzas provocadas por alto estrés en la vasculatura arterial de mayor flujo tienden a incrementar la adhesión plaquetaria;[16] lo que indica que la participación de estas células puede ser más importantes en la trombosis arterial que venosa.

Las plaquetas se activan y luego se aglomeran de tal manera que facilitan la superficie fosfolípida para la reunión de proteínas de coagulación activadas.

Así se instaura el escenario para la iniciación de la coagulación y por consiguiente de la generación de trombina.

El rol de la trombina es convertir el fibrinógeno en fibrina, activar otros factores de coagulación y plaquetas y estabilizar el coágulo a través de la activación del factor (F) XIII. Este es un mecanismo de retroalimentación que permite que la generación de trombina se amplifique y acelere la formación del coágulo de fibrina. Sin embargo existen inhibidores que regulan las actividades procoagulantes y la generación de trombina. El principal inhibidor directo de la trombina es la antitrombina, un inhibidor proteasa sérico que se une irreversiblemente y neutraliza la trombina.[17] Esta reacción se potencia en presencia de heparina, un glicosaminoglicano.[18, 19] La antitrombina también es capaz de neutralizar otras proteasas procoagulantes de la cascada de coagulación por unión covalente y crear un complejo equimolar con la proteasa.[20-23] Otro método de inactivación de la trombina es a través de la vía de la proteína C.[24] La proteína C, el principal componente de esta vía de inactivación indirecta de la trombina, regula al FVIIIa (complejo tenasa) y el FVa (en el complejo protrombinasa) disminuyendo sus efectos catalíticos en la generación de trombina. La activación de la proteína C en proteína C activada es favorecida ampliamente por la presencia del complejo trombina-trombomodulina en la superficie de las células endoteliales.[25, 26] La proteína C activada, en conjunción con su cofactor, la proteína S, degrada enzimáticamente el FVa y el FVIIIa. Este mecanismo de retroalimentación negativa asegura que se disminuya la generación de más trombina, disminuyendo la predisposición a la formación del coágulo.

Trastornos de la coagulación

Bajo condiciones fisiológicas, el endotelio provee una superficie no trombogénica para la circulación. Sin embargo, los trastornos protrombóticos ocurren cuando el endotelio y/o sus alrededores se alteran. Una condición que trastorna las propiedades del endotelio es la hiperhomocisteinemia. La homocisteína es un aminoácido no esencial sulfatado producto de la demetilación del aminoácido esencial, metionina. Esta reacción depende de sus cofactores ácido fólico, vitamina B_6 y vitamina B_{12} y la enzima convertidora cistiatonina b sintetasa y la 5,10–metilentetrahidrofolato reductasa. La hiperhomocisteinemia puede ser el resultado de un defecto adquirido genéticamente tal como la deficiencia de cistiatonina b sintetasa[27] o la deficiencia de MTHFR.[28] Se demostró que la variante termolábil del gen MTHFR (C677T; un polimorfismo de sustitución C→T en el nucleótido 667) estaba asociada con la hiperhomocisteinemia.[29-31]

La hiperhomocisteinemia también puede ser el resultado de la deficiencia dietaria/nutricional de folato, vitamina B_6 y vitamina B_{12}, ya que son los precursores para los cofactores claves en la vía de degradación de la homocisteína.[32] La hiperhomocisteinemia ha sido asociada con hipercoagulabilidad,[33] fibrinólisis deficiente,[34] inflamación,[35] aumento de la activación de plaquetas y agregación.[36, 37] Enfermedades asociadas con hiperhomocisteinemia incluyen a la trombosis venosa[38, 39] y arterial,[40, 41] ACV[42] y arterioesclerosis.[43, 44]

Las deficiencias congénitas de los anticoagulantes naturales antitrombina, proteína C, proteína S y resistencia a la proteína C activada son otros factores que pueden conducir a eventos tromboembólicos en los jóvenes.[45-48] La resistencia a la proteína C activada se origina cuando existe una mutación en el gen FV en el sitio de unión (Arg506 por Gln) donde la proteína C activada actúa para neutralizar el FV, produciendo de este modo una proteína intrínsecamente resistente a la proteína C activada.[49] El fenotipo de la resistencia a la proteína C activada se caracteriza por inhabilidad en la vía de la proteína C para proporcionar una adecuada anticoagulación a pesar de los niveles normales de la proteína C presente. La mutación FVL es común y se estima que está presente en aproximadamente el 5% de la población caucásica (Estados Unidos).[50] La resistencia a la proteína C activada es un factor de riesgo congénito para trombosis[51] pero es independiente del FVL.[52, 53] Otro defecto congénito asociado como factor de riesgo protrombótico es la mutación PTG20210A.[54, 55] El defecto genético en el gen de la protrombina promueve la producción de protrombina, un precursor inactivo de la trombina, confiriendo un estado protrombótico e incrementando el riesgo de tromboembolismo.[56]

Los trastornos protrombóticos pueden ser también adquiridos a través de deficiencias de proteína C, proteína S y antitrombina como consecuencia de un síndrome nefrótico, tratamiento con l-asparaginasa o sepsis e infecciones virales tales como varicela.[57-60] La más prevalente variedad adquirida de trombofilia es la presencia de anticuerpos antifosfolípidos.[61] Estos anticuerpos son un grupo heterogéneo de autoanticuerpos que incluyen al anticoagulante lúpico y a los anticuerpos anticardiolipinas. Estos anticuerpos reaccionan con proteínas unidas a los fosfolípidos y fueron los más prevalentes en pacientes con lupus eritematoso sistémico (LES), asociados con un incremento en el riesgo de eventos tromboembólicos.[62, 63] Un estudio de casos (muestra pequeña) en adultos con TSVC mostró que la presencia de anticuerpos anticardiolipinas elevados fue uno de los factores de riesgo para TSVC en asociación con otros factores de riesgo predisponentes como lupus sistémico, síndrome antifosfolipido primario o mutación FVL.[64] Estaba asociado con alto riesgo de tromboembolismo la presencia tanto de resistencia a la proteína C activada adquirida y del anticoagulante lúpico.[65] En la población pediátrica, la identificación de anticoagulante lúpico también se relacionó con el más alto riesgo de trombosis,[66-68] aunque un solo estudio institucional demostró que la persistencia de anticoagulante lúpico no implica mayor riesgo de trombosis en niños.[69] Las manifestaciones clínicas del síndrome antifosfolípido en niños son principalmente trombosis arteriales o venosas y, en menor grado, manifestaciones neurológicas y hematológicas.[70-73]

La disfibrinogenemia es un trastorno de la coagulación que puede ser tanto hereditario (mutaciones en la región codificada para fibrinógeno) como adquirido (enfermedades del tracto biliar o hepático). La disfibrinogenemia se caracteriza por una función anormal del fibrinógeno como resultado de una variedad de anormalidades estructurales y se asoció con un riesgo elevado de sangrado y/o trombosis. La relación entre la molécula anormal de fibrinógeno y la patogénesis de la trombosis no está totalmente clara, pero en general se ha propuesto que el fibrinógeno anormal tiene alterada la función anticoagulante (unión a la trombina alterada) o la función profibrinolítica, lo que conduce a un estado protrombótico.[74-77]

Sistema fibrinolítico

Visión general de la fibrinólisis

El sistema fibrinolítico es importante en la modificación y eventual lisis del coágulo.[78] El principal componente del coágulo es la fibrina, derivada de la fragmentación enzimática del fibrinógeno por la trombina. El coágulo se estabiliza cuando la fibrina es ligada de forma cruzada en el proceso de la coagulación. La plasmina, similar a la trombina en la cascada de coagulación, es la enzima primaria en la fibrinólisis y regula la degradación de fibrina. La plasmina se forma cuando el plasminógeno, el precursor de la plasmina, es clivado por activadores de plasminógeno (PAs), el activador tisular del plasminógeno (tPA). La actividad del tPA se favorece intensamente en presencia de fibrina y está involucrado principalmente en la disolución de la fibrina en la circulación. El proceso fibrinolítico está controlado por los inhibidores de la activación del plasminógeno, especialmente el PAI-1 que es el inhibidor primario del tPA.[79]

El inhibidor de la fibrinólisis activado por trombina (TAFI) circula en el plasma como una proenzima y se activa por el complejo trombina-trombomodulina. En su forma activa, el inhibidor de la fibrinólisis activado por trombina degrada el sitio de unión esencial de la fibrina para el tPA, plasminógeno y plasmina. El resultado es la disminución de la formación de plasmina y la atenuación de la fibrinolisis.[80-82]

Trastornos fibrinolíticos

No se demostró que la deficiencia de plasminógeno sea un factor de riesgo para trombosis en adulto.[77, 83, 84] Existe poca evidencia relacionada con los niveles de tPA o PAI-1 y los eventos trombóticos venosos o arteriales, por lo tanto los niveles elevados de tPA o PAI-1 no son considerados factores de riesgo para trombosis.[83]

La lipoproteína (a), en relación con el sistema fibrinolítico, es estructuralmente similar al plasminógeno[85] y compite con el plasminógeno por la unión a fibrina y a las células endoteliales reducciendo la fibrinolísis. Los niveles elevados de lipoproteína (a) se han identificado como factor de riesgo de enfermedad arteroesclerótica, trombosis y ACV en adultos.[86-88]

Se asociaron los niveles elevados del inhibidor de la fibrinólisis activado por trombina con trombosis venosa,[89, 90] pero no está totalmente claro su rol en la trombosis arterial. Sin embargo, algunos estudios han mostrado que los niveles funcionales aumentados del inhibidor de la fibrinolísis activado por trombina[91,92] y los niveles en plasma de antígeno del inhibidor de la fibrinólisis activado por trombina[93] se asociaron con un aumento del riesgo de ACV isquémico.

Plaquetas

Las plaquetas son importantes para la hemostasis. Durante el trauma vascular, las plaquetas son reclutadas en el sitio de la lesión, se adhieren al endotelio y participan en la formación de tromboémbolos a través de una compleja y regulada serie de eventos. Una vez activadas, las paquetas se adhieren, luego se aglomeran y proveen una superficie protrombótica para la iniciación y propagación de la coagulación. Las plaquetas pueden reclutar células inflamatorias (neutrófilos y monocitos) al trombo y liberar factores de crecimiento para estimular la migración y proliferación de células de músculo liso en la pared de los vasos y fibroblastos en el sitio del trauma.

Trastornos de las plaquetas

La formación de placas de arterioesclerosis puede ser atribuida a las plaquetas. Estas placas, entonces, sirven como focos para la formación de más trombos plaquetarios que eventualmente pueden conducir a la oclusión arterial (infarto de miocardio) y a lesión isquémica (infarto).[94, 95] La trombocitosis y los factores que incrementan la agregación plaquetaria pueden contribuir a un estado protrombótico y estar asociados con un incremento en el riesgo de ACV isquémico.[96-98] Las alteraciones de las plaquetas asociadas con enfermedades tromboembólicas en niños necesitan de mayor estudio.

Trastornos protrombóticos y accidente cerebrovascular isquémico

Los eventos tromboembólicos tanto en el sistema arterial cerebral como en el sistema de senos venosos y su resultado, el ACV isquémico en niños, son el principal ejemplo de un estado hemostático patológico que incluye la activación de la coagulación y la formación de fibrina. Aunque comparten algunas características, los estados protrombóticos en el ACV isquémico y la TSVC varían. En relación al tipo de accidente, el ACV arterial isquémico es más prevalente que la TSVC.[99]

Accidente cerebrovascular isquémico en niños

Trastornos protrombóticos

La presencia de trastornos protrombóticos, ya sean congénitos o adquiridos, pueden predisponer al ACV isquémico.[100] Según la bibliografía, estas anormalidades protrombóticas asociadas con ACV isquémico en pediatría son las deficiencias de proteína C, proteína S, antitrombina y plasminógeno, niveles aumentados en plasma de FVIII, la presencia de resistencia a la proteína C activada, mutación PT G20210A, anticuerpos anticardiolipinas, anticoagulante lúpico, hiperhomocisteinemia y niveles elevados de lipoproteína (a). Sin embargo, la etiología definitiva y la posible asociación de estos trastornos de la coagulación y ACV isquémico en niños aún están por establecerse.

Se discute aún la contribución de las deficiencias hereditarias de los inhibidores de la coagulación (proteína C, proteína S y antitrombina) en niños con ACV isquémico, donde algunos han encontrado asociación entre las deficiencias de inhibidores y el infarto[3, 101-103] y otros no lo han demostrado.[104, 105] Existen algunos estudios que han identificado la deficiencia de proteína C (hasta el 22% de los casos)[106-108] y menos comúnmente, la deficiencia de proteína S (hasta el 10,7% de los casos)[107, 108] en niños con ACV isquémico. Sin embargo, no se encontró que la deficiencia de antitrombina sea un factor de riesgo para ACV isquémico en niños.[4, 107] Las deficiencias familiares de proteína C y proteína S se han asociado con recurrencia en ACV isquémico.[10] Las deficiencias adquiridas de proteína C y proteína S son el resultado de la presencia de anticuerpos producto de infecciones virales y sepsis en pacientes con ACV,[58, 59, 109, 110] así también como la deficiencia adquirida de antitrombina[108, 111] se ha asociado con eventos trombóticos, pero son necesarios más estudios para determinar la importancia de estas deficiencias transitorias en niños con ACV.

Los niveles elevados en plasma del FVIII se implicaron en la enfermedad cerebrovascular del adulto,[112, 113] pero los informes de FVIII aumentados como factor de riesgo independiente para ACV en niños son contradictorios. Dos casos informados, un niños de cuatro años[114] y una niña de cinco,[115] ambos con diagnóstico de ACV isquémico, presentaron niveles persistentemente altos de FVIII, al igual que otro estudio de veinte pacientes pediátricos con ACV isquémico confirmado y niveles altos de FVIII, donde se demostró que fue un factor de riesgo independiente en comparación con los controles sanos.[116] Sin embargo, un estudio que incluía treinta niños con ACV isquémico no encontró diferencias significativas en los niveles elevados de FVIII entre pacientes con ACV y los sujetos controles.[117] Son necesarios más estudios para aclarar el rol del FVIII elevado en niños con ACV.

La resistencia a la proteína C activada es un factor de riesgo concreto para la trombosis venosa.[118-120] Por el contrario, entre pacientes con ACV, la frecuencia de resistencia a la proteína C activada no fue significativamente diferente a la frecuencia de resistencia en sujetos controles a la proteína C activada.[121] Sin embargo, otros estudios de pacientes con ACV isquémico encontraron, en la población afectada, una posible asociación de resistencia a la proteína C activada con infarto.[106, 122] La discrepancia en la fuerza de asociación entre estos estudios puede ser atribuida a las diferencias en el tipo de prueba de KPTT usado para determinar la presencia de resistencia a la proteína C activada.[121]

Estudios tipo caso control han mostrado un incremento en la incidencia de FVL en niños con infarto e identificaron al FVL como un factor de riesgo para ACV isquémico en niños.[5, 104, 117, 123] Un reporte de 65 niños con ACV isquémico estimó que la presencia de FVL incrementó el riesgo relativo de ACV isquémico en aproximadamente cinco veces comparado con los controles (el cocienciente de posibilidades [*odds ratio*, OR] 4,8, intervalo de confianza [IC] 1,4 - 16,5).[104] Un estudio reportó la presencia de múltiples factores en niños con ACV y la mutación FVL y la variante PT G20210A fueron identificadas como factores predisponentes en su cohorte pediátrica.[124]

Las variantes homocigotas del FVL y PT G20210A son factores de riesgo fuertes para los eventos trombóticos, pero no está claro cuál es el aporte de las variantes heterocigotas para ser factor de riesgo para ACV isquémico en pediatría.[3, 4, 104, 125]

Muchos estudios han demostrado una asociación con la presencia de anticuerpos anticardiolipinas, marcador del síndrome antifosfolípido, y el primer evento de ACV isquémico en la población pediátrica.[4, 7, 104] Un estudio canadiense encontró que un tercio de la población estudiada con ACV isquémico o TSVC tenían positivos los anticuerpos anticardiolipinas.[7] Sin embargo, a pesar de la recurrencia de ACV/AIT en el 30% de los pacientes dentro de los tres años después del evento inicial, no hubo diferencias significativas en la tasa de recurrencia entre los pacientes con anticuerpos anticardiolipinas y aquellos sin dichos anticuerpos.[126] En esta cohorte, la asociación negativa podría ser el resultado de que los niños con anticuerpos anticardiolipinas positivos probablemente recibieron terapia anticoagulante. La presencia de anticoagulante lúpico puede ser un marcador más específico de eventos tromboembólicos que los anticuerpos anticardiolipinas,[127] pero el valor pronóstico del anticuerpo anticardiolipina y del anticoagulante lúpico como marcadores de ACV/AIT recurrente en niños permanece aún sin aclararse.

El nivel elevado de homocisteína es un factor de riesgo para ACV isquémico[128, 129] y existe una fuere asociación entre la mutación C677T del gen de MTHFR y la hiperhomocisteinemia.[3, 105, 130, 131] En un estudio de 118 niños, ser homocigota para el alelo de MTHFR se asoció con nivel elevado de homocisteína en plasma comparado con aquellos que eran negativos o que eran heterocigotas (p = 0,047; OR 5,8, IC 95% 1,1 a 31,2) y con un riesgo significativo de recurrencia (regresión por Cox p = 0,03; cociente de riesgos instantáneos [*hazard ratio*] 2,18, IC 95% 1,08 - 4,42).[130] Un estudio reportó que la ocurrencia de ACV está asociada con homocisteinemia, pero no con ser homocigota para la mutación C677T.[132] Después de un análisis más profundo de la clasificación de los subtipos de ACV, se reveló que el genotipo C677T se asocia significativamente con múltiples oclusiones de arterias de pequeño calibre (*odds ratio* ajustado [ORA], 2,92; IC 1,01 - 8,48 para oclusiones aisladas; ORA, 6,90; IC 95% 1,70 - 27,99 para oclusiones múltiples), lo que sugiere que la presencia de este genotipo incrementa en el paciente el riesgo de microangiopatía.

La lipoproteína (a) elevada es un factor de riesgo protrombótico asociado con ACV isquémico en la niñez[3, 4, 100] y la recurrencia.[10] Sin embargo más estudios son necesarios para confirmar esta observación.

Con respecto al sistema fibrinolítico, se demostró que los niveles elevados funcionales de TAFI incrementan el riesgo de ACV isquémico en la población adulta aproximadamente seis veces, aún cuando otros factores de riesgo convencionales como el cardiovascular y el hematológico son tenidos en cuenta.[92] Todavía no se ha demostrado si los niveles elevados funcionales de TAFI están asociados con el riesgo de ACV isquémico en la población pediátrica.

Existen muchas causas subyacentes asociadas con ACV isquémico en la niñez e incluyen enfermedades, infecciones y vasculopatías. Sin embargo hasta el 50% de los casos no tiene una causa identificable.[133] En el ACV isquémico neonatal los factores de riesgo protrombóticos son similares a los identificados en la niñez e incluyen al FVL, deficiencia de proteína C y elevación de lipoproteína (a).[134] El ACV isquémico recurrente en neonatos es raro (aproximadamente 3,5 a los 6 años de seguimiento) y la presencia de una enfermedad subyacente como la cardiopatía congénita o estados protrombóticos aumenta la tasa de recurrencia.[6, 8] En un estudio prospectivo de seguimiento para tromboembolismo recurrente en niños con ACV isquémico el FVL, PT G20210A, aumento de Lp(a), y las deficiencias de proteína C, proteína S y antitrombina se asociaron con el debut del ACV.[6] Aunque la incidencia de recurrencia es baja, en esta cohorte, se encontró que los factores de riesgo tales como MTHFR C677T, el aumento de lipoproteína (a), la hiperhomocisteinemia y la deficiencia de proteína C estaban presentes al momento de la recurrencia.

Trastornos plaquetarios

Las plaquetas son participantes activos en la homeostasis, particularmente en la formación del trombo para prevenir la hemorragia. En este sentido, los trastornos plaquetarios pueden iniciar y contribuir a los síntomas del infarto. Se documentó previamente la ocurrencia de infarto familiar en niños secundario a deficiencia plasmática de glutatión peroxidasa.[135, 136] El resultado es una hiperreactividad plaquetaria debido a la actividad reducida de la glutatión peroxidasa y subsecuentemente una insuficiencia de oxido nítrico que inhibe los efectos antiplaquetarios mediados por el óxido nítrico. Consecuentemente esos pacientes tienen un riesgo mayor de trombosis arterial.

Otro trastorno de la agregación plaquetaria comprende el gen integrina alfa-2 (ITGA2), específicamente el polimorfismo C807T, que provoca un aumento en la expresión de la integrina alfa-2-beta-1, una glicoproteína de membrana receptor del colágeno Ia/IIa. Se considera que los sujetos con el polimorfismo C807T tienen mayor riesgo para trombosis arterial debido al alto potencial de adhesión plaquetaria. Sin embargo, el rol significativo de esta variación genética en el ACV isquémico es aún controversial y los estudios publicados son divergentes.[137-141] Un metaanálisis reciente no demostró asociación entre el polimorfismo C807T y el aumento en la incidencia de infarto, pero los autores son cautos en la interpretación del resumen de efectos debido al reducido número de estudios tan diferentes incluidos en el metanálisis.[142] Se necesitan más estudios para determinar la contribución de los trastornos plaquetarios en la etiología del ACV isquémico en niños.

Otros estados protrombóticos

Se encontró que la deficiencia de hierro es un factor de riesgo independiente más en aquellos casos de TSVC que en el ACV.[143] Las series de casos o los estudios caso control referidos a la deficiencia de hierro[144] policitemia y trombocitosis[145] han indicado que hay un riesgo potencial para ACV isquémico en pediatría, pero se requieren aún más estudios para confirmar esta observación.

Trombosis venosa en la niñez

Las manifestaciones clínicas de la TSVC frecuentemente son múltiples e inespecíficas, abarcan desde cefalea hasta déficit neurológicos graves. Los neonatos con TSVC comúnmente se presentan con convulsiones[146] y letargia[99] más que con signos neurológicos focales usualmente observados en niños mayores y los síntomas típicos del infarto en adultos.[147, 148] Hay un amplio espectro de factores de riesgo para TSVC en neonatos que va desde las complicaciones maternas a las complicaciones neonatales, incluyendo los trastornos de la coagulación (FVL, deficiencias de proteína C y proteína S, anticuerpos anticardiolipinas, lipoproteína (a), PT G20210A y deficiencia de MTHFR). Muchos niños tienen múltiples factores de riesgo para TSVC.[148]

El tratamiento anticoagulante en estos neonatos es controvertido cuando existe hemorragia intraparenquimatosa recalcando la necesidad de estudios prospectivos.

Trastornos protrombóticos

Se reconoció que la presencia de un factor de riesgo protrombótico ya sea genético o adquirido se asocia con TSVC en la población pediátrica.[7, 11, 148] La prevalencia de estas anormalidades protrombóticas en niños con TSVC varía desde 30% al 65% y puede incluir la presencia de anticuerpos anticardiolipinas, anticoagulante lúpico, FVL, mutaciones en el gen de protrombina y deficiencias de proteína C, proteína S, antitrombina, fibrinógeno y plasminógeno.[99, 111, 143, 148] De éstas, los anticuerpos anticardiolipinas son el más común de los trastornos adquiridos y la presencia de FVL el más frecuente de las anormalidades genéticas. En menos del 5% de los niños con diagnóstico de TSVC no se encontraron factores de riesgo predisponentes.[99] El riesgo de TSVC en neonatos se incrementa cuando existe al menos un factor de riesgo protrombótico presente. Los neonatos son especialmente susceptibles a la TSVC y la prevalencia neonatal con trastorno protrombótico varía de 15% al 20%.[7, 99, 111] Un estudio reducido (once pacientes en total) encontró que el 80% de los neonatos y el 20% de los no-neonatos tenían un defecto trombofílico y una peor evolución que aquellos pacientes sin trastorno protrombótico.[149] Aún no está claro cuál es la contribución de estos trastornos protrombóticos en la etiología de la TSVC.

Los niveles altos en plasma del FVIII también se asociaron con TSVC en adultos[150, 151] y lo mismo puede ser verdadero para los niños.[143] De acuerdo con un estudio que incluye pacientes del Registro de Accidente Cerebrovascular Pediátrico Europeo, el más común de los factores de riesgo protrombóticos para TSVC son el nivel elevado de FVIII y la presencia de polimorfismo de MTHFR, pero los niveles bajos de proteína C y la presencia de FVL y mutación PT20210 no se asociaron con TSVC en esta serie.[143] Sin embargo, los pacientes que tenían trastornos protrombóticos subyacentes y fueron tratados con anticoagulantes tuvieron una evolución cognitiva ligeramente mejor. En lo que respecta al genotipo FVL, se ha reportado previamente que los heterocigotos tienen un aumento de riesgo de trombosis de tres a ocho veces y en los homocigotos para el FVL el riesgo se incrementa drásticamente a ochenta veces.[152]

Otros autores han demostrado una asociación de la homocistinuria[153, 154] o anemia grave[155-157] y TSVC. Se ha indicado que los aumentos de la lipoproteína (a) son un factor de riesgo independiente para tromboembolismo venoso[158] y TSVC[148] en niños. Los niveles elevados de lipoproteína (a) se implicaron como un factor de riesgo fuerte para TSVC, seguido por la deficiencia de proteína C y una enfermedad sistémica subyacente.[148] La anemia por deficiencia de hierro también se asoció con TSVC en niños mayores, se reportó que por encima del 62% de los niños de un estudio de cohorte tenían anemia y/o microcitosis, incluyendo la deficiencia de hierro, anemia hemolítica, de células falciformes y beta talasemia.[143] Las enfermedades sistémicas crónicas pueden también ocasionar una TSVC en niños mayores por predisposición a un estado de hipercoagulabilidad.[143, 159]

La presencia de uno o de múltiples factores de riesgo puede contribuir al desarrollo de TSVC y predisponer al riesgo de trombosis recurrente. Un estudio de una cohorte de neonatos con TSVC demostró que casi la mitad tenían múltiples factores de riesgo.[160] Esto concuerda con otro estudio que informó dos o más factores de riesgo presentes en neonatos con TSVC.[146] En cuanto a la trombosis recurrente en niños, un estudio de cohorte europeo multicéntrico de pacientes pediátricos con TSVC inicial, mostró que la edad de comienzo (>2 años), ausencia de anticoagulación, oclusión venosa persistente y la presencia de la mutación PT G20210A independientemente, todos se habían asociados con trombosis venosa recurrente.[161] El mismo estudio también señaló que en los niños con TSVC que presentan alto riesgo de tromboembolismo venoso recurrente (por ejemplo: posoperatorio, inmovilización o deshidratación) debería considerarse la administración de profilaxis secundaria con anticoagulación.[161] Se necesitan más estudios para determinar los factores que contribuyen al comienzo de la TSVC y la recurrencia de trombosis y posprocedimientos de estudio y tratamiento necesarios para prevenir la recurrencia.

Enfoque clínico

Se realizaron más estudios en adultos que en niños. Las investigaciones en el ACV pediátrico están desfasadas en comparación con la de los estudios adultos. Por varias razones son escasos los estudios controlados aleatorios, por el tema de las cuestiones éticas y el hecho que los datos epidemiológicos basales en el ACV pediátrico son escasos.[162] Recientemente publicado, las guías basadas en evidencia para el tratamiento del infarto pediátrico se fundamentan principalmente en consensos e incluyen: la del Reino Unido,[163] American College of Chest Psysicians[164] y las guías del American Heart Association.[165] Aunque esta serie de tres guías se focaliza en el infarto isquémico más allá del período neonatal, difieren en sus recomendaciones para ciertas condiciones tales como el tratamiento inicial del infarto isquémico o para el tratamiento a largo plazo de niños después del ACV. La divergencia de las recomendaciones surge de la falta de suficiente evidencia y de las opiniones diferentes en el tratamiento de la TSVC. Estas recomendaciones se basan en consensos, estudios de cohorte y extrapolación de los datos de los adultos. Actualmente los niños con infarto isquémico son tratados con drogas antitrombóticas que incluyen a los antiagregantes (aspirina y clopidogrel) y anticoagulantes (heparina, heparina de bajo peso molecular, warfarina) aunque las recomendaciones en el tipo de anticoagulante usado y la duración del tratamiento difieren dependiendo de la guía usada.[163, 164] El servicio de consulta por teléfono del accidente cerebrovascular pediátrico 1800 NOCLOTS enfatizó la necesidad de estudios controlados aleatorios para el tratamiento antitrombótico de niños con infarto isquémico, ya que el 83% de las consultas se relacionaron con la selección del tratamiento.[166]

Existen informes de casos que describen el uso de terapia trombolítica en el infarto agudo en niños y en algunos casos se indicó más allá de las tres horas (intravenosa) o de las seis horas (intraarterial) de comienzo del infarto, el período de tiempo para la seguridad y el período de eficacia es establecido a partir de estudios en adultos.[167-170] La trombólisis puede ser un tratamiento efectivo para la población pediátrica, pero se necesitan más estudios para aclarar la eficacia y los parámetros de seguridad en los más jóvenes.

En niños con TSVC, el tratamiento principal es la anticoagulación sumada a los cuidados de soporte general y neurológico. El uso de fibrinolíticos para el tratamiento de la TSVC debe ser cuidadoso, ya que existen datos limitados de la eficacia y la seguridad de las drogas fibrinolíticas en la población pediátrica. Un estudio de cohorte prospectivo de treinta niños informó una tasa de mortalidad de 3/8 en el grupo no tratado comparado con 0/22 en el grupo anticoagulado, quienes toleraron bien el tratamiento sin extensión del coágulo.[171] Otros estudios mostraron similares datos alentadores en el uso de anticoagulantes en niños con TSVC.[99, 143, 172, 173] Se necesitan estudios prospectivos para identificar predictores de evolución y las intervenciones de manejo efectivas en niños con TSVC.

En términos de investigación de los estados protrombóticos en el infarto pediátrico, uno puede usar el abordaje paso por paso, como lo indica la Tabla 4.1. Es importante discutir los estudios genéticos con los padres por el compromiso de otros miembros de la familia. Un abordaje alternativo sería realizar anticoagulante lúpico y anticardiolipina al momento de la presentación y realizar los estudios restantes de tres a seis meses después del diagnóstico.

Conclusiones

En la población pediátrica, el ACV y la TSVC son causas significativas de morbilidad y mortalidad. Las etiologías del infarto en pediatría son más complejas que en adultos pero el diagnóstico y el tratamiento en los jóvenes son de igual importancia. Las intervenciones en el agudo se demoran debido al diagnóstico tardío[174] y los protocolos de tratamiento con tPA para la población pediátrica faltan debido a que los estudios con esta droga excluyeron

Tabla 4.1 Abordaje en la investigación de los estados protrombóticos en el ACV pediátrico

ACV isquémico en neonatos	ACV isquémico no neonatal	Trombosis de senos venosos cerebrales (neonatal y no neonatal)
Al momento del diagnóstico		
◦ Antitrombina ◦ Proteína C ◦ Proteína S ◦ Anticoagulante lúpico ◦ Homocisteína ◦ Lipoproteína (a)	◦ Antitrombina ◦ Proteína C ◦ Proteína S ◦ Anticoagulante lúpico ◦ Anticuerpo anticardiolipina ◦ Resistencia a la proteína C activada/factor V Leiden ◦ Protrombina 20210A ◦ Polimorfismo del gen MTHFR con homocisteína ◦ Lipoproteína (a)	◦ Antitrombina ◦ Proteína C ◦ Proteína S ◦ Anticuerpo anticardiolipina ◦ Resistencia a la proteína C activada/factor V Leiden ◦ Protrombina 20210A ◦ Polimorfismo del gen MTHFR com homocisteína
A los tres meses de seguimiento		
◦ Resistencia a la proteína C activada/factor V Leiden ◦ Protrombina 20210A ◦ Polimorfismo del gen MTHFR ◦ Repetir cualquier prueba anormal del momento del diagnóstico	◦ Repetir los estudios anormales	◦ Repetir los estudios anormales

a los pacientes menores de dieciocho años. Las intervenciones secundarias están ampliamente basadas en la opinión consensuada y extrapolada de datos de adultos, lo cual puede ser problemático debido a las diferencias en los parámetros hemostáticos y las etiologías del infarto entre ambas poblaciones. Se necesitan urgentemente estudios controlados aleatorios para la población pediátrica para establecer guías apropiadas para el tratamiento en agudos y la prevención secundaria del infarto en pediatría.

Aunque las investigaciones en el ACV isquémico pediátrico están en curso, son necesarios más datos para comprender la etiología, evolución y protocolos de tratamiento, así la práctica basada en evidencia puede ser mejor. La determinación de los factores de riesgo subyacentes al ACV isquémico y a la TSVC puede mejorar los modelos de predicción para trombosis y pueden delinearse tratamientos profilácticos para cada paciente en particular según necesidades específicas.

Referencias bibliográficas

1 deVeber G. In pursuit of evidence-based treatments for paediatric stroke: the UK and Chest guidelines. *Lancet Neurol* 2005; 4: 432-6.

2 Lynch JK, Nelson KB. Epidemiology of perinatal stroke. *Curr Opin Pediatr* 2001; 13: 499-505.

3 Nowak-Göttl U, Sträter R, Heinecke A, Junker R, et al. Lipoprotein (a) and genetic polymorphisms of clotting factor V, prothrombin, and methylenetetrahydrofolate reductase are risk factors of spontaneous ischemic stroke in childhood. *Blood* 1999; 94: 3678-82.

4 Sträter R, Vielhaber H, Kassenböhmer R, et al. Genetic risk factors of thrombophilia in ischaemic childhood stroke of cardiac origin. A prospective ESPED survey. *Eur J Pediatr* 1999; 158: 122-5.

5 Heller C, Becker S, Scharrer I, Kreuz W. Prothrombotic risk factors in childhood stroke and venous thrombosis. *Eur J Pediatr* 1999; 158: 117-121.

6 Kurnik K, Kosch C, Sträter R, Schobess R, Heller C, Nowak-Göttl U, Childhood Stroke Study Group. Recurrent thromboembolism in infants and children suffering from symptomatic neonatal arterial stroke: a prospective follow-up study. *Stroke* 2003; 34: 2887-92.

7 deVeber G, Monagle P, Chan A, et al. Prothrombotic disorders in infants and children with cerebral thromboembolism. *Arch Neurol* 1998; 55: 1539-43.

8 Lanthier S, Carmant L, David M, et al. Stroke in children: the coexistence of multiple risk factors predicts poor outcome. *Neurology* 2000; 54: 371-8.

9 Chabrier S, Husson B, Lasjaunias P, et al. Stroke in childhood: outcome and recurrence risk by mechanism in 59 patients. *J Child Neurol* 2000; 15: 290-4.

10 Sträter R, Becker S, von Eckardstein A, et al. Prospective assessment of risk factors for recurrent stroke during childhood -a 5-year follow-up study. *Lancet* 2002; 360: 1540-55.

11 Adams RJ, McKie VC, Hsu L, et al. Prevention of a first stroke by transfusions in children with sickle cell anemia and abnormal results on transcranial Doppler ultrasonography. *N Engl J Med* 1998; 339: 5-11.

12 Andrew M, Paes B, Johnston M. Development of the hemostatic system in the neonate and young infant. *Am J Pediatr Hematol Oncol* 1990; 12: 95-104.

13 Andrew M, Paes B, Milner R, et al. Development of the human coagulation system in the full-term infant. *Blood* 1987; 70: 165-72.

14 Andrew M, Paes B, Milner R, et al. Development of the human coagulation system in the healthy premature infant. Blood 1988; 72:1651-1657.

15 Andrew M, Vegh P, Johnston M, Bowker J, Ofosu F, Mitchell L. Maturation of the hemostatic system during childhood. *Blood* 1992; 80: 1998-2005.

16 Chen J, Lopez JA. Interactions of platelets with subendothelium and endothelium. *Microcirculation* 2005; 12: 235-46.

17 Olds RJ, Lane DA, Mille B, et al. Antithrombin: the principal inhibitor of thrombin. *Semin Thromb Hemost* 1994; 20: 353-72.

18 Jackson CM. Mechanism of heparin action. *Baillieres Clin Haematol* 1990; 3: 483-504.

19 Casu B. Heparin structure. *Haemostasis* 1990; 20: 62-73.

20 Stead N, Kaplan AP, Rosenberg RD. Inhibition of activated factor XII by antithrombin-heparin cofactor. *J Biol Chem* 1976; 251: 6481-8.

21 Rosenberg JS, McKenna PW, Rosenberg RD. Inhibition of human factor IXa by human antithrombin. *J Biol Chem* 1975; 250: 8883-8.

22 Rao LV, Nordfang O, Hoang AD, Pendurthi UR. Mechanism of antithrombin III inhibition of factor VIIa/tissue factor activity on cell surfaces. Comparison with tissue factor pathway inhibitor/factor Xa-induced inhibition of factor VIIa/tissue factor activity. *Blood* 1995; 85: 121-9.

23 Lu G, Broze GJJr, Krishnaswarmy S. Formation of factors IXa and Xa by the extrinsic pathway: differential regulation by tissue factor pathway inhibitor and antithrombin III. *J Biol Chem* 2004; 279: 17241-9.

24 Esmon CT. The protein C pathway. *Chest* 2003; 124: 26-32.

25 Weiler H, Isermann BH. Thrombomodulin. *J Thromb Haemost* 2003; 1: 1515-24.

26 Van de Wouwer M, Collen D, Conway EM. Thrombomodulin-protein C-EPCR system: integrated to regulate coagulation and inflammation. *Arterioscler Thromb Vasc Biol* 2004; 24: 1374-83.

27 Mudd SH, Skovby F, Levy HL, et al. The natural history of homocystinuria due to cystathionine beta-synthase deficiency. *Am J Hum Genet* 1985; 37: 1-31.

28 Wada Y, Narisawa K, Arakawa T. Infantile type of homocystinuria with 5,10-methylenetetrahydrofolate reductase deficiency. *Monogr Hum Genet* 1978; 9: 140-6.

29 Kang SS, Zhou J, Wong PW, et al. Intermediate homocysteinemia: a thermolabile variant of methylenetetrahydrofolate reductase. *Am J Hum Genet* 1988; 43: 414-21.

30 Frosst P, Blom HJ, Milos R, et al. A candidate genetic risk factor for vascular disease: a common mutation in methylenetetrahydrofolate reductase. *Nat Genet* 1995; 10: 111-3.

31 Jacques PF, Bostom AG, Williams RR, et al. Relation between folate status, a common mutation in methylenetetrahydrofolate reductase, and plasma homocysteine concentrations. *Circulation* 1996; 93: 7-9.

32 Selhub J, Jacques PF, Wilson PW, et al. Vitamin status and intake as primary determinants of homocysteinemia in an elderly population. *JAMA* 1993; 270: 2693-8.

33 Undas A, Williams EB, Butenas S, et al. Homocysteine inhibits inactivation of factor Va by activated protein C. *J Biol Chem* 2001; 276: 4389-97.
34 Hajjar KA, Mauri L, Jacovina AT. Tissue plasminogen activator binding to the annexin II tail domain. Direct modulation by homocysteine. *J Biol Chem* 1998; 273: 9987-93.
35 Kaufman RJ. Orchestrating the unfolded protein response in health and disease. *J Clin Invest* 2002; 110: 1389-98.
36 Luo F, Liu X, Wang S, Chen H. Effect of homocysteine on platelet activation induced by collagen. *Nutrition* 2006; 22: 69-75.
37 Riba R, Nicolaou A, Troxler M, et al. Altered platelet reactivity in peripheral vascular disease complicated with elevated plasma homocysteine levels. *Atherosclerosis* 2004; 175: 69-75.
38 Gatt A, Makris M. Hyperhomocysteinemia and venous thrombosis. *Semin Hematol* 2007; 44: 70-6.
39 Cattaneo M. Hyperhomocysteinemia and venous thromboembolism. *Semin Thromb Hemost* 2006; 32: 716-23.
40 Feinbloom D, Bauer KA. Assessment of hemostatic risk factors in predicting arterial thrombotic events. *Arterioscler Thromb Vasc Biol* 2005; 25: 2043-53.
41 Giusti B, Marcucci R, Lapini I, et al. Role of hyperhomocysteinemia in aortic disease. *Cell Mol Biol (Noisy-le-grand)* 2004; 50: 945-52.
42 Furie KL, Kelly PJ. Homocyst(e)ine and stroke. *Semin Neurol* 2006; 26): 26-32.
43 Guthikonda S, Haynes WG. Homocysteine: role and implications in atherosclerosis. *Curr Atheroscler Rep* 2006; 8: 100-6.
44 McCully KS. Hyperhomocysteinemia and arteriosclerosis: historical perspectives. *Clin Chem Lab Med* 2005; 43: 980-6.
45 Simioni P, Zanardi S, Saracino A, Girolami A. Occurrence of arterial thrombosis in a cohort of patients with hereditary deficiency of clotting inhibitors. *J Med* 1992; 23: 61-74.
46 Gladson CL, Scharrer I, Hach V, et al. The frequency of type I heterozygous protein S and protein C deficiency in 141 unrelated young patients with venous thrombosis. *Thromb Haemost* 1988; 59: 18-22.
47 De Stefano V, Leone G, Mastrangelo S, et al. Clinical manifestations and management of inherited thrombophilia: retrospective analysis and follow-up after diagnosis of 238 patients with congenital deficiency of antithrombin III, protein C, protein S. *Thromb Haemost* 1994; 72: 352-8.
48 De Stefano V, Simioni P, Rossi E. The risk of recurrent venous thromboembolism in patients with inherited deficiency of natural anticoagulants antithrombin, protein C and protein S. *Haematologica* 2006; 91: 695-8.
49 Bertina RM, Koeleman BP, Koster T, Rosendaal FR, Dirven RJ, de Ronde H, van der Velden PA, Reitsma PH. Mutation in blood coagulation factor V associated with resistance to activated protein C. *Nature* 1994; 369: 64-7.
50 Dahlback B. New molecular insights into the genetics of thrombophilia. Resistance to activated protein C caused by Arg506 to Gln mutation in factor V as a pathogenic risk factor for venous thrombosis. *Thromb Haemost* 1995; 74: 139-48.
51 Dahlback B, Carlsson M, Svensson PJ. Familial thrombophilia due to a previously unrecognized mechanism characterized by poor anticoagulant response to activated

protein C: prediction of a cofactor to activated protein C. *Proc Natl Acad Sci USA* 1993; 90: 1004-8.
52 Tirado I, Mateo J, Oliver A, et al. Patients with venous thromboembolism have a lower APC response than controls. Should this be regarded as a continuous risk factor for venous thrombosis? *Haematologica* 1999; 84: 470-42.
53 de Visser MC, Rosendaal FR, Bertina RM. A reduced sensitivity for activated protein C in the absence of factor V Leiden increases the risk of venous thrombosis. *Blood* 1999; 93: 1271-6.
54 Kapur RK, Mills LA, Spitzer SG, Hultin MB. A prothrombin gene mutation is significantly associated with venous thrombosis. *Arterioscler Thromb Vasc Biol* 1997; 17: 2875-9.
55 Gonzalez-Porras JR, Garcia-Sanz R, Alberca I, Lopez ML, et al. Risk of recurrent venous thrombosis in patients with G20210A mutation in the prothrombin gene or factor V Leiden mutation. *Blood Coagul Fibrinolysis* 2006; 17: 23-8.
56 Poort SR, Rosendaal FR, Reitsma PH, Bertina RM. A common genetic variation in the 3'-untranslated region of the prothrombin gene is associated with elevated plasma prothrombin levels and an increase in venous thrombosis. *Blood* 1996; 88: 3698-703.
57 Kurugöl Z, Ozkinay F, Kavakli K, Ozkinay C. Lupus anticoagulant and protein S deficiency in otherwise healthy children with acute varicella infection. *Acta Paediatr* 2000; 89: 1186-9.
58 Manco-Johnson MJ, Nuss R, Key N, et al. Lupus anticoagulant and protein S deficiency in children with postvaricella purpura fulminans or thrombosis. *J Pediatr* 1996; 128: 319-23.
59 Minutillo C, Pemberton PJ, Willoughby ML, et al. Neonatal purpura fulminans and transient protein C deficiency. *Arch Dis Child* 1990; 65: 561-2.
60 Vinazzer H. Hereditary and acquired antithrombin deficiency. *Semin Thromb Hemost* 1999; 25: 257-63.
61 Ravelli A, Martini A, Burgio GR. Antiphospholipid antibodies in paediatrics. *Eur J Pediatr* 1994; 153: 472-9.
62 Martinez-Berriotxoa A, Ruiz-Irastorza G, Egurbide MV, et al. Transiently positive anticardiolipin antibodies and risk of thrombosis in patients with systemic lupus erythematosus. *Lupus* 2007; 16: 810-6.
63 McMahon MA, Keogan M, O'Connell P, Kearns G. The prevalence of antiphospholipid antibody syndrome among systemic lupus erythematosus patients. *Ir Med J* 2006; 99: 296-8.
64 Deschiens MA, Conard J, Horellou MH, et al. Coagulation studies, factor V Leiden, and anticardiolipin antibodies in 40 cases of cerebral venous thrombosis. *Stroke* 1996; 27: 1724-30.
65 Male C, Mitchell L, Julian J, et al. Acquired activated protein C resistance is associated with lupus anticoagulants and thrombotic events in pediatric patients with systemic lupus erythematosus. *Blood* 2001; 97: 844-9.
66 Male C, Foulon D, Hoogendoorn H, et al. Predictive value of persistent versus transient antiphospholipid antibody subtypes for the risk of thrombotic events in pediatric patients with systemic lupus erythematosus. *Blood* 2005; 106: 4152-8.

67 Levy DM, Massicotte MP, Harvey E, et al. Thromboembolism in paediatric lupus patients. *Lupus* 2003; 12: 741-6.
68 Berube C, Mitchell L, Silverman E, et al. The relationship of antiphospholipid antibodies to thromboembolic events in pediatric patients with systemic lupus erythematosus: a cross-sectional study. *Pediatr Res* 1998; 44: 351-6.
69 Casais P, Meschengieser SS, Gennari LC, et al. Morbidity of lupus anticoagulants in children: a single institution experience. *Thromb Res* 2004; 114: 245-9.
70 Avcin T, Silverman ED. Antiphospholipid antibodies in pediatric systemic lupus erythematosus and the antiphospholipid syndrome. *Lupus* 2007; 16: 627-33.
71 Avcin T, Cimaz R, Meroni PL. Recent advances in antiphospholipid antibodies and antiphospholipid syndromes in pediatric populations. *Lupus* 2002; 11: 4-10.
72 Ravelli A, Martini A. Antiphospholipid syndrome. *Pediatr Clin North Am* 2005; 52: 469-91.
73 Cimaz R, Descloux E. Pediatric antiphospholipid syndrome. *Rheum Dis Clin North Am* 2006; 32: 553-73.
74 Haverkate F, Samama M. Familial dysfibrinogenemia and thrombophilia. Report on a study of the SSC Subcommittee on Fibrinogen. *Thromb Haemost* 1995; 73: 151-61.
75 Galanakis DK. Inherited dysfibrinogenemia: emerging abnormal structure associations with pathologic and nonpathologic dysfunctions. *Semin Thromb Hemost* 1993; 19: 386-95.
76 Côté HC, Lord ST, Pratt KP. gamma-Chain dysfibrinogenemias: molecular structure-function relationships of naturally occurring mutations in the gamma chain of human fibrinogen. *Blood* 1998; 92: 2195-212.
77 Schuster V, Hügle B, Tefs K. Plasminogen deficiency. *J Thromb Haemost* 2007; 5: 2315-22.
78 Collen D, Lijnen HR. Basic and clinical aspects of fibrinolysis and thrombolysis. *Blood* 1991; 78: 3114-24.
79 Binder BR, Christ G, Gruber F, et al. Plasminogen activator inhibitor 1: physiological and pathophysiological roles. *News Physiol Sci* 2002; 17: 56-61.
80 Bajzar L. Thrombin activatable fibrinolysis inhibitor and an antifibrinolytic pathway. *Arterioscler Thromb Vasc Biol* 2000; 20: 2511-8.
81 Bouma BN, Meijers JC. Thrombin-activatable fibrinolysis inhibitor (TAFI, plasma procarboxypeptidase B, procarboxypeptidase R, procarboxypeptidase U). *J Thromb Haemost* 2003; 1: 1566-74.
82 Bouma BN, Mosnier LO. Thrombin activatable fibrinolysis inhibitor (TAFI) how does thrombin regulate fibrinolysis? *Ann Med* 2006; 38: 378-88.
83 Meltzer ME, Doggen CJ, de Groot PG, et al. Fibrinolysis and the risk of venous and arterial thrombosis. *Curr Opin Hematol* 2007; 14: 242-8.
84 Okamoto A, Sakata T, Mannami T, et al. Population-based distribution of plasminogen activity and estimated prevalence and relevance to thrombotic diseases of plasminogen deficiency in the Japanese: the Suita Study. *J Thromb Haemost* 2003; 1: 2397-403.
85 McLean JW, Tomlinson JE, Kuang WJ, Eaton DL, Chen EY, Fless GM, Scanu AM, Lawn RM. cDNA sequence of human apolipoprotein(a) is homologous to plasminogen. *Nature* 1987; 330: 132-7.
86 Danesh J, Collins R, Peto R. Lipoprotein(a) and coronary heart disease. Meta-analysis of prospective studies. *Circulation* 2000; 102: 1082-5.

87 Smolders B, Lemmens R, Thijs V. Lipoprotein (a) and stroke: a meta-analysis of observational studies. *Stroke* 2007; 38: 1959-66.
88 Schreiner PJ, Morrisett JD, Sharrett AR, et al. Lipoprotein[a] as a risk factor for preclinical atherosclerosis. *Arterioscler Thromb* 1993; 13: 826-33.
89 van Tilburg NH, Rosendaal FR, Bertina RM. Thrombin activatable fibrinolysis inhibitor and the risk for deep vein thrombosis. *Blood* 2000; 95: 2855-9.
90 Eichinger S, Schönauer V, Weltermann A, et al. Thrombin-activatable fibrinolysis inhibitor and the risk for recurrent venous thromboembolism. *Blood* 2004; 103: 3773-6.
91 Leebeek FW, Goor MP, Guimaraes AH, et al. High functional levels of thrombin-activatable fibrinolysis inhibitor are associated with an increased risk of first ischemic stroke. *J Thromb Haemost* 2005; 3: 2211-8.
92 Santamaría A, Oliver A, Borrell M, et al. Risk of ischemic stroke associated with functional thrombin-activatable fibrinolysis inhibitor plasma levels. *Stroke* 2003; 34: 2387-91.
93 Montaner J, Ribo M, Monasterio J, Molina CA, Alvarez-Sabin J. Thrombin-activable fibrinolysis inhibitor levels in the acute phase of ischemic stroke. *Stroke* 2003; 34: 1038-40.
94 Handin RI. Platelets and coronary artery disease. *N Engl J Med* 1996; 334: 1126-7.
95 Ruggeri ZM. Platelets in atherothrombosis. *Nat Med* 2002; 8: 1227-34.
96 Schafer AI. Thrombocytosis. *N Engl J Med* 2004; 350: 1211-9.
97 Frenkel EP, Mammen EF. Sticky platelet syndrome and thrombocythemia. *Hematol Oncol Clin North Am* 2003; 17: 63-83.
98 Ruiz-Arguelles GJ, Lopez-Martinez B, Cruz-Cruz D, et al. Primary thrombophilia in Mexico III: A prospective study of the sticky platelet syndrome. *Clin Appl Thromb Hemost* 2002; 8: 273-7.
99 deVeber G, Andrew M, Adams C, Canadian Pediatric Ischemic Stroke Study Group, et al. Cerebral sinovenous thrombosis in children. *N Engl J Med* 2001; 345: 417-23.
100 Nestoridi E, Buonanno FS, Jones RM, et al. Arterial ischemic stroke in childhood: the role of plasma-phase risk factors. *Curr Opin Neurol* 2002; 15: 139-44.
101 Israels SJ, Seshia SS. Childhood stroke associated with protein C or S deficiency. *J Pediatr* 1987; 111: 562-4.
102 Simioni P, Battistella PA, Drigo P, et al. Childhood stroke associated with familial protein S deficiency. *Brain Dev* 1994; 16: 241-5.
103 Brenner B, Fishman A, Goldsher D, et al. Cerebral thrombosis in a newborn with a congenital deficiency of antithrombin III. *Am J Hematol* 1988; 27: 209-11.
104 Kenet G, Sadetzki S, Murad H, et al. Factor V Leiden and antiphospholipid antibodies are significant risk factors for ischemic stroke in children. *Stroke* 2000; 31: 1283-8.
105 McColl MD, Chalmers EA, Thomas A, et al. Factor V Leiden, prothrombin 20210G->A and the MTHFR C677T mutations in childhood stroke. *Thromb Haemost* 1999; 81: 690-4.
106 Nowak-Göttl U, Sträter R, Dübbers A, et al. Ischaemic stroke in infancy and childhood: role of the Arg506 to Gln mutation in the factor V gene. *Blood Coagul Fibrinolysis* 1996; 7: 684-8.
107 Becker S, Heller C, Gropp F, et al. Thrombophilic disorders in children with cerebral infarction. *Lancet* 1998; 352: 1756-7.

108 Ganesan V, McShane MA, Liesner R, et al. Inherited prothrombotic states and ischaemic stroke in childhood. *J Neurol Neurosurg Psychiatry* 1998; 65: 508-11.
109 Levin M, Eley BS, Louis J, et al. Postinfectious purpura fulminans caused by an autoantibody directed against protein S. *J Pediatr* 1995; 127: 355-63.
110 Gruppo R, Degrauw A, Fogelson H, et al. Protein C deficiency related to valproic acid therapy: a possible association with childhood stroke. *J Pediatr* 2000; 137: 714-8.
111 Bonduel M, Sciuccati G, Hepner M, et al. Prethrombotic disorders in children with arterial ischemic stroke and sinovenous thrombosis. *Arch Neurol* 1999; 56: 967-71.
112 Catto AJ, Carter AM, Barrett JH, et al. von Willebrand factor and factor VIII: C in acute cerebrovascular disease. Relationship to stroke subtype and mortality. *Thromb Haemost* 1997; 77: 1104-8.
113 Landi G, D'Angelo A, Boccardi E, et al. Hypercoagulability in acute stroke: prognostic significance. *Neurology* 1987; 37: 1667-1.
114 Duran R, Biner B, Demir M, et al. Factor V Leiden mutation, deficiency of antithrombin III and elevation of factor VIII in a child with ischemic stroke: a case report. *Brain Dev* 2006; 28: 604-6.
115 Rauch R, Girisch M, Hertzberg H, et al. Persistent high factor VIII:C in a child with ischemic stroke. *Thromb Res* 2003; 111: 51-4.
116 Cangöz E, Deda G, Akar N. Effect of factor VIIIc levels in pediatric stroke patients. *Pediatr Hematol Oncol* 2004; 21: 255-60.
117 Duran R, Biner B, Demir M, et al. Factor V Leiden mutation and other thrombophilia markers in childhood ischemic stroke. *Clin Appl Thromb Hemost* 2005; 11: 83-8.
118 Bertina RM, Reitsma PH, Rosendaal FR, Vandenbroucke JP. Resistance to activated protein C and factor V Leiden as risk factors for venous thrombosis. *Thromb Haemost* 1995; 74: 449-53.
119 Koster T, Rosendaal FR, de Ronde H, et al. Venous thrombosis due to poor anticoagulant response to activated protein C: Leiden Thrombophilia Study. *Lancet* 1993; 342: 1503-6.
120 Svensson PJ, Zöller B, Dahlbäck B. Evaluation of original and modified APC-resistance tests in unselected outpatients with clinically suspected thrombosis and in healthy controls. *Thromb Haemost* 1997; 77: 332-5.
121 Rey RC, de Larrañaga G, Lepera S, et al. Activated protein C resistance in patients with arterial ischemic stroke. *J Stroke Cerebrovasc Dis* 2001; 10: 128-31.
122 Simioni P, de Ronde H, Prandoni P, et al. Ischemic stroke in young patients with activated protein C resistance. A report of three cases belonging to three different kindreds. *Stroke* 1995; 26: 885-90.
123 Hagstrom JN, Walter J, Bluebond-Langner R, et al. Prevalence of the factor V leiden mutation in children and neonates with thromboembolic disease. *J Pediatr* 1998; 133: 777-81.
124 Barreirinho S, Ferro A, Santos M, et al. Inherited and acquired risk factors and their combined effects in pediatric stroke. *Pediatr Neurol* 2003; 28: 134-8.
125 Haywood S, Liesner R, Pindora S, Ganesan V. Thrombophilia and first arterial ischaemic stroke: a systematic review. *Arch Dis Child* 2005; 90: 402-5.
126 Lanthier S, Kirkham FJ, Mitchell LG, et al. Increased anticardiolipin antibody IgG titers do not predict recurrent stroke or TIA in children. *Neurology* 2004; 62: 194-200.

127 Galli M, Luciani D, Bertolini G, Barbui T. Lupus anticoagulants are stronger risk factors for thrombosis than anticardiolipin antibodies in the antiphospholipid syndrome: a systematic review of the literature. *Blood* 2003; 101: 1827-32.
128 Verhoef P, Hennekens CH, Malinow MR, et al. A prospective study of plasma homocyst(e)ine and risk of ischemic stroke. *Stroke* 1994; 25: 1924-30.
129 van Beynum IM, Smeitink JA, den Heijer M, et al. Hyperhomocysteinemia: a risk factor for ischemic stroke in children. *Circulation* 1999; 99: 2070-2.
130 Prengler M, Sturt N, Krywawych S, et al. Homozygous thermolabile variant of the methylenetetrahydrofolate reductase gene: a potential risk factor for hyperhomocysteinaemia, CVD, and stroke in childhood. *Dev Med Child Neurol* 2001; 43: 220-5.
131 Cardo E, Monrós E, Colomé C, et al. Children with stroke: polymorphism of the MTHFR gene, mild hyperhomocysteinemia, and vitamin status. *J Child Neurol* 2000; 15: 295-8.
132 Choi BO, Kim NK, Kim SH, et al. Homozygous C677T mutation in the MTHFR gene as an independent risk factor for multiple small-artery occlusions. *Thromb Res* 2003; 111: 39-44.
133 Kirkham F, Sébire G, Steinlin M, Sträter R. Arterial ischaemic stroke in children. *Thromb Haemost* 2004; 92: 697-706.
134 Kirton A, deVeber G. Cerebral palsy secondary to perinatal ischemic stroke. *Clin Perinatol* 2006; 33: 367-86.
135 Kenet G, Freedman J, Shenkman B, et al. Plasma glutathione peroxidase deficiency and platelet insensitivity to nitric oxide in children with familial stroke. *Arterioscler Thromb Vasc Biol* 1999; 19: 2017-23.
136 Freedman J, Loscalzo J, Benoit SE, et al. Decreased platelet inhibition by nitric oxide in two brothers with a history of arterial thrombosis. *J Clin Invest* 1996; 97: 979-87.
137 Corral J, González-Conejero R, Rivera J, et al. Role of the 807 C/T polymorphism of the alpha2 gene in platelet GP Ia collagen receptor expression and function--effect in thromboembolic diseases. *Thromb Haemost* 1999; 81: 951-6.
138 Akar N, Duman T, Akar E, et al. The alpha2 Gene alleles of the platelet collagen receptor integrin alpha2 beta1 in Turkish children with cerebral infarct. *Thromb Res* 2001; 102: 121-3.
139 Carlsson LE, Santoso S, Spitzer C, et al. The alpha2 gene coding sequence T807/A873 of the platelet collagen receptor integrin alpha2beta1 might be a genetic risk factor for the development of stroke in younger patients. *Blood* 1999; 93: 3583-6.
140 Reiner AP, Kumar PN, Schwartz SM, et al. Genetic variants of platelet glycoprotein receptors and risk of stroke in young women. *Stroke* 2000; 31: 1628-33.
141 Chen CH, Lo YK, Ke D, Southern Taiwan Young Stroke Study Group, et al. Platelet glycoprotein Ia C807T, Ib C3550T, and IIIa Pl(A1/A2) polymorphisms and ischemic stroke in young Taiwanese. *J Neurol Sci* 2004; 227: 1-5.
142 Nikolopoulos GK, Tsantes AE, Bagos PG, et al. Integrin, alpha 2 gene C807T polymorphism and risk of ischemic stroke: a meta-analysis. *Thromb Res* 2007; 119: 501-10.
143 Sébire G, Tabarki B, Saunders DE, et al. Cerebral venous sinus thrombosis in children: risk factors, presentation, diagnosis and outcome. *Brain* 2005; 128: 477-89.
144 Maguire JL, deVeber G, Parkin PC. Association between iron-deficiency anemia and stroke in young children. *Pediatrics* 2007; 120: 1053-7.

145 Alvarez-Larrán A, Cervantes F, Bellosillo B, et al. Essential thrombocythemia in young individuals: frequency and risk factors for vascular events and evolution to myelofibrosis in 126 patients. *Leukemia* 2007; 21: 1218-23.

146 Wu YW, Miller SP, Chin K, Collins AE, Lomeli SC, Chuang NA, Barkovich AJ, Ferriero DM. Multiple risk factors in neonatal sinovenous thrombosis. *Neurology* 2002; 59: 438-40.

147 deVeber G. Arterial ischemic strokes in infants and children: an overview of current approaches. *Semin Thromb Hemost* 2003; 29: 567-73.

148 Heller C, Heinecke A, Junker R, Childhood Stroke Study Group, et al. Cerebral venous thrombosis in children: a multifactorial origin. *Circulation* 2003; 108: 1362-7.

149 Gentilomo C, Franzoi M, Laverda AM, et al. Cerebral sinovenous thrombosis in children: thrombophilia and clinical outcome. *Thromb Res* 2008; 121: 589-91.

150 Cakmak S, Derex L, Berruyer M, et al. Cerebral venous thrombosis: clinical outcome and systematic screening of prothrombotic factors. *Neurology* 2003; 60: 1175-8.

151 Bugnicourt JM, Roussel B, Tramier B, et al. Cerebral venous thrombosis and plasma concentrations of factor VIII and von Willebrand factor: a case control study. *J Neurol Neurosurg Psychiatry* 2007; 78: 699-701.

152 Rosendaal FR. Venous thrombosis: prevalence and interaction of risk factors. *Haemostasis* 1999; 29: 1-9.

153 Buoni S, Molinelli M, Mariottini A, et al. Homocystinuria with transverse sinus thrombosis. *J Child Neurol* 2001; 16: 688-90.

154 Vorstman E, Keeling D, Leonard J, Pike M. Sagittal sinus thrombosis in a teenager: homocystinuria associated with reversible antithrombin deficiency. *Dev Med Child Neurol* 2008; 44: 498.

155 Hartfield DS, Lowry NJ, Keene DL, Yager JY. Iron deficiency: a cause of stroke in infants and children. *Pediatr Neurol* 1997; 16: 50-3.

156 Belman AL, Roque CT, Ancona R, Anand AK, Davis RP. Cerebral venous thrombosis in a child with iron deficiency anemia and thrombocytosis. *Stroke* 1990; 21: 488-93.

157 Swann IL, Kendra JR. Severe iron deficiency anaemia and stroke. *Clin Lab Haematol* 2008; 22: 221-3.

158 Nowak-Göttl U, Junker R, Hartmeier M, et al. Increased lipoprotein(a) is an important risk factor for venous thromboembolism in childhood. *Circulation* 1999; 100: 743-8.

159 Fluss J, Geary D, deVeber G. Cerebral sinovenous thrombosis and idiopathic nephrotic syndrome in childhood: report of four new cases and review of the literature. *Eur J Pediatr* 2006; 165: 709-16.

160 Fitzgerald KC, Williams LS, Garg BP, et al. Cerebral sinovenous thrombosis in the neonate. *Arch Dis Child* 2006; 63: 405-9.

161 Kenet G, Kirkham F, Niederstadt T, European Thromboses Study Group, et al. Risk factors for recurrent venous thromboembolism in the European collaborative paediatric database on cerebral venous thrombosis: a multicentre cohort study. *Lancet Neurol* 2007; 6: 595-603.

162 Massicotte MP, Sofronas M, deVeber G. Difficulties in performing clinical trials of antithrombotic therapy in neonates and children. *Thromb Res* 2006; 118: 153-63.

163 Paediatric Stroke Working Group, Royal College of Physicians. *Stroke in childhood. Clinical guidelines for diagnosis, management and rehabilitation*. Londres, 2004. <www.rcplondon.ac.uk/pubs/books/childstroke/childstroke_guidelines.pdf> [Agosto 2008]

164 Monagle P, Chalmers E, Chan A, et al. Antithrombotic therapy in neonates and children: American College of Chest Physicians Evidence-Based Clinical Practice Guidelines (8th Edition). *Chest* 2008; 133: 887-968.
165 Roach ES, Golomb MR, Adams R, Biller J, American Heart Association Stroke Council, Council on Cardiovascular Disease in the Young, et al. Management of stroke in infants and children: a scientific statement from a Special Writing Group of the American Heart Association Stroke Council and the Council on Cardiovascular Disease in the Young. *Stroke* 2008; 39: 2644-91.
166 Kuhle S, Mitchell L, Andrew M, et al. Urgent clinical challenges in children with ischemic stroke: analysis of 1065 patients from the 1-800-NOCLOTS pediatric stroke telephone consultation service. *Stroke* 2006; 37: 116-22.
167 Golomb MR, Rafay M, Armstrong D, et al. Intra-arterial tissue plasminogen activator for thrombosis complicating cerebral angiography in a 17-year-old girl. *J Child Neurol* 2003; 18: 420-3.
168 Benedict SL, Ni OK, Schlosser P, et al. Intra-arterial thrombolysis in a 2-year-old with cardioembolic stroke. *J Child Neurol* 2007; 22: 225-7.
169 Thirumalai SS, Shubin RA. Successful treatment for stroke in a child using recombinant tissue plasminogen activator. *J Child Neurol* 2000; 15: 558.
170 Janjua N, Nasar A, Lynch JK, Qureshi AI. Thrombolysis for ischemic stroke in children: data from the nationwide inpatient sample. *Stroke* 2007; 38: 1850-4.
171 deVeber G, Chan A, Monagle P, et al. Anticoagulation therapy in pediatric patients with sinovenous thrombosis: a cohort study. *Arch Neurol* 1998; 55: 1533-7.
172 Johnson MC, Parkerson N, Ward S, de Alarcon PA. Pediatric sinovenous thrombosis. *J Pediatr Hematol Oncol* 2003; 25: 312-5.
173 Barnes C, Newall F, Furmedge J, et al. Cerebral sinus venous thrombosis in children. *J Pediatr Child Health* 2004; 40: 53-5.
174 Gabis LV, Yangala R, Lenn NJ. Time lag to diagnosis of stroke in children. *Pediatrics* 2002; 110: 924-8.

5

Accidente cerebrovascular en pacientes con cardiopatías

Gustavo M. Pereira • Hugo A. Arroyo • José L. Montenegro

Introducción

La enfermedad cardiovascular asociada a los procedimientos para su diagnóstico y tratamiento son una de las causas más frecuentes de accidente cerebrovascular (ACV). En la edad pediátrica el Canadian Pediatric Stroke Registry reportó patología cardíaca en el 25% de los pacientes con ACV arterial isquémico (ACVAI).[1] En los adultos jóvenes es una causa definida o presumida en un rango porcentual comprendido entre el 4,7% y el 35,4%.[2]

En los adultos la fibrilación auricular, la cardiopatía isquémica y la enfermedad valvular protésica son las causas más frecuentes asociadas a ACV. En los jóvenes, las etiologías son más diversas y algunas entidades infrecuentes también deben ser consideradas, incluso anomalías cardíacas congénitas, enfermedades genéticas y el foramen oval permeable. La enfermedad valvular cardíaca, las cardiopatías congénitas y la fibrilación auricular son las etiologías más frecuentes entre los niños.[3] El mecanismo del ACV es habitualmente embolígeno, es decir, por émbolos que se forman en el corazón o que son desviados a la circulación general en un corazón malformado.

Con la incorporación a la clínica de nuevas tecnologías de diagnóstico por imágenes, como la ecocardiografía transesofágica, los estudios de flujo con Doppler color, la tomografía computarizada ultrarrápida cardíaca y la resonancia magnética del corazón, es probable que la identificación del origen cardíaco de los ACV se incremente.[4]

Las malformaciones cardíacas complejas que comprometen el sistema valvular y las cámaras constituyen el mayor problema. Ocasionalmente, los niños desarrollan un ACV como resultado de una enfermedad adquirida del miocardio o de su aparato valvular. Por ejemplo, el compromiso de las válvulas cardíacas puede ser secundario a fiebre reumática (FR), enfermedades degenerativas, infecciosas, inflamatorias, mixomatosas o traumáticas.

En la mayoría de los pacientes el diagnóstico de la cardiopatía es anterior al ACV mientras que en un menor número es la pesquisa de los distintos factores de riesgo en un paciente que presenta un ACV lo que permite detectar la patología. En la Tabla 5.1 se describen las distintas causas de ACV asociadas a cardiopatías.

Cardiopatías congénitas

Las cardiopatías congénitas (CC) representan entre el 40% y el 50% de todas las malformaciones congénitas. En estudios de autopsias se han documentado malformaciones cerebrales que comprenden entre el 10% y el 29% de los niños con CC. La etiología de la mayoría de los defectos cardíacos congénitos no ha sido esclarecida aún. Probablemente, muchos de estos casos respondan a anomalías de un gen único o de genes múltiples; otros, surgen como consecuencia de una interacción genética y ambiental; y algunos casos se manifiestan quizás de forma aleatoria durante el complejo proceso del desarrollo cardiovascular. De los 2600 niños en el Baltimore-Washington Infant Study of Congenital Cardiovascular Malformations, el 12% de los casos se asoció con anomalías cromosómicas, el 8% con múltiples malformaciones congénitas y el 80% con defectos cardíacos aislados.[5]

Si bien hasta el momento las CC no pueden prevenirse, sí es posible diagnosticarlas antes del nacimiento gracias al desarrollo de la ecocardiografía fetal.

La mayoría de las cardiopatías congénitas pueden ser corregidas quirúrgicamente y los pacientes tienen, en la actualidad, una buena expectativa de vida. Más del 50% de ellas requerirá de una intervención quirúrgica antes del año de vida, ya que libradas a su evolución natural tienen una elevada tasa de mortalidad. A medida que la sobrevida es mayor, las complicaciones neurológicas se van incrementando, tanto por las propias cardiopatías como por los procedimientos a las que son sometidas.

Las CC representan la causa más frecuente de muerte por enfermedades congénitas: una de cada tres muertes por una enfermedad congénita en el primer año de vida se

Tabla 5.1 Causas cardíacas del ACV pediátrico

Congénitas	Adquiridas

∘ Cardiopatías congénitas cianóticas
∘ Cardiopatías congénitas no cianóticas
∘ Estenosis mitral; prolapso mitral
∘ Defectos del tabique ventricular
∘ Persistencia del ductus arterioso
∘ Cardiopatías congénitas cianóticas con cortocircuito derecha-izquierda
	∘ Asociadas a procedimientos:
	  ∘ Hemodinamia diagnóstica e intervencionista.
	  ∘ Cirugía cardiovascular palitativa y reparadora
	∘ Válvulas protésicas
	∘ Endocarditis bacteriana
	∘ Fiebre reumática
	∘ Endocarditis lúpica
	∘ Prolapso de la válvula mitral
	∘ Enfermedad de Kawasaki
	∘ Cardiomiopatías
	∘ Tumores cardíacos
	∘ Arritmias

debe a un defecto cardíaco. En Argentina nacen anualmente alrededor de 5 000 niños con CC, siendo éstas responsables del 8,5% de las muertes en menores de un año y más del 14,3% si sólo se tienen en cuenta las muertes evitables. Un estudio realizado en Argentina estimó que morían alrededor de 1 100 niños con cardiopatías congénitas quirúrgicas antes del año. Es evidente que su impacto en la mortalidad infantil fue creciendo mientras que disminuyeron las causas perinatales y las infecciosas.[6]

Las CC constituyen una de las principales causas de ACV en los pacientes pediátricos. Chung y Wong informaron que el 30% de los ACV pediátricos estuvo asociado a cardiopatías congénitas en Hong Kong.[7]

En otro estudio de niños con ACV de tipo isquémico, el 70% de los lactantes menores de seis meses de edad y el 30% de los niños presentaban una enfermedad cardíaca congénita subyacente. Asimismo, entre el 1% y el 7% de los adultos jóvenes con ACV tenían una cardiopatía congénita.[8]

La tetralogía de Fallot y la transposición de los grandes vasos constituyen las anomalías más frecuentemente asociadas con ACV. En una serie de 1 875 pacientes con CC cianótica, la incidencia de ACV fue del 3,8% y, en el 75% de estos niños, se manifestó durante los primeros veinte meses de vida.[9] Se han relacionado con trombosis tanto el aumento de la viscosidad sanguínea asociado a un recuento eritrocitario mayor de 8 000 000/mm^3 como un contenido arterial de oxígeno por debajo de 10 volúmenes porcentuales. Si esta situación estuvo asociada con una deficiencia de hierro, el riesgo fue aún mayor.

La mayoría de los ACV se registraron entre los niños no operados, aunque un gran porcentaje fue secundario a procedimientos diagnósticos (cateterismo) o terapéuticos (hemodinamia intervencionista o cirugía cardiovascular paliativa o reparadora).[10]

Los mecanismos fisiopatológicos involucrados en la génesis de un ACV pediátrico asociado a cardiopatía congénita son múltiples. Didácticamente los podemos dividir entre los propios del corazón y los de origen extracardíaco, tal como detallamos a continuación:

- Origen cardíaco:
  - Shunt intracardíaco: atrial y/o ventricular.
  - Reducción de la fracción de eyección: hipomotilidad miocárdica, estasis intracardíaco.
  - Trastornos del ritmo cardíaco: la fibrilación auricular se constituye en el ejemplo paradigmático; tiene gran relevancia entre los ACV de los adultos.
  - Fragmentación de trombos en las cámaras.
- Origen extracardíaco:
  - Hematocrito elevado, policitemia, síndrome de hiperviscosidad sanguínea: con hematocritos superiores al 65% la sangre se hace muy viscosa y es más probable que coagule. Reducir el hematocrito a aproximadamente el 55% no sólo disminuye el riesgo de trombosis, sino que también aumenta el transporte de oxígeno a los tejidos, al disminuir la viscosidad de la sangre.
  - Anemia microcítica hipocrómica por deficiencia de hierro: su mecanismo no es conocido totalmente en la actualidad. Se puede atribuir al daño de las células endoteliales y a la hipoxia que lesiona el tejido encefálico y ocasiona edema y lentificación del flujo o aumento de la rigidez de los eritrocitos. Por consiguiente,

en los lactantes o niños pequeños cianóticos, es importante comprobar repetidamente el hematocrito y la concentración de hemoglobina.

- Estados de hipercoagulabilidad: un ejemplo es la deshidratación secundaria a vómitos y diarrea, que aumenta la viscosidad de la sangre y el riesgo de trombosis.
- Hipoxemia: a mayor desaturación arterial y cianosis, mayor riesgo de trombosis.
- Fiebre: suele incrementar las necesidades de oxígeno.
- Uso de anticonceptivos orales en adolescentes cianóticas.
- Embolia gaseosa: la embolia gaseosa por mal manejo de los accesos vasculares periféricos en la enfermedad de Ebstein es un típico ejemplo (Figura 5.1).[11]

Un número cada vez mayor de los ACV pediátricos están asociados a intervenciones diagnósticas y/o terapéuticas. Estos episodios son tan frecuentes en la población pediátrica que está justificado el desarrollo de ensayos clínicos controlados para evaluar la utilidad de agentes profilácticos antes y/o durante la cirugía. Tanto el cateterismo como la cirugía cardiovascular, aún más cuando se emplean técnicas complejas como la de Fontan, son causa de movilización de un trombo que puede impactar en el sistema arterial del SNC. Los agentes trombolíticos podrían jugar un rol importante en los niños con cardiopatías congénitas, pero es un aspecto que merece mayor investigación antes de ser incorporado a las estrategias de tratamiento en este grupo de pacientes.

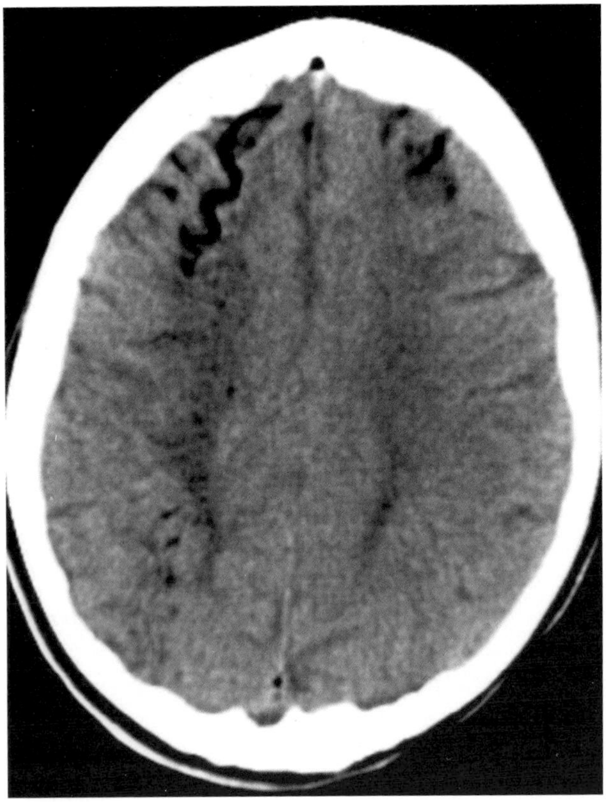

Figura 5.1 TC de cerebro: imágenes hipodensas frontales bilaterales de aspecto serpinginoso correspondiente a embolismo gaseoso en paciente con Enfermedad de Ebstein y operación de Fontan.

Cardiopatías congénitas cianóticas

Como complicaciones neurológicas los pacientes con CC cianóticas pueden presentar ACV o abscesos encefálicos. Los primeros son más frecuentes antes de los dos años de edad. Todas las CC cianóticas complejas con cortocircuito de derecha a izquierda, tanto en la zona auricular como ventricular, tienen riesgo de ACV.

Tetralogía de Fallot

Es la cardiopatía congénita cianótica con disminución del flujo sanguíneo pulmonar más frecuentemente diagnosticada entre los lactantes y los niños preescolares. Aproximadamente se presenta en 5/100 000 niños, con una alta incidencia en pacientes con síndrome de Down.

Clásicamente, la tetralogía de Fallot combina cuatro anomalías: defecto del tabique interventricular, obstrucción al flujo pulmonar, cabalgamiento de la aorta sobre el tabique e hipertrofia ventricular derecha. La obstrucción al flujo pulmonar se produce tanto en el infundíbulo ventricular derecho como en la propia válvula pulmonar. Generalmente, el tronco de la arteria pulmonar suele ser más pequeño de lo habitual y pueden existir diversos grados de estenosis de las ramas pulmonares.

En el momento de nacer, es posible que sea asintomática, pero más tarde aparece la cianosis y los pacientes pueden desarrollar crisis cuando lloran o se alimentan.

Esta malformación cardíaca determina un cortocircuito de derecha a izquierda, que asociado a la formación de coágulos producto de la cianosis e hiperviscosidad sanguínea, permiten observar con frecuencia ACV en la etapa preoperatoria. La trombosis cerebral suele afectar a las venas cerebrales o a los senos de la dura y, a veces, a las arterias cerebrales. Es más frecuente cuando existe una policitemia extrema y el cuadro puede ser desencadenado por la deshidratación. Las trombosis afectan con más frecuencia a pacientes menores de dos años de edad con anemia ferropénica y, a menudo, con valores de hemoglobina y hematocrito dentro de los límites normales para la edad, pero no para su condición cardíaca. Como diagnóstico diferencial debemos considerar al absceso cerebral embólico. El tratamiento consiste en una hidratación adecuada y medidas generales; en el grupo de pacientes con intensa policitemia está indicada la sustitución de volumen con plasma fresco congelado. La heparina es poco útil y está contraindicada en los infartos cerebrales hemorrágicos.

Transposición de las grandes arterias

Es la cardiopatía congénita cianótica más frecuentemente diagnosticada en el período neonatal y se presenta con mayor asiduidad en los varones y en los hijos de madres diabéticas.

El defecto consiste en que la aorta nace del ventrículo derecho y la arteria pulmonar del ventrículo izquierdo, mientras que las venas sistémicas llegan normalmente a la aurícula derecha y las venas pulmonares a la aurícula izquierda. Las conexiones entre las aurículas y los ventrículos son también concordantes. Fisiopatológicamente, las circulaciones sistémica y pulmonar forman dos circuitos paralelos. La única posibilidad de supervivencia para estos neonatos la proporcionan el agujero oval y el conducto arterioso, que permiten la mezcla de sangre. Alrededor de la mitad de los pacientes tienen también una comunicación interventricular, que mejora la situación de la mezcla de sangre.

En las primeras horas de vida rápidamente se instalan la hipoxemia intensa y la insuficiencia cardíaca, por lo que debe instaurarse un goteo de prostaglandina para mantener abierto el conducto arterioso. La muerte es la evolución natural de estos neonatos si no son sometidos a procedimientos terapéuticos de urgencia para mejorar la mezcla de sangre a nivel auricular, como la atrioseptostomía por balón o una cirugía correctora en las primeras semanas de vida.

Una de las complicaciones de la atrioseptostomía por balón es la embolia, ya sea de coágulos o gaseosa, que ocurre en más de la mitad de los casos. En estudios realizados en neonatos que fueron evaluados con RM cerebral anterior a la cirugía correctora, se observó daño cerebral solamente en aquellos casos que habían sido sometidos a atrioseptostomía y no en los que el procedimiento no se practicó. El nivel de oxigenación y momento de la cirugía parecerían también estar asociados con el daño cerebral.[12]

Anomalía de Ebstein de la válvula tricúspide

Es el desplazamiento distal en el ventrículo derecho de la válvula tricúspide normal, que provoca la división del ventrículo derecho en dos partes: la primera, una porción "auriculizada" de pared fina que se continúa con la cavidad de la aurícula derecha; la segunda está formada por miocardio ventricular normal. En conclusión, la aurícula derecha es enorme y la válvula tricúspide suele ser insuficiente en grado variable. El mayor volumen sanguíneo de la aurícula derecha se desvía a través del agujero oval hacia la aurícula izquierda, lo que produce cianosis y policitemia. También son frecuentes los trastornos del ritmo cardíaco, sobre todo numerosas extrasístoles o crisis de taquicardia paroxística supraventricular.

Cardiopatías congénitas no cianóticas

Las CC no cianóticas cursan en su mayoría con shunt de izquierda a derecha, como las comunicaciones interauriculares e interventriculares y el ductus arterioso. Esta es la razón por la cual no tienen riesgo de provocar ACV. Solamente en los casos en que desarrollan hipertensión pulmonar suprasistémica e invierten el cortocircuito tienen riesgo de embolismo en el encéfalo.

Con respecto al foramen oval y la coartación de la aorta se deben plantear consideraciones diferentes.

Foramen oval permeable

Generalmente, el foramen oval se cierra al nacimiento, pero puede permanecer abierto hasta en un tercio de los sujetos. Fisiopatológicamente el ACV asociado a foramen oval permeable (FOP) se explica por un mecanismo de embolismo paradojal de trombos de la circulación menor a través del cortocircuito durante episodios de incremento de la presión auricular derecha. Esta situación es considerada con mayor frecuencia entre los jóvenes y los adultos (25% de los casos), pero es raro en los niños. En un metaanálisis aproximadamente 35%–50% de los pacientes con ACV criptogénico tenían

FOP frente a sólo el 4%–10% que presentaban los controles de similar edad. La prevalencia de foramen oval permeable en pacientes con ACV criptogénico fue de un 40% a 50%, en comparación con el 10% al 27 % de la población general.[13] El verdadero papel que desempeña el FOP en niños con ACV es aún tema de discusión.[14, 15, 16]

Coartación de aorta

En esta patología cardíaca los ACV están estimados en un 10% de los casos y representan el 7% de las muertes. Entre sus mecanismos fisiopatogénicos se encuentran la hipertensión arterial no controlada y las malformaciones vasculares cerebrales asociadas.

Cardiopatías adquiridas y asociadas a procedimientos

Las cardiopatías adquiridas son menos frecuentes en niños. El mecanismo más común del ACV es el embólico (coágulos por estado de hipertrombicidad en las cavidades izquierdas). Situación particular es la de los mixomas cardíacos, que pueden embolizar al cerebro desde las cavidades izquierdas. En los últimos años, se han descrito ACV en adolescentes con hipertensión arterial y dislipidemia.

Asociadas a procedimientos

El daño neurológico es una grave complicación de la cirugía cardiovascular pediátrica con sistemas de circulación extracorpórea (CEC).[17] El ACV y la encefalopatía hipóxica son las formas clínicas más agresivas y las que conllevan las mayores discapacidades funcionales. Por otro lado, las disfunciones cognitivas y psicológicas, más sutiles y en muchas ocasiones difíciles de diagnosticar, son las alteraciones más comunes tras la cirugía cardíaca. Si bien su frecuencia es muy variable y está en relación con las diferentes definiciones de disfunción neurológica empleadas y las poblaciones estudiadas, la incidencia del deterioro neuropsicológico oscila entre el 60% y el 80%.[18] Según Domi y col. la frecuencia de ACV en pediatría asociado a la cirugía cardiovascular fue de 5,4 casos por mil.[19] Un 10% de los niños sometidos a cirugía cardíaca presentaron un ACV detectado por RM, la mayoría no acompañado de manifestaciones clínicas.[20]

La etiología es multifactorial y se destaca el fenómeno inflamatorio secundario a la propia técnica, la hipoperfusión cerebral, la migración de coágulos y la ateroesclerosis aórtica, entre los cuales, este último factor, es el menos relevante en la población pediátrica.

Entre los factores de riesgo significativos podemos nombrar la edad, la complejidad de la malformación cardíaca, la presencia de acidosis metabólica y el aumento del ácido láctico sérico.[21] La edad, la duración del bypass y la necesidad de reoperación estuvieron asociadas al riesgo de ACV.[19] La identificación de estos factores de riesgo es útil para informar a los padres de los pacientes.

Se debe destacar una consideración especial en relación a las cirugías de derivación cavopulmonar o cirugía de Fontan. Es una técnica utilizada cada vez con mayor frecuencia en niños con cardiopatías congénitas cianóticas complejas durante el primer año de vida. Informes de centros de los Estados Unidos muestran que los ACV son una complicación frecuente, con una incidencia entre el 3% y el 5%, y que se presenta con mayor frecuencia en el primer año de vida y después de los diez años. Las causas son múltiples, destacándose los estados de bajo flujo, los fondos de saco ciegos, la estasis venosa, el cortocircuito residual de derecha a izquierda (en los ventrículos, fundamentalmente) y las arritmias auriculares. Por este motivo, el manejo posoperatorio de los pacientes sometidos a estas técnicas quirúrgicas incluye el uso de antiagregación y/o anticoagulación.

Válvulas protésicas

Las válvulas cardíacas de reemplazo pueden ser mecánicas o biológicas, las primeras más durables que las segundas.

Entre el 0,87% y el 3% de los pacientes sometidos a este tipo de cirugía cardíaca puede presentar manifestaciones embólicas sistémicas, que involucran al encéfalo en la mayoría de las oportunidades.

El riesgo de tromboembolismo no depende solamente del tipo de válvula protésica utilizada, sino también de su localización y la adecuación del tratamiento anticoagulante. Este riesgo es mayor en las válvulas protésicas mecánicas, en la localización mitral y, también, cuando se realiza un tratamiento anticoagulante inadecuado.

Por ejemplo, la tasa de tromboembolismo cerebral en pacientes con válvulas mecánicas bajo tratamiento anticoagulante oral adecuado es del 4% por año en la posición mitral.[22] Si la involucrada es la válvula reemplazada en la posición aórtica este valor se reduce a la mitad.

La mayoría de los expertos recomienda terapia anticoagulante durante tres meses después del reemplazo con una válvula protésica biológica en la posición mitral, pero no en la aórtica. Luego reciben tratamiento antiagregante con ácido acetilsalicílico de por vida. Estos pacientes requieren de terapia anticoagulante prolongada si presentan fibrilación auricular, agrandamiento de las cámaras izquierdas, existencia de un trombo en la aurícula izquierda o un episodio tromboembólico previo. Por otro lado, los pacientes con válvulas protésicas mecánicas son anticoagulados de por vida. La razón internacional normatizada (RIN) para tratamiento anticoagulante oral en pacientes con válvulas protésicas mecánicas en la posición mitral está entre 2,5 a 3,5 mientras que en la posición aórtica se ubica entre 2,0 a 3,0.[23]

Existen otros factores que también aumentan el riesgo de tromboembolismo en los pacientes con válvulas protésicas: la fibrilación auricular, la disfunción ventricular izquierda grave o una historia previa de tromboembolismo.

Endocarditis bacteriana

Se informan complicaciones neurológicas en un rango comprendido entre el 20% y el 40% de los pacientes con endocarditis infecciosa del corazón izquierdo. Los émbolos que se forman en el lado izquierdo del corazón tienen acceso directo a la circulación cerebral y, por este motivo, los ACV son frecuentes. Generalmente involucran el territorio de la arteria cerebral media y sus ramas. Los émbolos sépticos de la endocarditis bacteriana pueden generar un ACV por infarto o por la ruptura de un aneurisma micótico (Figura 5.2).[24] El riesgo de endocarditis asociada a un reemplazo valvular es mayor durante los primeros tres meses posteriores a la cirugía.[25]

Fiebre reumática

Existe un resurgimiento de la fiebre reumática (FR) en muchos países, incluso los Estados Unidos. La carditis reumática aguda produce un grave compromiso valvular, con regurgitación mitral y/o aórtica, o el rápido desarrollo de una estenosis mitral. La válvula mitral es la más frecuentemente comprometida; y otras válvulas involucradas, en orden decreciente, son la aórtica, la tricúspide y la pulmonar. La secuela del compromiso inflamatorio reumático de la válvula mitral es la estenosis, cuya mortalidad a cinco años oscila entre el 45% y el 60% de los pacientes sintomáticos. En muchos de ellos, el embolismo sistémico puede ser la primera manifestación de una estenosis mitral, particularmente si está asociada con fibrilación auricular. Este riesgo aumenta si el compromiso funcional es grave, existe agrandamiento auricular izquierdo, bajo débito cardíaco o fibrilación auricular. Usualmente el trombo está ubicado en el apéndice auricular. Durante la vida del sujeto, el riesgo de un episodio embólico clínicamente detectable es del 20% y compromete el cerebro en el 60% de los casos.[26]

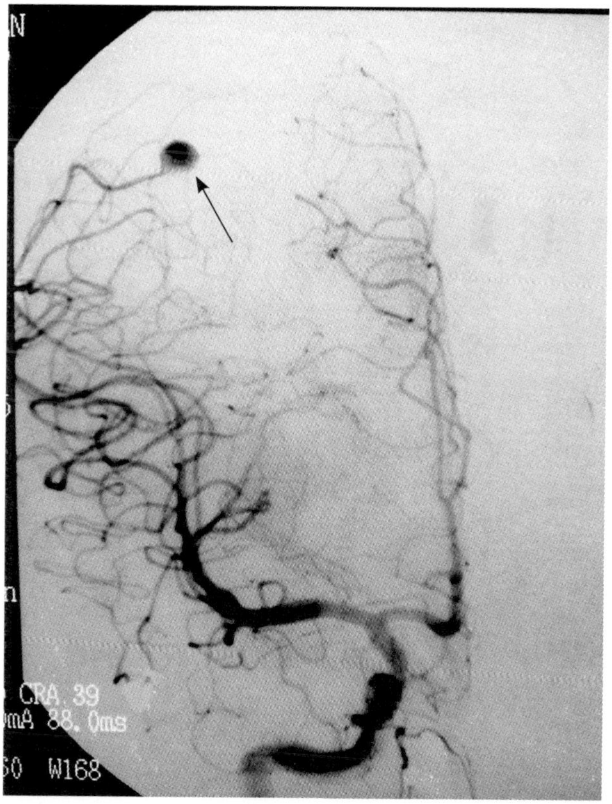

Figura 5.2 Arteriografía por sustracción digital (ASD) de frente. Aneurisma micótico (*flecha*) en paciente con endocarditis bacteriana.

Se estima que el tratamiento anticoagulante durante largos períodos de tiempo disminuye el riesgo de episodios recurrentes. Otra alternativa terapéutica planteada es la comisurotomía valvular mitral con balón por hemodinamia para reducir la incidencia de ACV.[27]

Endocarditis lúpica

También es conocida como endocarditis de Libman-Sacks. Se trata de una entidad infrecuente, que es clínicamente evidente en apenas el 20% de los pacientes con lupus y se presenta, en muchas oportunidades, después de años de evolución de la enfermedad.[28] Está caracterizada por lesiones valvulares fibrosas de aspecto verrucoso que comprometen al aparato valvular mitral o a las válvulas aórticas. La regurgitación es la anomalía fisiopatológica predominante y la embolización arterial es infrecuente.[29]

Prolapso de la válvula mitral

Esta entidad compromete un porcentaje de población que oscila entre el 2% y el 6%. Existe evidencia de una herencia autosómica dominante. Es una causa frecuente de regurgitación mitral. Las cuerdas alargadas y delgadas, el agrandamiento auricular, los cambios mixomatosos en las valvas y la regurgitación mitral asociada pueden incrementar el riesgo de embolismo cerebral.[2] Las complicaciones son raras y en ausencia de regurgitación mitral no parece existir aumento del riesgo de arritmias, ACV o muerte súbita.[30]

Se debe indicar tratamiento antiagregante para prevenir la recurrencia de ACV asociado a prolapso de válvula mitral. Si recurriera con tratamiento antiagregante o se sumara otro factor de riesgo, se sugiere tratamiento anticoagulante.[31]

Cardiomiopatías

La cardiomiopatía primaria más frecuente es la forma dilatada. Un tercio de ellas son familiares y algunas están asociadas a hipoacusia neurosensorial. También, las cardiomiopatías han sido descritas como parte de algunas enfermedades mitocondriales, muchas distrofias musculares, la ataxia de Friedreich, la enfermedad de Fabry, Refsum y síndrome de Barth.[32, 33]

Entre las manifestaciones clínicas podemos nombrar la insuficiencia cardíaca congestiva, las arritmias o embolismo pulmonar y/o sistémico. El riesgo anual de embolismo sistémico es del 4%, aproximadamente, y aumenta si se presenta insuficiencia cardíaca congestiva asociada a fracción de eyección reducida. Si bien el mecanismo de embolización es multifactorial, la formación de trombos ventriculares murales es el riesgo más importante. La ecocardiografía bidimensional es el recurso más útil para su diagnóstico.[34] En nuestro medio, la cardiomiopatía es una manifestación frecuente de la fase latente y crónica de la enfermedad de Chagas. En un estudio retrospectivo, ninguno de los pacientes con cardiomiopatía dilatada anticoagulados y 18% de los no anticoagulados presentaron fenómenos embólicos sistémicos.[35]

Tumores cardíacos

Los tumores cardíacos benignos más frecuentes en los niños son los rabdomiomas, los fibromas y los mixomas. Los rabdomiomas cardíacos son tan frecuentes en pediatría como lo son los mixomas entre los adultos. Casi todos ellos afectan a lactantes menores de un año de edad y aparecen como nódulos únicos o múltiples parietales. Pueden ser familiares y están descritos hasta en dos tercios de los niños con esclerosis tuberosa. Ocasionalmente, como lesión única en esta enfermedad, han desarrollado un ACV.[36]

Los fibromas suelen ser nódulos solitarios no encapsulados, localizados en el ventrículo. Por último, los mixomas aparecen como lesiones intracavitarias que comprometen, en la gran mayoría de los casos, a la aurícula izquierda. Son más frecuentes en el sexo femenino. Se trata de masas sólidas, de superficie lisa, en muchas ocasiones con pedículos que se unen al tabique interauricular próximo a la fosa oval, protruyendo en la cavidad auricular y causando una obstrucción intermitente. Clínicamente pueden presentarse como un ACV embólico porque la mitad de estos tumores presentan tendencia a embolizar.[37]

Arritimias

La fibrilación auricular (FA), el flúter auricular, la enfermedad del nódulo sinusal y los bloqueos cardíacos son las arritmias más frecuentemente asociadas al ACV.

Aproximadamente, la mitad de los casos de ACV de origen cardíaco están asociados a FA. La incidencia de esta afección aumenta con la edad y se observa cada vez con mayor frecuencia en la población pediátrica. Los niños con mayor riesgo de FA son los que sufren una cardiopatía estructural subyacente (valvulopatía mitral congénita, enfermedad mitral reumática o tumor atrial), una enfermedad sistémica con repercusión cardiológica (como el hipertiroidismo o el síndrome de Marfan) o han sido intervenidos quirúrgicamente en el interior de la aurícula.[38] Por ejemplo, cuando la fibrilación auricular complica a una enfermedad valvular reumática, el riesgo de ACV isquémico se incrementa diecisiete veces.[39] La ecocardiografía bidimensional está indicada para evaluar el volumen auricular izquierdo, la morfología valvular, la presencia de trombos y estimar la función ventricular. Cuando el trombo se localiza en el apéndice auricular izquierdo es necesario complementarla con una ecocardiografía transesofágica.

El flúter auricular es otro ritmo poco frecuente en la población pediátrica asociado a ACV. Se debe principalmente a cardiopatías estructurales como la dilatación auricular, la miocarditis o la infección aguda. Esta arritmia se asocia más a menudo a las complicaciones posoperatorias en las intervenciones reparadoras de las cardiopatías congénitas como la comunicación interauricular, el procedimiento de Mustard en la transposición de los grandes vasos o el procedimiento de Fontan en los pacientes con ventrículo único. La causa es la desestructuración del sistema cardionector durante el procedimiento quirúrgico. La enfermedad del nódulo sinusal consiste en una hipofunción o una inadecuada capacidad de las células marcapaso automáticas sinusales en generar estímulos que se propaguen al resto de las aurículas. Entre sus causas se incluye a las formas congénitas (espóradicas y familiares),[40] la patología isquémica, miocarditis, cardiopatía reumática, desórdenes y degeneración del tejido conectivo, traumatismo, miocardiopatía infiltrativa, cardiopatías congénitas tipo vena cava superior izquierda persistente —ostium primun—, bloqueo A-V congénito, y postcirugía cardiovascular. En los niños suele estar asociada a la cirugía cardiovascular, especialmente cuando compromete a la aurícula derecha. Pacientes con enfermedad del nódulo sinusal pueden desarrollar embolismo sistémico, aun después de la colocación de marcapasos.

Los bloqueos cardíacos completos son frecuentes en pacientes con el síndrome de Kearns-Sayre que asocia oftalmoplejia externa progresiva, retinitis pigmentaria, y embolización cerebral secundaria al trastorno del ritmo cardíaco.

Manifestaciones clínicas

No existe un patrón clínico específico de ACV de origen cardíaco. Habitualmente, el pequeño paciente presenta signos de foco neurológico en forma súbita, en especial mientras está despierto, durante la actividad física o la realización de maniobras tipo Valsalva. El déficit neurológico es máximo al inicio del cuadro. Sin embargo, en pocos pacientes, la presentación clínica es más sutil, con la sumatoria progresiva de síntomas y signos focales neurológicos, correspondientes a diferentes territorios de irrigación. Es excepcional la presentación como accidentes isquémicos transitorios en los ACV de origen cardiogénico.

Los émbolos suelen asentar principalmente en las arterias cerebrales media y, con menor frecuencia, en el territorio de la circulación posterior (por ejemplo, el segmento terminal de la arteria basilar). Que un paciente presente episodios anteriores de ACV en un territorio vascular o que comprometan más de una arteria (Figura 5.3), o que exista evidencia de embolismo sistémico constituyen una sólida sugerencia con respecto a un posible origen cardiovascular (Tabla 5.2).

El ECG y el ecocardiograma pueden ayudar a descartar cardiopatías o arritmias responsables del ACV. La ecocardiografía transesofágica (ETE) ha abierto una ventana en el estudio de los pacientes con diagnóstico de ACV embólico, generando información útil como guía terapéutica y pronóstico. La frecuencia con la cual se encuentran alteraciones potencialmente relacionadas con esta enfermedad, aumenta con la edad del paciente. Los hallazgos producidos con mayor frecuencia correspondieron al foramen oval permeable, la cardiopatía isquémica y la presencia de placas arterioescleróticas en la aorta.

Tratamiento

En la Tabla 5.3 se presentan las recomendaciones de tratamiento del ACV en niños y jóvenes asociado a enfermedad cardíaca del Grupo de Stroke de la American Heart Association.[41]

En la fase aguda, es un trastorno de manejo exclusivamente hospitalario. El tratamiento anticoagulante no está recomendado en enfermos con endocarditis infecciosa de la válvula mitral nativa. El motivo es el alto riesgo de desarrollar una hemorragia secundaria a una vasculitis infecciosa o la ruptura de un aneurisma micótico. Por otro lado, el tratamiento quirúrgico está orientado a los pacientes con tumores cardíacos. Sin

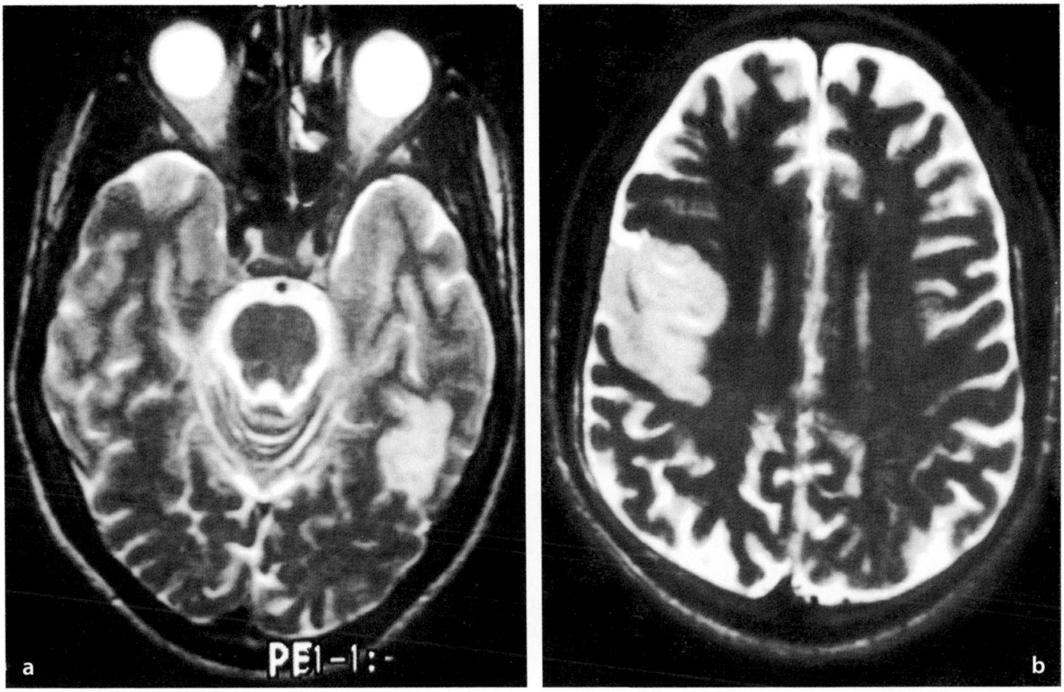

Figura 5.3 Paciente con episodios de ACV secundario a endocarditis bacteriana. a RM de cerebro secuencia T2 en la que se aprecia una imagen hiperintensa en región temporal izquierda. b RM de cerebro secuencia T2 en la que se aprecia una imagen hiperintensa en el territorio superficial de la arteria silviana derecha.

Tabla 5.2 Criterios sugestivos de embolismo cardíaco

Criterios clínicos	Criterios paraclínicos
◦ En un paciente despierto, aparición súbita, fluctuante o progresiva de foco neurológico. ◦ Ausencia de ataques isquémicos transitorios en el mismo territorio vascular. ◦ ACV corticales previos en otros territorios vasculares. ◦ Evidencia de embolismo sistémico. ◦ Alteraciones en el examen cardiovascular del paciente. ◦ Se ha descartado el origen embólico vascular.	◦ Infarto isquémico o con transformación hemorrágica en un territorio vascular determinado en la TC y/o RM del SNC. ◦ Oclusión de rama arterial endocraneal sin compromiso extracraneal en la TC, RM y/o ASD. ◦ Evidencia de trombos en las cavidades cardíacas. ◦ Se ha descartado el origen vascular extracraneal de los émbolos.

embargo, en los pacientes con un rabdomioma asociado a una esclerosis tuberosa, ni la resección quirúrgica ni la anticoagulación están recomendadas por el bajo riesgo de embolización.[41, 42]

Tabla 5.3 Recomendaciones para el tratamiento del ACV en niños y jóvenes asociado a enfermedad cardíaca

Recomendaciones clase I

- El tratamiento de la insuficiencia cardíaca congestiva está indicado y puede reducir el riesgo de embolismo cardiogénico (Clase 1, Nivel de evidencia C).
- Cuando sea factible, las lesiones cardíacas congénitas con alto riesgo de ACV, deben ser reparadas para mejorar la función cardíaca y reducir el riesgo (Clase 1, Nivel de evidencia C). Esta recomendación no se aplica en el paciente con foramen oval permeable.
- La resección de un mixoma atrial está indicada por su riesgo de complicaciones cerebrovasculares (Clase 1, Nivel de evidencia C).

Recomendaciones clase II

- Para aquellos niños con embolismo cardíaco no relacionado a la persistencia del foramen oval que son juzgados con riesgo alto de recurrencia de embolismo, es razonable comenzar el tratamiento con heparina estándar o heparina de bajo peso molecular mientras es iniciado y ajustado en tratamiento con warfarina (Clase 2a, Nivel de evidencia B). Como esquema terapéutico alternativo, es razonable usar inicialmente heparina de bajo peso molecular en esta situación y continuarla en lugar de la warfarina (Clase 2 a, Nivel de evidencia C).
- En aquellos niños con riesgo de embolismo cardíaco, es razonable continuar con heparina de bajo peso molecular o warfarina por un año o hasta que la lesión responsable del riesgo haya sido corregida (Clase 2 a, Nivel de evidencia C). Si el grupo médico juzga que el riesgo de recurrencia del embolismo es elevado, es razonable continuar la terapia anticoagulante en forma indefinida según la tolerancia del paciente (Clase 2 a, Nivel de evidencia C).
- El tratamiento quirúrgico o el cierre por hemodinamia intervencionista es razonable en aquellos sujetos con un defecto septal atrial mayor para reducir el riesgo de ACV y prevenir las complicaciones cardíacas de largo plazo (Clase 2 a, Nivel de evidencia C). Esta recomendación no se aplica a sujetos con persistencia del foramen oval.
- Hay pocos datos para recomendar el manejo de los pacientes con endocarditis de las válvulas protésicas, pero puede ser razonable mantener el tratamiento anticoagulante en sujetos que ya lo recibían previamente (Clase 2 b, Nivel de evidencia C).

Recomendaciones clase III

- El tratamiento anticoagulante no está recomendado en pacientes con endocarditis de válvula nativa (Clase 3, Nivel de evidencia C).
- La exéresis quirúrgica de los rabdomiomas cardíacos no es necesaria en sujetos asintomáticos y sin historia de ACV (Clase 3, Nivel de evidencia C).

Referencias bibliográficas

1 deVeber G. Risk factors for childhood stroke: Little folks have different strokes. *Ann Neurol* 2003; 52: 167-73.

2 Biller J, Schneck M, Love B. *Stroke in children and young adults*. 2° ed. Philadelphia: Saunders Elsevier, 2009.

3 Caldwell R. Strokes and congenital heart disease in infants and children. *Semin Cerebrovasc Dis* 2003; 3: 200.

4 Cohen B, Hildebrand F, Biller J. Cardioembolic stroke part I: clinical patterns and associated cardiac conditions. *ACC Current J Rev* 1993; 5: 51-2.
5 Clark E. Enfermedades cardíacas congénitas. En: Hoekelman R (ed). *Atención primaria en Pediatría*. Vol. II. 3° ed. Madrid;: Harcourt Brace, 1998, p 1249-55.
6 Magliola R, Laura J, Capelli H. Situación actual de los niños con cardiopatía congénita en Argentina. *Arch Argen Pediatr* 2000; 98: 130.
7 Chung B, Wong V. Pediatric stroke among Hong Kong Chinese subjects. *Pediatrics* 2004; 114: 206-12.
8 Cohen M. The Central Nervous System in Congenital Heart Disease. *Neurology* 1960; 10: 452.
9 Tyler H, Clark D. Cerebrovascular accidents in patients with congenital heart disease. *AMA Arch Neurol Psychology* 1957; 77: 483-9.
10 Kunar K. Neurological complications of congenital heart disease. *Indian J Pediatr* 2000; 67: 287-91.
11 Buompadre M, Arroyo H. Accidental cerebral venous gas embolism in a young patient with congenital heart disease. *J Child Neurol* 2008; 23: 121-3.
12 Petit CJ, Rome JJ, Wernovsky G, et al. Preoperative brain injury in transposition of the great arteries is associated with oxygenation and time to surgery, not balloon atrial septostomy. *Circulation* 2009; 119: 709-16.
13 Overell JR, Bone I, Less KR. Interatrial septal abnormalities and stroke: a meta-analysis of case-control studies. *Neurology* 2000; 55: 1172–9.
14 Benedik MP, Zaletel M, Meglic NP, Podnar T. Patent foramen ovale and unexplained ischemic cerebrovascular events in children. *Catheter Cardiovasc Interv* 2007; 70: 999-1007.
15 Almekhlafi MA, Wilton SB, Rabi DM, et al. Recurrent cerebral ischemia in medically treated patent foramen ovale: a meta-analysis. *Neurology* 2009; 73: 89-97.
16 Bartz PJ, Cetta F, Cabalka AK, et al. Paradoxical emboli in children and young adults: role of atrial septal defect and patent foramen ovale device closure. *Mayo Clin Proc* 2006; 81: 615-8.
17 Taylor K. Central Nervous System Effects of Cardiopulmonary Bypass. *Ann Thorac Surg* 1998; 66: 20-4.
18 Rubio-Regidor M et al. Complicaciones neurológicas en el postoperatorio de cirugía cardíaca. *Med Intensiva* 2007; 31: 241-50.
19 Domi T, Edgell DS, McBrindlke BW, et al. Frequency, predictors, and neurologic outcomes of vaso-occlusive strokes associated with cardiac surgery in children. *Pediatrics* 2008; 122: 1292-8.
20 Chen J, Zimmerman RA, Jarvik GP, et al. Perioperative stroke in infants undergoing open heart operations for congenital heart disease. *Ann Thorac Surg* 2009; 88: 823-9.
21 Trittenwein G, Nardi A, Pansi H, et al. Early postoperative prediction of cerebral damage after pediatric cardiac surgery. *Ann Thorac Surg* 2003; 76: 576-80.
22 Vongpatanasin W, Hillis L, Lange R. Prosthetic heart valves. *N Engl J Med* 1996; 335: 407-16.
23 Cannegieter S, Rosendaal F, Wintzen A, et al. Optimal oral anticoagulation therapy in patients with mechanical heart valves. *N Engl J Med* 1995; 333: 11-7.

24 Venkatesan C, Wainwright MS. Pediatric endocarditis and stroke: a single-center retrospective review of seven cases. *Pediatr Neurol* 2008; 38: 243-7.
25 Lerner P. Neurologic complications of infective endocarditis. *Med Clin North Am* 1987; 2: 18.
26 Jordan R, Scheifley C, Edwards J. Mural thrombosis and arterial embolism in mitral stenosis: A clinicopathologic study of fifty-one cases. *Circulation* 1951; 111: 363-7.
27 Wood P. An appreciation of mitral stenosis, part I: clinical features. *BMJ* 1954; 1: 1051-63.
28 Galve E, Candell-Riera J, Pigrau C, et al. Prevalence, morphologic types and evolution of cardiac valvular disease in systemic lupus erythematosus. *N Engl J Med* 1988; 319: 817-23.
29 Schneider C, Bahlmann E, Antz M, et al. Unusual manifestation of Libman-Sacks endocarditis in systemic lupus erythematosus. *Circulation* 2003; 107: 202-4.
30 Savage D, Garrison R, Devereux R, et al. Mitral valve prolapsed in the general population. I: epidemiological features. The Framingham Study. *Am Heart J* 1983; 3: 571.
31 Chesler E, King R, Edwards J. The myxomatosus mitral valve and sudden death. *Circulation* 1983; 67: 632-9.
32 Johnson R, Palacios I. Dilated cardiomyopathies of the adult: First of two parts. *N Engl J Med* 1982; 307: 1051-8.
33 Ances BM, Sullivan J, Weigele JB, et al. Stroke associated with Barth syndrome. *J Child Neurol* 2006; 21: 805-7.
34 Johnson R, Palacios I. Dilated cardiomyopathies of the adult: Second of two parts. *N Engl J Med* 1982; 307: 1119-26.
35 Fuster V, Gersh B, Giuliani E, et al. The natural history of idiopathic dilated cardiomyopathy. *Am J Cardiol* 1981; 47: 525.
36 Butany J, Nair V, Naseemuddin A, et al. Cardiac tumours: diagnosis and management. *Lancet Oncol* 2005; 6: 219–28.
37 Vermeulen T, Conraads VM, Vrints C, Rodrigus IE. Recurrent left ventricular myxoma presenting as cerebrovascular accidents in a teenage girl. *Acta Cardiol* 2009; 64: 811-4.
38 Doniger S, Sharieff G. Arritmias pediátricas. *Pediatr Clin N Am* 2006; 53: 85-106.
39 Wolf P, Dawber T, Thamer Jr H, Kannel W. Epidemiologic assessment of chronic atrial fibrillation and risk of stroke. The Framingham study. *Neurology* 1978; 28: 973-7.
40 Madariaga R, Mont L, Rubin J, et al. Enfermedad del nodo sinusal familiar asociada a estrabismo y vena cava superior izquierda persistente. *Rev Esp Cardiol* 2000; 53: 1282-6.
41 Roach E, Golomb M, Adams R, et al. Management of Stroke in Infants and Children: A Scientific Statement From a Special Writing Group of the American Heart Association Stroke Council and the Council on Cardiovascular Disease on Young. *Stroke* 2008; 39: 2644-91.
42 Monagle P, Chan A, Massciotte P, et al. Antithrombotic therapy in children: the Seventh ACCP Conference on Antithrombotic and Thrombotic Therapy. *Chest* 2004; 126 : 645-87.

6

Trombosis de senos venosos cerebrales

Fenella Kirkham

Introducción

La trombosis de senos venosos cerebrales (TSVC) no se diagnostica comúnmente en niños, pero actualmente no está claro si esto sucede porque es genuinamente rara o porque continúa siendo dificultoso reconocerla o demostrarla. Existe evidencia de la importante morbimortalidad y aunque la recurrencia es menos frecuente que en el infarto arterial, el manejo apropiado puede reducir este riesgo y mejorar la evolución. Este capítulo revisa la bibliografía sobre trombosis venosa cerebral en pediatría y, cuando sea adecuado, hace referencia a la bibliografía en adultos.

Contexto clínico

La TSVC se manifiesta en diferentes situaciones clínicas, incluyendo infecciones, deshidratación, fallo renal, trauma, neoplasias y trastornos hematológicos (Tabla 6.1).[1-5] Muchos niños tienen múltiples factores de riesgo. En la mayoría de los pacientes se identifican factores de riesgo clínicos (diagnóstico preexistente y/o infección y/o deshidratación). Aunque la frecuencia de trombosis séptica está disminuyendo debido a la utilización de antibióticos, estudios recientes han mostrado que aún es responsable de una considerable proporción de las trombosis en niños mayores.[1, 2, 5] Enfermedades comunes, incluidas la otitis, la meningitis y la diabetes pueden complicarse con una TSVC, pero como existe dificultad en realizar el diagnóstico, los datos sobre la incidencia continúan mínimamente calculados.[3, 6, 7]

Las crisis epilépticas, estatus epilépticos convulsivos y no convulsivos, pueden ser ocasionalmente causados por TSVC, aunque existen pocos datos de la real prevalencia.[8, 9] La TSVC también puede ser un determinante importante de la evolución en pacientes con traumatismo craneoencefálico menor, en el coma traumático y no traumático, por ejemplo secundario a malaria cerebral.[10-14] Otras infecciones más comúnmente

Tabla 6.1 Entidades en las que se describen trombosis de senos venosos cerebrales en la niñez

Generales	∘ Deshidratación ∘ Hipoxia, por ejemplo posestrangulación ∘ Pospunción lumbar
Enfermedad inflamatoria intestinal	∘ Colitis ulcerosa ∘ Enfermedad de Crohn
Enfermedades sistémicas	∘ Lupus eritematoso sistémico ∘ Tirotoxicosis ∘ Síndrome de Cushing ∘ Enfermedad de Behçet
Anemias	∘ Deficiencia de hierro ∘ Anemia de células falciformes ∘ Talasemia ∘ Anemia hemolítica autoinmune ∘ Hemoglobinuria paroxística nocturna
Tumores y sus tratamientos	∘ Leucemia (asparaginasa, esteroides) ∘ Linfoma
Enfermedades cardíacas	∘ Cardiopatía congénita cianótica ∘ Posquirúrgico ∘ Poscateterismo
Enfermedad renal	∘ Síndrome nefrótico
Enfermedades cromosómicas	∘ Síndrome de Down
Infecciones de cabeza y cuello (por ejemplo *Pneumococcus, Fusobacterium necrophorum,* meningitis)	∘ Mastoiditis ∘ Otitis ∘ Tonsilitis ∘ Sinusitis
Otras enfermedades de cabeza y cuello	∘ Trauma craneal ∘ Tumor cerebral ∘ Esclerosis múltiple ∘ Hidrocefalia (con o sin shunt)
Alteraciones metabólicas	∘ Homocistinuria
Drogas	∘ L-asparaginasa ∘ Anticonceptivos orales ∘ Corticosteroides ∘ Epoetina alfa

observadas en países tropicales (por ejemplo, neurocisticercosis) también pueden estar asociadas con TSVC.[15]

Ciertas enfermedades crónicas tales como la enfermedad inflamatoria intestinal, el lupus eritematoso sistémico, el síndrome de Cushing y la tirotoxicosis parecen predisponer a la TSVC, la cual puede presentarse con síntomas inusuales como son las manifestaciones psiquiátricas.[16-20] Otras entidades, como el síndrome nefrótico o la gastroenteritis pueden asociarse con TSVC en el contexto de deshidratación.[21]

La TSVC se observa en la anemia hemolítica crónica, incluyendo el síndrome de Evans, la beta talasemia mayor y la anemia de células falciformes.[5, 7, 22-27] La anemia por deficiencia de hierro, la microcitosis y las cardiopatías congénitas cianóticas han sido descritas en niños con TSVC, algunas veces en asociación con trombocitosis, pero sólo un estudio controlado está actualmente disponible.[5, 7, 21, 28-33] En el período agudo el diagnóstico de anemia puede resultar dificultoso debido a la relativa hemoconcentración, ya que la ferritina puede ser una proteína de fase aguda. Por lo tanto, el diagnóstico de deficiencia de hierro debería ser exhaustivamente excluido o tratado.

Las investigaciones esenciales y recomendadas se describen en la Tabla 6.2.

Enfermedades protrombóticas que pueden ser factores de riesgo para TSVC en niños

Las enfermedades protrombóticas se encontraron entre un tercio y dos tercios de los casos de series pediátricas recientes con TSVC.[3-5, 34, 35] Algunos son estados protrombóticos adquiridos tales como la deficiencia aguda de proteína C, S y antitrombina secundaria a infección o pérdida de proteínas, por ejemplo en el síndrome nefrótico o anticuerpos antifosfolípidos, los cuales son frecuentemente normales en investigaciones posteriores. Los niveles altos del factor VIII, que pueden ser determinados genéticamente o adquiridos, son también comunes, pero no existen actualmente datos controlados.[5, 36] El polimorfismo genético parece ser importante como factor de riesgo en adultos, pero, aunque existe evidencia en exceso, la relativa importancia del factor V Leiden es menos clara en niños.[4, 35-40] Aunque poco frecuente, la mutación de protrombina G20210A (PT G20210A) parece comportarse como factor de riesgo para recurrencia y, por lo tanto, debería ser investigada.[41]

Tabla 6.2 Laboratorios en la trombosis venosa cerebral criptogénica

Esenciales	Nivel de evidencia
Hemocultivo	IC
Hemograma completo	IC
Estudio de hierro	IC
Función tiroidea	IC
Anticuerpo antinuclear o ADN *binding*	IC
Potencialmente útiles	
Homocisteína	IIB
Vitaminas (es decir: folato, B_6, B_{12})	IIB
Estudio protrombótico completo (muestras en citrato y ADN)	IIB

La homocistinuria es una asociación descrita, y los homocigotas para la variante termolábil del gen de la metilentetrahidrofolato reductasa pueden tener un riesgo incrementado para la TSVC.[39, 42] La hiperhomocisteinemia ha sido demostrada como factor de riesgo en dos estudios caso-control en adultos, y sus determinantes genéticos deberían ser descartados y tratados con ácido fólico y suplementos de vitamina B_6 y B_{12}.[43, 44]

Los pacientes con PT G20210A deberían ser anticoagulados en situaciones de alto riesgo, pero existe poca información en cuanto a si el tratamiento prolongado para alguno de los otros desórdenes protrombóticos reduce el riesgo de recurrencia.[3, 4, 41] Debe tenerse en cuenta que es costoso el estudio o la investigación de los trastornos protrombóticos y no necesariamente definen la conducta que se debe seguir, salvo excepciones como, por ejemplo, la determinación del riesgo debido al uso de anticonceptivos orales (Tabla 6.3).

Presentación clínica

Las manifestaciones clínicas de la TSVC son inespecíficas y pueden ser sutiles (Tabla 6.4).[45] La mayoría de los escenarios clínicos se presentan en todas las edades y los clínicos deberían considerar este diagnóstico en un amplio rango de manifestaciones neurológicas agudas, incluyendo aquellas que se acompañan de evidencia neuroradiológica de hidrocefalia, hematoma o efusión subdural, hemorragia subaracnoidea o hemorragia o infarto intracerebral, particularmente en la región parietal u occipital.[5, 9, 46, 47] La presentación como seudotumor cerebral (pseudotumor cerebri) y cefalea aislada han sido bien documentadas.[48, 49]

Tabla 6.3 Trastornos protrombóticos informados como más comunes en pacientes con trombosis venosa que en controles

Trastornos protrombóticos	Niños	Adultos	Referencias
Hiperhomocisteinemia		4,2 (2,3 - 7,6)	43
Hiperhomocisteinemia		4,6 (1,6 - 12,8)	44
Niveles bajos de folato		3,5 (1,2 - 10,0)	44
Niveles bajos de B_{12}		5,1 (1,8 - 14,2)	44
MTHFR-TT		2,2 (0,86 - 5,98)	44
Factor V G1691A Leiden		2,55 (1,04 - 6,26)	37
Factor V G1691A Leiden		4,7 (1,8 - 11,8)	43
Factor V G1691A Leiden	2,1 (0,8 - 5,9)		4
Factor V G1691A Leiden	2,27 (0,22 - 6,2)		35
Factor II G20210A		5,7 (1,5 - 21,5)	38
Factor II G20210A		14,7 (2,83 - 75,3)	
Factor II G20210A		10,6 (4,2 - 26,6)	43
Factor II G20210A	2,3 (0,4 - 11,6)		4
Factor II G20210A	4,6 (0,3 - 76,3)		35
Lipoproteína (a) >30 mg/dL	4,1 (2,0 - 8,7)		4
Deficiencia de proteína C	11,1 (1,2 - 104,4)		4
Deficiencia de proteína S	8,8 (0,9 - 85,5)		4
Anticuerpos anticardiolipina	3,9 (0,3 - 45,3)		4

Tabla 6.4 Síntomas y signos de trombosis de senos venosos cerebrales en niños

- Letargia
- Náusea
- Vómitos
- Cefalea
- Convulsiones (focales, generalizadas)
- Confusión
- Síntomas psiquiátricos agudos
- Deterioro del nivel de conciencia (somnolencia, coma)
- Falla respiratorio
- Hemiparesia
- Ataxia
- Movimientos tipo sacudidas
- Hemianastesia
- Alteraciones del habla, mutismo
- Trastornos visuales (oscurecimiento transitorio, disminución de la agudeza visual, ceguera)
- Parálisis de nervios craneales (par VI)
- Papiledema

Neuroimágenes

Las claves para el diagnóstico (Tabla 6.5) son, primero, un alto índice de sospecha del diagnóstico en la fase aguda (para que la imagen se realice tempranamente, ya que los senos venosos comúnmente se recanalizan) y, segundo, una excelente relación laboral entre los clínicos y los neurorradiólogos (para que, de ser necesario, se efectúen investigaciones adicionales).[5, 41, 50] La tomografía computarizada (TC) de cerebro sin

Tabla 6.5 Diagnóstico de trombosis de senos venosos cerebrales

Cuadro clínico y estudios complementarios	Nivel de evidencia
Alto índice de sospecha en niños con enfermedad preexistente	IC asociada
Alto índice de sospecha en niños que presentan cefalea, convulsiones, coma	IC
TC simple	IC
RM (secuencias T1, T2, T2 gradiente de eco, FLAIR)	IC
RM de cerebro con contraste	IIC
Secuencia de difusión en RM	IIC
Venografía por TC	IIC
Angiografía por RM venosa	IIC
Venografía por RM con contraste	IIC
Doppler transcraneal	IIC
Angiografía por sustracción digital	IIC

contraste puede demostrar la trombosis venosa profunda como una densidad linear en localizaciones de las venas cerebrales corticales y profundas.[13, 51] A medida que el trombo se vuelve menos denso, el contraste puede mostrar el signo del "delta vacío", un defecto de llenado, en la parte posterior del seno sagital.[3, 13] Sin embargo, en un 40% de los pacientes con TSVC, la TC de cerebro con contraste puede no mostrar anormalidades.[1, 3, 52] Las secuencias de difusión y perfusión por resonancia magnética (RM) pueden desempeñar un rol en detectar congestión venosa en la trombosis venosa cerebral y en la diferenciación entre edema citotóxico y vasogénico, pero no diferencia entre un infarto arterial de uno venoso. La venografía por TC o la angiografía por RM con tiempo venoso son actualmente los métodos diagnósticos de elección para la TSVC.[5, 52-54] El diagnóstico se establece a través de la demostración de la falta de flujo en las venas cerebrales con o sin imágenes típicas de infarto cerebral. Los sitios más comunes de TSVC son los senos transversos, el seno longitudinal superior y el seno recto y en más de la mitad de los niños con TSVC se encuentran lesiones parenquimatosas.[53] La RM y la angiografía por RM venosa son importantes tanto en la demostración del infarto como del coágulo dentro de los vasos.[53]

Por RM, el trombo se reconoce fácilmente en la fase subaguda, porque es hiperintenso en secuencias de T1 y en general la angiografía por RM venosa no es necesaria. En la fase aguda, el trombo es isointenso en secuencias de T1 e hipointenso en secuencias de T2. Esto puede confundirse con flujo sanguíneo pero la angiografía por RM venosa señalaría una ausencia de flujo en el seno trombosado. La secuencia T2 gradiente de eco parece ser más sensible que las secuencias T1 y T2 o FLAIR en demostrar trombosis venosa y hemorragia asociada.[55] Sin embargo, la RM y la angiografía por RM son técnicas muy propensas a los artefactos de flujo y en casos dudosos, particularmente si se sospechan infartos venosos profundos o trombosis venosa cortical, una técnica endoluminal tal como la venografía de alta resolución por TC o la angiografía por sustracción digital (ASD) pueden requerirse como árbitro final.

Tratamiento

El tratamiento de la TSVC consistió históricamente en medidas generales o sintomáticas, tales como hidratación, antibióticos para los casos de sepsis, control de la actividad epiléptica con anticonvulsivantes y medidas para disminuir la presión intracraneal. El tratamiento con antibióticos debería discutirse con los infectólogos y podría incluir la cobertura de gérmenes anaeróbicos con metronidazol y clindamicina o vancomicina para microorganismos tales como *Fusobacterium necrophorum* en el síndrome de Lemierre (trombosis venosa yugular asociada con infección anaeróbica de la cabeza y el cuello).[56] Para la otitis media con o sin mastoiditis, altas dosis de antibióticos favorecen la recanalización del seno lateral. El rol de la mastoidectomía es controversial pero algunos pacientes desarrollan una hidrocefalia y pueden requerir derivación del LCR (*véase* Seguimiento).[57]

El estudio aleatorio controlado placebo frente a heparina endovenosa en adultos fue terminado tempranamente porque existió clara evidencia de los beneficios, particularmente en términos de mortalidad.[58] Un estudio aleatorio controlado placebo frente a heparina subcutánea de bajo peso molecular en adultos demostró una tendencia a una mejor evolución en el grupo tratado, pero la mortalidad fue menor en esta serie y había más pacientes con presentaciones más leves en el grupo placebo.[59] Una revisión Cochrane concluyó que en base a los datos limitados, la anticoagulación era segura y existía alguna evidencia de los importantes beneficios clínicos.[60] Actualmente existen estudios aleatorios en el grupo pediátrico. Series aisladas y multicéntricas pequeñas en niños han demostrado que la heparina intravenosa y subcutánea de bajo peso molecular puede ser usada sin peligro en niños, siempre y cuando exista la posibilidad del monitoreo del tiempo parcial de tromboplastina activada para heparina endovenosa o los niveles de anti-Xa para la heparina subcutánea (Tabla 6.6).[5, 36, 45, 54] deVeber y cols. iniciaron un estudio prospectivo de anticoagulación en una cohorte de treinta niños con TSVC desde 1992 a 1996 y reportaron un rango de mortalidad de 3/8 en el grupo no tratado comparado con 0/22 en el grupo tratado.[61] Una serie sugirió que la evolución cognitiva podría ser mejor en el grupo de pacientes tratados con anticoagulación y el fondo de datos del grupo colaborativo europeo encontró un riesgo reducido de recurrencia en aquellos que fueron anticoagulados.[5, 41] En las series de adultos, los pacientes con hemorragia fueron anticoagulados y la evidencia disponible sugiere que el beneficio es más fuerte que el riesgo, aunque existen muy pocos datos en niños. Sin embargo, la muerte es aparentemente poco común en este grupo de edad (aunque el diagnóstico puede no detectarse ante y post mórtem) y muchos niños han aparentemente tenido una recuperación completa sin anticoagulación, aunque los datos de seguimiento a largo plazo son escasos. Actualmente existe un consenso en cuanto a que en niños mayores sin hemorragia, debería considerarse la anticoagulación.[62-64]

Tabla 6.6 Manejo agudo de las trombosis de senos venosos cerebrales

Tratamiento de soporte	Nivel de evidencia
Rehidratación	IC
Tratamiento de la infección, por ejemplo antibiótico para meningits, mastoiditis, faringitis	IC
Tratamiento de la causa, por ejemplo mastoidectomía, corticosteroides para lupus eritematoso sistémico, enfermedad inflamatoria intestinal	IC
Tratamiento de las convulsiones	IC
Tratamiento de la deficiencia de hierro	IIB
Anticoagulación/monitoreo por 4 meses para ver si existe o no hemorragia	
Heparina EV/TPTA	IIB
Heparina SC/ FXa	IIC
Warfarina/ RIN	IIC
Trombólisis	IIC
Trombectomía	IIC
Descompresión quirúrgica	IIC

No existen datos aleatorios en trombólisis, trombectomía o descompresión quirúrgica en TSVC, aún en adultos pero cada uno de estos tratamientos ha sido utilizado con éxito en casos aislados o en pequeñas series de pacientes gravemente enfermos (incluyendo niños), usualmente en coma y con trombosis extensa de estructuras venosas superficiales y profundas.[65-72] Un estudio no aleatorio en adultos que comparaba la trombólisis con uroquinasa con la trombólisis realizada con heparina sugirió una mejor evolución funcional en los pacientes que se trataron con la primera, pero con más alto riesgo de hemorragia.[73] Estos pacientes tienen un alto riesgo de complicaciones secundarias, incluyendo status epilepticus, hidrocefalia y aumento de la presión intracraneal; a su vez, pueden beneficiarse con cuidados intensivos, monitorización electroencefalográfica y de la presión intracraneal así como también de las neuroimágenes (Tabla 6.7).[74-76]

Predicción y prevención de recurrencia

Entre un 10% y un 20% de los niños que tienen una trombosis venosa cerebral experimentarán un evento venoso sintomático de recurrencia y al menos la mitad de ellas será sistémica más que cerebral.[3-5, 41] En un estudio europeo multicéntrico, la recurrencia de trombosis venosa sólo se manifestó en aquellos niños en los que la TSVC se diagnosticó después de los dos años de edad y la condición médica subyacente no influyó.[41] Por regresión de Cox la ausencia de tratamiento anticoagulante previa a la recaída (cociente de riesgos instantáneos [*hazard ratio*, HR] 11,2 95% CI: 3,4 - 37,0; $p < 0,0001$), la oclusión o trombosis venosa persistente en repetidas imágenes (4,1, 1,1 - 14,8; $p = 0,032$) y ser heterocigota para la mutación G20210A del factor II (4,4, 1,1-16,2; $p = 0,034$) fueron factores que se asociaron independientemente con la recurrencia. Entre los pacientes que tuvieron TSVC recurrente, el 70% (15) se manifestó dentro de los seis meses del episodio inicial.

Tabla 6.7 Monitoreo del paciente con trombosis de senos venosos cerebrales

Cuadro clínico: anticoagulación	Nivel de evidencia
Convulsiones clínicas (duración, semiología)	IC
Nivel de conciencia (escala de Glasgow adaptada para niños)	IC
Signos neurológicos focales, por ejemplo hemiparesia	IC
Agudeza y campo visual	IC
Para aquellos con heparina endovenosa, TPTA cada 4 horas	IC
Para aquellos con heparina subcutánea, factor Xa diario	IC
Para aquellos que están inconscientes y/o ventilados:	
◦ Monitoreo electroencefalográfico continuo	IIC
◦ Monitoreo de la presión intracraneal	IIC
◦ Neuroimágenes repetidas	IIC

No se han desarrollado estudios sobre estrategias preventivas en niños o adultos, pero los datos de esta cohorte sugieren que la anticoagulación debería ser considerada por más de seis meses después del primer episodio. Sería dificultoso recomendar estrategias de mayor riesgo tales como anticoagulación oral prolongada, a menos que la recurrencia ya se haya presentado, pero hay ejemplos para anticoagulación en ciertos contextos clínicos donde el riesgo de recurrencia puede ser alto como son la recaída de síndrome nefrótico o la enfermedad inflamatoria intestinal activa.[41] Existe también poca evidencia de que detener el uso de los anticonceptivos orales reduce el riesgo, por el contrario, hay varias estrategias de menor riesgo, tales como mejorar la calidad de la dieta, que pueden ser recomendadas (Tabla 6.8)

Seguimiento

Dado que se ha informado sobre la presencia de seudotumor cerebral e hidrocefalia (con el riesgo asociado de deterioro visual no detectado por el paciente o sus padres) luego de la TSVC, es importante el seguimiento por el neurólogo y/o el oftalmólogo en el primer año.[5, 77, 78] Cefalea persistente, náuseas o vómitos (particularmente si es nocturna o por la mañana temprano) pueden ser la manifestación de una hidrocefalia progresiva.[74] El seudotumor cerebral puede responder al tratamiento con corticoides o acetazolamida o puede requerir la derivación lumboperitoneal.[77-79] Las secuelas neurológicas y cognitivas también han sido informadas y pueden requerir rehabilitación y terapia a largo plazo.[3, 5, 80-82] Ocasionalmente, los pacientes con TSVC criptogénica manifiestan más tarde síntomas de la enfermedad subyacente, tales como enfermedad de Behçet, por lo tanto, es aconsejable realizar un seguimiento clínico de estos pacientes.[83]

Tabla 6.8 Manejo de los factores de riesgo para prevenir las recurrencias

Factores que modifican la recurrencia	Nivel de evidencia
Mejorar la dieta. Por ejemplo: 5 porciones de fruta y/o vegetales por día.	IC
Reducir la ingesta de leche de vaca e incrementar los sólidos en lactantes y niños.	IC
Tratar la causa. Por ejemplo, esteroides para el LES, enfermedad inflamatoria intestinal.	IC
Sugerir métodos anticonceptivos alternativos.	IB
Tratamiento de la deficiencia de hierro.	IIC
Tratar hiperhomocisteinemia y deficiencia franca de vitaminas; por ejemplo, folato, B_6 o B_{12}.	IIC
Considerar anticoagulación aguda en situaciones de alto riesgo.	IIA
Considerar anticoagulación oral prolongada después de la recurrencia.	IIC

Referencias bibliográficas

1 Barron TF, Gusnard DA, Zimmerman RA, Clancy RR. Cerebral venous thrombosis in neonates and children. *Pediatr Neurol* 1992; 8: 112-6.

2 Carvalho KS, Bodensteiner JB, Connolly PJ, Garg BP. Cerebral venous thrombosis in children. *J Child Neurol* 2000; 16: 574-80

3 deVeber G, Andrew M, Canadian Pediatric Ischemic Stroke Study Group. The epidemiology and outcome of sinovenous thrombosis in pediatric patients. *New Engl J Med* 2001; 345: 417-23.

4 Heller C, Heinecke A, Junker R, Childhood Stroke Study Group, et al. Cerebral venous thrombosis in children: a multifactorial origin. *Circulation* 2003; 108: 1362-7.

5 Sébire G, Tabarki B, Saunders DE, et al. Venous sinus thrombosis in children. *Brain* 2005; 128: 477-89.

6 Kastenbauer S, Pfister HW. Pneumococcal meningitis in adults: spectrum of complications and prognostic factors in a series of 87 cases. *Brain* 2003; 126: 1015-25.

7 Keane S, Gallagher A, Ackroyd S, et al. Cerebral venous thrombosis during diabetic ketoacidosis. *Arch Dis Child* 2002; 86: 204-5.

8 Narayanan JT, Murthy JM. Nonconvulsive status epilepticus in a neurological intensive care unit: profile in a developing country. *Epilepsia* 2007; 48: 900-6.

9 Norrell H, Wilson C, Howieson J, et al. Venous factors in infantile hydrocephalus. *J Neurosurg* 1969; 31: 561-9.

10 Tamimi A, Abu-Elrub M, Shudifat A, et al. Superior sagittal sinus thrombosis associated with raised intracranial pressure in closed head injury with depressed skull fracture. *Pediatr Neurosurg* 2005; 41: 237-40.

11 Yuen HW, Gan BK, Seow WT, Tan HK. Dural sinus thrombosis after minor head injury in a child. *Ann Acad Med Singapore* 2005; 34: 639-41.

12 Stiefel D, Eich G, Sacher P. Posttraumatic dural sinus thrombosis in children. *Eur J Pediatr Surg* 2000; 10: 41-4.

13 Huisman TA, Holzmann D, Martin E, Willi UV. Cerebral venous thrombosis in childhood. *Eur Radiol* 2001; 11: 1760-5.

14 Krishnan A, Karnad DR, Limaye U, Siddharth W. Cerebral venous and dural sinus thrombosis in severe falciparum malaria. *J Infect* 2004; 48: 86-90.

15 Prasad R, Singh R, Joshi B. Lateral sinus thrombosis in neurocysticercosis. *Trop Doct* 2005; 35: 182-3.

16 Standridge S, de los Reyes E. Inflammatory bowel disease and cerebrovascular arterial and venous thromboembolic events in 4 pediatric patients: a case series and review of the literature. *J Child Neurol* 2008; 23: 59-66.

17 Uziel Y, Laxer RM, Blaser S, et al. Cerebral vein thrombosis in childhood systemic lupus erythematosus. *J Pediatr* 1995; 126: 722-7.

18 Yoshimura S, Ago T, Kitazono T, et al. Cerebral sinus thrombosis in a patient with Cushing's syndrome. *J Neurol Neurosurg Psychiatry* 2005; 76: 1182-3.

19 Siegert CE, Smelt AH, de Bruin TW. Superior sagittal sinus thrombosis and thyrotoxicosis. Possible association in two cases. *Stroke* 1995; 26: 496-7.

20 McQueen A. I think she's just crazy. *Lancet* 2005; 365: 1513.

21 Fluss J, Geary D, deVeber G. Cerebral sinovenous thrombosis and idiopathic nephritic syndrome in childhood: report of four new cases and review of the literature. *Eur J Pediatr* 2006; 165: 709-16.
22 Shiozawa Z, Ueda R, Mano T, et al. Superior sagittal sinus thrombosis associated with Evans' syndrome of haemolytic anaemia. *J Neurol* 1985; 232: 280-2.
23 Di Gregorio F, Romeo MA, Pavone R, et al. Focal neurological deficits in children with β-thalassemia major. *Neuropediatrics* 1999; 30: 45-8.
24 Garcia JH. Thrombosis of cranial veins and sinuses: brain parenchymal effects. En: Einhäupl K, Kempski O, Baethmann A (eds). *Cerebral Sinus Thrombosis: experimental and clinical aspects*. New York: Plenum Press, 1990, p 27-37.
25 Oğuz M, Aksungur EH, Soyupak SK, Yildirim AU. Vein of Galen and sinus thrombosis with bilateral thalamic infarcts in sickle cell anaemia: CT follow-up and angiographic demonstration. *Neuroradiology* 1994; 36: 155-6.
26 Di Roio C, Jourdan C, Yilmaz H, Artru F. Cerebral deep vein thrombosis: three cases. *Rev Neurol* 1999; 155: 583-7.
27 Van Mierlo TD, Van den Berg HM, Nievelstein RAJ, Braun KPJ. An unconscious girl with sickle-cell disease. *Lancet* 2003; 361: 136.
28 Belman AL, Roque CT, Ancona R, et al. Cerebral venous thrombosis in a child with iron deficiency anemia and thrombocytosis. *Stroke* 1990; 21: 488-93.
29 Hartfield DS, Lowry NJ, Keene DL, Yager JY. Iron deficiency: a cause of stroke in infants and children. *Pediatr Neurol* 1997; 16: 50-3.
30 Benedict SL, Bonkowsky JL, Thompson JA, et al. Cerebral sinovenous thrombosis in children: another reason to treat irondeficiency anemia. *J Child Neurol* 2004; 19: 526-31.
31 Maguire JL, deVeber G, Parkin PC. Association between iron-deficiency anemia and stroke in young children. *Pediatrics* 2007; 120: 1053-7.
32 Cottrill CM, Kaplan S. Cerebral vascular accidents in cyanotic congenital heart disease. *Am J Dis Child* 1973; 125: 484-7.
33 Phornphutkul C, Rosenthal A, Nadas A, Berenberg W. Cerebrovascular accidents in infants and children with cyanotic congenital heart disease. *Am J Cardiol* 1973; 32: 329-34.
34 deVeber G, Monagle, Chan A, et al. Prothrombotic disorders in infants and children with cerebral thromboembolism. *Arch Neurol* 1998; 55: 1539-43.
35 Bonduel M, Sciuccati G, Hepner M, et al. Factor V Leiden and prothrombin gene G20210A mutation in children with cerebral thromboembolism. *Am J Hematol* 2003;73: 81-6.
36 Cakmak S, Derex L, Berruyer M, et al. Cerebral venous thrombosis: clinical outcome and systematic screening of prothrombotic factors. *Neurology* 2003; 60: 1175-8.
37 Ludemann P, Nabavi DG, Junker R, et al. Factor V Leiden mutation is a risk factor for cerebral venous thrombosis: a case-control study of 55 patients. *Stroke* 1998; 29: 2507-10.
38 Reuner KH, Ruf A, Grau A, et al. Prothrombin gene G20210->A transition is a risk factor for cerebral venous thrombosis. *Stroke* 1998; 29: 1765-9.
39 Hiller CEM, Collins PW, Bowen DJ, et al. Inherited prothrombotic risk factors and cerebral venous thrombosis. *Q J Med* 1998; 91: 677-80.
40 Johnson MC, Parkerson N, Ward S, de Alarcon PA. Pediatric sinovenous thrombosis. *J Pediatr Hematol Oncol* 2003; 25: 312-5.

41 Kenet G & Kirkham F, Niederstadt T, Heinecke A, et al. European Thromboses Study Group. Risk factors for recurrent venous thromboembolism in the European collaborative paediatric database on cerebral venous thrombosis: a multicentre cohort study. *Lancet Neurol* 2007; 6: 595-603.

42 Vorstman E, Keeling D, Leonard J, Pike M. Sagittal sinus thrombosis in a teenager: homocystinuria associated with reversible antithrombin deficiency. *Dev Med Child Neurol* 2002; 44: 498.

43 Martinelli I, Battaglioli T, Pedotti P, et al. Hyperhomocysteinemia in cerebral vein thrombosis. *Blood* 2003; 102: 1363-6.

44 Cantu C, Alonso E, Jara A, et al. Hyperhomocysteinemia, low folate and vitamin B12 concentrations, and methylene tetrahydrofolate reductase mutation in cerebral venous thrombosis. *Stroke* 2004; 35: 1790–4.

45 Bousser MG, Ross-Russell R. *Cerebral Venous Thrombosis. Major problems in neurology* (vol 1). London: WB Sanders, 1997.

46 Marquardt G, Weidauer S, Lanfermann H, Seifert V. Cerebral venous sinus thrombosis manifesting as bilateral subdural effusion. *Acta Neurol Scand* 2004; 109: 425-8.

47 Adaletli I, Sirikci A, Kara B, et al. Cerebral venous sinus thrombosis presenting with excessive subarachnoid hemorrhage in a 14-year-old boy. *Emerg Radiol* 2005; 12: 57-9.

48 Biousse V, Ameri A, Bousser MG. Isolated intracranial hypertension as the only sign of cerebral venous thrombosis. *Neurology* 1999; 53: 1537-42.

49 Cumurciuc R, Crassard I, Sarov M, et al. Headache as the only neurological sign of cerebral venous thrombosis: a series of 17 cases. *J Neurol Neurosurg Psychiatry* 2005; 76: 1084-7.

50 Baumgartner RW, Studer A, Arnold M, Georgiadis D. Recanalisation of cerebral venous thrombosis. *J Neurol Neurosurg Psychiatry* 2003; 74: 459-61.

51 Kothare SV, Ebb DH, Rosenberg PB, et al. Acute confusion and mutism as a presentation of thalamic stroke secondary to deep cerebral venous thrombosis. *J Child Neurol* 1998; 13: 300-3.

52 Barnes C, Newall F, Furmedge J, et al. Cerebral sinus venous thrombosis in children. *J Paediatr Child Health* 2004; 40: 53-5.

53 Teksam M, Moharir M, deVeber G, Shroff M. Frequency and topographic distribution of brain lesions in pediatric cerebral venous thrombosis. *AJNR Am J Neuroradiol* 2008; 29: 1961-5.

54 Medlock M, Olivero W, Hanigan W, et al. Children with cerebral venous thrombosis diagnosed with magnetic resonance imaging and magnetic resonance angiography. *Neurosurgery* 1992; 31: 870-6.

55 Selim M, Fink J, Linfante I, et al. Diagnosis of cerebral venous thrombosis with echo-planar T2*-weighted magnetic resonance imaging. *Arch Neurol* 2002; 59: 1021-6.

56 Goldenberg NA, Knapp-Clevenger R, Hays T, Manco-Johnson MJ. Lemierre's and Lemierre's-like syndromes in children: survival and thromboembolic outcomes. *Pediatrics* 2005; 116: 543-8.

57 Wong I, Kozak FK, Poskitt K, et al. Pediatric lateral sinus thrombosis: retrospective case series and literature review. *J Otolaryngol* 2005; 34: 79-85.

58 Einhaupl KM, Villringer A, Meister W, et al. Heparin treatment in sinus venous thrombosis. *Lancet* 1991; 338: 597-600.

59 de Bruijn SFTM, Stam J. Randomized, placebo-controlled trial of anticoagulant treatment with low molecular weight heparin for cerebral sinus thrombosis *Stroke* 1999; 30: 484-8.
60 Stam J, De Bruijn SF, deVeber G. Anticoagulation for cerebral sinus thrombosis. *Cochrane Database Syst Rev* 2002; CD002005.
61 deVeber G, Chan A, Monagle P, et al. Anticoagulation therapy in pediatric patients with sinovenous thrombosis. *Arch Neurol* 1998; 55: 1533-7.
62 Royal College of Physicians, Paediatric Stroke Working Group. *Stroke in childhood: clinical guidelines for diagnosis, management and rehabilitation.* Londres, 2004. <http://www.rcplondon.ac.uk/pubs/books/childstroke/childstroke_guidelines.pdf>
63 Roach ES, Golomb MR, Adams R, et al. Management of stroke in infants and children: a scientific statement from a Special Writing Group of the American Heart Association Stroke Council and the Council on Cardiovascular Disease in the Young. *Stroke* 2008; 39: 2644-91.
64 Monagle P, Chalmers E, Chan A, American College of Chest Physicians, et al. Antithrombotic therapy in neonates and children: American College of Chest Physicians Evidence-Based Clinical Practice Guidelines (8° ed). *Chest* 2008; 133: 887-968.
65 Wasay M, Dai AI, Ansari M, et al. Cerebral venous sinus thrombosis in children: a multicenter cohort from the United States. *J Child Neurol* 2008; 23: 26-31.
66 Griesemer DA, Theodorou AA, Berg RR, Spera TD. Local fibrinolysis in cerebral venous thrombosis. *Pediatr Neurol* 1994; 10: 78-80.
67 Soleau SW, Schmidt R, Stevens S, et al.Extensive experience with dural sinus thrombosis. *Neurosurgery* 2003; 52: 534-44.
68 Liebetrau M, Mayer TE, Bruning R, et al. Intra-arterial thrombolysis of complete deep cerebral venous thrombosis. *Neurology* 2004; 28: 2444-5.
69 Chahlavi A, Steinmetz MP, Masaryk TJ, Rasmussen PA. A transcranial approach for direct mechanical thrombectomy of dural sinus thrombosis. Report of two cases. *J Neurosurg* 2004; 101: 347-51.
70 Stefini R, Latronico N, Cornali C, et al. Emergent decompressive craniectomy in patients with fixed dilated pupils due to cerebral venous and dural sinus thrombosis: report of three cases. *Neurosurgery* 1999; 45: 626-9; discussion 629-30
71 Keller E, Pangalu A, Fandino J, et al. Decompressive craniectomy in severe cerebral venous and dural sinus thrombosis. *Acta Neurochir* 2005; 94: 177-83.
72 Ciccone A, Canhao P, Falcao F, et al. Thrombolysis for cerebral vein and dural sinus thrombosis. *Cochrane Database Syst Rev* 2004; CD003693.
73 Wasay M, Bakshi R, Kojan S, et al. Nonrandomized comparison of local urokinase thrombolysis versus systemic heparin anticoagulation for superior sagittal sinus thrombosis. *Stroke* 2001; 32: 2310-7.
74 Canhao P, Ferro JM, Lindgren AG, ISCVT Investigators, et al. Causes and predictors of death in cerebral venous thrombosis. *Stroke* 2005; 36: 1720-5.
75 Petzold A, Smith M. High Intracranial Pressure, Brain Herniation and Death in Cerebral Venous Thrombosis. *Stroke* 2006; 37: 331-2.
76 Koitschev A, Simon C, Lowenheim H, et al. Delayed otogenic hydrocephalus after acute otitis media in pediatric patients: the changing presentation of a serious otologic complication. *Acta Otolaryngol* 2005; 125: 1230-5.

77 Standridge SM, O'Brien SH. Idiopathic intracranial hypertension in a pediatric population: a retrospective analysis of the initial imaging evaluation. *J Child Neurol* 2008; 23: 1308-11.
78 Salman MS, Kirkham FJ, MacGregor DL. Idiopathic "Benign" Intracranial Hypertension: Case Series and Review. *J Child Neurol* 2001; 16: 465-70.
79 Erdem H, Dinc A, Pay S, et al. A neuro-Behcet's case complicated with intracranial hypertension successfully treated by a lumboperitoneal shunt. *Joint Bone Spine* 2006; 73: 200-1.
80 De Schryver EL, Blom I, Braun KP, et al. Long-term prognosis of cerebral venous sinus thrombosis in childhood. *Dev Med Child Neurol* 2004; 46: 514-9.
81 deVeber GA, MacGregor D, Curtis R, Mayank S. Neurologic outcome in survivors of childhood arterial ischemic stroke and sinovenous thrombosis. *J Child Neurol* 2000; 15: 316-24.
82 Hetherington R, Tuff L, Anderson P, et al. Short-term intellectual outcome after arterial ischemic stroke and sinovenous thrombosis in childhood and infancy. *J Child Neurol* 2005; 20: 553-9.
83 Panicker JN, Vinayan KP, Ahsan Moosa NV, et al. Juvenile Behçet's disease: highlighting neuropsychiatric manifestations and putative genetic mechanisms. *Clin Neurol Neurosurg* 2007; 109: 436-8.

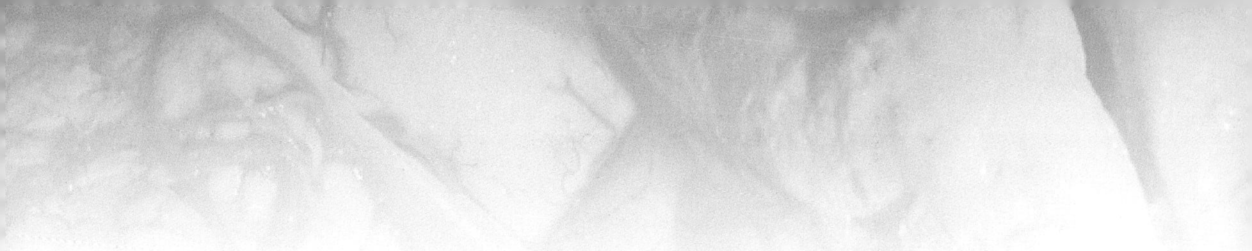

7

Accidente cerebrovascular isquémico y vasculitis

Eduardo Bravo • Cecilia Okuma • Rodrigo Rivera • Ricardo Russo

Introducción

El accidente cerebrovascular (ACV) es una causa frecuente de discapacidad y muerte en la edad pediátrica, generando un alto costo económico para los sistemas de salud. Contrariamente a la visión tradicional, actualmente se acepta que los niños no necesariamente se recuperan mejor que los adultos y muchos, en efecto, tienen mayor discapacidad, tanto como para interferir con el desarrollo psicomotor normal. El 20%-40% de los niños con ACV tiene un curso recurrente. El ACV es una de las diez principales causas de muerte en niños.[1]

El ACV isquémico arterial representa el 80% de los ACV de la edad pediátrica, el 25%-30% de ellos se manifiesta en el período neonatal y el 50% en los menores de un año de edad.[2] En Chile, las dos mayores series publicadas de ACV en niños demuestran una tasa de recurrencia del 12%, con una mortalidad del 15% y sólo el 24% de indemnidad neurológica.[3, 4, 5]

Las lesiones de la pared del vaso arterial, o arteriopatías, explican aproximadamente el 80% de los ACV isquémicos cuando se excluye la embolia de origen cardíaco.[6] Estas se pueden dividir en dos grandes grupos: las arteriopatías inflamatorias y las no inflamatorias. Las arteriopatías inflamatorias (o vasculitis) explican alrededor del 50% de los ACV isquémicos arteriales en pediatría;[7, 8] de ellas, la arteriopatía cerebral transitoria (TCA: *transient cerebral arteriopathy of childhood*) y la arteriopatía posvaricela (PVA: *postvaricella arteriopathy*) son las más frecuentes.[9]

Las arteriopatías no inflamatorias más frecuentes en niños son la disección arterial y el síndrome de moyamoya que podrían representar prácticamente el 30% de los ACV.[6, 10]

Vasculopatías inflamatorias (vasculitis)

Las vasculitis (vasculopatías inflamatorias) del sistema nervioso central (SNC) constituyen una condición heterogénea potencialmente grave que representa un desafío para el médico. Pueden presentarse en forma aislada o primaria, o en el contexto de una condición sistémica reconocible, tal como infección, vasculitis sistémica, enfermedad colagenovascular o tumor (Tabla 7.1).

Vasculitis o angeítis primaria del SNC en niños

La vasculitis primaria del SNC (*Childhood Primary Angiitis of the Central Nervous System* o cPACNS) es un desorden heterogéneo que comprende diferentes grupos clínicos que difieren en curso y pronóstico. La cPACNS es una vasculitis inflamatoria que afecta solamente los vasos del SNC en ausencia de un proceso inflamatorio sistémico. Múltiples términos descriptivos han sido utilizados como sinónimo de vasculitis primaria del SNC en el adulto: angeítis aislada del SNC, angeítis granulomatosa idiopática del SNC y angeítis primaria del SNC (PACNS: *primary angiitis of the CNS*), siendo este último el término más frecuentemente usado.[11, 12] Existen menos informes en la literatura sobre cPACNS, pero han demostrado importantes diferencias con PACNS descritas en adultos.[13]

Clasificación

La cPACNS se puede clasificar en dos categorías clínica y angiográficamente distintas de acuerdo al calibre de los vasos afectados:

Tabla 7.1 Clasificación de las vasculitis del SNC más frecuentes en la infancia

Vasculitis aislada del SNC	Vasculitis sistémicas con compromiso del SNC
∘ De grandes y medianos vasos ∘ De pequeños vasos ∘ Arteriopatía cerebral transitoria	∘ Primarias • Arteritis de Takayasu • Poliarteritis nodosa • Enfermedad de Kawasaki • Púrpura de Schönlein-Henoch • Granulomatosis de Wegener • Síndrome de Churg-Strauss ∘ Secundarias • Enfermedades del colágeno: lupus eritematoso sistémico, enfermedad de Behçet y síndrome de Sjögren. • Enfermedades infecciosas: virus (varicela, VIH, hepatitis, citomegalovirus, herpes simple), bacterias (micobacterias, espitoquetas), parásitos (amebiasis), hongos (aspergilosis). • Enfermedades malignas: leucemia, linfoma, glioma infiltrativo. • Drogas y tóxicos: anfetamina, cocaína, anticonceptivos orales.

- cPACNS de grandes y medianos vasos (angiografía positiva): aproximadamente 90% de los casos.
  - No progresiva.
  - Progresiva (aparición de nuevas áreas de estenosis o mayor estenosis en las áreas enfermas).
- cPACNS de pequeños vasos (angiografía negativa, biopsia positiva): aproximadamente 10% de los casos.

La arteriopatía cerebral transitoria y la PACNS no progresiva podrían ser la misma entidad.[13]

Características clínicas

La cPACNS afecta a niños predominantemente en edad escolar, con una edad promedio de ocho años (rango 2-16), con leve predominancia en varones (2,3:1).[13, 14] La presentación de la cPACNS es heterogénea y puede ser insidiosa o abrupta. El número, la extensión, la distribución y el grado de estenosis de los vasos afectados se correlacionan con las manifestaciones neurológicas, siendo la sintomatología más común la cefalea (95%), la disfunción neurocognitiva (75%) y los déficits neurológicos focales, incluyendo al ACV (60% - 95%) (Tabla 7.2). Las convulsiones, movimientos anormales y síntomas constitucionales, son formas menos comunes de presentación en niños (cPACNS) que en adultos con PACNS. La disfunción neurocognitiva es frecuente. Existen dos grandes grupos de cPACNS: la de vasos medianos y grandes y la de vasos pequeños. Cada uno de ellos tiene características particulares.

Tabla 7.2 Presentación clínica cPACNS en la niñez

Clínica	Frecuencia (%)
Cefalea	95
Déficits neurológicos focales	
◦ Hemiparesia	60
◦ Hemihipoestesia	95
◦ Pérdida destrezas motoras finas	75
Déficits neurológicos difusos	
◦ Dificultad de concentración	75
◦ Disfunción cognitiva	75
◦ Trastornos del ánimo	60
◦ Convulsiones	30
Síntomas constitucionales (fiebre, fatiga, pérdida de peso)	25

Modificado de: Benseler S. et al 2006

De vasos medianos y grandes

Habitualmente se presenta con cefalea, hemiparesia aguda, déficit sensitivo o motor. En el laboratorio puede existir aumento de la velocidad de sedimentación globular (VSG), de la proteinorraquia y pleocitosis en LCR. La resonancia magnética (RM) habitualmente demuestra áreas focales de isquemia de distribución vascular. Las lesiones son hiperintensas en T2, unilaterales, multifocales en sustancia blanca y gris. En raras ocasiones, las imágenes pueden despertar la sospecha de tumor.[15] La arteriografía por sustracción digital (ASD) –o la angiografía por RM– demuestra estenosis, tortuosidad, arrosariamiento u oclusión vascular. Habitualmente la biopsia cerebral no es necesaria en este tipo de cPACNS. Aquellos pacientes que desarrollan lesiones hiperintensas en T2 multifocales, lesión angiográfica progresiva o disfunción neurocognitiva tienen mayor riesgo de mala evolución.[13]

De vasos pequeños

Las cPACNS de pequeños vasos con ASD normal forman parte del espectro de las enfermedades cerebrales inflamatorias. Su presentación clínica frecuentemente incluye signos sistémicos (tales como fiebre, decaimiento), convulsiones, ataxia, disfunción cognitiva y cambios en la conducta. Pueden existir signos focales, mielitis y neuritis óptica. La VSG y el recuento de glóbulos blancos generalmente están elevados, y el LCR puede mostrar aumento del número de células y proteínas. Las lesiones observables en la RM no se corresponden con un territorio vascular y generalmente se observan áreas hiperintensas unilaterales o bilaterales, multifocales en sustancia gris y blanca, especialmente en T2 y FLAIR. Las imágenes que se observan en FLAIR se correlacionan con la clínica (desaparecen con la respuesta clínica al tratamiento).[16] La biopsia demuestra lesiones no granulomatosas, linfocitarias comprometiendo pequeñas arterias, ateriolas, capilares o vénulas.

Criterios de diagnóstico para cPACNS

No existen aún criterios diagnósticos específicos para cPACNS. La mayoría de los informes clínicos consideran los criterios utilizados en adultos:[17]

- Déficit neurológico nuevo que no tiene explicación después de una evaluación profunda.
- Características angiográficas o histopatológicas clásicas de angeítis en el SNC.
- Ausencia de evidencia de vasculitis sistémica u otra condición sistémica.

En general, el diagnóstico de PACNS en la infancia se realiza a través de la clínica y las imágenes. Para aquellos casos con clínica compatible y angiografía normal se requiere confirmación histológica.

Pruebas de laboratorio y estudio de líquido cefalorraquídeo (LCR)

No hay alteraciones confiables de las pruebas de laboratorio en cPACNS y los marcadores inflamatorios normales no excluyen un proceso vasculítico activo en el SNC. Se ha descrito un incremento de la proteína C reactiva, del recuento de leucocitos, de IgG y C3, especialmente en las cPACNS de pequeños vasos, sin que existiera un perfil autoinmune específico. El análisis de LCR es esencial en la evaluación diagnóstica para excluir infecciones del SNC, en especial la infección por virus varicela zóster, que está asociado a procesos vasculíticos en la arteriopatía posvaricela.[18] El 40% de cPACNS tiene LCR anormal al inicio del cuadro, con niveles elevados de proteína y/o pleocitosis. Un porcentaje mayor puede alterarse a medida que la enfermedad progresa.

Anatomía patológica

La cPACNS es una enfermedad inflamatoria de naturaleza focal heterogénea, los vasos más frecuentemente afectados son las arterias cerebrales medias o sus ramas, mientras que los territorios de las arterias cerebrales anteriores y posteriores son afectados con menor frecuencia. En la mayoría de los pacientes existe compromiso de más de un territorio vascular. La biopsia de cerebro y leptomeninges es considerada como el patrón estándar para el diagnóstico de PACNS, lo que permite evaluar vasos de pequeño calibre. La anatomía patológica demuestra típicamente angeítis granulomatosa, segmentaria, necrosante que afecta arterias de mediano calibre corticales y de las leptomeninges.[19] Los vasos afectados sufren estenosis y trombosis, con isquemia y necrosis distales consiguientes en su territorio. Otro patrón histológico menos frecuente es la vasculitis linfocitaria no granulomatosa de pequeños vasos.

Neuroimágenes

En general, el diagnóstico de cPACNS se establece con el cuadro clínico más hallazgos neuroimagenológicos compatibles. El objetivo es demostrar lesiones parenquimatosas por tomografía computarizada (TC) o RM y lesiones vasculares por angiografía por RM o ASD. En cPACNS los hallazgos más característicos demostrados por RM son lesiones parenquimatosas multifocales (55%) y bilaterales (30%), que comprometen tanto la sustancia gris (90%) como la blanca (95%) (Figura 7.1).[13] Con frecuencia las lesiones son hiperintensas en secuencias ponderadas en T2 y FLAIR, de acuerdo con la precocidad del examen pueden brillar en la difusión. Las lesiones también pueden abarcar territorios vasculares definidos (Figura 7.2). Si las imágenes se realizan más tardíamente puede haber refuerzo leptomeníngeo tras la administración de medio de contraste. La combinación de estudio normal de LCR y RM tiene un alto valor predictivo negativo para cPACNS.

En angiografía por RM y ASD, la demostración de zonas alternas de estenosis y/o ectasia en más de un lecho vascular se define como alta probabilidad angiográfica para cPACNS y se considera un criterio de diagnóstico (Figuras 7.3 y 7.4). La mayoría de los pacientes con cPACNS tienen estenosis múltiples (75%), bilaterales (40%), proximales (95%), que involucran la arteria cerebral media (62%), la arteria carótida interna (43%), la arteria cerebral anterior (34%) y la arteria cerebral posterior (24%) y compromiso distal de los vasos (80%).[13] Estudios de ASD seriados pueden demostrar la progresión, regresión y cambio de aspecto de zonas con compromiso arterítico (Figuras 7.5). La angiografía por RM y la ASD son sensibles para las anormalidades observables en las vasculitis de vasos medianos y grandes solamente (la sensibilidad disminuye junto con el calibre de los vasos afectados). La reversibilidad de las anormalidades angiográficas debería orientar a la vasculopatía reversible.

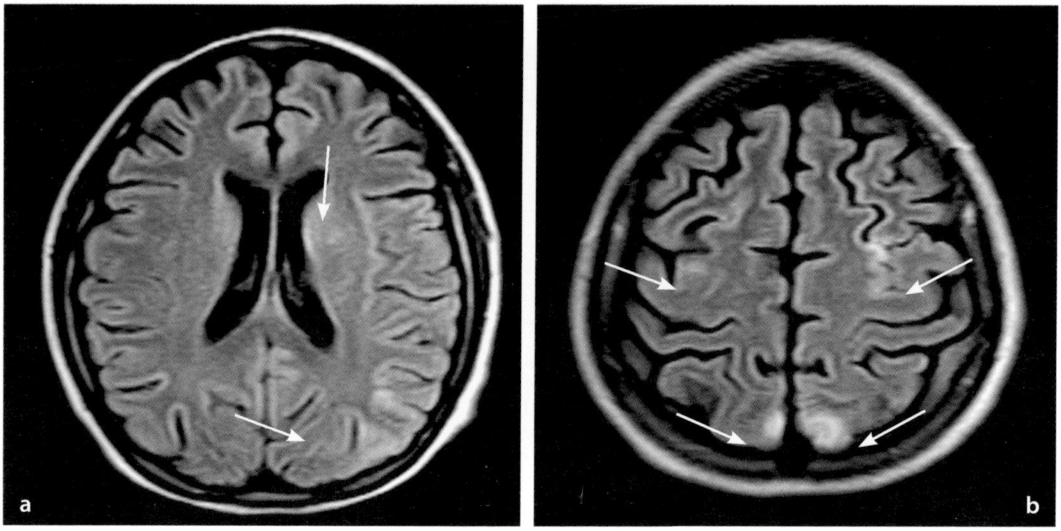

Figura 7.1 a, b RM en secuencia FLAIR. Múltiples lesiones isquémicas córtico-subcorticales bilaterales (*flechas*).

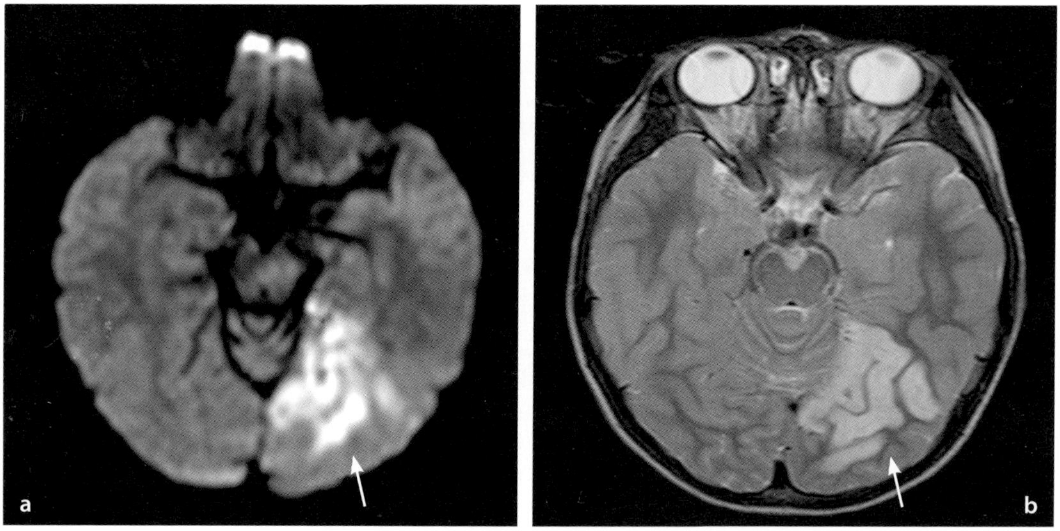

Figura 7.2 a Estudio de difusión por RM. b Ponderado en T2. Infarto agudo occipital izquierdo en paciente con vasculitis (*flechas*).

Recientemente se han informado estudios con uso de angiografía por TC con buenos resultados en adultos. Es una alternativa más segura que la ASD para las imágenes del territorio neurovascular. Su correlación con la ASD es buena,[20] aunque muestra limitaciones en sensibilidad para vasos muy pequeños. Por otro lado, la ecografía

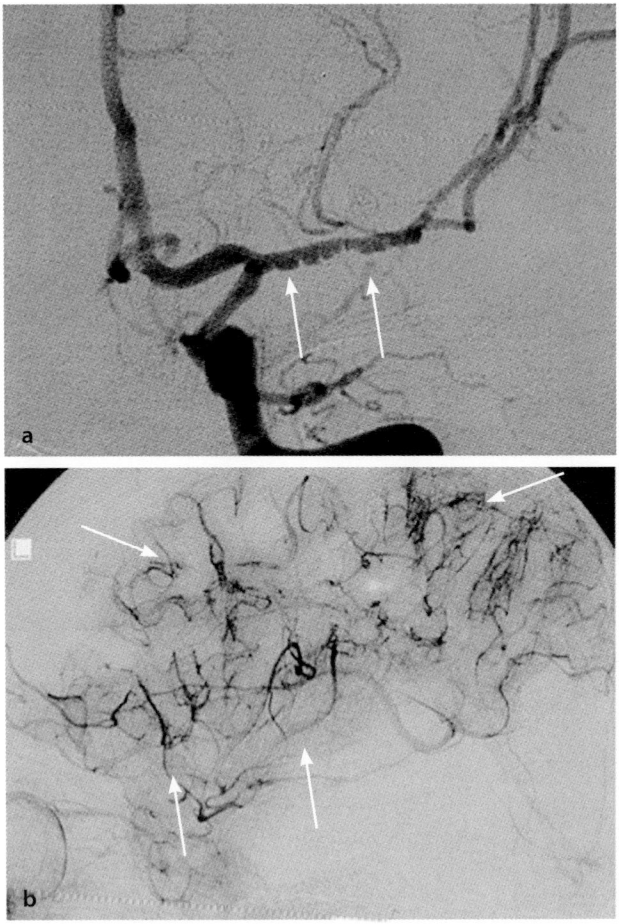

Figura 7.3 a ASD de arteria carótida interna izquierda demuestra una irregularidad con estenosis focales en el segmento M1 de la arteria cerebral media del mismo lado (*flechas*). b Múltiples zonas de ectasia vascular con alteración de los tiempos circulatorios en territorio de ACM izquierda (*flechas*).

Doppler transcraneal (en manos expertas) puede ser de utilidad en el monitoreo de la progresión o mejoría de las anormalidades de vasos grandes. Estos últimos estudios, junto con la angiografía por RM, son de utilidad en el seguimiento de pacientes con compromiso de arterias de grande y mediano calibre una vez que el primer estudio imagenológico realizado por ASD confirmó el daño vascular.

Tratamiento y evolución

No hay ensayos controlados que demuestren un tratamiento óptimo para cPACNS y TCA. El papel de la profilaxis y del tratamiento antitrombótico es objeto de controversia. Los posibles riesgos y beneficios de la anticoagulación con heparina de bajo peso molecular, deben determinarse para cada paciente.

Las guías de tratamiento se desprenden de extrapolación del tratamiento de vasculitis sistémicas, de pequeñas series de pacientes y de la opinión de los expertos. Se recomienda para cPACNS el tratamiento de inducción con corticoides en altas dosis y ciclofosfamida, preferentemente endovenosa en bolos mensuales de 1 g/m^2 de superficie corporal, por al

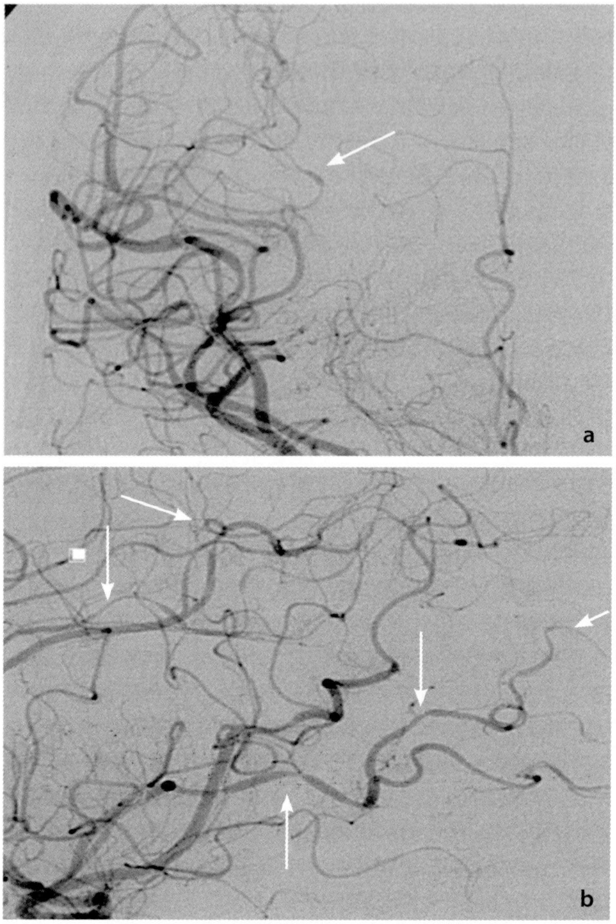

Figura 7.4 a, b ASD de arteria carótida interna evidencia múltiples estenosis focales características de vasculitis (*flechas*).

menos 3-6 meses, aunque existen casos publicados de niños que alcanzaron la remisión solamente con el uso de esteroides. Después del tratamiento de inducción se puede cambiar el inmunosupresor a metotrexate, azatioprina o micofenolato mofetil.[13, 16, 19, 20] En el uso de anticoagulantes o antiagregantes deben considerarse las particularidades y necesidades de cada paciente individual. Asimismo, bajo el tratamiento esteroideo debe tenerse en cuenta la profilaxis para *Pneumocystis jiroveci* y para la osteoporosis.

Algunos niños con cPACNS desarrollan nuevos episodios isquémicos con secuelas neurológicas permanentes. Otros presentan recuperación plena sin recaídas. Las anormalidades angiográficas pueden persistir más allá de la duración del cuadro clínico. Las estenosis pueden acentuarse o aparecer nuevas áreas afectadas en los casos progresivos.

Arteriopatía cerebral transitoria del SNC

La arteriopatía cerebral transitoria (TCA: *transient cerebral arteriopathy*) es una vasculopatía inflamatoria no progresiva y es una de las arteriopatías más frecuentes en

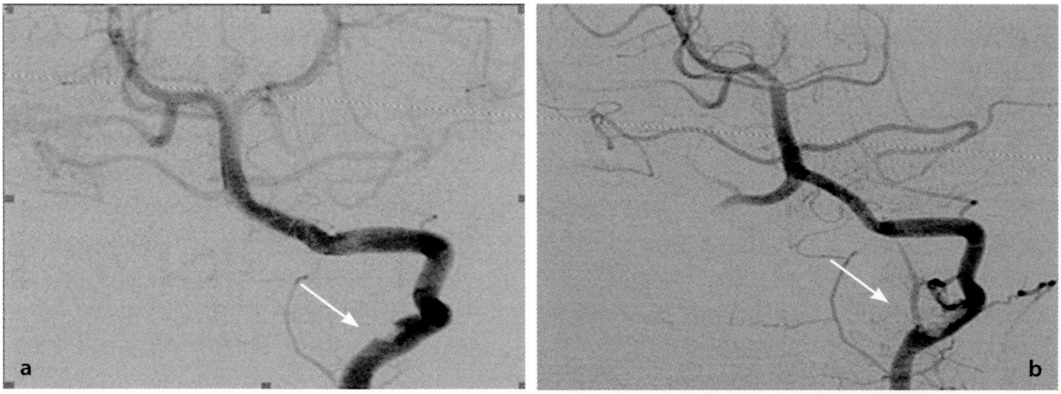

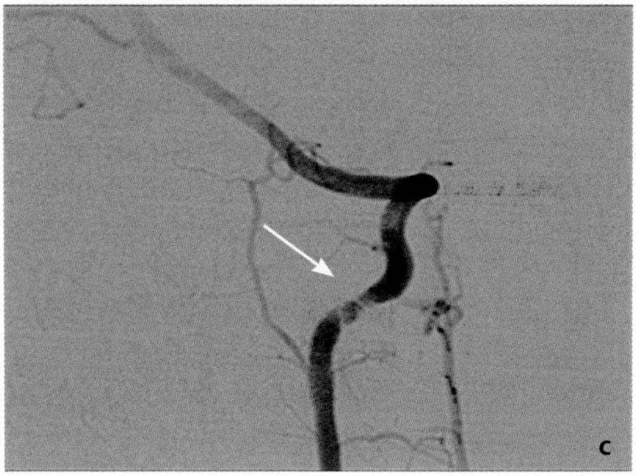

Figura 7.5 Paciente de 8 años con cPACNS. **a** ASD de arteria vertebral izquierda con lesión en segmento V2 distal (*flecha*). **b** Control al mes con progresión de la lesión. **c** Control a los 18 meses evidencia regresión parcial y remodelación arterial.

niños con ACV isquémico y correspondería a la misma entidad clínica de cPACNS con curso no progresivo. Al igual que Braun, Sébire, Ganesan y Chabrier, nosotros las trataremos como sinónimos.[6, 7, 21-23]

El término TCA se propuso por primera vez para describir un curso no progresivo en un estudio de ACV isquémico pediátrico.[24, 25] La denominación transitoria no implica necesariamente un resultado favorable (debido a que algunos pacientes pueden tener secuelas neurológicas graves y permanentes), sino que se refiere a un proceso autolimitado que generalmente se extiende entre uno y tres meses. Cuando en los doce meses previos existe el antecedente de infección o virus varicela zóster, la TCA es llamada angiopatía posvaricela.[9, 17, 26]

Epidemiología

La incidencia de TCA en niños se desconoce, debido a que es una entidad clínica relativamente nueva. Sin embargo, explicaría alrededor del 10% - 20% de los ACV isquémicos en pacientes mayores de seis meses de edad.[7, 25, 27]

Características clínicas

La TCA se manifiesta típicamente como un ACV isquémico arterial de instalación clínica no abrupta,[7] que afecta preferentemente la arteria cerebral media en la zona de emergencia de las arterias lenticuloestriadas. Afecta a niños predominantemente en edad escolar, con un promedio de seis años (rango 0,7 - 17), con leve predominancia en varones (1,5:1). La sintomatología más frecuente es la presencia de déficits neurológicos focales (71% - 88%). Los déficits neurológicos difusos (disfunción cognitiva, dificultades de concentración y trastornos del ánimo), las convulsiones, los movimientos anormales y los síntomas constitucionales son menos comunes en TCA que cPACNS (Tabla 7.3).

Criterios diagnósticos y neuroimágenes en TCA

El diagnóstico de TCA se establece con la angiografía por RM y la ASD.[21,22] El estudio de imágenes vasculares debe ser realizado en un plazo no superior a tres meses desde que se produjo el ACV. Característicamente demuestra estenosis u oclusión focal o segmentaria, generalmente unilateral, que involucra el segmento supraclinoideo de la arteria carótida interna (ACI) o los segmentos proximales de las arterias cerebrales anteriores (A1), medias (M1) o posteriores (P1) (Figuras 7.6 y 7.7).

El estudio seriado con neuroimágenes vasculares debe descartar un curso progresivo de las lesiones arteriales después de los seis meses de evolución del ACV inicial. Las lesiones arteriales pueden aumentar en el primer mes de evolución, pero se estabilizan o regresan en los primeros tres meses de iniciada la enfermedad.

Etiopatogenia

La etiología más probable es una vasculitis aguda de las arterias cerebrales de grande o mediano calibre desencadenada por eventos inflamatorios (infecciosos o no infecciosos). Algunos agentes infecciosos como el parvovirus B19, citomegalovirus, *Mycoplasma pneumoniae, Borrelia burgdorferi,* enterovirus y *Helicobacter pylori* son los candidatos etiológicos infecciosos de la TCA.[21]

Tabla 7.3 Presentación clínica arteriopatía cerebral transitoria (cPACNS no progresivo) en la niñez

Clínica	Frecuencia (%)
Cefalea	38
Déficits neurológicos focales	
◦ Hemiparesia	88
◦ Hemihipoestesia	71
◦ Pérdida destrezas motoras finas	71
Déficits neurológicos difusos	
◦ Dificultad de concentración	7
◦ Disfunción cognitiva	19
◦ Trastornos del ánimo	10
◦ Convulsiones	30
Síntomas constitucionales (fiebre, fatiga, pérdida de peso)	2

Modificado de: Benseler S. et al 2006

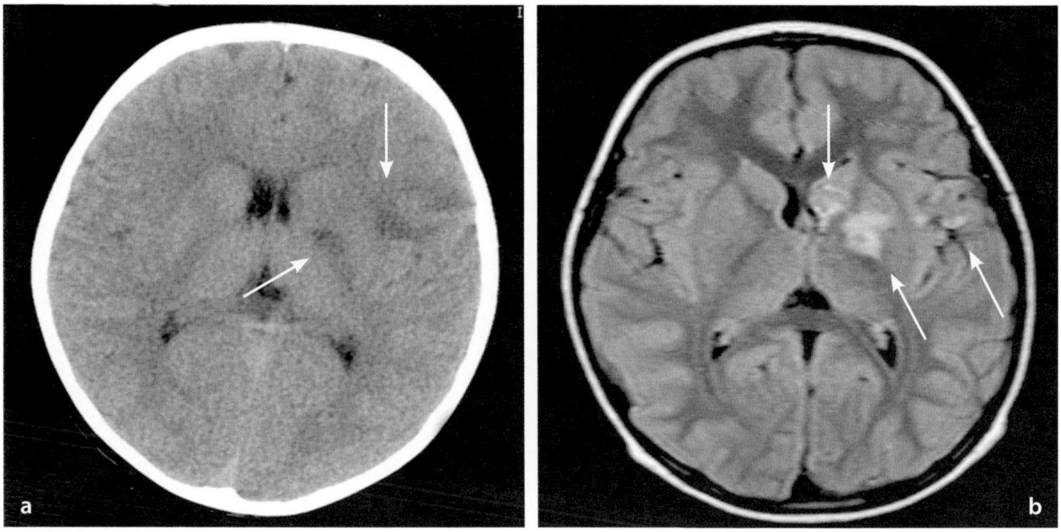

Figura 7.6 Paciente con TCA. a Infarto lentículo capsular y frontal izquierdo en TC (*flechas*). b RM ponderada en T2 muestra infarto de la región lentículo capsular, cabeza del núcleo caudado y lóbulo temporal izquierdo (*flechas*).

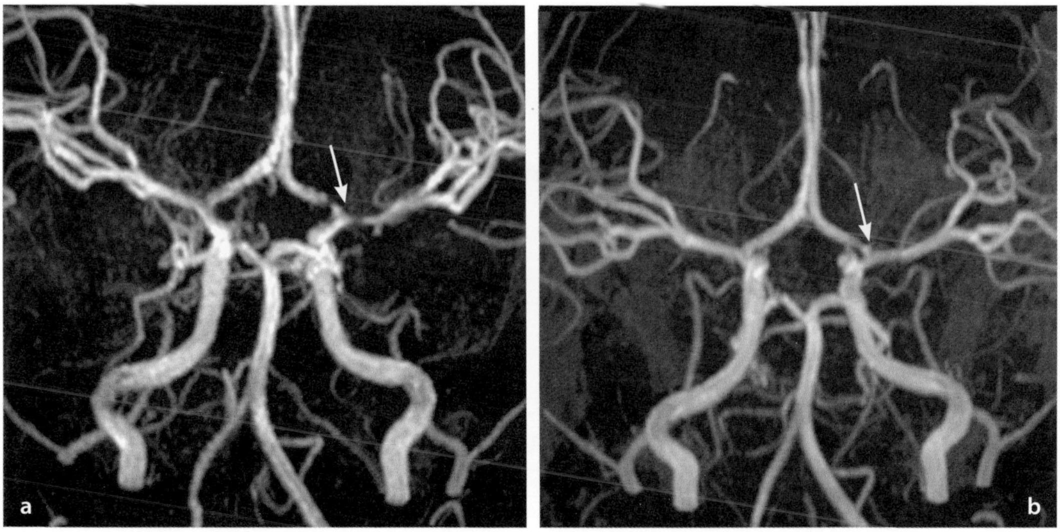

Figura 7.7 Paciente con TCA. a Angiografía por RM en secuencia TOF 3D con estenosis e irregularidad en el segmento M1 de cerebral media izquierda (*flecha*). b Control a los nueve meses muestra completa regresión de las alteraciones vasculares (*flecha*).

Angiopatía posvaricela

Las manifestaciones neurológicas de la infección por virus varicela zóster (VVZ) incluyen meningitis aséptica, cerebelitis, neuropatía periférica, encefalopatía de Reye y mielitis transversa. En pacientes inmunodeprimidos, la reactivación de VVZ en los ganglios de las raíces dorsales puede llevar a una leucoencefalopatía diseminada y a ventriculitis. Tanto la reactivación, como la infección primaria del VVZ pueden causar vasculitis en el SNC o angiopatía posvaricela. Esta última ha sido implicada en la patogenia de los ACV isquémicos arteriales en niños con un riesgo estimado de 1:15000.[9] El antecedente de varicela en los doce meses previos a un ACV se observa en el 31% de los pacientes pediátricos en comparación con el 9% de la población general.[9] El diagnóstico se basa en:[22]

- Antecedentes de infección VVZ en los doce meses previos.
- Los mismos criterios de neuroimagen vascular previamente expuestos para TCA (Figura 7.8).
- Positividad para la reacción en cadena de polimerasa para VVZ y/o IgG VVZ en LCR.[2]

La histología en casos pediátricos demuestra vasculitis granulomatosa de grandes vasos. Existiría una migración transaxonal de VVZ desde el ganglio trigémino, hasta las arterias carótida interna, cerebral anterior y cerebral media, con la subsiguiente infección de la capa muscular lisa e infiltración de células gigantes.

No existen normas de tratamiento para esta enfermedad en niños. En adultos se han usado dosis bajas de aspirina, con o sin heparina de bajo peso molecular, aciclovir

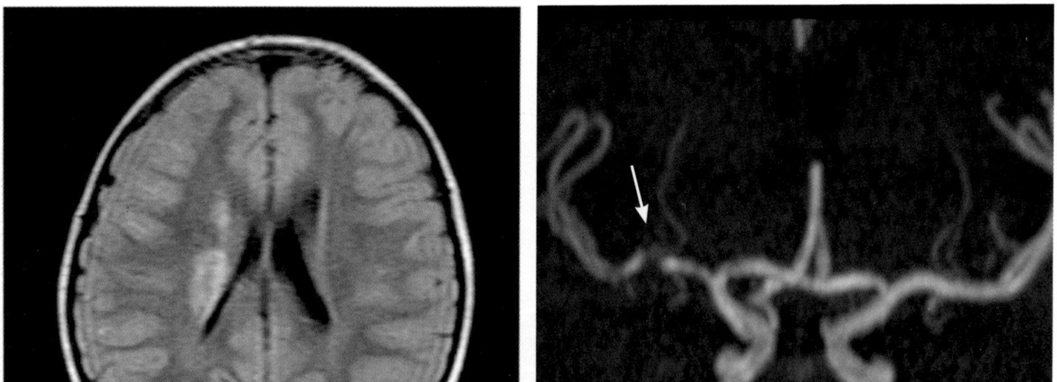

Figura 7.8 Vasculitis posvaricela. a Infarto en corona radiada derecha en secuencia FLAIR. b Angiografía por RM en secuencia TOF 3D con estenosis e irregularidad en el segmento M1 de arteria cerebral media derecha (*flecha*).

durante un período de siete a diez días y cursos cortos (3-5 días) de corticosteroides orales.

El pronóstico neurológico en estos casos es relativamente bueno. Sin embargo, se han descrito tasas de recurrencia de hasta el 45% y la presencia de déficits neurológicos hasta en el 68% de los casos.

Vasculitis en pacientes con VIH

La angeítis del SNC en pacientes infectados por VIH frecuentemente se asocia a infección concomitante o enfermedad linfoproliferativa del SNC. El pronóstico es grave, a pesar del tratamiento con agentes retrovirales (Figura 7.9).

Compromiso del SNC en vasculitis sistémicas

Se ha descrito el compromiso del SNC tanto en las vasculitis primarias como en las secundarias en niños (*véase* Tabla 7.1). Se describirán por separado.

Vasculitis primarias

Arteritis de Takayasu

Es una vasculitis sistémica que afecta de manera predominante a la aorta y sus ramas principales, con alteraciones en sus paredes, que llevan a trombosis, dilatación y posterior estenosis. Clásicamente afecta a mujeres, adolescentes y adultos jóvenes (15-20 años).[20] Sus signos característicos son: disminución de la amplitud del pulso, menor presión arterial y claudicación en los miembros superiores, si la afectación aórtica corresponde al cayado y sus ramas, y los mismos signos en los miembros inferiores,

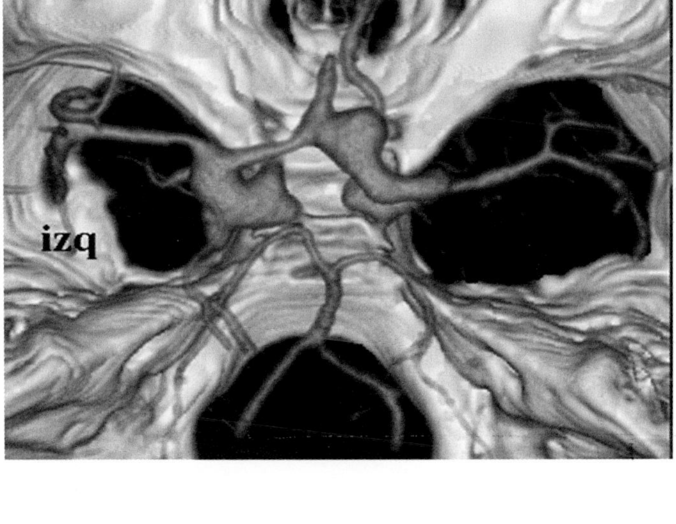

Figura 7.9 Angiografía por TC en paciente de 12 años con VIH de transmisión materna. Múltiples dilataciones del polígono de Willis por arteritis VIH.

cuando la aortitis es distal. En este caso, también puede presentarse dolor abdominal e hipertensión renovascular. Habitualmente existe un síndrome inflamatorio inespecífico (fiebre, decaimiento, sudoración, anorexia, artralgias o artritis, mialgias y reactantes de fase aguda elevados) que precede en semanas o meses a la instalación del cuadro clínico determinado por las obstrucciones vasculares. La angiografía por RM y la ASD de los grandes vasos permiten observar alteraciones del calibre vascular (estrechamientos u oclusiones segmentarios) en la aorta y sus principales ramas, que son de valor diagnóstico. Entre un 5% y 10% de los casos presentan afectación de arteria vertebral y carótida, junto con sus sus ramas. El 10% - 15% de los pacientes con enfermedad de Takayasu debutan con ACV embólico.[29] (Se ha descrito la presencia de compromiso vascular intracraneal en hasta el 20% de los casos.)[30-32] Se manifiesta por intensa cefalea, ACV o ACV isquémicos transitorios. Habitualmente el líquido cefalorraquídeo es normal y los estudios por ASD son positivos. La revascularización quirúrgica o endovascular puede ser una opción terapéutica, aunque la experiencia en niños es limitada.[33] Desde el año 1987, en el Hospital de Pediatría J. P. Garrahan se han evaluado diez pacientes con arteritis de Takayasu, de los cuales, seis presentaron compromiso del SNC y cuatro de ellos tuvieron ACV.

Poliarteritis nodosa

Esta forma de vasculitis sistémica se caracteriza por inflamación y necrosis de las paredes de arterias musculares medianas y en ocasiones arteriolas. Los signos y síntomas que resultan de la afectación arterial dan lugar a un síndrome clínico caracterizado por fiebre, pérdida de peso, dolor de miembros, hipertensión arterial renovascular, dolor abdominal, anemia, erupción cutánea y neuropatía periférica. Las manifestaciones cutáneas usualmente consisten en lesiones petequiales o equimóticas y nódulos subcutáneos que pueden distribuirse a lo largo del trayecto de un vaso.[34] En individuos jóvenes, el estreptococo β-hemolítico del grupo A (EBHA) se relaciona con la enfermedad con mayor frecuencia que el virus de la hepatitis B. El diagnóstico se apoya en las manifestaciones clínicas y los hallazgos anatomopatológicos. Las lesiones muestran infiltrados de polimorfonucleares y linfocitos y, raramente, existen granulomas. En algunos pacientes, la presencia de alteraciones vasculares (especialmente microaneurismas) en arterias de mediano calibre, observables en la angiografía de territorios vasculares renales, mesentéricos, coronarios o cerebrales, sugiere el diagnóstico. La afectación del SNC en esta enfermedad se observa en el 25% de los casos, especialmente de los ramos leptomeníngeos. Las lesiones parenquimatosas son múltiples y diseminadas, y corresponden a pequeños infartos, algunas veces hemorrágicos. Puede originar afectación funcional grave o amenazar la vida.[35] Morfin-Maciel y cols.[36] describieron un niño con afectación isquémica en tálamo y cerebelo. La angiografía puede evidenciar una amplia variedad de afecciones y lesiones de lechos vasculares; los más característicos son las oclusiones arteriales y estenosis de arterias de calibre grande y mediano. La presencia de aneurismas incrementa la especificidad diagnóstica en la poliarteritis nodosa, pero en su ausencia otras alteraciones, como irregularidades murales, estenosis y oclusiones, pueden hacer sospechar el diagnóstico.[37, 38] Las manifestaciones oculares se asocian a lesiones isquémicas de los núcleos de los nervios craneales y de la corteza visual.

Enfermedad de Kawasaki

Se trata de una arteritis necrosante de vasos de mediano calibre, que afecta predominantemente a niños menores de cinco años de edad.[39] Su cuadro clínico incluye a las manifestaciones mucocutáneas (erupción maculopapular, urticariforme o escarlatiniforme, enrojecimiento de palmas y plantas con edema doloroso de dorso de pies y manos, exantema eritematoso confluente en la región perineal, labios rojos y fisurados, lengua enrojecida y edematosa, conjuntivas ingurgitadas), cardiovasculares (trombosis o aneurismas de las arterias coronarias, pericarditis, insuficiencia cardíaca, miocarditis), fiebre, adenopatías y malestar general. Las características anatomopatológicas consisten en la presencia de una vasculitis necrosante de vasos musculares de mediano calibre, con infiltrados polimorfonucleares en todas las capas de los vasos y del corazón. Pueden observarse signos y síntomas que revelan vasculitis en el SNC. Estos son irritabilidad, hemiplejia, convulsiones, ataxia y coma,[40] y pueden ser la manifestación inicial de la enfermedad. Se han descrito colecciones subdurales e infartos cerebrales que pueden ser silentes por mecanismo trombótico a partir de émbolos cardíacos.[41] Alrededor del 25% de los pacientes presenta una meningitis aséptica con pleocitosis mononuclear.[42]

Púrpura de Schönlein-Henoch

Es la vasculitis primaria más frecuente en Pediatría. Es una vasculitis de pequeños vasos (vénulas, arteriolas y capilares) que se caracteriza por púrpura palpable, poliartritis, dolor abdominal y nefritis.[43] Se observa especialmente en niños de entre tres y diez años y el EBHA es la bacteria más frecuentemente relacionada con el síndrome. La piel es el único órgano afectado en el 20% de los casos. Las manifestaciones clínicas incluyen una erupción maculopapular, urticariforme, que precede a la aparición de la púrpura palpable, edema subcutáneo localizado habitualmente en el dorso de pies y manos, escroto y cuero cabelludo; artritis; afectación del aparato gastrointestinal (dolor cólico, vómitos, enterorragia, etc.) y afectación renal (microhematuria, proteinuria, oliguria, hipertensión). Las complicaciones neurológicas más frecuentes son cefalea, cambios del nivel de conciencia, convulsiones y déficit neurológico focal . La vasculitis de la púrpura de Schönlein-Henoch puede afectar al SNC y agregar significativa morbilidad a esta entidad.[44-47] En las biopsias de tejidos lesionados se puede observar vasculitis leucocitoclástica en vasos pequeños (vénulas) y glomerulonefritis de variada gravedad con característicos depósitos de inmunoglobulina A.

Granulomatosis de Wegener

Es una vasculitis necrosante sistémica de pequeños vasos que se caracteriza por la afectación de vías aéreas, glomerulonefritis y vasculitis diseminada en otros órganos. Los casos en edad pediátrica son raros, se manifiestan especialmente en la segunda década de la vida y pueden ser incompletos, con afectación cutánea y respiratoria exclusivas.[48] Los pacientes padecen sinusitis y otitis en los años previos a la aparición de la enfermedad. Especialmente en niños, las primeras manifestaciones suelen consistir en púrpura palpable indistinguible de la púrpura de Schönlein-Hencoh. Los pacientes pueden, además, desarrollar pápulas, nódulos o úlceras cutáneas, artritis, proptosis –por inflamación de los tejidos retrobulbares– y manifestaciones del SNC.

Sin embargo, los casos pediátricos de vasculitis del SNC son escasos. Convulsiones y múltiples áreas hiperintensas en la RM se han comunicado en un adolescente con granulomatosis de Wegener[49] y un curso recurrente en una niña de cuatro años resistente a corticoterapia.[50] Los hallazgos descritos por RM más frecuentes son: áreas hiperintensas en T2, engrosamiento difuso y lineal de la duramadre, que se intensifica con el contraste, infartos y atrofia cortical y cerebelosa.[51] Los hallazgos anatomopatológicos consisten en granulomas dentro o junto a la pared de los vasos afectados, y en el riñón la glomerulonefritis necrosante segmentaria y focal con semilunas pauciinmunes es el cuadro característico. La enfermedad tiende a seguir un curso crónico, con variable respuesta a la medicación.

Síndrome de Churg-Strauss

Es un síndrome vasculítico sistémico que afecta pequeños vasos, infrecuente en pediatría.[52] Los pacientes con síndrome de Churg-Strauss presentan una combinación de asma, lesiones pulmonares (nódulos e infiltrados intersticiales) y eosinofilia periférica. Habitualmente se presenta con fiebre, pérdida de peso, tos y epistaxis.[53] Otros signos son púrpura palpable, nódulos subcutáneos dolorosos, neuropatía periférica (mononeuritis múltiple), pericarditis, artritis, hipertensión y nefritis. La afectación del SNC, manifestada a través de lesiones isquémicas o hemorrágicas es infrecuente, pero constituye la segunda causa de muerte en pacientes con esta enfermedad.[54] La característica histopatológica de las lesiones es la presencia de una vasculitis necrosante con granulomas e infiltrados eosinofílicos en la pared de los vasos y por fuera de ella. El curso es variable, en general de pronóstico grave.

Vasculitis asociadas a enfermedades autoinmunes sistémicas

La vasculitis es el elemento anatomopatológico primordial en muchas enfermedades autoinmunes sistémicas, entre ellas el lupus eritematoso sistémico (LES) y la dermatomiositis juvenil (DMJ), mientras que en las artritis idiopáticas juveniles este fenómeno es mucho menos frecuente. En las enfermedades autoinmunes sistémicas, la vasculitis afecta casi invariablemente a los vasos pequeños. En pacientes con LES juvenil los hallazgos más frecuentes son lesiones eritematosas dolorosas en los pulpejos de los dedos y máculas eritematosas en la cara, en los pabellones auriculares y úlceras cutáneas y mucosas.[55] La inflamación de vasos en otros territorios (esplácnico, nervioso central, renal) es la que origina el daño tisular y la expresión clínica correspondientes. Los distintos síndromes neurológicos centrales en el LES, manifestados habitualmente por cefalea, convulsiones, corea, ataxia y otros trastornos motores, se deben, en general, a trastornos isquémicos; las lesiones hemorrágicas son infrecuentes. Las oclusiones de pequeños vasos son por trombosis y la vasculitis es un hallazgo menos frecuente en los casos en los que se obtuvo anatomía patológica.[56,57] En los pacientes con trastornos psiquiátricos la TC y la RM son usualmente negativas o muestran un aumento del espacio subaracnoideo. En casos más avanzados se observan lesiones simétricas, que predominan en los ganglios basales, con señal hipointensa en T1 e hiperintensa en T2. Puede observarse también afectación moderada o grave de la sustancia blanca en ausencia de clínica neurológica, y viceversa. En los pacientes con DMJ es frecuente observar alteraciones vasculares en los pequeños vasos yuxtaungueales, en forma de telangiectasias, trombosis o tortuosidad. También pueden desarrollarse fenómenos vasculíticos en otras áreas de la piel, los músculos –demostrables en las biopsias musculares usadas como elemento diagnóstico– y el aparato digestivo. Si bien es rara, la vasculitis de SNC en esta enfermedad se ha demostrado en varios casos.[58]

La enfermedad de Behçet se caracteriza por úlceras orales y genitales múltiples, muy dolorosas y recurrentes, similares a las de la estomatitis aftosa o la gingivoestomatitis herpética, que se ubican sobre labios, lengua, paladar o carrillos. También pueden observarse uveítis, enfermedad gastrointestinal ulcerativa, poliartritis de grandes articulaciones, pericarditis, miositis, nefritis, tromboflebitis profunda y vasculitis del SNC ("neurobehçet"). Esta última se presenta en aproximadamente el 15% de los niños afectados y puede manifestarse como encefalomielitis, meningitis aséptica, hipertensión endocraneal benigna o trastornos psiquiátricos orgánicos (psicosis, depresión).[59, 60] En la RM, la mayoría de las lesiones presentan alta intensidad de la señal en imágenes en T2 y FLAIR y se localizan en la protuberancia, el mesencéfalo, ganglios de la base y la sustancia blanca.

Tratamiento

En pacientes con vasculitis del SNC como parte de una enfermedad sistémica, el tratamiento de la enfermedad de base es lo indicado y, en general, es similar al esquema propuesto para cPACNS cuando se trata de una enfermedad autoinmune sistémica. Los nuevos agentes inmunosupresores, tales como micofenolato o rituximab, ofrecen perspectivas interesantes para el futuro.[61]

Vasculopatías no inflamatorias

Esta clase de vasculopatías se desarrollan en el capítulo 8 "Disecciones arteriales como causa del accidente cerebrovascular", y en el capítulo 9 "Accidente cerebrovascular por enfermedad de moyamoya".

Conclusiones

Las vasculopatías arteriales se pueden clasificar en inflamatorias (vasculitis) y no inflamatorias. Las vasculitis con compromiso del sistema nervioso central en los niños, explican prácticamente el 50% de los ACV isquémicos en este grupo etario. Ante la sospecha clínica de un niño con vasculitis del SNC, se deben realizar estudios imagenológicos para detectar el compromiso parenquimatoso y las típicas lesiones vasculares. Una evaluación diagnóstica sistémica permitirá excluir las causas secundarias de vasculitis. El antecedente de infección por varicela en los doce meses previos es un dato importante en el diagnóstico. La caracterización clínico-radiológica de los pacientes con vasculitis primaria del SNC, es decir, aquellos que no tienen causa sistémica ni antecedentes de varicela ha permitido establecer un perfil de alto riesgo para el desarrollo de cPANCS, en aquellos que evolucionan con déficit neurológico focal acompañado de signos de disfunción neurocognitiva y cefalea, y de neuroimágenes que demuestren lesiones parenquimatosas múltifocales y bilaterales con compromiso de la sustancia gris.

Referencias bibliográficas

1 Murphy SL. Deaths: final data for 1998. *Natl Vital Stat Rep* 2000; 48: 1–105.
2 deVeber G. Stroke and the child's brain: an overview of epidemiology, syndromes and risk factors. *Curr Opin Neurol* 2002; 15: 133–8.
3 Troncoso M, Lara S, Troncoso L. Accidente cerebrovovascular en niños. XXV Congreso Sociedad de Psiquiatría y Neurología de la Infancia y Adolescencia (SOPNIA), 17-20 Octubre 2007, Chillán, Chile.
4 Hernandez M. Enfermedad cerebrovascular en niños. XXV Congreso Sociedad de Psiquiatría y Neurología de la Infancia y Adolescencia (SOPNIA), 17-20 Octubre 2007, Chillán, Chile.
5 Lynch JK, Hirtz DG, deVeber G, Nelson KB. Report of the National Institute of Neurological Disorders and Stroke workshop on perinatal and childhood stroke. *Pediatrics* 2002; 109: 116–23.
6 Ganesan V, Prengler M, McShane MA, et al. Investigation of risk factors in children with arterial ischemic strokes. *Ann Neurol* 2003; 53: 167–73.
7 Braun K, Rafay M, Uiterwaal C, et al. Mode of Onset Predicts Etiological Diagnosis of Arterial Ischemic Stroke in Children. *Stroke* 2007; 38: 298-302.
8 Kirkham FJ, Prengler M, Hewes DK, Ganesan V. Risk factors for arterial ischemic stroke in children. *J Child Neurol* 2000; 15: 299–307.
9 Askalan R, Laughlin S, Mayank S, et al. Chickenpox and stroke in childhood: a study of frequency and causation. *Stroke* 2001; 32: 1257–62
10 Chabrier S, Lasjaunias P, Husson B, et al. Ischemic stroke from dissection of the craniocervical arteries in childhood: report of 12 patients. *Eur J Paediatr Neurol* 2003; 7: 39–42.
11 Hajj-Ali R, Villa-Forte AL, Abou-Chebel A, et al. Long term outcome of patients with primary angiitis of the central nervous system (PACNS). *Arthritis Rheum* 2000; 43: 162.
12 Calabrese LH. Vasculitis of the central nervous system. *Rheum Dis Clin North Am* 1995; 21: 1059–76.
13 Benseler SM, Silverman E, Aviv RI, et al. Primary Central Nervous System Vasculitis in Children. *Arthritis Rheum* 2006; 54: 1291–7.
14 Benseler S, Schneider R. Central nervous system vasculitis in children. *Curr Opin Rheumatol* 2004; 16: 43–50.
15 Katsicas MM, Russo R, Taratuto A, et al. Primary angiitis of the central nervous system presenting as a mass lesion in a child. *J Rheumatol* 2000; 27: 1297-8.
16 Benseler SM, deVeber G, Hawkins C, Schneider R, Tyrrell PN, Aviv RI, Armstrong D, Laxer RM, Silverman ED. Angiography-negative primary central nervous system vasculitis in children. *Arthritis Rheum* 2005; 52: 2159-67.

17 Calabrese LH, Furlan AJ, Gragg LA, et al.: Primary angiitis of the central nervous system: diagnostic criteria and clinical approach. *Cleve Clin J Med* 1992; 59: 293–306.
18 Miravet E, Danchaivijitr N, Basu H, Saunders DE, Ganesan V. Clinical and radiological features of childhood cerebral infarction following varicella zoster virus infection. *Dev Med Child Neurol* 2007; 49: 417-22.
19 Yaari R, Anselm IA, Szer IS, Malicki DM, Nespeca MP, Gleeson JG. Childhood primary angiitis of the central nervous system: two biopsy-proven cases. *J Pediatr* 2004; 145: 693-7.
20 Gallagher KT, Shaham B, Reiff A, Tournay A, Villablanca JP, Curran J, Nelson MD, Bernstein B, Rawlings DJ. Primary angiitis of the central nervous system in children: 5 cases. *J Rheumatol* 2001; 28: 616-23.
21 Sebire G. Transient cerebral arteriopathy in childhood. *The Lancet* 2006; 368: 8-10.
22 Sebire G, Fullerton H, Riou E, deVeber G. Toward the definition of cerebral arteriopathies of childhood. *Curr Opin Pediatr* 2004; 16: 617-22.
23 Chabrier S, Husson B, Lasjaunias P, et al.: Stroke in childhood: outcome and recurrence risk by mechanism in 59 patients. *J Child Neurol* 2000; 15: 290–4.
24 Calabrese LH, Gragg LA, Furlan AJ: Benign angiopathy: a distinct subset of angiographically defined primary angiitis of the central nervous system. *J Rheumatol* 1993; 20: 2046–50.
25 Chabrier S, Rodesch G, Lasjaunias P, et al.: Transient cerebral arteriopathy: a disorder recognized by serial angiograms in children with stroke. *J Child Neurol* 1998; 13: 27–32.
26 Singhal AB, Singhal BS, Ursekar MA, Koroshetz WJ: Serial MR angiography and contrast-enhanced MRI in chickenpox-associated stroke. *Neurology* 2001; 56: 815-7.
27 Moriuchi H, Rodriguez W: Role of varicella-zoster virus in stroke syndromes. *Pediatr Infect Dis J* 2000; 19: 648–53.
28 Seko Y. Giant cell and Takayasu arteritis. Curr Op Rheumatol 2007;19:39-43.
29 Hoffmann M, Corr P, Robbs J. Cerebrovascular findings in Takayasu disease. *J Neuroimaging* 2000; 10: 84-90.
30 Klos K, Flemming KD, Petty GW, Luthra HS. Neurology 2003;60:1550-1551.
31 Weiss PF, Corao DA, Pollock AN, Finkel TH, Smith SE. Takayasu arteritis presenting as cerebral aneurysms in an 18 month old: a case report. *Pediatr Rheumatol* 2008; 6: 4.
32 Ringleb PA, Strittmatter DI, Loewer M, Hartmann M, Fiebach JB, Lichy C, Weber R, Jacobi C, Amendt K, Schwaninger M. Cerebrovascular manifestations of Takayasu arteritis in Europe. *Rheumatology* 2005; 44: 1012-5.
33 Stoodley MA, Thompson RC, Mitchell RS, Marks MP, Steinberg GK. Neurosurgical and neuroendovascular management of Takayasu's arteritis. *Neurosurgery* 2000; 46: 841-51.
34 Ozen S, Anton J, Arisoy N, Bakkaloglu A, Besbas N, Brogan P, et al. Juvenile polyarteritis: results of a multicenter survey of 110 children. *J Pediatr* 2004; 145: 517-22.
35 Engel DG, Gospe SM Jr, Tracy KA. Fatal infantile polyarteritis nodosa with predominant central nervous system involvement. Stroke 1995;26: 699-701.
36 Morfín-Maciel B, Medina A, Espinosa-Rosales F, Berrón R, Huerta- López J. Central nervous system involvement in a child with polyarteritis nodosa and severe atopic dermatitis. *Rev Alerg Mex* 2002; 49: 189-95.
37 Reichart MD, Bogousslavsky J, Janzer RC. Early lacunar strokes complicating polyarteritis nodosa: thrombotic microangiopathy. *Neurology* 2000; 54: 883-9.

38 Provenzale JM, Allen NB. Neuroradiologic findings in polyarteritis nodosa. *Am J Neuroradiol* 1996; 17: 1119-26.

39 Falcini F. Kawasaki Disease. *Curr Op Rheumatol* 2006; 18: 33-8.

40 Laxer RM, Dunn HG, Flodmark O. Acute hemiplegia in Kawasaki disease and infantile polyarteritis nodosa. *Dev Med Child Neurol* 1984; 26: 814.

41 Tabarki B, Mahdhaoui A, Selmi H,Yacoub M, Essoussi AS. Kawasaki disease with predominant central nervous system involvement. *Pediatr Neurol* 2001; 25: 239-41.

42 Bell DM, Marons DM, Holman RC, Horwitz FS, Hunter MK. Kawasaki syndrome in the United States 1976-1980. *Am J Dis Child* 1983; 137: 211-4.

43 Ballinger S. Henoch-Schönlein purpura. *Curr Opin Rheumatol* 2003; 15: 591-4.

44 Belman AL, Leicher CR, Moshe SL, Mezey AP. Neurologic manifestations of Schoenlein-Henoch purpura: report of three cases and review of the literature. *Pediatrics* 1985; 75: 687-92.

45 Ng CC, Huang SC, Huang LT. Henoch-Schoenlein purpura with intracerebral hemorrhage: case report. *Pediatr Radiol* 1996; 26: 276-7.

46 Sokol DK, McIntyre JA, Short RA, Gutt J, Wagenknecht DR, Biller J, et al. Henoch-Schoenlein purpura and stroke: antiphosphatidylethanolamine antibody in CSF and serum. *Neurology* 2000; 55: 1379-81.

47 Woolfenden AR, Hukin J, Poskitt KJ, Connolly MB. Encephalopathy complicating Henoch-Schoenlein purpura: reversible MRI changes. *Pediatr Neurol* 1998; 19: 74-7.

48 Rottem M, Fauci AS, Hallahan CW, Kerr GS, Lebovics R, Leavitt RY, et al. Wegener granulomatosis in children and adolescents: clinical presentation and outcome. *J Pediatr* 1993; 122: 26-31.

49 Von Scheven E, Lee C, Berg BO. Pediatric Wegener's granulomatosis complicated by central nervous system vasculitis. *Pediatr Neurol* 1998; 19: 317-9.

50 Haas JP, Metzler M, Ruder H, Waldherr R, Boswald M, Rupprecht T. An unusual manifestation of Wegener's granulomatosis in a 4-year-old girl. *Pediatr Neurol* 2002; 27: 71-4.

51 Murphy JM, Gómez-Ansón B, Gillard JH, Antoun NM, Cross J, Elliott JD, et al. Wegener granulomatosis: MR imaging findings in brain and meninges. *Radiology* 1999; 213: 794-9.

52 Boyer D, Vargas SO, Slattery D, Rivera-Sanchez YM, Colin AA. Churg-Strauss syndrome in children: a clinical and pathologic review. *Pediatrics* 2006; 118: 914-20.

53 Louthrenoo W, Norasetthada A, Khunamornpong S, Sreshthaputra A, Sukitawut W. Childhood Churg-Strauss syndrome. *J Rheumatol* 1999; 26: 1387-93.

54 Abril A, Calamia KT, Kohen MD. The Churg-Strauss syndrome (allergic granulomatous angiitis): review and update. *Semin Arthritis Rheum* 2003; 33: 106-14.

55 Tucker LB. Making the diagnosis of systemic lupus erythematosus in children and adolescents. *Lupus* 2007; 16: 546-9.

56 Jennekens FG, Kater L. The central nervous system in systemic lupus erythematosus. Part 1. Clinical syndromes: a literature investigation. *Rheumatology* 2002; 41: 605-18.

57 Jennekens FG, Kater L. The central nervous system in systemic lupus erythematosus. Part 2. Pathogenetic mechanisms of clinical syndromes: a literature investigation. *Rheumatology* 2002; 41: 619-30.

58 Elst EF, Kamphuis SSM, Prakken BJ, et al. Severe Central nervous system involvement in juvenile dermatomyositis. *J Rheumatol* 2003; 30: 2059-63.

59 Koné-Paut I, Chabrol B, Riss JM, Mancini J, Raybaud C, Garnier JM. Neurologic onset of Behçet's disease: a diagnostic enigma in childhood. *J Child Neurol* 1997; 12: 237-41.
60 Koné-Paut I, Yurkadul S, Bahabri SA. Clinical features of Behcet's disease in children: an international collaborative study of 86 cases. *J Pediatr* 1998; 132: 721-5.
61 Benseler SM, Silverman ED. Neuropsychiatric involvement in pediatric systemic lupus erythematosus. *Lupus* 2007; 16: 564-71.

8

Disecciones arteriales como causa de accidente cerebrovascular

M. Eugenia Russi • Gabriel González • Roberto Crosa • Eduardo Bravo

Definición y clasificación

Clásicamente descritas como espontáneas o secundarias a traumatismos, las disecciones arteriales se producen cuando un desgarro o defecto de la capa íntima permite la entrada de sangre entre esta y la capa media de la pared arterial, formando un falso canal o hematoma intramural y estrechando su luz. La isquemia cerebral resultante, determina una serie de manifestaciones clínicas en directa relación con el vaso comprometido por medio de dos posibles mecanismos: cambios hemodinámicos secundarios al hematoma mural (determinantes de estenosis u oclusión) o embolismo desde la pared arterial dañada. Surge así en estrecha relación con su etiopatogenia un concepto importante y con implicancias diagnóstico-terapéuticas que relaciona las manifestaciones focales secundarias a isquemia cerebral con una trombosis in situ, y la posterior embolización que a partir de ella puede generarse. Cuando la lesión involucra toda la pared del vaso, la sangre puede sobrepasar la túnica muscular y formar un hematoma subadventicial, lo que conlleva a la formación de un seudoaneurisma.

Según la localización de las lesiones se las puede clasificar en anteriores (cuando comprometen la circulación anterior) o posteriores (cuando la circulación comprometida es la posterior) y, a su vez, en intra o extracraneales (*véase* capítulo 2.1 "Anatomía normal del árbol vascular"). Se considera extracraneal cuando la disección compromete el segmento cervical (C1) de la carótida interna, e intracraneal una vez que esta penetra en la base de cráneo (a partir de C2 o del segmento petroso de la carótida interna). En cambio, para la circulación posterior se considera extracraneal cuando compromete los segmentos V1 a V3 de la arteria vertebral. Cuando la disección involucra la arteria carótida en la región cervical, la lesión suele encontrarse inmediatamente bajo la base de cráneo, donde un segmento altamente móvil se sigue de uno relativamente inmóvil situado en el canal petroso.

Epidemiología

Desde los primeros reportes de Yamada y cols. en 1967 y Fisher y cols. en 1978, mucho se ha debatido acerca de esta entidad emergente, que actualmente constituye una de las principales causas de ictus isquémico en niños y pacientes jóvenes, contribuyendo del 4% al 20% del total de los accidentes cerebrovasculares (ACV) producidos a esta edad.[1, 2, 3, 4] Con una incidencia estimada de 2-3/100 000 habitantes por año para las disecciones de la carótida interna, estas cifras caen a 1-1,5/100 000 habitantes por año cuando la comprometida es la arteria vertebral.[5] Se cree que al menos el 50% de los afectados por esta patología tendría menos de dieciséis años, por lo que resulta de importancia un diagnóstico precoz que permita la implementación oportuna de ciertas medidas terapéuticas, destinadas a disminuir la morbimortalidad.[6]

Con una clara predominancia en el sexo masculino, la mayoría de los trabajos publicados en niños sostienen que las disecciones craneocervicales producidas en esta etapa de la vida suelen ser intracraneales (con un compromiso mayoritario de la circulación anterior) a diferencia de los hallazgos en adultos, en los cuales afectan mayoritariamente al sexo femenino y son extracraneales.[7, 8] La mayor exposición a los traumatismos que los niños tienen (especialmente los varones) en la infancia parecen explicar este hecho, siendo considerados por muchos autores como factores provocadores de la disección.[9, 10]

Etiopatogenia

Clásicamente se han implicado en su etiopatogenia toda clase de traumatismos craneocervicales y más recientemente, un posible defecto ultraestructural de la pared arterial ha sido invocado como responsable indirecto de su producción. De todas formas, generalmente presentes a corto o mediano plazo, suele tratarse de traumatismos secundarios a esfuerzos físicos, a caídas con objetos en la boca, a la práctica de deportes, accidentes de tránsito o violencia callejera. Importa resaltar en tal sentido el rol de las heridas por arma de fuego o de arma blanca a nivel del cuello como potenciales factores productores de una disección, siendo muchas veces desestimados como tales en la infancia.

No obstante, en ocasiones no es posible demostrar una vinculación directa con un traumatismo, razón por la cual en estos casos se las ha vinculado a sendos defectos estructurales en la pared del vaso (Tabla 8.1), que favorecen el cuadro clínico tales como la displasia fibromuscular, el síndrome de Marfan, el síndrome de Ehlers Danlos y la osteogénesis imperfecta tipo I (en el 1%-5%).[11, 12, 13] Constituye un importante avance de la biología molecular un hecho de reciente descripción que vincula dichas disecciones arteriales espontáneas con la denominada patología ultraestructural del tejido conectivo y ciertos defectos cualitativos y cuantitativos del colágeno.[14]

Tabla 8.1 Causas predisponentes de disección arterial cervicocefálica

Traumatismo/movimientos de cuello
Enfermedades del tejido conectivo
Síndrome de Ehlers-Danlos tipo IV
Síndrome de Marfan
Osteogénesis imperfecta
Coartación de la aorta
Poliquistosis renal autosómica dominante
Síndrome o enfermedad de moyamoya
Infecciones faríngeas
Vasculopatías con tortuosidad arterial extrema
Infección reciente
Déficit de alfa 1 antitripsina
Persistencia de circulación fetal cerebral posterior
Hiperhomocisteinemia
Anticonceptivos orales
Migraña
Arterioesclerosis

Manifestaciones clínicas

Caracterizadas como procesos dinámicos, las disecciones arteriales constituyen un reto diagnóstico para el clínico que se ve enfrentado a ellas, más aún considerando la ausencia en general de antecedentes mórbidos relevantes orientadores. Sumado a ello, su compleja etiopatogenia, en la que muchas veces están implicados tanto un mecanismo hemodinámico inicial y uno embólico. No obstante, ya sean espontáneas o secundarias a traumatismos (encontrados por algunos autores en al menos el 50% de los casos), el nexo final común en estos casos está representado por las manifestaciones resultantes de la isquemia cerebral que producen, y que pueden presentarse tanto con síntomas de compromiso hemisférico como de disfunción cerebelosa, en caso de comprometer la circulación vertebral.[8] Es así como surge una vez más el concepto de localización topográfica de los síntomas, que desempeña un papel de relevancia diagnóstica. No obstante, en ocasiones las disecciones intracraneales pueden presentarse como una hemorragia subaracnoidea. En estos casos, el hematoma es subadventicial, es decir, localizado entre la media y la adventicia o transmural, lo que provoca la rotura de la pared arterial y el sangrado posterior. Este, por sí solo, puede topografiar la disección en la región intracraneal dadas las diferencias estructurales entre las arterias cervicales y las intracraneales, con una fina capa músculo-adventicial y ausencia de membrana elástica externa en estas últimas, que explicaría la mayor tasa de sangrados que se producen en dicha zona. Ahora bien, se ha hecho referencia en la literatura a un espectro de síntomas que pueden estar presentes, aunque en menor grado que en adultos, como son el dolor cervical y la cefalea, la hemicránea con o sin déficit sensitivo, el compromiso aislado de pares craneales, la afasia y la amaurosis fugaz. Clásicamente se ha invocado al síndrome de Horner, aunque poco frecuente en la infancia, como una manifestación precoz que alerta de una probable disección de la arteria carótida interna, razón por la cual su búsqueda debe ser minuciosa.[8]

Recientemente descrita como único síntoma presente en algunos pacientes, la cervicocefalea, generalmente homolateral a la disección, puede ponernos en la pista de esta entidad permitiéndonos elaborar un diagnóstico temprano. Clásicamente se la describe como un dolor intenso que compromete más frecuentemente la región occipital o cervical, de curso continuo o pulsátil.[15] Se cree que el principal mecanismo involucrado en su patogenia es la distensión de la pared arterial por el hematoma intramural y la estimulación de los receptores sensitivos del dolor localizados en dicha zona. No obstante, se debe señalar que en niños dichos síntomas, en forma aislada, inicialmente son poco frecuentes, ya que directamente las manifestaciones de isquemia cerebral (ACV isquémico transitorio, ACV, infartos retinianos), solas o precedidas de aquel, son las que suelen aparecer en primer lugar al momento del diagnóstico (87% de los casos).[8]

La frecuencia estimada de aparición de los síntomas antes descritos es variable aunque se estima que aproximadamente el 10% de los pacientes presenta síntomas inmediatos al evento, el 55% lo hace en las primeras 24 horas y el 35% se mantiene asintomático incluso pasado ese tiempo.[3] Es en el primer grupo de pacientes en los cuales las manifestaciones neurológicas son generalmente deficitarias y la tomografía computarizada (TC) de cráneo suele ser normal; sin embargo el 80% progresa hacia un infarto cerebral constituido durante la primera semana del evento.[3] Resulta interesante destacar ciertos casos informados en la bibliografía, en los cuales la aparición de infartos cerebrales se vio diferida entre tres meses y un año después del traumatismo cervical, o incluso tras períodos más prolongados.[11] No obstante, también ha sido descrita la ausencia de isquemia cerebral en ciertas disecciones evolucionadas en directa relación con el desarrollo de colaterales que suplen la circulación de la arteria comprometida.

En nuestra experiencia, hemos asistido a un paciente con un soplo craneal como único síntoma al examen físico y una disección de carótida interna (en estrecha relación a un estrangulamiento), con un sifón carotídeo homolateral reopacificado por el desarrollo de colaterales de la carótida externa.

Diagnóstico por imágenes

De utilidad e importancia reconocida como herramienta de pesquisa que provee información sobre la hemodinamia y la angioarquitectura del vaso, la ultrasonografía Doppler color permite visualizar la velocidad y dirección del flujo entre la verdadera y la falsa luz arterial, perdiendo eficacia cuando la localización es próxima a la base del cráneo.[5] En estos casos sólo el Doppler transcraneal puede detectar la presencia de una disección con una sensibilidad de ambas técnicas combinadas (ecografía y Doppler transcraneal) del 95%.[3]

De todas formas, siempre que exista un alto grado de sospecha de disección, esta debe ser confirmada mediante una angiografía por resonancia magnética (RM), con una sensibilidad diagnóstica de entre el 80% y el 95%.[3] Las secuencias de angiografía por RM 3D TOF (*three dimensional time of flight*), entretanto, tienen una sensibilidad del 95% en la detección de disecciones arteriales de la circulación anterior, siendo tan sólo de un 20% cuando el compromiso es posterior (Figuras 8.1).[16,17]

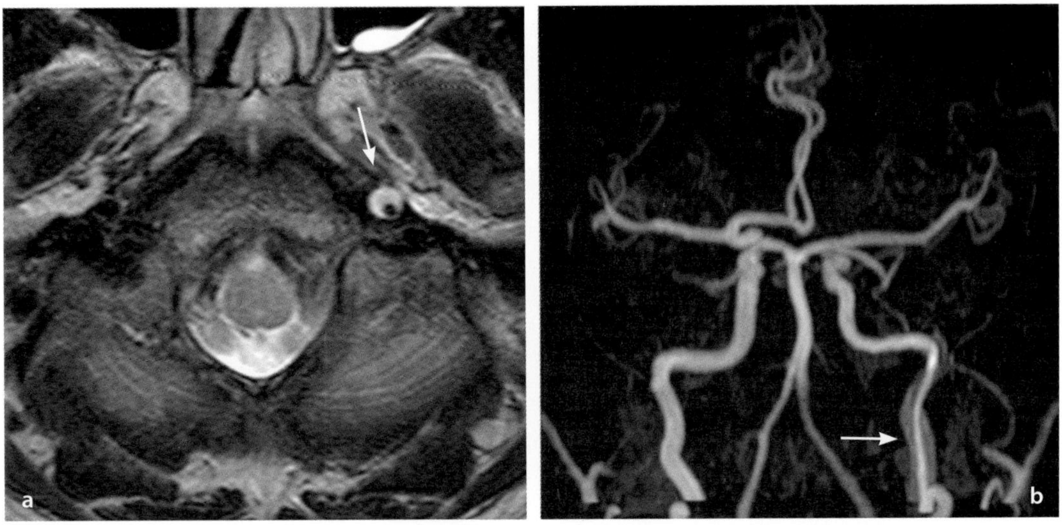

Figura 8.1 a Trombo intramural en arteria carótida interna en RM ponderada en T2. b Angiografía por RM en secuencia TOF 3D que muestra la estenosis del lumen arterial y el trombo mural.

No obstante, la arteriografía por sustracción digital (ASD) constituye hasta el momento actual el patrón de oro del diagnóstico en las disecciones arteriales, dado que permite estimar no sólo el tipo y grado de estenosis luminal (circunferencial o progresiva), sino también el grado de desgarro intimal, el nivel y extensión de la disección y la presencia de aneurismas, seudoaneurismas y de oclusión de ramas distales a la disección por microembolia (Figuras 8.2, 8.3 y 8.4). En los últimos años se ha difundido una nueva escala de evaluación que agrupa estos signos angiográficos en 5 grados de valor pronóstico (Tabla 8.2). En tal sentido, el seguimiento arteriográfico de niños con disecciones arteriales craneocervicales ha evidenciado una resolución de las anormalidades antes descritas en un 60% de los vasos inicialmente comprometidos; la oclusión total es la de peor pronóstico seguida en frecuencia de la estenosis y el desgarro intimal, estos últimos con una mejor recuperación neurorradiológica.[8] En cambio, cuando las disecciones son del sistema vértebrobasilar (cuyo principal mecanismo de producción es la embolia desde el lugar de la disección hasta la arteria basilar o sus ramas) el pronóstico se relaciona en forma directa con la rapidez con que se pueda diagnosticar esta complicación.[18]

Ahora bien, el hallazgo arteriográfico más comúnmente reportado en la bibliografía (80%) es la estenosis irregular de la luz arterial, seguido de la formación aneurismática y la oclusión del vaso (Figura 8.5).[5] En menos del 10% de los casos es posible encontrar un doble lumen o un desgarro intimal.[5] Asimismo, la formación de aneurismas disecantes vinculados en general a traumatismos de la arteria involucrada contra el borde del tentorio o la hoz del cerebro, también han sido descritos en la infancia. Considerados como falsos aneurismas (dado que se corresponden con una lesión comunicante con el espacio intravascular) es frecuente el hallazgo de hematomas satélites en estrecha

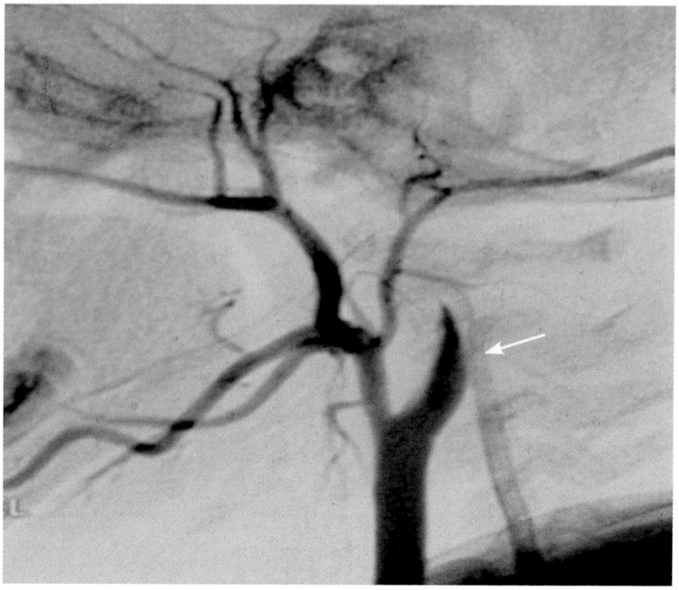

Figura 8.2 ASD: disección de carótida interna derecha en el cuello, con típica imagen en llama de vela o pico de flauta, por estenosis progresiva de la luz arterial (*flecha*).

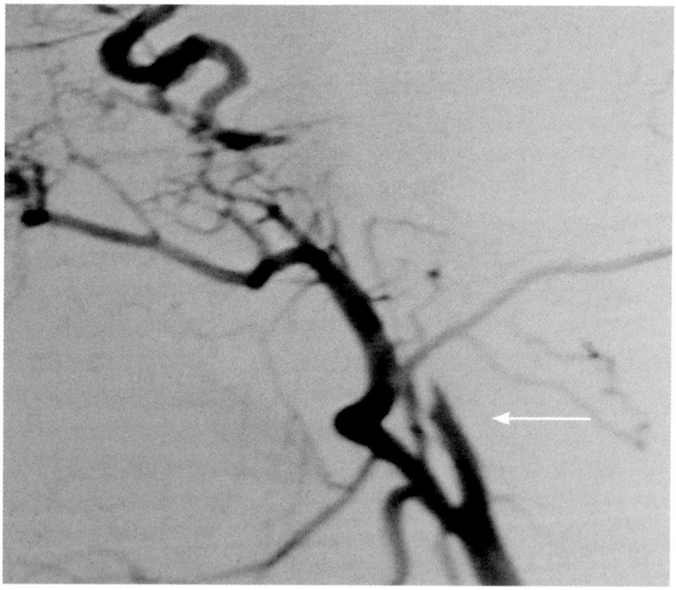

Figura 8.3 ASD: disección de carótida interna cervical, con imagen típica en llama de vela en su sector inicial y oclusión posterior (*flecha*).

relación con el mismo, constituyendo el vasoespasmo que antecede a la lesión, un signo angiográfico de diagnóstico topográfico del aneurisma.[18] Muchos trabajos han demostrado la alta frecuencia de aneurismas disecantes del sector posterior en relación al sector anterior, lo cual parece explicar por qué muchos de estos pacientes debutarían con una hemorragia subaracnoidea.[19]

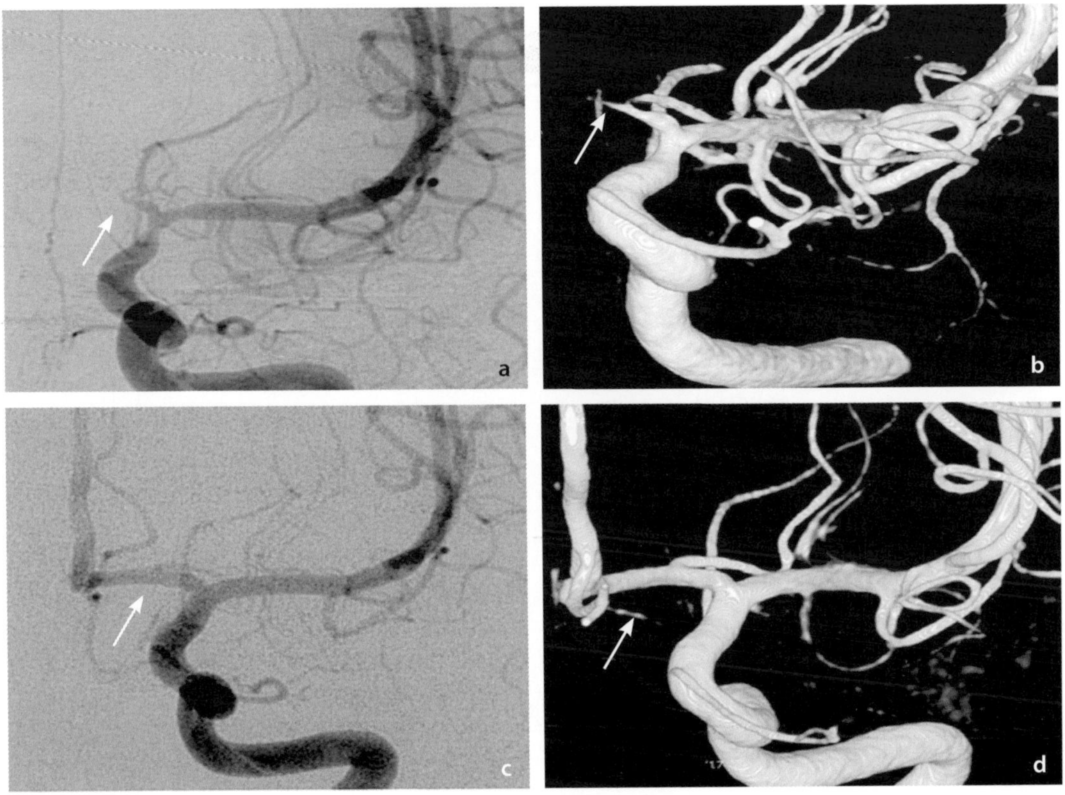

Figura 8.4 a ASD de carótida interna izquierda. b Disección del segmento A1 de la arteria cerebral anterior con ausencia de flujo distal y estudio rotacional 3D (*flechas*). c, d ASD de control al mes de evolución demuestra incompleta recanalización y remodelación de la disección (*flecha*) que se confirma con el estudio rotacional 3D.

Tabla 8.2 Escala de evaluación angiográfica de las disecciones arteriales[3]

Grado I	Grado II	Grado III	Grado IV	Grado V
Irregularidad de la luz arterial o disección con compromiso luminal < 25%	Disección o hematoma intramural con compromiso > 25% o trombo intraluminal	Seudoaneurisma	Oclusión	Transección con libre extravasación

Tratamiento y pronóstico

Se sabe que muchas de las manifestaciones focales obedecen a una trombosis local y a la subsiguiente embolización distal de coágulos.[16, 20, 21] Este ha sido el fundamento

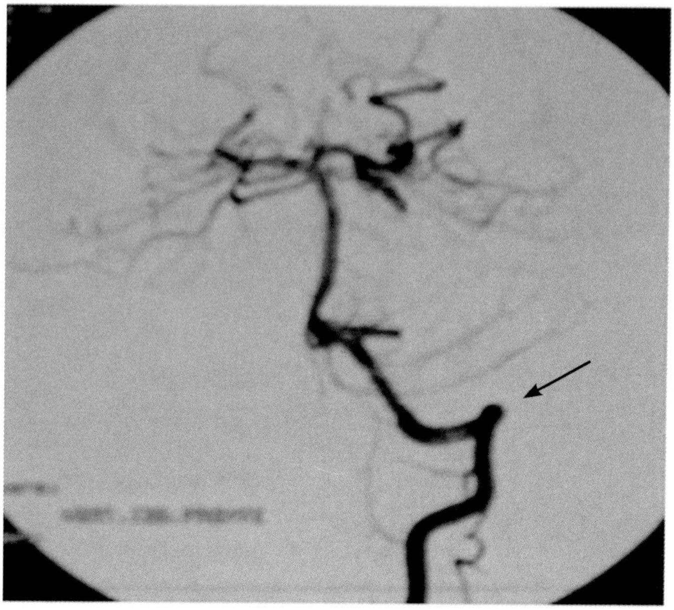

Figura 8.5 ASD que muestra amputación de la arteria cerebelosa posteroinferior izquierda, por oclusión de la luz arterial.

fisiopatológico por el cual se ha recomendado la anticoagulación por un período de tres a seis meses en pacientes con síntomas de isquemia cerebral.[5, 22, 23] No obstante, permanecen vigentes las guías de *Chest* y de *UK* (United Kingdom), para el tratamiento del ACV pediátrico, basadas en estudios colaborativos multicéntricos, que recomiendan la anticoagulación como primer medida terapéutica en la disección arterial en el niño.[22] Igualmente, la American Stroke Association recomienda la anticoagulación en la disección extracraneal por un período de tres a seis meses, pero desaconseja la realización de este tratamiento en casos de disección intracraneal o ante la presencia de hemorragia subaracnoidea.[23]

Se ha estimado en las casuísticas mundiales una tasa de mortalidad menor al 5%, con una recuperación funcional que suele ser buena en tres cuartas partes de los pacientes y un porcentaje de recurrencia del 2% durante el primer mes que se reduce a un 1% por año.[5, 7, 13, 24, 25] A tal respecto se ha postulado que la anticoagulación prevendría las recurrencias tempranas, sin reducir la gravedad del ACV.[26]

Mucho se ha insistido en que las disecciones arteriales son una causa frecuente de ACV isquémico tanto en niños como en adolescentes, no obstante lo cual es aún percibida como una patología excepcional. La introducción en las últimas dos décadas de nuevas técnicas de neuroimagen y la arteriografía convencional han cambiado sin lugar a dudas la visión que de ella se tiene, mejorando nuestra habilidad diagnóstica y permitiendo un conocimiento cabal de la patología traumática en la infancia y de las complicaciones que de ella derivan. Considerando que se trata de procesos dinámicos con un porcentaje de recanalización arterial que se presume alto, es importante que el pediatra emergencista esté alertado de su existencia, permitiendo aumentar la sospecha diagnóstica en forma precoz ante todo paciente con signología focal neurológica de inicio agudo, en relación a un traumatismo craneocervical previo.[27]

Referencias bibliográficas

1 Fisher CM, Ojerman RG, Robertson GH. Spontaneous dissection of cérvico-cerebral arteries. *Can J Neurol Sci* 1978; 5: 9-19.

2 Chabrier S, Lasjaunias P, Husson B, Landrieu P, Tardieu M. Ischemic stroke from dissection of the craniocervical arteries in childhood: report of 12 patients. *Eur J of Ped Neurol* 2003; 7: 39-42.

3 Shun-Tai Y, Yin-Cheng H, Chi-Cheng CH, Peng-Wei H. Traumatic internal carotid artery dissection. *J of Clinic Neurosc* 2006; 13: 123-8.

4 Camacho A, Villarejo A, Martinez de Aragón A, Simón R, Mateos F. Spontaneous carotid and vertebral artery dissection in Children. *Ped Neurol* 2001; 25: 250-3.

5 Flis C, Jager H, Sidhu P. Carotid and vertebral artery dissections: clinical aspects, imaging features and endovascular treatment. *Eur Radiol* 2007; 17: 820-34.

6 Greiner F, Rothrock JF. Intracranial Carotid Dissection. Head 2007; 47: 116-117

7 Fullerton HJ, Johnston C, Smith WS. Arterial dissection and stroke in children. *Neurol* 2001; 57: 1155-60.

8 Rafay M, Armstrong D, deVeber G, Domi T, Chan A, MacGregor D. Craniocervical Arterial Dissection in Children: Clinical and Radiographic Presentation and Outcome. *J Child Neurol* 2006; 21: 8-16.

9 Kieslich M, Fiedler A, Heller C, Kreuz W, Jacobi G. Minor head injury as cause and co-factor in the aetiology of stroke in childhood: a report of eight cases. *J Neurol Neurosurg Psych* 2002; 73: 13-6.

10 Zetterling M, Caristrom C, Konrad P. Internal carotid artery dissection. *Acta Neurol Scand* 2000; 101: 1-7.

11 Malek AM, Higashida RT, Halbach VV, Dowd CF, Phatouros CC, Lempert TE, et al. Patient presentation, angiographic features and treatment of strangulation-induced bilateral dissection of the cervical internal carotid artery. *J Neurosurg* 2000; 92: 481-47.

12 Schievink W. Spontaneous dissection of the carotid and vertebral arteries. *N Engl J Med* 2001; 344: 898-906.

13 Schievink W, Mokri B, Piepgras DG. Spontaneous dissections of cervicocephalic arteries in childhood and adolescence. *Neurol* 1994; 1607-12.

14 Robertson WC, Given CA. Spontaneous intracranial arterial dissection in the young: diagnosis by CT angiography. *BMC Neurol* 2006; 6: 16-21.

15 Arnold M, Cumurciuc R, Stapf C, Favrole P, Berthet K, Bousser MG. Pain as the only symptom of cervical artery dissection. *J Neurol Neurosurg Psych* 2006; 77: 1021-4.

16 Baumgartner RW, Arnold M, Baumgartner I, Mosso M, Gonner F, Studer A, et al. Carotid dissection with and without ischemic events. Local symptoms and cerebral artery findings. *Neurol* 2001; 57: 827-32.

17 Lévy C, Laissy JP, Raveau V, Amarenco P, Servois V, Bousser MG, Tubiana JM. Carotid and vertebral artery dissections: three-dimensional time-of-flight MR angiography and MR imaging versus conventional angiography. *Radiol* 1994; 90: 97-103.

18 Lasjaunias P, Ter Brugge K.G, Berestein A. Traumatic dissection. En: Lasjaunias P, Berestein A (eds). *Surgical Neuroangiography*. 2da ed. Berlín: Springer-Verlag, 2001, p 777-9.

19 Ji Hoon S, Dae Chul S, Choong Gon CH, Ho Kyu L. Vertebral Artery Dissection: Spectrum of Imaging Findings with Emphasis on Angiograohy and Correlation with Clinical Presentation. *Radiograph* 2000; 20: 1687-96.
20 Engelter ST, Brandt T, Debette S, et al. Antiplatelets Versus Anticoagulation in Cervical Artery Dissection. *Stroke* 2007; 38: 2605-11.
21 Pessin MS, Adelman LS, Barbas NR. Spontaneous intracranial carotid artery dissection. *Stroke* 1989; 20: 1100-3.
22 deVeber G. In pursuit of evidence-based treatments for paediatric stroke: the UK and Chest guidelines. *The Lan Neurol* 2005; 4: 432-6.
23 Roach S, Golomb M, Adams R, et al. Management of Stroke in Infants and Children: A Scientific Statement From a Special Writing Group of the American Heart Association Stroke Council and the Council on Cardiovascular Disease in The Young. *Stroke* 2008; 39: 2644-91.
24 Metso TM, Metso AJ, Helenius J, et al. Prognosis and Safety of Anticoagulation in Intracranial Artery Dissections in Adults. *Stroke* 2007; 38: 1837-43.
25 Tan MA, Armstrong D, McGregor DL, et al. Late complications of vertebral artery dissection in children: pseudoaneurism, thrombosis, and recurrent stroke. *Child Neurol* 2009; 24: 354-60.
26 Leys D, Debette S. Anticoagulation in Cerebral Ischemia Associated With Intracranial Artery Dissections Is Safe, but Is It Enough to Recommended It?. *Stroke* 2007; 38: 1720.
27 Russi ME, González G, Crosa R, et al. Disecciones arteriales creneocervicales en la edad pediátrica: ¿una patología emergente o infradiagnosticada? *Rev Neurol* 2010; 50: 257-64.

Agradecemos a los doctores C. Okuma, R. Rivera y E. Bravo E por la imágenes cedidas.

9

Accidente cerebrovascular por enfermedad de moyamoya

Roberto Crosa • Gabriel González • M. Eugenia Russi

Introducción

La primera descripción de un paciente portador de enfermedad de moyamoya se remonta a comienzos de la década del 60, en Japón. Sin embargo no es sino hasta el año 1968 cuando Kudo introduce en la lengua inglesa el término utilizado en la actualidad y describe la enfermedad como una "oclusión espontánea del polígono de Willis". Es así como surge la denominación de enfermedad de moyamoya, palabra japonesa que hace referencia a su aspecto angiográfico característico y que representa lo que Suzuki y Takaku describieron como una nube de humo: "*something hazy like a puff of smoke drifting in the air*".[1]

La enfermedad de moyamoya (EMM) se caracteriza por la oclusión espontánea y lentamente progresiva de ambas carótidas internas intracraneales y de los vasos proximales del polígono de Willis, con el desarrollo secundario de circulación colateral (intracerebral y extracerebral). Cuando la alteración angiográfica se asocia a una enfermedad congénita o adquirida entonces se denomina síndrome de moyamoya.

Si bien se trata de una enfermedad poco frecuente, dada la franja etaria a la que afecta, siempre debe ser considerada en todo niño que presente clínica de evento isquémico cerebral.

Epidemiología

El 50% de los accidentes cerebrovasculares (ACV) isquémicos arteriales en niños se presentan en un árbol vascular alterado, siendo la angiopatía posvaricela, la disección arterial, la alteración de moyamoya y las vasculitis las causas más frecuentes.[2] Esto ha determinado, junto al mayor acceso a técnicas de imagen menos invasivas como la angiografía por RM, que esta entidad se identifique con mayor frecuencia.

En Japón es la causa más frecuente de ACV en niños, mientras que en Occidente algunos trabajos indican que representa hasta un 6% - 8 % de la patología cerebrovascular producida a esta edad.[2, 3]

Su distribución etaria es bimodal, con un pico de frecuencia alrededor de los cinco años, seguido de otro en la cuarta década de vida. Es más frecuente en la población japonesa que en el resto del mundo, siendo mayor su prevalencia en niños que en adultos y dentro de aquellos en el sexo femenino (con una relación niña/varón de 1,8/1).[4] La diferencia de distribución por sexo y el predominio en el sexo femenino es mucho más marcada en adultos que en niños.[5]

Si consideramos las formas idiopáticas, la mayor frecuencia se da en la población asiática (especialmente Japón y Corea), con una prevalencia e incidencia en estas regiones que asciende a 3,16 y 0,35 por 100 000 habitantes, siendo diez veces más frecuente que en Europa.[3, 4, 6] Los últimos informes consideran que la frecuencia puede ser aún mayor, planteando una menor incidencia en la raza negra.

Los casos informados procedentes de países no asiáticos, por otro lado, evidencian un alto número de pacientes sintomáticos (Tabla 9.1) en estrecha relación con enfermedades sistémicas como el síndrome de Down, la neurofibromatosis tipo I, la radiación craneal y las cardiopatías congénitas corregidas, entre las más frecuentes.[3] Si bien esta diferencia puede ser real, también puede deberse a que en general en las comunicaciones orientales no suelen incluirse los casos de moyamoya sintomáticos. Tanto en nuestra casuística como en la publicada por Smith y Scott (de casos no orientales) del 37% al 53% fueron formas sintomáticas.[3-7]

Manifestaciones clínicas

La presentación clínica más frecuente en la edad pediátrica es el ACV, en aproximadamente el 80% de los casos, fundamentalmente el de naturaleza isquémica (a diferencia del adulto que suele debutar con un evento hemorrágico).[3] El síntoma más comúnmente encontrado es la hemiparesia aguda (con o sin convulsiones ocasionales y como expresión de un infarto cerebral) hallada en aproximadamente el 63% de los pacientes de nuestra serie.[7] Por otro lado, la presentación insidiosa o progresiva es más frecuente en la infancia, pudiéndose presentar tanto con retraso del desarrollo o epilepsia como con accidentes isquémicos transitorios, trastornos del lenguaje, cefaleas y movimientos anormales.

Ahora bien, la cefalea puede ser sintomática a la enfermedad en el 20% de los casos; de tipo vascular, secundaria a una disminución o redistribución de flujo sanguíneo cerebral y asociada en general con accidentes isquémicos transitorios (AIT) con la hiperventilación. No obstante, Schwedt, al igual que otros autores, encuentra un 0,8% de enfermedad de moyamoya al estudiar 241 niños con cefalea primaria.[7, 8, 9]

Una forma de presentación clásicamente descrita de la enfermedad es el AIT, con la aparición del déficit motor desencadenado por la hiperventilación. Este hecho ha sido observado en niños, al soplar instrumentos de viento o al consumir comidas muy calientes, encontrándolo en el 70% de los casos de una población estudiada en Estados Unidos de 55 niños con esta enfermedad.[10] Este hecho se explicaría por la disminución

Tabla 9.1 Causas del síndrome de moyamoya

Síndromes genéticos	
∘ Síndrome de Down	∘ Síndrome de Noonan
∘ Síndrome Apert	∘ Enfermedad de Hirschsprung
∘ Síndrome de Williams	∘ Síndrome de Turner
∘ Síndrome de Alagille	∘ Microcefalia osteodisplástica con enanismo tipo II
Enfermedades neurocutáneas	
∘ Neurofibromatosis tipo 1	∘ Facomatosis pigmento vascular IIIb
∘ Esclerosis tuberosa	
Enfermedades hematológicas	
∘ Hemoglobinopatías	∘ Trombofilias congénitas
∘ Anemia de Fanconi	∘ Síndrome antifosfolipídico
Enfermedades vasculares	
∘ Displasia fibromuscular	∘ Estenosis arteria renal
∘ Enfermedad de Marfan	∘ Seudoxantoma elástico
∘ Coartación de aorta	∘ Hemangiomas gigantes cervicofaciales
∘ Enfermedad aterosclerótica	
Enfermedades metabólicas	
∘ Homocistinuria	∘ Progeria
∘ Enfermedades mitocondriales	∘ Glucogenosis
∘ Hiperlipoproteinemia	
Neoplasias SNC	
Radioterapia craneal	
Enfermedades autoinmunes	
∘ Lupus eritematoso sistémico	∘ Otras conectivopatías
∘ Síndrome de Graves	
Enfermedades infecciosas	
∘ Tuberculosis	∘ CMV congénita
∘ Leptospirosis	
Cardiopatías congénitas o adquiridas	

del tenor de PCO_2 a nivel cerebral producido por la hiperventilación y la subsiguiente vasoconstricción cerebral que ello provoca. En la experiencia de los autores, hemos constatado como este fenómeno suele pasar desapercibido o ser erróneamente atribuido a episodios sincopales o convulsiones, especialmente en niños pequeños.

Como ya hemos hecho referencia, y a diferencia de los hallazgos en niños, en adultos predominan los eventos hemorrágicos, presentándose un 63% de los casos con hemorragia subaracnoidea (HSA), hematoma cerebral o más frecuentemente hemorragia intraventricular.[11] No obstante, la presentación hemorrágica también la hemos encontrado en adolescentes.[7]

Etiopatogenia

De etiopatogenia poco clara, se sospecha la presencia de factores genéticos o ambientales que pudieran estar involucrados, con un 10 % de casos familiares.[3, 6, 12]

Es así como ciertos factores genéticos podrían explicar las diferencias raciales encontradas, habiéndose descrito alteraciones ligadas al cromosoma 3 (3p 24.2-26) y 17, así como a complejos de histocompatibilidad en niños del tipo HLA-B40, A-B51 y A-DR4 .[12-15] Por otro lado, existirían factores ambientales que también podrían estar vinculados como la alimentación, las infecciones y la radiación entre otros.

Sabemos entonces, que la lesión primaria encontrada en la enfermedad de moyamoya es un engrosamiento excéntrico progresivo de la túnica interna (transformación fibromuscular), con proliferación lamelar de fibras elásticas (que se pliegan sobre sí mismas) y degeneración de la túnica media, sin cambios inflamatorios. Esto lleva a la disminución de la luz del vaso, con una disminución crítica del flujo sanguíneo cerebral regional. El desarrollo de vasos colaterales surgidos de novo (fenómeno conocido como "lesión secundaria") contrarrestaría en tal sentido con la isquemia secundaria a la progresión de las lesiones primarias.

Ahora bien, es posible distinguir según su localización un sistema colateral intracerebral y otro extracerebral. En las fases iniciales es el sistema colateral intracerebral el que intenta compensar la isquemia, con los típicos vasos "moyamoya" y los vasos leptomeníngeos dilatados. Los vasos de neoformación, por otra parte, muestran los siguientes cambios patológicos: una lámina elástica interna irregular, duplicación y estenosis que pueden llevar a la formación de aneurismas. Con la progresión de la enfermedad se forman colaterales extracerebrales (anastomosis transdurales) lo que provoca la desaparición de las anastomosis intracerebrales.

El incremento del factor básico de crecimiento fibroblástico (bFCF) en líquido cefalorraquídeo (LCR) observado en estos pacientes, sería un marcador del aumento de la angiogénesis. En tal sentido, recientes trabajos clínico-patológicos han demostrado una sobreexpresión del factor hipoxia-inducido (HIF-1 alfa) en los vasos cerebrales de pacientes con EMM, lo que podría afectar la síntesis de elastina.[13, 14] Estudios de inmunohistoquímica han demostrado que algunas citoquinas como el factor de crecimiento fibroblástico (FCF) podrían estar involucradas en la patogenia de esta enfermedad.[16] Dicho factor es un potente inductor del crecimiento de la íntima arterial, además de ser uno de los más potentes inductores angiogénicos naturales que se conocen. Es por ello que se piensa que el FCF podría ser responsable de los cambios arteriales hallados en esta patología, más aún considerando la alta concentración de FCF en LCR encontrada en niños con enfermedad de moyamoya. Varios autores han especulado que en su etiopatogenia existiría una alteración en la producción de ciertos factores mitogénicos y angiogénicos cerebrales. El bFCF desempeñaría un rol fundamental en el proceso primario de la enfermedad. En tal sentido, Yoshimoto y cols. han demostrado que ciertos factores ambientales y genéticos podrían también incrementar la concentración de bFCF en el LCR.[17] Pensemos en la NF1, un ejemplo clásico donde existen claramente factores genéticos involucrados (mutación del gen que codifica la neurofibromina) que se expresarían en el endotelio y músculo liso vascular, y sobre el cual factores ambientales como la radioterapia incrementarían aún más el riesgo de síndrome de moyamoya.[18]

Diagnóstico por imágenes

Hasta la aparición de nuevas técnicas de angiografía por RM, el diagnóstico definitivo se hacía exclusivamente por arteriografía por sustracción digital (ASD), aunque hoy en día esta última continúa siendo para muchos la técnica diagnóstica de elección por excelencia.

Los hallazgos angiográficos se caracterizan por lesiones que afectan de forma predominante (aunque no exclusivamente) la circulación anterior. Es usual que se describa una disminución del calibre de las carótidas internas intracraneales y del sector proximal de los vasos del polígono de Willis en las fases tempranas, así como el desarrollo de circulación colateral de vasos lenticuloestriados y tálamo-perforantes (con la típica imagen en "nube de humo") en las fases intermedias y el desarrollo de colaterales transóseas y transdurales, en las fases tardías (Figura 9.1) Esta técnica aporta además datos muy relevantes en lo que al tratamiento quirúrgico se refiere, como describiremos más adelante.

Los hallazgos tomográficos pueden ser normales o evidenciar múltiples infartos en territorios vasculares limítrofes (Figura 9.2). En ocasiones, se ha encontrado atrofia cerebral con aumento del espacio subaracnoideo y ventricular. Con la administración

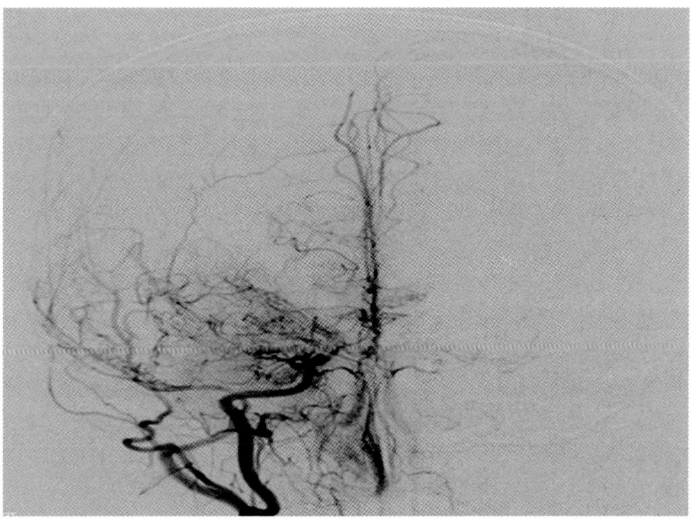

Figura 9.1 ASD de carótida derecha quince meses posradioterapia, que demuestra la oclusión de la carótida interna distal junto con la formación de una red anastomótica de arterias lenticuloestriadas.

de medio de contraste se pueden observar los vasos moyamoya a nivel lenticular. Las hemorragias intracerebrales suelen ser próximas a los ventrículos laterales, donde se anastomosan los ramos perforantes.

En cuanto a la RM, es capaz de poner en evidencia no sólo la dilatación de las arterias lenticuloestriadas sino también la presencia de lesiones isquémicas recientes o antiguas (Figura 9.3); el uso de contraste permite observar una mayor impregnación leptomeníngea. El estudio de perfusión, entretanto, puede estimar cualitativamente la magnitud del trastorno funcional. Es importante destacar el rol que cumple la RM en el posoperatorio, ya que permite confirmar la disminución del realce leptomeníngeo luego de una cirugía eficaz.

Si bien puede orientar el diagnóstico, se considera necesario en estos pacientes la realización de una ASD o angiografía por RM de última generación (*véase* Figura 9.1 y Figura 9.4, 9.5, 9.6 y 9.7). Como elementos que evocan el diagnóstico de moyamoya encontramos en T1 el hallazgo de múltiples imágenes punteadas de vacío de señal en los ganglios basales, que se realzan con gadolinio y que corresponden a los vasos moyamoya.

Mientras que en T2 se observan mejor los infartos corticales o de sustancia blanca, en FLAIR son los surcos hiperintensos los que mejor se visualizan. Esto es debido a la disminución de flujo en los vasos piales y al engrosamiento de las membranas aracnoideas.

La ASD cerebral es considerada actualmente el método de referencia para el diagnóstico.

Generalmente, demuestra no sólo la presencia de estenosis bilaterales de alto grado u oclusión en la arteria carótida interna (ACI), en la arteria cerebral media (ACM) y en la arteria cerebral anterior (ACA), sino también la presencia de vasos moyamoya

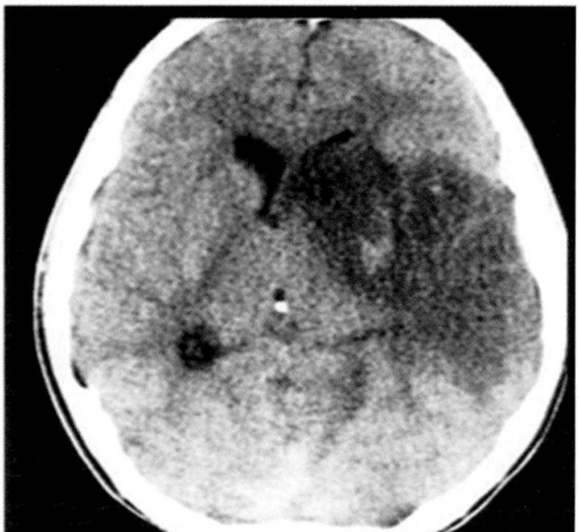

Figura 9.2 TC que muestra isquemia aguda con edema y desviación de la línea media.

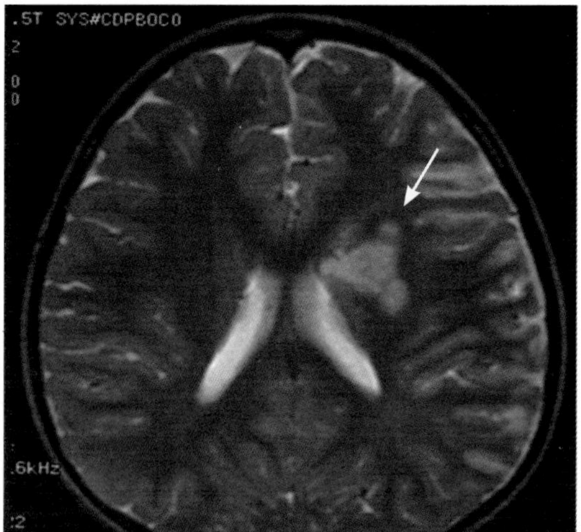

Figura 9.3 RM cerebral con lesión hiperintensa en territorio de la arteria cerebral media izquierda (*flecha blanca*).

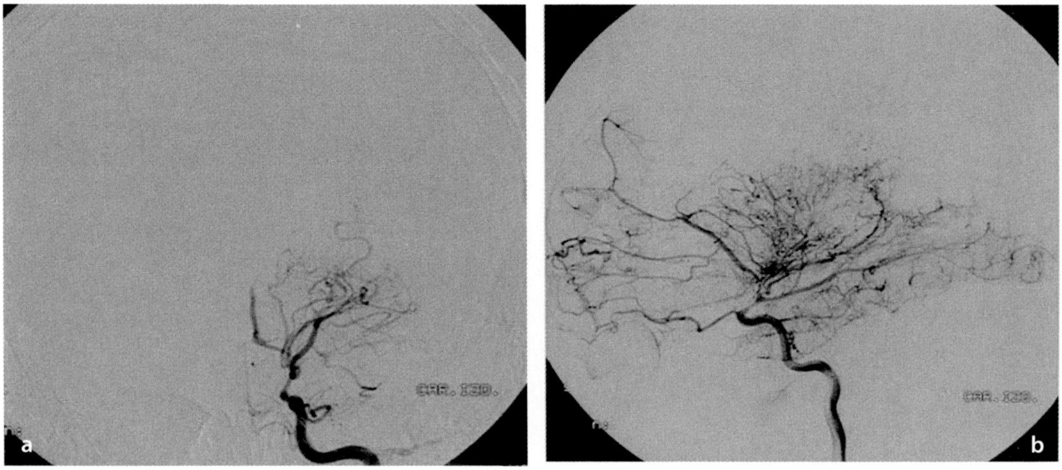

Figura 9.4 a y b ASD de carótida interna izquierda que demuestra una grave estenosis. Falta de opacificación del territorio de ACM con proliferación de arterias lenticuloestriadas anómalas.

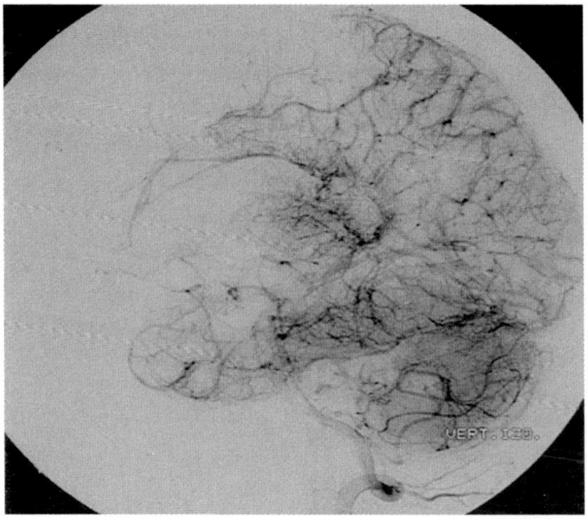

Figura 9.5 ASD. Irrigación colateral a través de anastomosis leptomeníngeas.

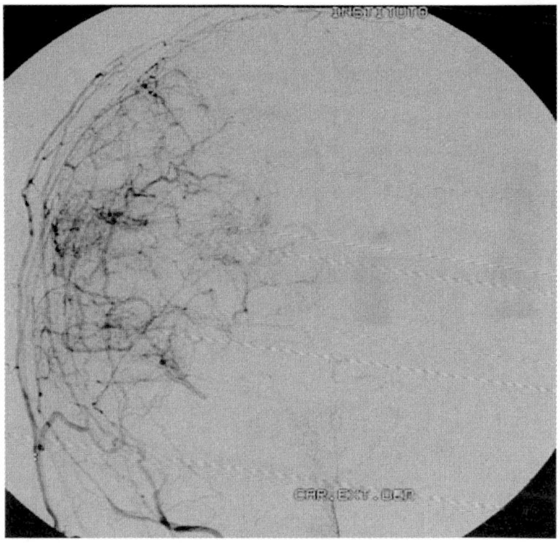

Figura 9.6 ASD. Revascularización transdural.

(*véanse* Figuras 9.1, 9.4). En los estadios iniciales de la enfermedad los vasos moyamoya suelen ser visibles en el territorio de las arterias lenticuloestriadas, y sólo en etapas avanzadas de la misma aparecen en la circulación posterior, en los territorios tálamo-perforantes. La formación de colaterales nuevas originadas en la ACI puede ser demostrada mediante los ramos etmoidales anteriores y posteriores, las ramas anteriores de la hoz del cerebro y del tentorio. Según el estadio en que se encuentre la enfermedad, pueden demostrarse anastomosis extracraneales e intracraneales

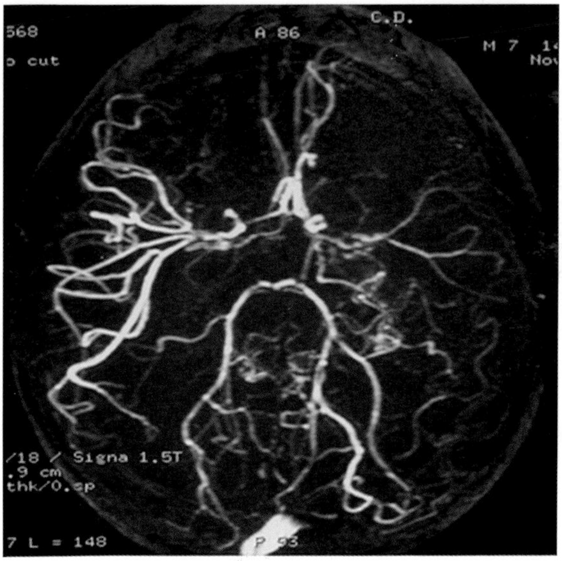

Figura 9.7 Angiografía por RM que evidencia estenosis carotídea y las arterias cerebrales media y anterior con vasos moyamoya.

(transdurales) que provendrían de las arterias meníngea media, temporal superficial, maxilar y occipital. Asimismo es posible identificar las colaterales leptomeníngeas alimentadas por la ACP que contribuirían a la irrigación de los lóbulos temporal y parietal (*véanse* Figuras 9.6 y 9.7).

El Research Committee of spontaneous occlusion of Willis circle del Ministerio de Salud de Japón, ha realizado estudios comparativos entre la ASD y la angiografía por RM. La conclusión a la que han llegado con estos trabajos es que el diagnóstico de moyamoya puede realizarse prescindiendo de la ASD (especialmente en niños), solamente si se cuenta con un equipo de angiografía por RM de última generación, mayor de 1,5 Tesla.[10]

En el año 1996 se publican por primera vez en inglés las guías diagnósticas creadas por el Ministry of Health and Welfare de Japón para esta enfermedad (Tabla 9.2).[4]

La clasificación angiográfica de Suzuki (Tabla 9.3) que divide la enfermedad en seis estadios, tiene ciertos inconvenientes. Por un lado, su alto grado de subjetividad sin un valor pronóstico y, por otro, que la mayoría de los niños al realizar el diagnóstico se encuentran en la etapa III y por definición los grados I y VI no tendrían vasos de moyamoya (con lo cual no se cumplirían los criterios diagnósticos).[19] Clásicamente se considera que existe un mayor riesgo de isquemia en la etapa II-III y un mayor riesgo de hemorragia en etapa IV-V.[12] Es por ello que Houkin propone una nueva clasificación, de mayor utilidad fundamentalmente en niños, en base a los hallazgos en la angiografía por RM (Tabla 9.4).[20]

La tomografía por emisión de positrones (PET) y la tomografía por emisión de fotón único (SPECT) tienen un enorme valor para el estudio del flujo sanguíneo cerebral, así como para establecer la topografía de irrigación reducida y el riesgo de infarto, aspectos estos fundamentales al momento de decidir una conducta quirúrgica. El SPECT basal

Tabla 9.2 Guías diagnósticas para la enfermedad de moyamoya[4]

A. La ASD es indispensable para el diagnóstico de esta enfermedad y deberá presentar al menos los siguientes hallazgos:

- Estenosis u oclusión de la porción terminal de la arteria carótida interna y/o la porción proximal ya sea de la cerebral media o de la cerebral anterior (A1).
- Desarrollo de circulación colateral en la vecindad de la oclusión o lesiones estenóticas en las fases arteriales (A2).
- Los hallazgos deberán ser bilaterales (A3).

B. Cuando la RM y la angiografía por RM permiten claramente demostrar todos estos hallazgos descritos a continuación, podremos prescindir de la ASD.

- Estenosis u oclusión de la porción terminal de la arteria carótida interna y/o la porción proximal, ya sea de la cerebral media o de la cerebral anterior en angiografía por RM (B1).
- Red vascular anormal en los ganglios de la base en angiografía por RM (B2).
- Los hallazgos deberán ser bilaterales (B3).

C. Debido a que la etiología de esta enfermedad no se conoce, las siguientes enfermedades deberán ser descartadas como causa directa de los hallazgos precedentes:

- Arteriosclerosis
- Enfermedad autoinmune
- Meningitis
- Neoplasma cerebral
- Síndrome de Down
- Enfermedad de von Recklinhausen
- Traumatismo de cráneo
- Irradiación
- Otros

D. Instructivo sobre los hallazgos anatomopatológicos

- Alrededor de la porción terminal de la arteria carótida interna suele observarse engrosamiento de la íntima con oclusión de la luz del vaso. Ocasionalmente, en estos engrosamientos se ven depósitos de lípidos.
- En las ramas proximales de las arterias silvianas y cerebrales anteriores suelen verse, bilateralmente, oclusiones de la luz de los vasos con diversos grados de proliferación fibrocelular de la íntima, desorganización de la lámina elástica interna y atenuación de la capa media.
- Usualmente se observan canales vasculares anormales como ramas perforantes anastomóticas alrededor del polígono.
- Frecuentemente, se observan conglomerados de pequeños vasos en la piamadre.

DIAGNÓSTICO: todo lo precedente se enmarca en los criterios diagnósticos de la siguiente forma:

- Caso definitivo: todos los que presenten A o B y C. En niños, sin embargo, se aceptan también todos los casos que presenten A1 y A2 (o B1 y B2) y del otro lado tengan una importante estenosis de la porción distal de la carótida interna.
- Caso probable: todos los que presenten A1 y A2 (o B1 y B2) y C.

ASD: arteriografía por sustracción digital.

y con acetazolamida, al provocar vasodilatación, puede evidenciar zonas hipoperfundidas no evidentes en la primera imagen basal, razón por la cual se han utilizado para establecer tanto el diagnóstico como el pronóstico (al decidir indicación y oportunidad

Tabla 9.3 Estadio Suzuki-Takaku modificado por Fukuyama-Umezu[19]

I- Estenosis bilateral carótida interna supraselar.
II- Mayor estenosis carótida interna. Moyamoya incipiente en la base del cráneo.
III- Moyamoya prominente; desarrollo de vasos anastomóticos. ◦ a) Preservación de la arteria cerebral anterior y de la cerebral media. ◦ b) Oclusión parcial de la arteria cerebral anterior y de la cerebral media. ◦ c) Ausencia de la arteria cerebral anterior y de la cerebral media.
IV- Compromiso de todos los vasos del polígono de Willis. Aumento de circulación extracraneal. Minimización de vasos moyamoya con desaparición de la arteria cerebral posterior.
V- Mayor evolución: estadio IV. Reducción de los vasos moyamoya. Desarrollo de la neorrevascularización extracraneal. Desaparición de las ramas de la carótida interna.
VI- Desaparición de los vasos moyamoya. Irrigacion de los hemisferios cerebrales a partir de la anastomosis intracraneal-extracraneal.

quirúrgica), por lo que constituye un parámetro de control de la eficacia de la revascularización.[21] Dado que existen múltiples enfermedades, congénitas o adquiridas que pueden asociar un cuadro angiográfico (síndrome de moyamoya), estos pacientes deben ser estudiados con el protocolo habitual del ACV en niños para descartar dichas enfermedades asociadas.

La ecografía Doppler transcraneal permite realizar una evaluación tanto estática como dinámica del sistema vascular cerebral, con una buena resolución espacial y anatómica (vasos mayores a 1 mm de diámetro), debido a lo cual se presenta como un método complementario no invasivo y rápido, que puede utilizarse en la valoración de la neoangiogénesis.[22]

Tratamiento

Ningún tratamiento médico ha demostrado ser eficaz en la detención de la progresión de la enfermedad. En tal sentido, la habilidad de los calcioantagonistas o inhibidores de la anhidrasa carbónica en evitar la vasorreactividad cerebral frente a los cambios del equilibrio acidobásico tampoco ha podido confirmarse.[23] Existe consenso en utilizar, no obstante, ácido acetil salicílico en dosis de 1-5 mg/k/día durante la etapa infantil (por el mayor riesgo de isquemia que existe en ese período), suspendiendo el tratamiento en la edad avanzada ante el mayor riesgo de hemorragia presente a esa edad.[12-23]

Si bien actualmente el tratamiento de elección es el quirúrgico continúa siendo gran tema de debate la oportunidad operatoria. En cuanto a la cirugía de revascularización, existe consenso en que actualmente sería la única terapéutica que podría evitar el progreso de la enfermedad y que estaría indicada, fundamentalmente, en niños con eventos isquémicos recurrentes o progresivos, deterioro neuropsicológico o reducción de la perfusión cerebral.[3, 4, 6, 24, 25] En estos pacientes, la realización de PET o SPECT basal/

Tabla 9.4 Escala Houkin de angiografía por RM [20]

Arteria carótida interna	Normal	0
	Estenosis	1
	Señal C1 discontinua	2
	Invisible	3
Arteria cerebral media	Normal	0
	Estenosis M1	1
	Señal M1 discontinua	2
	Invisible	3
Arteria cerebral anterior	Normal A2 y distal	0
	A2 disminución señal/distal	1
	Invisible	2
Arteria cerebral posterior	Normal P2 y distal	0
	Señal P2 y distal discontinua	1
	Invisible	2

Total 0-10
Grado 1: escala 0-1
Grado 2: escala 2-4
Grado 3: escala 5-7
Grado 4: escala 8-10

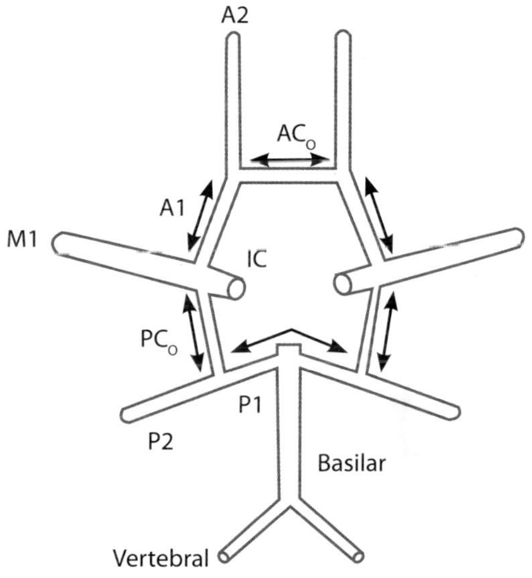

acetazolamida resulta de gran valor para identificar niños con un mayor riesgo, que se beneficiarían de la cirugía.[21, 26] En una extensa revisión de la bibliografía publicada por Fung y cols., sobre un total de 1448 revascularizados, encontraron en más de 55 publicaciones internacionales que el 73% de los pacientes recibieron métodos indirectos, el 23% métodos combinados y el resto directos.[24] El 87% evidenciaron mejoría clínica sin diferencias entre los métodos directos e indirectos, no obstante lo cual, el desarrollo de colaterales con los métodos directos era mayor si se comparaban con los indirectos (en los cuales las colaterales podían demorar hasta más de seis meses en aparecer). Entretanto, las complicaciones perioperatorias isquémicas se observaron en un 4,4% al 6,1% de los que recibieron métodos indirectos y combinados respectivamente.[23, 24]

Desde hace más de tres décadas se vienen desarrollando diferentes técnicas quirúrgicas con el objetivo de revascularizar el encéfalo de forma directa o indirecta.

Dentro de las técnicas directas, el bypass arteria temporal superficial- arteria cerebral media (ATS-ACM) es la principal y más extendida técnica utilizada históricamente. Desde que Krayenbuhl en 1975 propuso como técnica de revascularización directa la realización de un bypass entre la arteria cerebral media y la temporal superficial, se fueron desarrollando nuevas técnicas efectivas para el tratamiento de esta enfermedad.[17] Si bien es sabido que provee de un buen flujo cerebral, se trata de una técnica de gran complejidad. Sumado a esto, en niños pequeños puede no ser efectiva debido a que el tamaño de los vasos (ya sea receptor o donante) suele ser muy reducido. Por otro lado, en varias ocasiones se ha visto que los requerimientos de sangre de la ACM suelen ser mucho mayores que los que aporta el vaso donante. Además, la oclusión del vaso receptor (arteria cerebral media) durante la cirugía o como complicación de la misma puede impedir la circulación leptomeníngea, ya alterada, lo que incrementaría la isquemia. Estos inconvenientes convierten al bypass ATS-ACM en una técnica muy riesgosa.

En cuanto a la encefalomiosinangiosis, esta técnica fue introducida por Henschen y consiste en colocar el músculo temporal sobre la superficie cerebral como medio de revascularización indirecto.[27] Karasawa por su parte, describió la omentalsinangiosis, que de forma similar a la anterior consiste en utilizar el epiplón mayor y colocarlo sobre la superficie cerebral, con lo que se evitan, de cierta forma, los inconvenientes del bypass en la población pediátrica. No obstante se han descrito varios casos de convulsiones posoperatorias con la formación de hematomas submusculares agudos o crónicos.[28] Posteriormente, Matsushima describe la encéfalo-duro-arterio-sinangiosis (EDAS), que consiste en suturar la arteria temporal superficial y jalea adyacente a una apertura lineal de la duramadre.[29] Por último, y mucho más recientemente, Adelson y Scott introducen una nueva técnica de revascularización indirecta llamada pialsinangiosis.[30] Estos autores postulaban que el contacto directo de la arteria temporal superficial con la superficie cerebral debía potenciar aún más la formación de nuevos vasos colaterales. Su principal diferencia con la EDAS radica en la apertura de la aracnoides y la posterior sutura de la arteria en esta. En la experiencia de los autores, la pialsinangiosis es la técnica preferida en la población pediátrica, de la cual existe evidencia científica que avalaría su utilización ya que la muestra, además, como la técnica más efectiva con la ventaja de ser segura y relativamente sencilla. En tal sentido Magge y cols.[5] muestran un 85% de resultados buenos o excelentes con la pialsinangiosis (medidos mediante la cantidad de vasos colaterales nacidos en relación con la ACM) en comparación con sólo un 15% de la EDAS.[5] En la base de esta diferencia se encontraría la importancia que tiene el factor de crecimiento fibroblástico básico, que, como dijimos, es uno de las más potentes sustancias angiogénicas de la economía y se encuentra notablemente incrementado en esta enfermedad.[31] Al abrir la capa aracnoidea se expondría la superficie arterial (vaso donante) a este potente angiogénico lo que redundaría en mayor cantidad de colaterales y en forma más precoz. Las mediciones de FCFb en LCR, podrían ser entonces una buena herramienta de valor predictor en cuanto a qué pacientes responderían mejor a esta técnica.

En contrapartida, en los casos hemorrágicos (especialmente en adultos), si bien la mayoría de los autores son partidarios de la intervención (asumiendo una mortalidad del 8% anual en los no operados frente a un 4% en los operados), aún no está demostrado científicamente que la cirugía de revascularización evite nuevos sangrados. Es por ello que en el año 2004 se inicia un estudio prospectivo multicéntrico, patrocinado por el Comité de Oclusión Espontánea del Polígono de Willis del Ministerio de Salud Japonés, del cual aún no se han comunicado resultados.[6, 25, 32]

En un reciente consenso de American Stroke Associaton, se establece la recomendación –clase I con nivel de evidencia B– de recomendar la cirugía de revascularización, preferentemente con técnicas indirectas, ante síntomas de isquemia progresiva, con disminución de la perfusión cerebral en niños sin contraindicación para la cirugía; y recomendación clase II b con nivel de evidencia C del uso del ácido acetil salicílico en asintomáticos antes de la cirugía o luego de la revascularización.[33]

Evolución y pronóstico

El pronóstico es difícil de establecer, si tenemos en cuenta que la evolución natural de la enfermedad suele ser variable y no totalmente aclarada. La arteriopatía es progresiva, sin embargo en función de la edad, del grado de gravedad y del desarrollo de colaterales, la evolución puede ser muy lenta (con largos períodos estacionarios), rápidamente progresiva o fulminante. Del tiempo que demore el desarrollo del sistema colateral intracerebral y extracerebral y de su capacidad de compensar los déficit de perfusión existentes, dependerá la evolución. Dicho retraso es la causa principal de las isquemias recidivantes en el niño, lo que explicaría que la primera fase sea más grave en la infancia, seguido luego de una etapa de estabilidad y posteriormente de una etapa de mayor riesgo de hemorragias en la adultez.[12] La evolución arteriográfica es hacia una progresiva oclusión de los vasos del polígono de Willis, independientemente de que la cirugía mejore las redes colaterales y la irrigación cerebral en las áreas afectadas.

La mortalidad en niños es de un 4 %, en general, vinculada a hemorragias o infartos con edema refractario, la morbilidad en contrapartida suele ser elevada con un 50% - 70% de los casos con discapacidad leve a moderada. Habitualmente el deterioro de las funciones cognitivas es gradual, de ahí la importancia del seguimiento clínico, neuropsicológico y hemodinámico.[6, 21, 34]

Si bien aún no existe consenso sobre la conducta a seguir en la enfermedad de moyamoya asintomática, un reciente estudio prospectivo, multicéntrico, realizado en Japón, sobre cuarenta pacientes, evidenció que al momento del diagnóstico el 20% tenían infartos en la RM y el 40% trastornos en la hemodinamia cerebral. En la evolución, seis requirieron cirugía y, de los 34 no revascularizados, siete presentaron ACV isquémicos o hemorrágicos.[35] Por otro lado, Yamada, luego de evaluar el curso natural de 33 casos asintomáticos, informa dos muertes por hemorragia y cuatro pacientes con episodios isquémicos a los 44 meses.[36] Choi y cols., por su parte, apuntan hacia una mejor calidad de vida en pacientes pediátricos intervenidos mediante técnicas de revascularización.[37] En acuerdo con nuestra experiencia, estos trabajos parecerían indicar que en estos casos la evaluación y conducta terapéutica no deberían diferir entre un grupo y otro.

Los últimos reportes evidencian que el compromiso intelectual es mayor en niños con inicio antes de los cinco años que no fueron sometidos a cirugía de revascularización y que el riesgo de resangrado y de aneurismas de colaterales de moyamoya sería menor en los pacientes revascularizados.[38]

Referencias bibliográficas

1 Suzuki J, Takaku A. A cerebral moyamoya disease. Arch Neurol 1969; 20: 288-289

2 deVeber,G. Arterial Ischemic Strokes in Infants and Children: an Overview ofCurrent Approaches. *Semin Thromb Hemost* 2003; 29: 567-74.

3 Smith E, Scott RM. Syndrome moyamoya. Departament ofneurosurgery of Children'S Hospital Boston. *Rev Arg Neurocirugía* 2005; 19: 31-40.

4 Fukui M. Guidelines for the diagnosis and treatment of spontaneous occlusion ofthe circle Of Willis (moyamoya disease) Research Commitee on Spontaneous Oclussion ofthe Circle Of Willis ofthe Ministry ofHealth and Welfare, Japan. *Clin eurol Neurosurg* 1997; 99: 238-40.

5 Magge S, Tabibiazar R, Torron J, Scott RM. Moyamoya syndrome. In: Choux M, DeRocco C, Hockley AD, Walker ML, eds. Pediatric Neurosurgery. New York, Churchill Livingstone, 1999: 703-716

6 Quintana Marín L. Enfermedad de moyamoya. *Journal Brasil Neurocirurg* 2004; 15: 91-104.

7 González, G; Campistol, J; Navarro, R; Capdevilla, A; Sola, T: Moyamoya en la población infantil. Análisis de una serie occidental y revisión de la bibliografía. *Rev Neurol* 2008; 46: 385-91

8 Schwedt T, GuoY, Rothner D. "Benign" Imaging Abnormalities in Children and Adolescents with Headache. *Headache* 2006; 46: 387-98.

9 Seol H, Wang K, Kim S, et al. Headache in pediatric moyamoya disease: review of 204 consecutive cases. *J Neurosurg* (5 Suppl Pediatrics) 2005; 103: 439-42.

10 Masuda J , Ogata J, Yamaguchi T. moyamoya disease: In Mohr JP, Choi D, Grotta J, Weir B, Wolf PH. *Stroke: Pathophisiology, diagnosis, and Management*; fourth Edition. Churchill-Livingstone. 2004: Ch 25; 603-618

11 Handa H, Yonekawa Y, Goto Y. Analysis of the filing data bank of 1500 cases of spontaneous occlusion of the circle of Willis and follow-up study of 200 cases for more than 5 years. In: Handa H, editor. *Annual Report (1984) of Research Committee on Spontaneous Occlusion of the Circle of Willis (Moyamoya Disease)* Tokyo: Ministry of Health and Welfare, Japan; 1985. pp. 14–22.

12 Peña-Tapia P, Hom P, et al. Enfermedad de moyamoya. *Rev Neurol* 2006; 43: 287-94.

13 Takagi T, Kikuta K, Nozaki K, et al. Expression ofHypoxia-Inducing Factor- 1 alfa and Endoglin in Intimal Hyperplasia of the middle cerebral artery of patients with moyamoya disease. *Neurosurgery* 2007; 60: 338-45.

14 Takagi Y, Kikuta K, Nozaki K, Hashimoto N. Histological Features ofMiddle cerebral arteries from patients treated for moyamoya disease. *Neurol Med Chir (Tokio)* 2007; 47: 14.
15 Kitahara T, Okumura K. Oenetic and immunologic analysis and moyamoya disease. *J Neurology Neurosurgery Psychiatry* 1982; 45: 1048-50.
16 Hoshimaru M, Takahashi J, Kihuchi H, et al. Possible roles ofbFGF in the pathogenesis of moyamoya disease: an inmunohistochemical study. *J Neurosurgery* 1991; 759: 267-70.
17 Krayembuhl H. The moyamoya syndrome and the neurosurgeon. *Surg Neurol* 1975 ; 4: 353-60.
18 Ullrich N, Robertson R, Kinnamon D, et al. Moyamoya following cranial irradiation for primary brain tumors in children. *Neurol* 2007; 68: 932-8.
19 Fukuyama I, Umezu R. Clinical and cerebral angiographic evolution of idiopathic progressive occlusive disease ofthe circle ofWillis in children. *Brain Dev* 1985; 7: 21-37.
20 Houkin K, Nakayama N, KurodaS, et al. Novel Magnetic Resonance Angiography Stage Orading for moyamoya Disease. *Cerebrovasc Dis* 2005; 2: 347-54. 2
21 So Y, Lee H, Kim S, et al. Prediction ofthe Clinical Outcome of Pediatric Moyamoya Disease with Postoperative Basal/Acetazolamide Stress Brain Perfusion SPECT after Revascularization Surgery. *Stroke* 2005; 36: 1485-9.
22 Perren F, Hom P, Vajkoczy P, et al. Power Doppler imaging in detection of surgically induced indirect neoangiogenesis in adult moyamoya disease. *J Neurosurg* 2005; 103: 869-72.
23 Kirton A, deVeber G. Therapeutic Approaches and Advances in Pediatric stroke. *The Journal of the American Society for Experimental Neurc Therapeutics* 2006; 3: 133-42.
24 Fung LW, Thompson D, Ganesan V. Revascularisation surgery for paediatric moyamoya: a review ofthe literatura. *Childs Nerv Syst* 2005; 21: 358-64.
25 Choi J, Kim D, Kim EY, Lee KD. Natural history of moyamoya disease: comparison of activity of daily living in surgery an non surgery groups. *Clin Neurol Neurosurg* 1997; 99: 11-18.
26 Mardinkevicius E, Liutkus D, Gvazdaitis A. Experience of treatment of moyamoya disease at the clinic of Neursurgery of Kaunas University of Medicine. *Medicine (Kaunas)* 2006; 42:2.
27 Henschen C. Surgical revascularization of cerebral injury of circulatory origin by means of stratification of pedunculated muscle flaps. *Langenbecks Arch Klin Chir Ver Dtsch Z: -Chir* 1950; 264: 392-401.
28 Karasawa J. Intracranial transplantation of the omentum for cerebral moyamoya disease: a two years follow-up study. *Surg Neurol* 1980; 14: 444-9.
29 Matsushima Y. A new surgical treatment for moyamoya disease in children. A preliminary reporto *Surg Neurol* 1981; 15: 313.
30 Adelson P, Scott RM. Pial synangiosis for moyamoya syndrome in children. *Pediatric Neurosurgery* 1995; 23: 26-33.
31 Yoshimoto T, Houkin K, Takahashi A, Abe H. Angiogenic factors in moyamoya disease. *Stroke* 1993; 27: 2160-5.
32 Miyamoto S. Study design for a prospective randomized trial of extracranial-intracranial bypass surgery for adults with moyamoya disease and hemorrhagic onset-the Japan Adult moyamoya Trial Group. *Neurol Med Chir (Tokyo)* 2004; 44: 218-9.
33 Roach S, Golomb M, Adams R, et al. Managemento of Stroke in Infantis and children: A Scientific Stratement From a Special Writing Group ofthe American Heart Association

Stroke Council and the Council on Cardiovascular Disease in the Young. *Stroke* 2008; 39:2644-91.
34 Punt 1. Surgical management of paediatric stroke. *Pediatr Radiol* 2004; 34: 16-23.
35 Kuroda S, Hashimoto N, Yoshimoto T, Iwasaki Y. Radiological findings, clinical course, and outcome in asymptomatic moyamoya Disease. *Stroke* 2007; 38: 1430-5.
36 Yamada M, Fujii, K, Fukui M. Clinical features and outcomes in patients with asymptomatic moyamoya disease-from the results of nation-wide questionnaire survey. *No Shinkei Geka* 2005; 33: 337-42.
37 Choi J, Kim D, Kim EY, Lee KD. Natural history of moyamoya disease: comparison of activity of daily living in surgery an non surgery groups. *Clin Neurol Neurosurg* 1997; 99: 11-18.
38 Kuroda S, Houkin K. Moyamoya disease: current concepts and future perspectivas. *Lancet Neurol* 2008; 7: 1056-66.

10

Accidente cerebrovascular y errores congénitos del metabolismo

Aída Lemes • Jaume Campistol

Introducción

El papel exacto de la genética en la causa del accidente cerebrovascular (ACV) es aún controversial. Si bien, mucho se ha avanzado desde los trabajos de Sacco y cols.[1] quienes infieren que, entre otros factores de riesgo, los genéticos pueden estar incidiendo, los estudios en familias, en gemelos y posibles genes candidatos, han arrojado resultados diversos.[2-6]

Los factores genéticos de riesgo para ACV pueden ser poligénicos, monogénicos o multifactoriales. Para algunos autores, los trastornos monogénicos (gen simple) pueden dar cuenta de hasta un 1% de las causas de ACV isquémicos.[7]

Hay algunas afecciones genéticas –monogénicas, en general– individualmente poco frecuentes, en las que el ACV constituye una manifestación mayor de la misma y otras en que el ACV es una complicación excepcionalmente reconocida en la evolución de algún caso clínico. El reconocimiento de estas afecciones monogénicas tiene una implicancia fundamental tanto para el inmediato tratamiento del paciente como para el asesoramiento genético a la familia y la búsqueda de otros posibles afectados en los que una intervención temprana pueda prevenir un ACV.

Dentro del grupo de afecciones genéticas, que presentan un riesgo aumentado para ACV o en las que este constituye una manifestación mayor, hay algunas enfermedades por error congénito del metabolismo, tanto mendelianas como mitocondriales, que desarrollaremos en este capítulo. En general, son afecciones que se presentan en la niñez y que habitualmente tienen síntomas sistémicos acompañantes que pueden ser orientadores para el diagnóstico.

El estudio de etiologías genéticas y metabólicas del ACV en edad pediátrica, permite entender la causa del déficit neurológico focal agudo así como definir su fisiopatología y su tratamiento.

Homocistinuria

Son varios los defectos hereditarios conocidos en la vía de metabolización del aminoácido azufrado metionina que determinan aumento de homocistina en orina y en sangre.[8] La deficiencia de la enzima cistationina-beta-sintetasa (CBS) de la vía de transulfuración de la metionina es la causa más frecuente de homocistinuria (HC) (homocistinuria clásica).[9]

Manifestaciones clínicas

La deficiencia de CBS determina una enfermedad multisistémica que, en su forma típica, afecta especialmente el ojo (subluxación o luxación del cristalino inferior o nasal), el sistema esquelético (fenotipo marfanoide, osteoporosis, vértebras bicóncavas), el sistema nervioso central (retardo mental) y el sistema vascular (tromboembolismo)[9] (Figura 10.1).

Se reconocen dos variantes fenotípicas, la HC con respuesta a la piridoxina (vitamina B_6) y la homocistinuria sin respuesta a la B_6. La primera variante suele ser más leve en su expresión clínica que la segunda y no es infrecuente que sea reconocida por una complicación tardía como es un ACV.

En cuanto a las complicaciones tromboembólicas, constituyen la mayor causa de morbilidad y mortalidad y pueden afectar tanto arterias como venas de todas las partes del cuerpo. La trombosis de arterias grandes y medianas, particularmente carótidas y renales son frecuente causa de muerte. La HC debería ser considerada en el diagnóstico diferencial de trombosis venosas o arteriales tanto en lactantes, en niños y en adultos, incluso en casos que no tienen otros signos de la enfermedad.[10, 11]

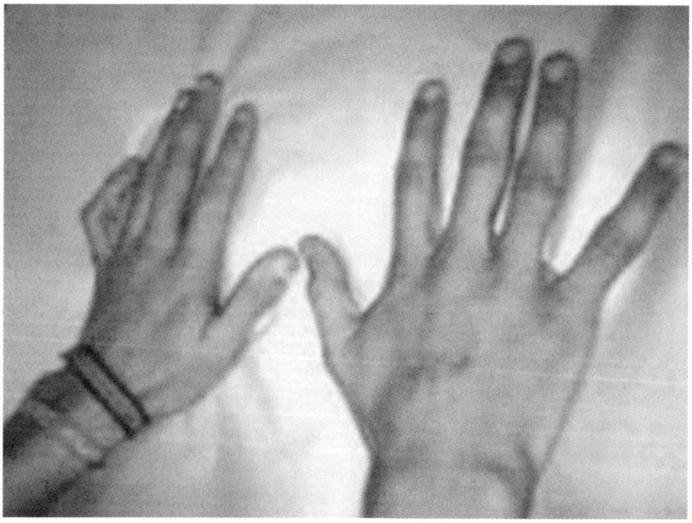

Figura 10.1 Varón de quince años con homocistinuria clásica: aracnodactilia.

En un estudio internacional sobre la historia natural de la HC, de un total de 629 pacientes, 158 presentaron eventos tromboembólicos —en algunos casos, en más de una oportunidad—; en el 32% de ellos se trató de un ACV. Se considera que aquellos pacientes que no responden a la vitamina B_6 tienen mayor riesgo de presentar un ACV antes de los quince años de edad que aquellos que responden a dicha vitamina.[12] Por otro lado se ha visto un mayor riesgo de trombosis en aquellos pacientes con HC en los que se asocian factores de riesgo comunes de enfermedad vascular como la mutación R506Q para el factor V de Leiden o la 677C→T del gen de la MTHFR.[13] Mediante estudio con ultrasonido, en algunos pacientes sin elementos clínicos pueden ponerse en evidencia signos precoces de enfermedad vascular.[14]

Diagnóstico

Inicialmente, el diagnóstico se establece efectuando cuantificación de aminoácidos en plasma. El perfil típico de la deficiencia de CBS consiste en el aumento de homocisteína y metionina junto a un descenso de cistina. La mayoría de los pacientes no tratados tienen niveles de homocisteína total plasmática igual o mayor a 200 µmol/L. El diagnóstico definitivo requiere que se haga evidente la deficiencia en actividad de CBS, que se manifiesta, usualmente, en cultivo de fibroblastos de piel o en tejido hepático.

La prueba de cribaje en orina (cianuro nitroprusiato o prueba de Brand) que demuestra la presencia de compuestos sulfhidrilo, es una prueba cualitativa útil cuando es positiva. Cuando es negativa, y la sospecha clínica persiste, se vuelve indispensable efectuar la cuantificación de aminoácidos en plasma.

La introducción cada vez más frecuente de la espectrometría de masa en tándem en los programas de cribaje neonatal permite la detección y tratamiento precoz de la homocistinuria clásica mediante la determinación de metionina en sangre; esta determinación, realizada con papel de filtro impregnado con gotas de sangre, presenta una alta sensibilidad y precisión.

Tratamiento

El plan terapéutico está dirigido a mantener el nivel de homocisteína total en plasma lo más próximo posible a lo normal (menos de 15 µmol/L) y el de cistina también en rango normal, como una manera de prevenir las alteraciones vasculares o que avancen las complicaciones instaladas. En el niño, dependiendo de la edad al momento del diagnóstico, el tratamiento debe además mantener adecuado crecimiento y desarrollo.[15]

Todos los pacientes a los que se les diagnostica HC deben recibir clorhidrato de piridoxina vía oral. La dosis inicial es de 150 mg por día dividido en tres tomas; si no hay respuesta, dicha dosis irá en aumento progresivamente hasta llegar a 1 000 mg por día. No debe considerarse que un paciente es insensible a la piridoxina si no se llegó a una prueba de varias semanas con 500 a 1 000 mg por día. Se administra ácido fólico (5-10 mg/d). En los pacientes que no responden a la vitamina B_6, debe iniciarse dieta con bajo aporte de metionina y elevado de cistina. En cuanto a la betaína por vía oral, se administra a dosis de 150 mg/k/día en tres tomas; este es un medicamento que debe darse con precauciones, ya que han sido descritos casos que la recibían con cuadro de edema cerebral inexplicable.[16]

El tratamiento reduce significativamente el riesgo vascular a lo largo del tiempo en los pacientes con HC incluso cuando las metas bioquímicas no son frecuentemente logradas; especialmente la homocisteína en plasma difícilmente llega a mantenerse en nivel normal.[17]

Patogénesis

El mecanismo patogénico de la deficiencia de CBS no ha sido aún clarificado, pero la homocisteína elevada, probablemente desempeñe un papel importante en la base de las manifestaciones clínicas mayores. Se sugiere que las anomalías en las plaquetas (aumento en la agregación), en las células endoteliales y en la coagulación –inducidos por la homocisteína elevada– determinan los episodios tromboembólicos.[18] Estudios in vitro han mostrado que provoca una disfunción endotelial y promueve una proliferación de células del músculo liso.[19] La hipótesis de que la homocisteína podría causar enfermedad vascular fue propuesta primeramente por McCully en 1969 sobre la base de la enfermedad arterial difusa, observada post mortem en un joven con anomalías en el metabolismo de las cobalaminas, muy similar al daño reconocido en la deficiencia de CBS en niños.[20]

Genética

El mecanismo de herencia es autonómico recesivo. El gen de CBS fue mapeado en el cromosoma 21q22.3. Múltiples mutaciones han sido identificadas siendo en su mayoría mutaciones propias de cada familia,[21] aunque algunas han sido identificadas como mutaciones prevalentes para algunas regiones.[22] Si bien la correlación entre genotipo y fenotipo no está claramente establecida, las mutaciones I278T y A114V han sido asociadas con la variante de HC que responde a la piridoxina.

Enfermedad de Fabry

La enfermedad de Fabry (EF) está determinada por deficiencia en la actividad de la enzima lisosomal alfa-galactosidasa A (α-Gal-A). Se trata de la segunda enfermedad lisosomal en orden de frecuencia siguiendo a la enfermedad de Gaucher.

Manifestaciones clínicas

Desde la perspectiva clínica, se trata de una compleja enfermedad multisistémica que puede expresarse desde la niñez hasta la edad adulta con manifestaciones dermatológicas (angioqueratomas, hipohidrosis o anhidrosis), oculares (córnea verticillata), renales (insuficiencia renal), cardíacas (cardiomiopatía hipertrófica, prolapso de válvula mitral), gastrointestinales (dolor abdominal especialmente posprandial) y neurológicas (acroparestesias, ACV) especialmente en el varón (Figuras 10.2 y 10.3). Por su mecanismo de herencia recesivo ligado al cromosoma X, la forma clínica clásica, en general, es más completa en el varón a más temprana edad. Las manifestaciones clínicas de la EF están determinadas en forma predominante por el progresivo depósito del sustrato de α-Gal-A: globotriaosilceramida (Gb3) en el endotelio vascular. El debut clínico de la enfermedad es, en general, durante la niñez

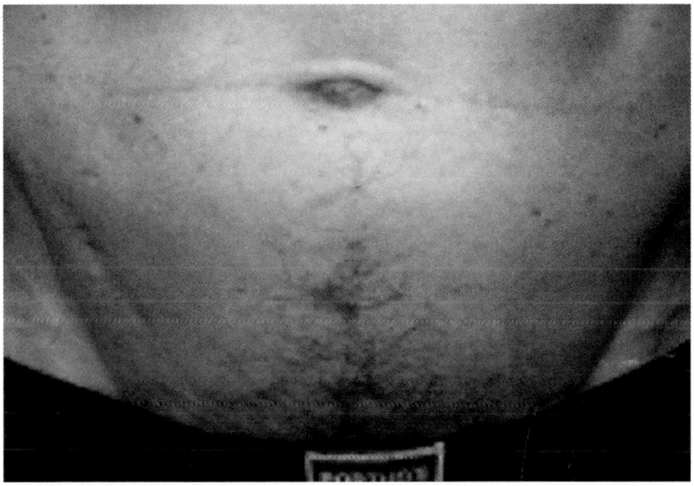

Figura 10.2 Angioqueratomas en varón de dieciocho años de edad con enfermedad de Fabry.

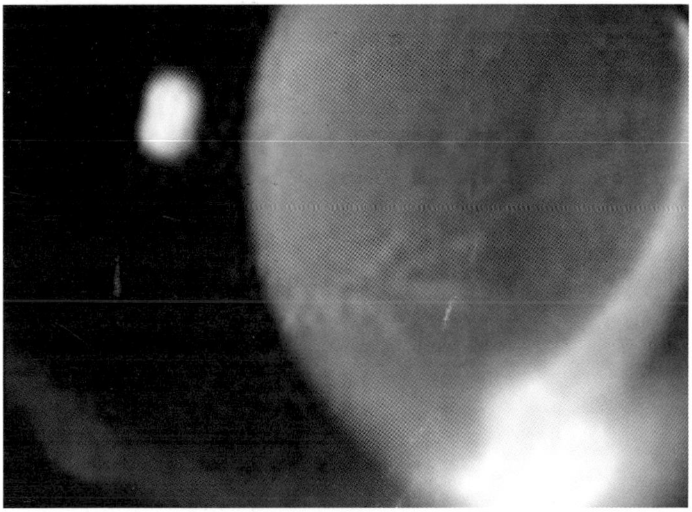

Figura 10.3 Córnea verticillata en paciente portadora obligada de doce años de edad (hija de padre con enfermedad de Fabry).

o la adolescencia, momento en que se hacen presentes síntomas en la esfera neurológica que incluyen graves crisis periódicas de dolor en las extremidades (acroparestesias). Pueden también aparecer a esta edad lesiones vasculares cutáneas (angioqueratomas) así como hipohidrosis.[23] Una de las complicaciones más angustiantes de la EF es la enfermedad cerebrovascular.[24] Las manifestaciones cerebrovasculares están determinadas primariamente por el compromiso de vasos pequeños e incluyen trombosis, accidentes isquémicos transitorios, hemiplejia, hemianestesia y afasia.[23] Los accidentes isquémicos transitorios y los ACV, si bien son complicaciones frecuentes en la edad adulta, pueden presentarse en edades tempranas, especialmente en varones aunque también han sido descritos en mujeres jóvenes.[25] Un estudio en pacientes varones y mujeres entre 18 y 55 años de edad con ACV criptogenético describe una elevada prevalencia de EF en la cual es afectada de forma predominante la circulación vertebrobasilar.[26] Algunos trabajos han mostrado que los ACV son una complicación común en pacientes varones jóvenes con EF y sugieren que debería considerarse su diagnóstico ante estas circunstancias. Por lo mismo, sería conveniente efectuar un relevamiento de la historia familiar y un detallado examen físico del paciente que incluya la búsqueda de depósitos corneanos mediante un estudio con lámpara de hendidura.[27] La historia familiar es de gran importancia, ya que permite identificar otros individuos, tanto de sexo masculino como femenino, con enfermedad renal, cardíaca y/o ACV como expresión de la heterogeneidad clínica de esta enfermedad y que de estar presentes fuerzan aún más la investigación diagnóstica para EF. Esta enfermedad tiene una elevada morbimortalidad, en parte determinada por los ACV. Los enfermos tienen además como factores de riesgo para ACV cardioembólicos, una cardiomiopatía y una enfermedad valvular cardíaca como es el prolapso de la válvula mitral. Las mujeres portadoras pueden desarrollar también ACV. Un trabajo reciente que analiza los datos de la base de datos europea FOS (*Fabry Outcome Survey*) sobre las manifestaciones clínicas de EF en niños (82 pacientes varones y mujeres menores de dieciocho años), pone en evidencia que las complicaciones que amenazan la vida como son el ACV y falla cardíaca, no son frecuentes a esta edad. Por otro lado, muestra que a esta edad las acroparestesias y el dolor abdominal son los síntomas más frecuentes e invalidantes.[28]

Diagnóstico

El diagnóstico se confirma bioquímicamente mediante la puesta en evidencia del defecto en la actividad de la enzima lisosomal α-Gal-A en plasma, leucocitos, cultivo de fibroblastos, lágrimas o en gotas de sangre en papel de filtro. Los varones afectados (hemicigotos) con la forma clásica, tienen actividad enzimática indetectable o casi indetectable. Por el fenómeno de inactivación al azar del cromosoma X, en las mujeres portadoras o heterocigotos obligadas, la actividad enzimática es variable y puede llegar a ser muy baja –tanto como en el varón enfermo– o encontrarse dentro del rango normal.[23] En esta última situación, es importante realizar a los familiares un estudio ocular con lámpara de hendidura en busca de los depósitos corneales característicos, como el que puede verse en la Figura 10.3, correspondiente a una paciente de doce años de edad, heterocigoto obligada, con actividad de α-Gal-A, en el rango normal.

Tratamiento

La terapia específica para esta enfermedad es la terapia de reemplazo enzimático (TRE), o sea, la administración de la enzima deficiente. La misma fue aprobada por la agencia reguladora en la Comunidad Económica Europea en el año 2001 y por la FDA en el año 2003.[29] La enzima se aporta por infusión intravenosa cada dos semanas. El objetivo de la TRE es el de preservar la función de los órganos blancos mediante la eliminación de los depósitos endoteliales y la prevención de la formación de nuevos depósitos. Estudios preclínicos demostraron la eficacia de la enzima α-Gal-A en modelos experimentales de ratones con deficiencia de la misma.[30] Desde los primeros estudios clínicos se ha objetivado que la TRE con enzima recombinante humana es bien tolerada y reduce el nivel plasmático y tisular de GL3.[31] Por otro lado, parecería que se necesitan aún más estudios que permitan demostrar que la TRE iniciada en edad pediátrica impide el desarrollo de las complicaciones invalidantes como los ACV o la insuficiencia renal en etapas más avanzadas de la vida.[32] En adultos se ha objetivado la instalación de pequeños infartos durante la TRE.[24] En algunos pacientes, la terapia de reemplazo enzimático ha mostrado resultados alentadores al revertir la respuesta cerebrovascular anormal;[33] sin embargo, en la actualidad, no parece que la TRE prevenga la aparición de ACV.

Patogénesis

La deficiencia de la enzima lisosomal α-Gal-A determina el acúmulo intralisosomal de su sustrato –el Gb3– en varias células, incluyendo las células endoteliales de los vasos sanguíneos. Este acúmulo, inexorablemente progresivo, determina disfunción celular y en última instancia falla orgánica.

Genética

El mecanismo de herencia de la EF es recesivo, ligado al cromosoma X (Xq22). La mayoría de las mutaciones identificadas están confinadas a familias individuales.[23]

MELAS

MELAS (miopatía mitocondrial, encefalopatía, aumento de ácido láctico y ACV) es el acrónimo de una de las enfermedades mitocondriales, de herencia materna, más frecuente. Las mitocondrias son las organelas citoplásmicas encargadas de la producción de energía para las funciones celulares a partir de los nutrientes. El término enfermedad mitocondrial es usado para referirse a enfermedades genéticas que afectan el metabolismo energético mitocondrial.

Manifestaciones clínicas

El diagnóstico de MELAS está basado en los siguientes elementos clínicos: episodios bruscos símil ACV (*stroke–like*) tales como hemianopsia, hemiparesia, hemiconvulsión en individuo joven, encefalopatía con convulsiones y/o demencia, miopatía mitocondrial evidenciada por acidosis láctica y/o fibras rojas rasgadas en el tejido muscular, período de desarrollo psicomotor normal, vómitos y cefalea recurrentes.[34] En los casos más típicos, el debut clínico es en la niñez, etapa en la que generalmente está presente la talla baja. Se trata de un importante diagnóstico a considerar en pacientes jóvenes con ACV no hemorrágicos. Es más, en los pacientes jóvenes con reiterados episodios símil ACV en diferentes territorios vasculares y elementos neurorradiológicos de anomalías transitorias en varias regiones, se impone efectuar las pruebas de laboratorio para MELAS.[35] Los estudios neuroimagenológicos muestran lesiones no restringidas a una distribución vascular específica que afectan primariamente lóbulos parietal y occipital (Figura 10.4).[36] En el seguimiento la neuroimagen puede mostrar resolución y luego reaparición del área anormal. No es infrecuente objetivar calcificaciones de los ganglios basales en la tomografía computarizada.

Diagnóstico

La confirmación bioquímica del paciente con sospecha clínica y neurorradiológica de MELAS requiere de la puesta en evidencia de aumento de ácido láctico en sangre y/o

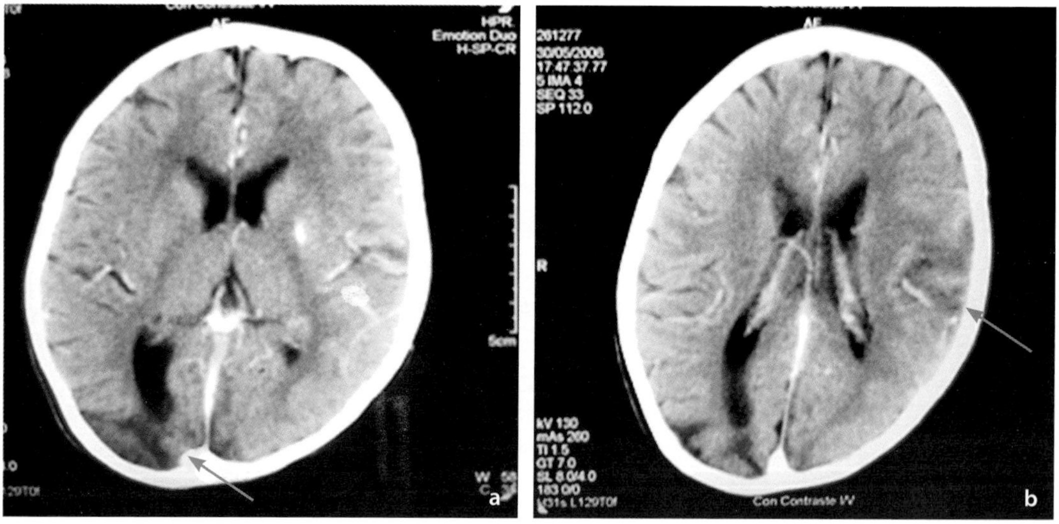

Figura 10.4 TC de una niña de seis años con MELAS. a Lesión occipital derecha de naturaleza isquémica con dilatación pasiva del cuerno occipital del ventrículo lateral derecho. b Área hipodensa correspondiente a isquemia en territorio silviano superficial izquierdo con refuerzo giriforme. (Cortesía Dra. Andrea Rey.)

en LCR, así como de fibras rojas rasgadas en la biopsia muscular. Por último, el estudio molecular podrá confirmar la anomalía en el ADN mitocondrial (mtADN). Pueden hacerse estudios bioquímicos de las enzimas de la cadena respiratoria mitocondrial en mitocondrias de músculo.[37]

Tratamiento

El tratamiento es sobre todo de soporte o sintomático. Si bien no hay un tratamiento específico para MELAS, lo que en parte está vinculado a que se desconoce el mecanismo patogénico de base, hay algunos trabajos que muestran resultados alentadores con la administración de L-arginina. Dado que han sido encontrados niveles plasmáticos bajos de L-arginina en la fase aguda de MELAS, dicho aminoácido ha sido usado considerando que se trata de un precursor del oxido nítrico que puede reducir el daño isquémico del cerebro.[38] Algunos autores han podido demostrar, en estudios a largo plazo, una clara disminución en la frecuencia y gravedad de ACV en pacientes con MELAS y en terapia vía oral con L-arginina (6 a 24 g/d); es más, en estos casos no han aparecido efectos adversos. Por otro lado, la administración endovenosa de este aminoácido, en las primeras etapas de un ACV, parecería disminuir el daño tisular isquémico.[39] Dada la importancia del tema, sería interesante tener estudios doble ciego que confirmen estos resultados.

Patogénesis

La patogénesis de los episodios símil ACV en MELAS se desconoce; no está claro aún si se trata de una citopatía mitocondrial o una angiopatía.[38] Por otro lado, dichos episodios han sido atribuidos a descompensación metabólica aguda en áreas del cerebro bioquímicamente deficientes.[37]

Genética

El mecanismo de herencia es materno, ya que luego de la fertilización el mtADN del esperma es activamente degradado.[40] Es por ello que las mutaciones maternas en el mtADN serán pasadas a todos sus hijos independientemente del sexo, pero solamente sus hijas mujeres podrán transmitirlo a su progenie. Este mecanismo de herencia hace que sea de mucho valor desde la clínica efectuar el relevamiento genealógico en todos aquellos pacientes con sospecha de MELAS. Una genealogía consistente con herencia materna puede ser una herramienta diagnóstica más.[40] Se estima que el 80% de los pacientes con MELAS tienen una mutación puntual: transición A por G en posición 3243 del gen del ARN-leu de transferencia.[41]

Miscelánea

Hay algunas otras enfermedades por errores congénitos del metabolismo en los que han sido descritos contados casos con ACV por lo cual la asociación entre el ACV y la enfermedad genética de base no está completamente aclarada, no se trata de una manifestación mayor de estas afecciones. El mecanismo de herencia es en la mayoría de los casos autonómico recesivo si bien para algunos es recesivo ligado al cromosoma X.

Acidemia metilmalónica, acidemia propiónica

Se trata de trastornos en el metabolismo de los aminoácidos ramificados. Los ACV pueden verse en estas afecciones durante un episodio de descompensación aguda en el contexto de cetoacidosis y deshidratación con o sin descompensación aguda.[42-44] El paciente puede presentar signos extrapiramidales agudos con lesiones en los ganglios de la base en el estudio neurorradiológico, por necrosis.[45] Para el diagnóstico se requiere estudio de ácidos orgánicos en orina. Son afecciones que tienen tratamiento dietético- nutricional con resultados muy alentadores en los casos de diagnóstico precoz.

Aciduria glutárica tipo I

La acidemia glutárica I es un trastorno en el catabolismo de los aminoácidos lisina, hidroxilisina y triptofano que puede causar ACV y en la forma típica se caracteriza clínicamente por crisis neurológica aguda generalmente en el contexto de un estado catabólico como es una enfermedad infecciosa. La crisis neurológica de naturaleza extrapiramidal coincide muchas veces con necrosis de la sustancia gris de los ganglios de la base, especialmente putámenes. Se trata de episodios de naturaleza isquémica similares a los que ocurren en el niño luego de hipoxia-isquemia.[46] El diagnóstico se efectúa mediante la identificación de metabolitos específicos en los ácidos orgánicos urinarios (glutámico y 3-OH-glutárico) y/o acil carnitinas en sangre y confirmación molecular. Actualmente, es una enfermedad tratable con dieta, aporte de l-carnitina y riboflavina; son mejores los resultados en pacientes diagnosticados precozmente.[47]

Acidemia glutárica tipo II

Es un defecto en la vía de transferencia de electrones desde la beta-oxidación mitocondrial de los ácidos grasos al sistema de transporte de electrones. Han sido descritos algunos casos excepcionales de presentación como ACV.[48] El diagnóstico requiere estudio de ácidos orgánicos urinarios y/o acilcarnitinas en sangre. Como medida terapéutica es esencial evitar ayunos prolongados que activen el catabolismo de los ácidos grasos como sustrato energético.

Desórdenes congénitos de glicosilación (CDG)

Son un grupo de desórdenes genéticos debidos a diferentes defectos en la biosíntesis o en el procesamiento de glicoproteínas. Se trata de enfermedades de naturaleza multisistémica en parte explicado por una alteración estructural y funcional de numerosas glicoproteínas como proteasas séricas, enzimas lisosomales y glicoproteínas de membranas. En algunos casos, pueden inicialmente ser clínicamente confundidas con enfermedades mitocondriales, especialmente con MELAS, por la presentación con ACV.[49] Para el diagnóstico de los defectos de la N-glicosilación, es habitual efectuar inicialmente estudio de isoelectroenfoque de transferrina sérica. Salvo algún tipo puntal como CDG-Ib, no tienen tratamiento específico.

Enfermedad de Menkes

Es una enfermedad genética causada por impedimento en el transporte intracelular de cobre. Su mecanismo de herencia es recesivo ligado al cromosoma X. La forma clásica se expresa clínicamente en los primeros meses de vida con convulsiones e hipotonía y cabello muy particular (pili torti). Excepcionalmente han sido descritos casos en los que el estudio neuroimagenológico muestra infartos en la sustancia gris profunda. Como potencial mecanismo patogénico para dichas lesiones, se piensa que puede tratarse de un déficit energético de la fosforilación oxidativa.[50] Niveles séricos bajos de cobre y ceruloplasmina son consistentes con el diagnóstico si bien el mismo requiere del estudio del metabolismo del cobre en cultivo de fibroblastos de piel, así como la confirmación con identificación de la mutación. El tratamiento es esencialmente sintomático. El uso de histidina-cobre parenteral ha mostrado algunos resultados alentadores.

Hiperamoniemia-hiperornitinemia-homocitrulinuria (HHH)

Es una enfermedad genética con mecanismo de herencia autosómico recesivo, causada por defecto en el transportador mitocondrial del aminoácido ornitina. Desde la perspectiva clínica se caracteriza por episodios de hiperamoniemia, disfunción hepática y manifestaciones neurológicas crónicas. Han sido descrito casos de HHH con episodios símil ACV interpretados inicialmente como MELAS por la clínica y los hallazgos neurorradiológicos.[51] El diagnóstico requiere la puesta en evidencia de aumento de amoníaco y ornitina en sangre y de homocitrulina y ácido orótico en orina. Se han descrito diferentes mutaciones en el gen ORTN1. El tratamiento es nutricional con disminución del aporte proteico y la administración de benzoato de sodio.

Por último, hay un grupo de enfermedades causadas por errores congénitos del metabolismo que, en especial en algún texto, se mencionan como asociadas a ACV, pero en las que no está claramente definida la relación entre la enfermedad genética de base y el ACV.[52-54] Se trata, en general, de afecciones en las que los síntomas acompañantes, más que el ACV, son los que pueden orientar el diagnóstico. Nos referimos a los siguientes grupos de afecciones:

- Mitocondriales:
  - Síndrome de Leigh
  - Deficiencia de citocromo oxidasa
  - Deficiencia de piruvato dehidrogenasa
- Ciclo de la urea:
  - Deficiencia de ornitina transcarbamilasa
  - Deficiencia de carbamilfosfato sintetasa[5]
  - Deficiencia de sulfito oxidasa[56] (Figura 10.5)
  - Deficiencia de 3-metilcrotonil CoA carboxilasa[5]
  - Cistinosis

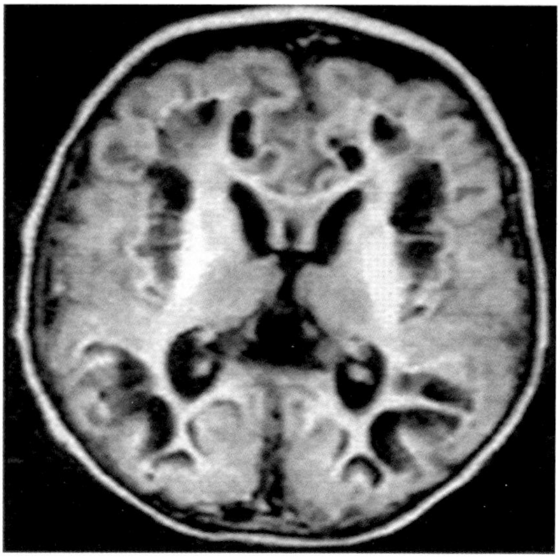

Figura 10.5 RM craneal en un neonato de doce días con deficiencia sulfito oxidasa. Secuencia T1: imágenes quísticas bilaterales.

Referencias bibliográficas

1 Sacco R, Ellenberg J, Mohr J, et al. Infarcts of undetermined cause: the NINCDS Stroke Data Bank. *Ann Neurol* 1989; 25: 382-90.
2 Jousilahti P, Rastenyte D, Tuomilehto J, et al. Parental history of cardiovascular disease and risk of stroke. A prospective follow-up of 14371 middle-aged menand women in Finland. *Stroke* 1997; 28: 1361–6.
3 Bak S, Gaist D, Sindrup SH, et al. Genetic liability in stroke: a long-term follow up study of Danish twins. *Stroke* 2002; 33: 769–74.
4 Hassan A, Hugh M. Genetics and isquemic stroke. *Brain* 2000; 123: 1784-812.
5 Cardo E, Pineda M, Artuch R, et al. Factores de riesgo de la enfermedad cerebrovascular en la infancia. *Rev Neurol* 2000; 30: 21-7.
6 Cardo E, Vilaseca MA, Campistol J, et al. Evaluación de la hiperhomocisteinemia en pacientes pediátricos con infarto cerebral. *Eur J Pediatr Neurol* 1999; 3: 113-7.
7 Razvi SS, Bone I. Single gene disorders causing ischaemic stroke. *J Neurol* 2006; 253: 685–700.
8 Vilaseca MA, Moyano MD, Artuch R, et al. Selective screening for Hyperhomocysteinemia in Pediatric Patients. *Clin Chem* 1998; 44: 662-4.
9 Mudd H, Levy H, Kraus J. Disorders of transsulfuration. En: Scriver CR, Beutler AL, Sly WS, Valle D (eds). *The Metabolic and Molecular Bases of Inherited Disease.*Vol III. 8° ed. New York: McGraw-Hill, 2001, p 2007-56.
10 Cardo E, Campistol J, Caritg J, et al. Fatal haemorrhagic infarct in an infant with homocystinuria. *Dev Med Child Neurol* 1999; 41: 132-5.
11 Kerrin D, Murdoch E, Livingston J, et al. Homocystinuria presenting with sagittal sinus thrombosis in infancy. *J Child Neurol* 1996; 11: 70-1.
12 Mudd SH, Skovby F, Levy HL, et al. The natural history of homocystinuria due to cystathionine beta-synthase deficiency. *Am J Hum Genet* 1985; 37: 1-31.

13 Kluijtman L, Boers G, Verbruggen B, et al. Homozygous cystathionine beta-synthase deficiency, combined with factor V Leiden or thermolabile methylenetetrahydrofolate reductase in the risk of venous thrombosis. *Blood* 1998; 91: 2015-8.
14 Rubba P, Fachenda F, Pauciullo P, et al. Early signs of vascular disease in homocystinuria: a noninvasive study by ultrasound methods in eight families with cystathionine-beta-synthase deficiency. *Metabolism* 1990; 39: 1191-5.
15 Ruiz Pons M, Sánchez-Valverde Visus F, Dalmau Serra J. *Tratamiento nutricional de los errores innatos del metabolismo*. Madrid: Ergon, 2004.
16 Yaghmai R, Kazan A, Geraghty M, Okoh J, Pomper M, Tangerman A, et al. Progressive cerebral edema associated with high methionine levels and betaine therapy in a patient with cystathionine beta-synthase (CBS) deficiency. *Am J Med Genet* 2002; 108: 57-63.
17 Yap S. Classical homocystynuria: vascular risk and its prevention. *J Inherit Metab Dis* 2003; 26: 259-65.
18 Perna AF, Ingrosso D, Salta E, Possible mechanisms of hyperhomocysteine toxicity. *Kidney Int Suppl* 2003; 84: 137-40.
19 Hassan A, Hunt BJ, O'Sullivan M, et al. Homocysteine is a risk factor for cerebral small vessel disease, acting via endothelial dysfunction. *Brain* 2004; 127: 212-9.
20 McCully KS. Vascular pathology of homocysteinemia : implications for the pathogenesis of arteriosclerosis. *Am J Pathol* 1969; 56: 111-28.
21 Kraus JP, Janosik M, Kozich V, et al. Cystathionine beta-synthase mutations in homocystinuria. *Hum Mutat* 1999; 13: 362-75.
22 Urreizti R, Asteggiano C, Bermudez C, et al. The p.T191M mutation of the CBS gene is highly prevalent among homocystinuric patients from Spain, Portugal and South America. *J Hum Genet* 2006; 51: 305-13.
23 Desnick R, Ioannou Y, Eng C. α-galactosidase A deficiency: Fabry disease. En: Scriver CR, Beutler AL, Sly WS, Valle D (eds). *The Metabolic and Molecular Bases of Inherited Disease*. Vol III. 8º ed. New York: McGraw-Hill, 2001, p 3733-74.
24 Clarke J. Narrative Review: Fabry Disease. *Ann Intern Med* 2007; 146: 425-33.
25 Giacomini PS, Shannon PT, Clarke JT, Jaigobin C. Fabry's disease presenting as stroke in a young female. *Can J Neurol Sci* 2004; 31: 112-4.
26 Rolfs A, Bottcher T, Zschiesche M, et al. Prevalence of Fabry disease in patients with cryptogenic stroke: a prospective study. *Lancet* 2005; 366: 1794-6.
27 Grewal RP. Stroke in Fabry´s disease. *J Neurol* 1994; 241: 153-6.
28 Ramaswami U, Whybra C, Parini R, et al.Clinical manifestations of Fabry disease in children: data from the Fabry Outcome Survey. *Acta Paediatr* 2006; 95: 86-92.
29 Desnick R. Enzyme replacement and enhancement therapies for lysosomal diseases. *J Inherit Metab Dis* 2004; 27: 385-410.
30 Ioannou YA, Zeinder KM, Gordon R, et al. Fabry disease: preclinical studies demostrate the effectiveness of α-galactosidasa A replacement in enzyme-deficient mice. *Am J Hum Genet* 2001; 68: 14-25.
31 Eng C, Banikazemi M, Gordon R, et al. A phase ½ clinical trial of enzyme replacement in Fabry disease: pharmacokinetic, substrate clearance and safety studies. *Am J Hum Genet* 2001; 68: 711-22.

32 Ramaswami U. Fabry disease during childhood: clinical manifestations and treatment with agalsidase alpha. *Acta Paediatr Suppl* 2008; 97: 38-40.

33 Moore D, Altarescu G, Herscovitch P, Schiffmann R. Enzyme replacement reverses abnormal cerebrovascular responses in Fabry disease. *BMC Neurol* 2002; 18: 2-4.

34 Hirano M, Ricci E, Koenigsberger MR, et al. MELAS: an original case and clinical criteria for diagnosis. *Neuromuscul Disord* 1992; 2: 125-35.

35 Thambisetty M, Newman NJ, Glass JD, Frankel MR. A practical approach to the diagnosis and management of MELAS: case report and review. *Neurologist* 2002; 8: 302-12.

36 Barkovich J, Good W, Koch T, Berg B. Mitochondial Disorders: Analysis of their clinical and imagen characteristics. *AJNR* 1993; 14: 1119-37.

37 Munnich A, Rustin P. Clinical spectrum and diagnosis of mitochondrial disorders. *Am J Med Genet (Sem Med Genet)* 2001; 106: 4-17.

38 Koga Y, Akita Y, Nishiola J, et al. L-Arginine improves the syntoms of stroke-like episodes in MELAS. *Neurology* 2005; 64: 710-12.

39 Koga Y, Akita Y, Nishioka J, et al. MELAS and L-arginine therapy. *Mitochondrion* 2007; 7: 133-9.

40 Di Mauro S, Schon E. Mitochondrial DNA mutations in Human Disease. *Am J Med Genet (Sem Med Genet)* 2001; 106: 18-26.

41 Enter C, Müller-Höcker J, Zierz S, et al. A specific point mutation in the mitochondrial genome of Caucasians with MELAS. *Hum Genet* 1991; 88: 233-6.

42 Burlina AP, Manara R, Calderone M, et a. Diffusion-weighted imaging in the assessment of neurological damage in patients with methylmalonic aciduria. *J Inherit Metab Dis* 2003; 26: 417-22.

43 Trinh BC, Melhem ER, Barker PB. Multi-slice proton MR spectroscopy and diffusion-weighted imaging in methylmalonic acidemia: report of two cases and review of the literature. *AJNR Am J Neuroradiol* 2001; 22: 831-3.

44 Haas RH, Marsden DL, Capistrano-Estrada S, Hamilton R, Grafe MR, Wong W et al. Acute basal ganglia infarction in propionic acidemia. *J Child Neurol* 1995; 10: 18-22.

45 Larnaout A, Mongalgi MA, Kaabachi N, et al. Methylmalonic acidaemia with bilateral globus pallidus involvement: a neuropathological study. *J Inherit Metab Dis* 1998; 21: 639-44.

46 Strauss KA, Morton DH. Type I glutaric aciduria, part 2: a model of acute striatal necrosis. *Am J Med Genet (C Semin Med Genet)* 2003; 15: 53-70.

47 Kölker S, Christensen E, Leonard JV, et al. Guideline for the diagnosis and management of glutaryl-CoA dehydrogenase deficiency (glutaric academia type I). *J Inherit Metab Dis* 2007; 30: 5-22.

48 Vallée L, Fontaine M, Nuyts JP, et al. Stroke, hemiparesis and deficient mitochondrial beta-oxidation. *Eur J Pediatr* 1994; 153: 598-603.

49 Briones P, Vilaseca A, García-Silva T, et al. Congenital disorders of glycosilation (CDG) may be underdiagnosed when mimicking mitochondrial disease. *Eur J Pediatr* 2001; 5: 127-31.

50 Hsich G, Robertson R, Irons M, et al. Cerebral infarction in Menkes' disease. *Pediatr Neurol* 2000; 23: 425-8.

51 Al-Hassnan Z, Rashed M, Al-Dirbashi OY, et al. Hyperornithinemia-hyperammonemia-homocitrullinuria syndrome with stroke-like imaging presentation: clinical, biochemical and molecular analysis. *J Neurol Sci* 2008; 15: 187-94.

52 Barkovich AJ. Lesiones cerebrales y espinales durante la infancia y la niñez. En: Barkovich AJ (ed). *Neuroimagenología pediátrica*. Buenos Aires: Ediciones Journal, 2001, p 165-260.
53 Saudubry JM. Clinical Phenotypes. Diagnosis/Algorithms. En: Scriver CR, Beutler AL, Sly WS, Valle D (eds). *The Metabolic and Molecular Bases of Inherited Disease*. Vol III. 8° ed. New York: McGraw- Hill, 2001, p 1327-403.
54 Clarke J.T.R. Neurologyc Syndrome. En: Clarke JTR (ed). A clinical Guide to Inherited Metabolic Diseases. 3° ed. Cambridge: Cambridge University Press, 2006, p 28-89.
55 Sperl W, Felber S, Skladal D, Wermuth B. Metabolic stroke in carbamyl phosphate synthetase deficiency. *Neuropediatrics* 1997; 28: 229-34.
56 Shih V, Abroms IF, Johnson JL, et al. Sulfite oxidase deficiency. Biochemical and clinical investigations of a hereditary metabolic disorders in sulfur metabolism. *N Engl J Med* 1977; 297: 1022-58.
57 Pinto L, Zen P, Rosa R, et al. Isolated 3-methylcrotonyl-coenzyme A carboxylase deficiency in a child with metabolic stroke. *J Inherit Metab Dis* 2006; 29: 205–6.

11

Accidente cerebrovascular y drogadicción

María Boidi • Marta Hernández

Introducción

La cocaína es un derivado de las hojas de Erythoxylon coca, planta frecuentemente encontrada en Sudamérica, y cuyo uso data de miles de años. Es así como las hojas masticadas de coca han sido largamente utilizadas por aborígenes del Perú, Ecuador y Bolivia durante siglos con la finalidad de aumentar la energía y prevenir el hambre.[1] En el año 1859, Albert Niemann logra purificar la cocaína, cuya comercialización, hacia fines del siglo XIX, es ampliamente difundida sin ningún tipo de leyes de restricción en su consumo. Esto es así hasta el año 1914, cuando, con la promulgación de una ley en el Harrison Narcotics Act, se prohíbe su distribución y venta.[2] Posteriormente, en la década del 70, la cocaína es redescubierta como droga recreacional, lo que favorece su distribución masiva; a tal punto es así que, según datos de la Organización Mundial de la Salud del año 2005,[3] existen catorce millones de adictos en el mundo.

En este capítulo se resaltará la importancia que tiene la adicción a la cocaína y a sus bases fumables (pasta base, crack o base libre de cocaína) como productoras de accidente cerebrovascular (ACV).

Mecanismos de acción

Los efectos centrales de la cocaína incluyen estimulación del sistema nervioso central, anestesia local y vasoconstricción. El efecto estimulante se produce por la unión a receptores presinápticos que impiden la recaptación de dopamina, serotonina y noradrenalina en estructuras mesolímbicas y mesocorticales.[4, 5, 6] El efecto anestésico, por otra parte, es producido por un enlentecimiento de la velocidad de conducción nerviosa secundario al bloqueo de los canales de sodio. Se sabe que su uso crónico conduce a la depleción de los reservorios de neurotransmisores, con la subsiguiente tolerancia y síndrome de abstinencia encontrados en estos pacientes.[7,8]

Presentación clínica

El ACV producido por la cocaína, puede ser hemorrágico o isquémico en igual proporción. El inicio de los síntomas se produce en forma inmediata o eventualmente dentro de las tres horas posteriores al consumo; también puede presentarse en forma precoz o tardía posconsumo tanto en pacientes adictos como en consumidores ocasionales. Ahora bien, los infartos pueden comprometer de igual modo al territorio anterior como al posterior, ser retinales o de médula espinal o presentarse bajo la forma de crisis isquémicas transitorias (AIT). Las hemorragias, entretanto, pueden ser intraparenquimatosas, intraventriculares o subaracnoideas.[9, 10]

Etiopatogenia

Aún en nuestros días permanece poco clara la etiopatogenia del ACV en relación al consumo de cocaína. Se han planteado, no obstante, varios mecanismos posibles que explicarían las lesiones isquémicas por trombosis in situ causada por la hipertensión arterial sistémica (HTA) y la vasoconstricción secundaria al bloqueo en la recaptación de dopamina, norepinefrina y serotonina de las terminaciones sinápticas; por un efecto trombogénico directo de la cocaína por aumento del tromboxano A2; por la inhibición de la prostaciclina y la antitrombina III, lo que favorecería la agregación plaquetaria; por la inducción de cambios inflamatorios en los vasos (vasculitis); y por cardioembolismo favorecido tanto por el potencial arritmogénico derivado del consumo agudo, como por la miocardiopatía dilatada que se desarrolla tras el uso prolongado de la droga.[11, 12, 13]

En cuanto al ACV de mecanismo hemorrágico, se lo ha relacionado, por un lado, con el efecto de la HTA sistémica (secundaria al consumo agudo de la sustancia) sobre vasos previamente afectados por la vasoconstricción y dilatación y, por otro, a la vasculitis atribuible al consumo crónico de la misma.

Las características anatomopatológicas de las vasculitis producidas por abuso de drogas no difieren de las vasculitis inmunológicas, en las que se observa en la pared vascular necrosis fibrinoide, infiltración polimorfonuclear y depósitos de complejos inmunes.[14, 15] El riesgo de ACV puede verse incrementado en estos pacientes por el efecto estimulante en la neocorteza y el sistema límbico, lo que provoca convulsiones.[16] La angeítis por drogas determina una leucoencefalopatía tóxica en relación al vasoespasmo producido en la sustancia blanca, los núcleos grises de la base y el cerebelo, siendo los vasos más afectados los de pequeño y mediano calibre. El uso de cocaína en conjunción con alcohol y tabaco potencian la vasoconstricción secundaria al bloqueo de la recaptación de dopamina producida por el cocaetileno (metabolito de la coca tras su pasaje por el hígado), así como también la vasoconstricción coronaria mediada por la estimulación alfa adrenérgica provocada por el tabaco.[18, 19]

Las adicciones a drogas ilícitas que ponen en riesgo a la población infantil, ya sea a nivel fetal por consumo materno o en relación directa al consumo que se produce en la edad escolar o durante la adolescencia, han presentado un claro incremento desde fines del siglo pasado en los países subdesarrollados. Cerca del 90% de las mujeres que consume cocaína se encuentran en edad reproductiva.

En estrecha relación con el abuso de dichas sustancias se han encontrado ciertos factores de riesgo que parecen ser buenos predictores de tal conducta. Entre dichos factores se pueden destacar la falta de control prenatal, una historia de parto prematuro y el tabaquismo. Se debe tener en cuenta en estas pacientes que la hipertensión arterial, las convulsiones y la proteinuria causadas per se por la cocaína pueden semejar una eclampsia, en cuyo caso un estudio de metabolitos de cocaína en orina ayuda al diagnóstico diferencial.[20]

Durante el embarazo, el efecto nocivo de la cocaína sobre el aparato cardiovascular se encuentra significativamente aumentado debido a que, por un lado, la progesterona promueve la transformación de cocaína en norcocaína (metabolito biológicamente activo) y, por otro, a que durante el embarazo existe una sensibilidad aumentada a los noradrenérgicos que le es propia. Las complicaciones maternas por el uso de cocaína incluyen parto prematuro, desprendimiento de placenta, arritmias cardíacas, ruptura hepática, accidente cerebrovascular y muerte.[21] En el feto, entretanto, la cocaína, por su acción vasoconstrictora, produce rasgos craneofaciales semejantes a los del síndrome alcohólico fetal.[22] Esta situación puede verse potenciada por la ingesta concomitante de alcohol, marihuana o inhalantes y en cuyo caso los rasgos clínicos se acentuarían por potenciación de drogas. Por igual mecanismo pueden producirse disrupciones vasculares y diversas malformaciones cardíacas o renales. La alta solubilidad de la cocaína y su producto en lípidos y agua asociado a su bajo peso molecular serían los responsables de su rápida difusión transplacentaria y de los altos niveles en sangre y tejidos fetales genitourinarios y esqueléticos. El efecto vasoconstrictor de la cocaína también afecta la placenta produciendo disminución del flujo sanguíneo en el cerebro fetal. La hipoxemia fetal determina alteraciones en la autorregulación cerebrovascular agravadas por el pasaje de cocaína transplacentaria que mantiene por tiempo prolongado, y de forma crítica, el vasoespasmo.[23] El órgano más dañado es el cerebro debido a que en él la cocaína se concentra cuatro veces más que en el resto del organismo. Sus consecuencias se pueden observar tanto en forma precoz (infartos, hemorragias cerebrales prenatales o lesiones secuelares como porencefalia, hidrocefalia e hidranencefalia), como en forma tardía con alteraciones del desarrollo psicomotor, hiperactividad, trastornos conductuales y del aprendizaje. Debemos recordar que en neonatos no siempre es posible encontrar un déficit neurológico focal, el que será evidenciado en los primeros meses de vida acorde se desarrollan las habilidades motoras.[24]

Las arterias leptomeníngeas desarrollan su musculatura a partir del segundo trimestre de gestación y se encuentran bien desarrolladas en el tercero; no obstante lo cual, no estarían preparadas para los cambios bruscos de presión que se producen en forma intensa mientras se consume cocaína en cualquiera de sus formas de presentación, especialmente si se tiene en cuenta el concomitante aumento de tromboxanos, de fuerte acción vasoconstrictora en tejidos fetales.[8] La sobreestimulación dopaminérgica puede generar un desajuste en el control dopaminérgico de la termorregulación corporal similar al descrito en el síndrome neuroléptico maligno. En niños mayores y adolescentes el daño subcortical es difuso, presenta pérdida neuronal moderada y afectación de los lóbulos frontales, lo que provoca un deterioro de las funciones ejecutivas, de la memoria inmediata, la toma de decisiones, la planificación y ejecución.

Referencias bibliográficas

1 Treadwell SD, Robinson TG. Cocaine use and stroke. *Postgrad Med J* 2007; 83: 389-94.
2 Roe S. *Drug misuse declared 2005; findings from the 2004–05 Home Office Statistical Bulletin*. London, British Crime Survey 2005. <www.homeoffice.gov.uk/rds/bcs1.html>
3 OMS. *Neurociencia del consumo y dependencia de sustancias psicoactivas*. Ginebra, 2004. <www.who.int/substance_abuse/publications/en/Neuroscience_S.pdf>
4 Benowitz NL. Clinical pharmacology and toxicology of cocaine. *Pharmacol Toxicol* 1993; 72: 3-12.
5 Blanco M, Diez Tejedor E. Cocaína y enfermedad cerebrovascular en adultos Jóvenes. *Rev Neurol* 1999; 29: 796-800.
6 Lester J, Lyera A, Hoyos L. Vasculitis cerebral asociada a drogas. *Rev Neurol* 2005; 40: 736-8.
7 Kaku DA, Lowenstein DH. Emergence of recreational drug abuse as a major risk factor for stroke in young adults. *Ann Intern Med* 1990; 113: 821-7.
8 Lorenzo P, Ladero M, Lizasoain I. Drogodependencias. Seccion III-IV-V. 2° ed. Madrid: Panamericana 2003, p 159-202.
9 Brust JC. Vasculitis owing to substance abuse. *Neurol Clin* 1997; 15: 945-57.
10 Togna G, Tempesta E, Dolci N. Platelet responsiveness and biosynthesis of thromboxane and prostacycline in response to in vitro cocaine treatment. *Haemostasis* 1985; 15: 100-7.
11 Levine SR, Brust J, Futrell N, et al. Cerebrovascular complications of the use of the «crack» form of alkaloidal cocaine. *N Engl J Med* 1990; 323: 699-704.
12 Bruno A. Cerebrovascular complications of alcohol and sympathomimetic drug abuse. *Curr Neurol Neurosci Rep* 2003; 3: 40-5.
13 Díez Tejedor E, Frank A, Gutiérrez M, Barreiro P. Encephalopathy and biopsy-proven cerebrovascular inflammatory changes in a cocaine abuser. *Eur J Neurol* 1998; 5: 103-7.
14 Jacobs IG, Roszler MH, Kelly JK, et al. Cocaine abuse: neurovascular complications. *Radiology* 1989; 170: 223-7.
15 Lowenstein DH, Massa SM, Rowbotham MC, Collins SD. Acute neurologic and psychiatric complications associated with cocaine abuse. *Am J Med* 1987; 83: 841.
16 Ruiz-Martínez J, Villanúa J, Recondo J. Vasculitis por drogas: diagnóstico y seguimiento mediante angiorresonancia magnética. *Rev Neurol* 2004; 38: 496-8.
17 Tamayo-Orrego L, Duque-Parra J.E. Regulación metabólica de la microcirculación cerebral. *Rev Neurol* 2007; 44: 415-25.
18 Verdejo A, Orozco-Giménez C, Meersmans Sánchez-Jofré M. Impacto de la gravedad del consumo de drogas sobre distintos componentes de la función ejecutiva. *Rev Neurol* 2004; 38: 1109-16.

19 Verdejo A, Aguilar de Arcos F, Pérez-García M. Alteraciones de los procesos de toma de decisiones vinculados al córtex prefrontal ventromedial en pacientes drogodependientes. *Rev Neurol* 2004; 38: 601-6.
20 Kuczkowski KM. Cocaine abuse in pregnancy. *Int J Obst and Ann* 2002; 11: 204-10.
21 Lange RA, Hillis LD. Cardiovascular complication of cocaine use. *New Eng J Med* 2001; 345: 351-8.
22 Marzuk PM, Tardiff K, Smyth D, et al. Cocaine use, risk taking, and fatal Russian roulette. *JAMA* 1992; 267: 2635-7.
23 Evans SM, Cone EJ, Henningfield JE. Arterial and venous cocaine plasma concentrations in humans: relationship to route of administration, cardiovascular effects and subjective effects. *J Pharmacol Exp Ther* 1996; 279: 1345-56.
24 Mena RM, Corvalán SV, Bedregal P. Gastos en salud de hijos de consumidoras de pasta base de cocaína. *Rev Med Chile* 2002; 130: 1241-8.

El ACV, básicamente, puede clasificarse en: isquémico y hemorrágico. El ACV isquémico incluye el ACV isquémico arterial y la trombosis de los senos durales. Los mecanismos más importantes son los factores vasculares (enfermedades inflamatorias y no inflamatorias de los vasos sanguíneos, y daño o distorsión mecánica de los vasos cerebrales, que conllevan la formación de trombos) y los trastornos intravasculares (enfermedades sistémicas, trastornos protrombóticos y embolismo).[21] El ACV hemorrágico se debe fundamentalmente a malformaciones vasculares intracraneales y es secundario a traumatismos.[22, 23] Dentro del concepto de ACV es importante delimitar los fenómenos objeto de estudio (episodio isquémico o hemorrágico) y diferenciar los que se producen en el período perinatal frente a los que se producen en el período intraútero, ya que aunque es posible que compartan mecanismos y factores de riesgo, las manifestaciones y patogenia pueden ser muy distintos.[24-26]

Existen pocos estudios clínicos y la mayoría de ellos presentan múltiples limitaciones. Entre ellas, encontramos el limitado número de sujetos y la falta de comparación con un grupo control.[27] Estas deficiencias comienzan a subsanarse en los estudios que evalúan la incidencia estimada del infarto cerebral arterial perinatal tanto en estudios poblacionales[28-30] como en el ámbito hospitalario,[31-33] cuya incidencia varía entre 17-35 casos por cada 10^5 recién nacidos vivos, dependiendo del diseño de estudio y de la definición de "caso". Algunos autores sólo incluyen infartos arteriales,[33] otros añaden las trombosis de los senos venosos.[20]

En el grupo de trabajo sobre ACV dirigido por el Instituto Nacional de Enfermedades Neurológicas Canadiense, y la reciente publicación del NICHD-NINDS, *Perinatal Stroke Workshop Participants - Ischemic perinatal stroke*, en el que se definió el infarto cerebral perinatal como el que ocurre entre la vigésima semana de gestación y el vigésimo octavo día de vida,[6, 8] la incidencia aproximada es de 1 de cada 4 000 nacimientos vivos.[6] Sin embargo, en trabajos poblacionales más recientes, utilizando RM se encontró infarto isquémico neonatal unilateral hasta en 1: 2300 de los partos a término.[34-35] No obstante, la verdadera incidencia o prevalencia del ACV perinatal isquémico permanece desconocida.[7] Se acepta que existe un infradiagnóstico de ACV fetal, la dificultad en determinar el momento de la lesión[12] entorpece la investigación de cuáles son los factores de riego que intervienen en su génesis. Este desconocimiento del ACV fetal conduce a diagnósticos tardíos y frecuentemente erróneos que complican aún más la investigación y manejo de estos pacientes.

Etiopatogenia

Factores de riesgo asociados con ACV perinatal isquémico

Los hallazgos de neuroimagen son similares tanto en el período neonatal como en el niño y adolescente. Sin embargo, las causas subyacentes y los factores de riesgo en estos dos grupos son bien diferentes. La etapa fetal y perinatal constituye un período de importantes cambios fisiológicos y ambientales que incrementan el riesgo de padecer infarto. Puede ocurrir como resultado de compresión o trombosis de los vasos

intracraneales o émbolo procedente de la placenta, del corazón o de vasos extracraneales como la vena umbilical.

La patogénesis del infarto fetal es compleja y multifactorial. Contribuirán factores que dependen de la madre, del feto y del proceso de la gestación. Durante el embarazo el feto esta unido al sistema circulatorio de la madre a través del cordón umbilical y la placenta. Enfermedades maternas y del feto que contribuyan a la formación de trombos en el lado fetal de la placenta (vasculopatía fetal trombótica) puede causar émbolos en el cerebro fetal.[32]

En la Tabla 12.1 se resumen los hallazgos de los factores de riesgo que se han identificado como causas de infarto cerebral prenatal.

Factores de riesgo maternos

Para aquellos pacientes a quien los factores de riesgo podrían ser asignados, la condición maternal más común asociada con el ACV hemorrágico fue la trombocitopenia autoimune en un 7%.[36-41] En la misma serie, se asoció al uso de tratamiento anticoagulante y de medicación antiepiléptica, aunque en los informes médicos no especificaba el

Tabla 12.1 Factores de riesgo asociados con ACV perinatal isquémico

Factores dependientes de la madre	Factores relacionados con el embarazo	Factores relacionados con el feto

◦ Historia de infertilidad y/o su tratamiento
◦ Alteraciones del ciclo menstrual (>30 días)
◦ Síndrome del ovario poliquístico
◦ Tratamiento de la infertilidad
◦ Enfermedades autoimnunes
◦ Alteraciones de la coagulación
◦ Trombocitopenia autoinmune
  ◦ Trombofilias
  ◦ Mutación del factor V de Leiden
  ◦ Mutación de la metiltetrahidrofolato reductasa
  ◦ Deficiencia del gen de la protombina
  ◦ Deficiencia de proteína S
  ◦ Deficiencia de proteína C
  ◦ Antitrombina III
  ◦ Anticuerpos anticardiolipina
◦ Cetoacidosis diabética
◦ Púrpura inmune trombocitopénica
◦ Tratamiento con warfarina
◦ Traumatismo
◦ Medicación antiepiléptica
	◦ Preeclampsia
	◦ Exposición a cocaína y solventes inhalados
	◦ Corioamnionitis
	◦ Fiebre materna asociada a gastroenteritis
	◦ Trombocitopenia autoimmune
	◦ Hemorragia placentaria
	◦ Trombosis placentaria
	◦ Trauma obstétrico agudo (accidentes de tráfico).
	◦ Desprendimiento de placenta
	◦ Retardo del crecimiento intrauterino (RCIU) grave y, sobre todo, precoz
	◦ Gestación múltiple
	  ◦ Síndrome de transfusión feto-fetal
		◦ Infecciones congénitas
		  ◦ Toxoplasmosis
		  ◦ Citomegalovirus
		  ◦ Parvovirus B19
		  ◦ Hepatitis no A no B
		◦ Tumores y malformaciones vasculares cerebrales
		◦ Deficiencia de piruvato descarboxilasa
		◦ Enfermedad de von Willebrand
		◦ Alteraciones de la coagulación
		◦ Trombocitopenia autoinmune
		◦ Trombofilias
		  ◦ Mutación del factor V de Leiden
		  ◦ Mutación de la metiltetrahidrofolato reductasa
		  ◦ Deficiencia del gen de la protombina
		  ◦ Deficiencia de proteína S
		  ◦ Deficiencia de proteína C
		  ◦ Antitrombina III
		  ◦ Anticuerpos antifosfolípidos

tipo de fármaco antiepiléptico, estos se han asociado con una disminución en factores de coagulación dependiente de vitamina K.[42-43]

Existe cada vez más evidencia de que enfermedades trombofílicas maternas suponen no sólo un aumento de riesgo de tromboembolismo en la madre, sino también un incremento de la incidencia de retraso en el crecimiento intrauterino, pérdida fetal, preeclampsia, desprendimiento placentario y también ACV fetal.[44] En este sentido, los que más frecuentemente se han asociado como factor de riesgo materno a los ACV prenatales son la presencia de anticuerpos antifosfolípidos,[45] la mutación del factor V de Leiden,[46] la mutación de la metil tetra hidrofolato reductasa (MTHFR) C677T en la madre[33] y la asociación con deficiencia del gen de la protrombina 20210 GA.[47, 48] Otros factores ya conocidos son el abuso de sustancias tóxicas como la cocaína.[19]

Recientes estudios poblacionales que intenta esclarecer las causas de la parálisis cerebral en recién nacidos a término, han encontrado asociaciones significativas con antecedentes maternos de infertilidad,[49] alteraciones del ciclo menstrual (prolongados de más de treinta días),[50] asociación con presencia de ovarios poliquísticos[51] y tratamientos de estimulación ovárica de los que sabemos que se asocian a estados de hipercoagulabilidad y trombosis arterial y venosa en la madre y en el feto.[52-54] Se precisan más estudios para dilucidar si el factor de riesgo de ACV fetal se debe a la infertilidad materna o a su tratamiento.

Factores relacionados con el embarazo: el embarazo es un estado protrombótico

La placenta representa una zona de flujo sanguíneo lento, que tiene sus propios mecanismos hemostáticos y que por tanto puede ser una fuente generadora de trombos,[55] sin embargo, sólo en un número muy reducido de casos se dispone de datos patogénicos de la placenta; en estos casos se ha demostrado la presencia de infección, infartos y, sobre todo, lesiones trombóticas.[56] A esto se añade que el feto presenta un hematocrito y viscosidad sanguínea alta junto con una baja actividad anticoagulante. A pesar de la existencia de gran cantidad de bibliografía sobre las alteraciones tromboembólicas que suceden en el embarazo, existen muy pocos estudios con datos sobre el efecto de estas alteraciones o de su tratamiento sobre el riesgo de infarto en el feto o neonato[57] y sobre qué protocolo de investigación seguir.[58]

El riesgo de infarto cerebral en la madre aumenta en tres a cuatro veces si se realiza una cesárea.[59, 60] Aunque numerosos estudios muestran que un porcentaje elevado de neonatos con infarto neonatal nacieron por cesárea, ningún estudio ha investigado si el parto por cesárea aumenta o disminuye el riesgo de infarto en RN.[61]

La corioamnionitis (infección de la placenta), una entidad mal definida, se ha asociado en diferentes estudios con un aumento de riesgo de infarto en el período posnatal, pero no en el feto. Cuando la corioamnionitis se asocia a prematuridad supone un factor de riesgo de infarto prenatal y posnatal.[28] Las alteraciones vasculares como la coriangiomatosis si se han descrito como causa de infartos cerebrales múltiples en fetos.[63] Otros autores también asocian la corioamnionitis a un mayor riesgo de parálisis cerebral para los neonatos con peso al nacer superior a 2 500 gramos.[49, 63]

En los recién nacidos en los que se diagnostica infarto cerebral de forma precoz suele existir una historia de asfixia al nacimiento o episodio hipóxico-isquémico con una puntación baja en la prueba de Apgar y convulsiones neonatales.[19] Sin embargo, no queda nada

claro si estos signos son el resultado de –o contribuyen a causar– el infarto perinatal o si, por otro lado, son la consecuencia de una vasculopatía placentaria que puede ser asociada con estados de trombofilia en la madre y en el niño. En general, no es posible dilucidar si los partos instrumentados (ventosa)[30, 64] y distócicos son los responsables del infarto o si los fetos que han padecido infartos van a presentar alteraciones en el parto.

Entre los grupos de riesgo de padecer infarto fetal están aquellos fetos que presentan un retardo del crecimiento intrauterino (RCIU) grave y sobre todo precoz, que muy probablemente se asocia a otras causas de insuficiencia placentaria o vasculopatías.[65, 66] En las gestaciones múltiples, existe un alto riesgo de accidente vascular prenatal, en especial con los gemelos monocoriales con síndrome de transfusión feto-fetal (STFF) y/o RCIU grave en uno de los fetos. En estos casos, la presencia de anastomosis vasculares entre las circulaciones fetales, puede crear un importante desequilibrio hemodinámico entre ambas con hipovolemia en el feto donante e hipervolemia en el feto receptor. En estos casos las posibilidades de ACV en los fetos supervivientes se sitúa entre el 30% - 40%.[67] En las gestaciones gemelares en las que se produce muerte intraútero de uno de los fetos, el riego de ACV en el hermano se estima en un 17% - 46%. Aunque clásicamente se ha considerado que la etiología eran los trastornos tromboembólicos, actualmente se piensa que las secuelas son debidas a la caída en la presión intravascular del feto superviviente, con el subsiguiente paso súbito de sangre de este al cogemelo que acaba de morir, lo que crea hipovolemia brusca y subsiguiente anemia.[68]

Factores relacionados con el feto

Entre los factores de riesgo que se han asociado de forma consistente con el incremento de la vulnerabilidad del cerebro fetal a sufrir un infarto, encontramos las enfermedades trombofílicas congénitas o adquiridas tanto en la madre como en el feto, la trombosis placentaria y las infecciones, factores de riesgo comunes a otras etapas de la edad pediátrica;[1-5,30, 44] sin embargo, el papel que desempeñan estos factores en el feto está aún por determinarse. De estos factores los que más se conocen son las infecciones intraútero.[69] En una de las series más largas publicadas de ACV prenatales realizada por Ozduman y cols. (54 casos) se señala que en la mayoría de los casos en los que se detectó isquemia fetal no se realizó un protocolo de investigación sistemática para identificar posibles factores genéticos, trombofílicos o etiologías placentarias. Por tanto, no se observó una etiología clara en un 50% de los casos,[27] dato que coincide con otros autores.[12] Entre los factores de riesgo que se han descrito destacamos, policitemia, deficiencia de proteína C, enfermedad de von Willebran, deficiencia de piruvato quinasa,[70, 71] traumatismo, hemorragia placentaria, infección por citomegalovirus, por parvovirus B19 y hepatitis no A no B.[27, 72]

Interacción de los factores de riesgo

La interacción de los factores de riesgo (materno-fetales, genético-ambientales) parece actuar de forma sinérgica aumentando de forma dramática el riesgo de sufrir una ACV prenatal. En un estudio sobre la predicción de riesgo de infarto arterial prenatal según la presencia de factores de riesgo, se concluía que el riesgo de infarto aumentaba de forma exponencial al número de factores presentes. La presencia de dos o más factores de riesgo se asociaba con un incremento de siete veces en cuanto a padecer un

infarto perinatal. Cuando se asocian tres o más factores este riesgo se incrementaba a veinticinco veces con respecto a los que no presentaban ningún factor, y la probabilidad de tener un bebé con infarto cerebral ascendía a 1 en 200.[30]

Finalmente el riego de recurrencia del ACV fetal isquémico es desconocido, aunque vendrá determinado por los factores etiopatogénicos específicos implicados en cada caso. Los pocos datos de los que disponemos en el ACV perinatal indican que el riesgo de recurrencia se encuentra entre el 3% - 5%.[2, 28, 73] Se detecta además una baja incidencia en familiares de primer grado, lo que apoya la hipótesis de la influencia de los factores ambientales.[72]

Manifestaciones clínicas

El ACV fetal raras veces produce síntomas perceptibles maternales o fetales. Las manifestaciones clínicas, suelen pasar desapercibidas aunque en algunos estudios retrospectivos, se describen malestar materno, cambio en movimientos fetales, etc. Estos síntomas son inespecíficos y no generan ninguna alarma ni en la madre ni en el obstetra.[67] Las manifestaciones clínicas más frecuentes en el neonato que sufre un ACV son las convulsiones focales o generalizadas, en ocasiones episodios de apnea, hipotonía, coloración grisácea de piel y mucosas, irritabilidad y problemas en la alimentación.[74]

Las manifestaciones tardías que aparecen durante el primer año de vida, engloban parálisis cerebral en sus diferentes formas; la más comúnmente encontrada es la hemiparesia (con o sin convulsiones ocasionales), más frecuente en el lado derecho debido a una mayor incidencia de la afectación de la arteria cerebral media izquierda.[61]

Las secuelas encontradas en los neonatos que manifiestan síntomas de ACV perinatal isquémico en el período neonatal, y teniendo en cuenta las limitaciones de comparar las distintas series ya descritas y otras específicas sobre la evolución (variabilidad en cohortes, definición, medidas, períodos de seguimiento etc.), en general, consisten en que los supervivientes presentan en, aproximadamente, un 50% al 75% de los casos déficits neurológicos o epilepsia y, entre los más frecuentes cabe destacar los déficits sensoriomotores.[18, 19, 73, 75-81] La primera causa de la hemiparesia congénita es el ACV isquémico perinatal[51, 73] y el 80% de los ACV presumiblemente perinatales tienen hemiparesia.[18, 19, 75] Entre un 20% y un 60% de los casos presenta trastornos del lenguaje así como en la visión, cognición y conducta.[18, 51, 73, 76-79] Las manifestaciones motoras suelen detectarse en el primer año, mientras que las alteraciones cognitivas y del lenguaje pueden no ser evidentes antes de la escolarización del niño. Es, por tanto, muy importante dentro del protocolo de actuación establecer un seguimiento a largo plazo con evaluaciones estandarizadas de esta población.

Procedimientos diagnósticos: neuroimagen y cambios neuropatológicos (Tabla 12.2)

El ACV fetal rara vez produce síntomas perceptibles maternales o fetales, y el cribado fetal con ecografía por lo general se realiza durante el principio del segundo

Tabla 12.2 Procedimientos diagnósticos para ACV perinatal isquémico

Exámenes de laboratorio

Se recomienda realizar estudios para evaluar los factores de riesgo de trombofilia; sin embargo, no existe consenso en cuán extensos debe ser estos estudios, si se deben extender a los familiares y, finalmente, qué rentabilidad tienen estas exploraciones en el período neonatal. Las causas de trombofilia congénita y/o adquirida que se han asociado con infartos arteriales y venosos en el período perinatal y grado de evidencia se resumen a continuación:

- Trombofilias familiares (evidencia alta)
  - Mutación factor V de Leiden
  - Mutación del gen de la protrombina G 20210 A
  - Deficiencia de antitrombina III
  - Deficiencia de proteína C
  - Deficiencia de proteína S
- Trombofilias familiares (evidencia media)
  - Hiperhomocisteinemias
  - Deficiencia en plasminógeno
  - Incremento del factor VIII
  - Incremento de lipoproteína (a)
- Trombofilias adquiridas (evidencia alta)
  - Anticuerpos antifosfolípidos
  - Anticoagulante lúpico
  - Deficiencia adquirida de antritrombina III
- Trombofilias adquiridas (evidencia media)
  - Deficiencia adquirida de proteína S
- Anemia ferropénica

Estudio cardiológico

Es útil para realizar la evaluación de cardiopatías congénitas en lesiones arteriales.

Examen histopatológico

Al realizar este examen del feto se debe incluir el corazón, la aorta, los vasos extracraneales, la placenta y el cordón umbilical, ya que son importantes para detectar posibles fuentes de trombos y anomalías vasculares sistémicas.

Neuroimagen

- La ecografía cerebral puede detectar ACV en los primeros días de vida, pero tiene menor sensibilidad para las lesiones isquémicas, en especial las localizadas en áreas cerebrales muy anteriores o posteriores.[85-88]
- TC presenta baja sensibilidad en pequeñas lesiones isquémicas recientes (antes de las 24 horas) y tiene la desventaja de las radicaciones ionizantes.
- RM proyección T1/T2: es la técnica de elección si se sospecha ACV perinatal isquémico. Los hallazgos de esta técnica pueden ser sutiles en los primeros días del ACV isquémico por el alto contenido de agua del cerebro amielínico en comparación con el cerebro maduro.[86]
- Angiografía por RM y RM venosa: evaluar la extensión de la lesión, en especial en trombosis de los senos venosos.
- Estudios de difusión/perfusión por RM: detecta lesiones isquémicas cerebrales dentro de las primeras 48 horas de aparición de los síntomas. La sensibilidad de esta técnica disminuye a partir del quinto día. Cuando las lesiones dejan de observarse en estudios de difusión/perfusión por RM comienzan a ser visibles en la RM convencional T1/T2. Por tanto, la combinación de estas dos técnicas nos permite delimitar de forma precisa la distribución arterial de la lesión. También nos permite establecer un pronóstico, en especial, en relación con el sistema motor; por ejemplo, lesiones en la distribución de la arteria cerebral media (ACM) que afectan el hemisferio, la cápsula interna (parte posterior del brazo) y los ganglios de la base (capilares lenticuloestriados) pueden causar hemiparesia, independientemente del tamaño de dicha lesión. La afectación de los pedúnculos cerebrales, visible precozmente en RM por perfusión/difusión, también desarrollará hemiparesia.[89-90]

trimestre (antes de que normalmente se produzca el ACV según datos de la bibliografía).

Cuando la ecografía se utiliza a finales del segundo trimestre o al principio del tercer trimestre de gestación es una buena herramienta sobre todo para diagnosticar y detectar de forma eficaz las lesiones cerebrales quísticas así como las hemorragias.[82] Esto sucede en los grupos de riesgo, como el retardo del crecimiento intrauterino grave y los gemelares, en los que se realizan ecografías más frecuentes y dirigidas. Sin embargo, es menos sensible que la RM para la detección de pequeñas lesiones isquémicas.[83-85] En los hallazgos de la RM en niños con posible infarto cerebral perinatal, encontramos que más del 75% presentan infartos en el territorio de un vaso cerebral principal; en este sentido la más afectada es la arteria cerebral media (ACM), mientras que las lesiones hemorrágicas sólo son evidentes en el 20% de los casos.[73] Por el contrario, la hemorragia fue observada en el 91% (48/54) de los casos descritos con ACV fetal y la porencefalia estaba presente en un 13% (Figuras 12.1 y 12.2).[27] La ventriculomegalia es otro hallazgo más frecuente en el ACV fetal que en la serie de infarto perinatal. En una de las revisiones más completas sobre ACV prenatales se encuentra que el 59% de los fetos presentaron ventriculomegalia y un 60% requirió derivación ventriculoperitoneal.[27]

El infarto arterial isquémico perinatal se suele presentar en el período neonatal como un defecto triangular o lacunar ocupado por líquido cefalorraquídeo. Los patólogos suelen describir dilatación ventricular y cavidades con tabicaciones de membranas gliales. Cuando estos hallazgos aparecen en las dos primeras semanas de vida sugieren un origen prenatal.[33] Cuando el episodio se produce en el período neonatal la lesión se visualiza como un área hiperecogénica distribuida en el territorio arterial.

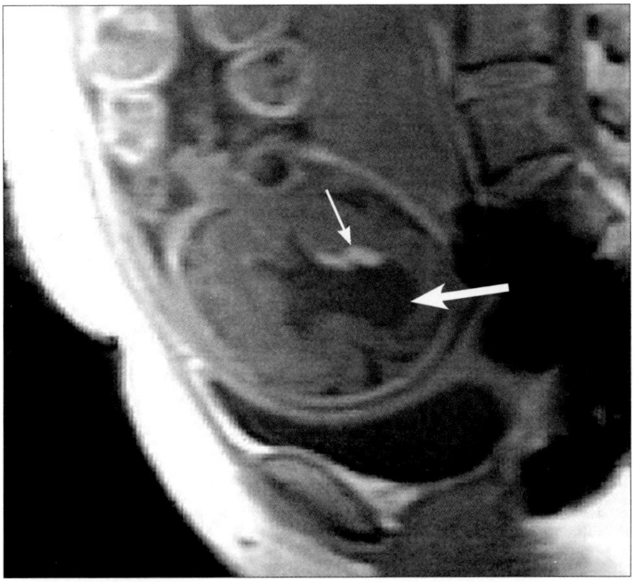

Figura 12.1 Feto con porencefalia poshemorrágica. RM en proyección T1 que muestra ventriculomegalia asimétrica con porencefalia comunicante (*flecha grande*) e imagen residual hiperintensa de hemorragia subependimal. (Cortesía del Dr. César Martín Martínez.)

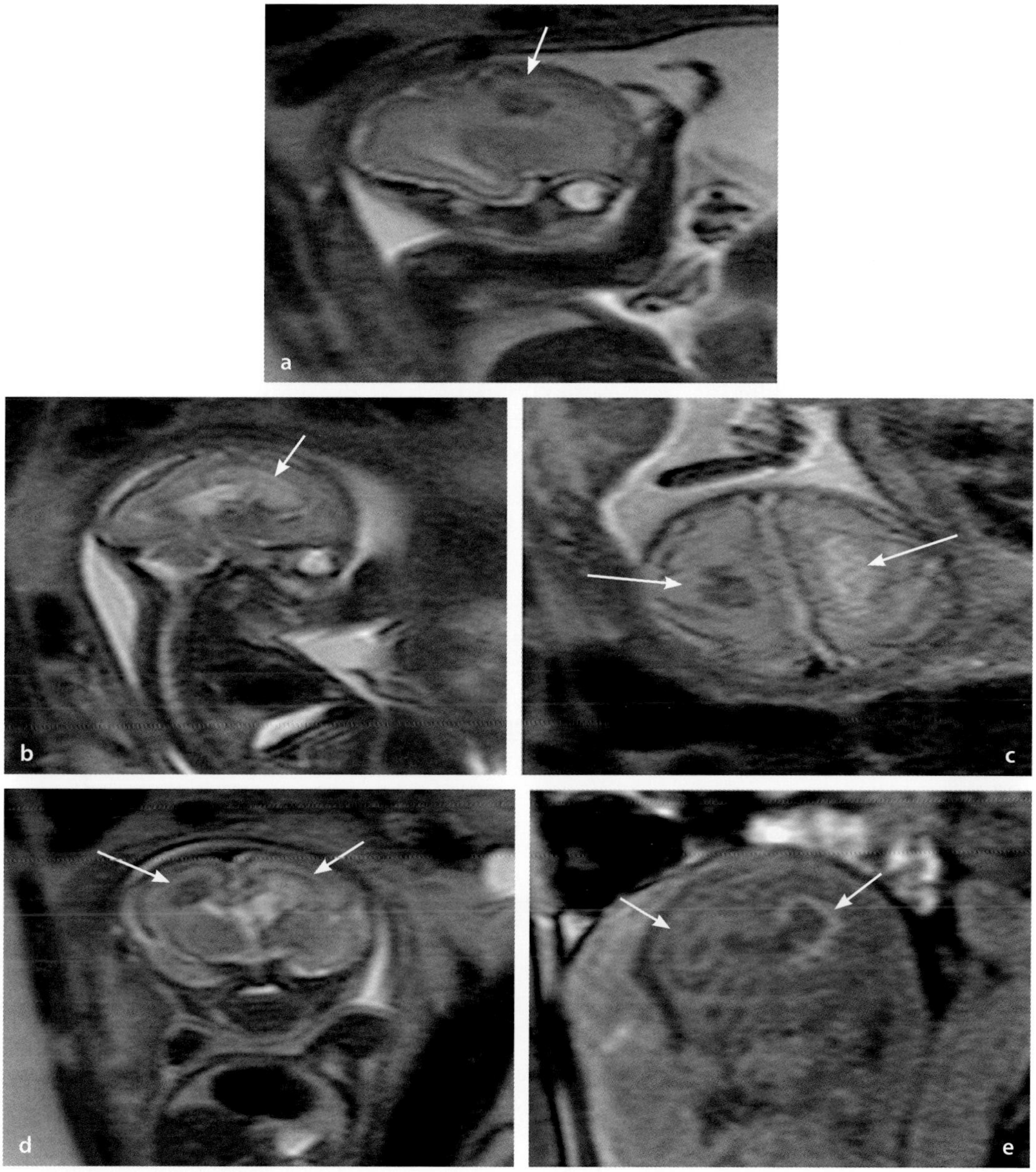

Figura 12.2 a-e RM craneal prenatal a las 28 semanas de gestación. En la ecografía se detectaron lesiones inespecíficas de ventriculomegalia: (a-d) imágenes potenciadas en T2; (e) potenciada en T1. Las imágenes muestran lesiones isquémico-hemorrágicas en distinto estadio evolutivo. En T2 se ven lesiones en ambos hemisferios cerebrales (lóbulos frontoparietales), una de baja intensidad y otras más hiperintensas. La lesión hipointensa en T2 e isointesa al parénquima cerebral con borde hiperintenso en T1 (e) se corresponden con un hematoma reciente. La lesión del lado izquierdo, hiperintensa en T2 e hipointensa en T1, también con una periferia hiperintensa en T1, parece corresponderse con una lesión isquémica subaguda que, además, está causando una moderada ventriculomegalia. (Cortesía del Dr. César Martín Martínez.)

12

Accidente cerebrovascular fetal y neonatal

Esther Cardo Jalón • Miguel J. Clar

Introducción

El interés en el accidente cerebrovascular (ACV) en pediatría ha aumentado en los últimos años influido por el reconocimiento de numerosas entidades que pueden constituir factores de riesgo para ACV en niños. En muchos pacientes la combinación de estos factores incrementa la posibilidad de un trastorno cerebrovascular.[1] El accidente cerebrovascular se manifiesta en la edad pediátrica (treinta días a dieciocho años) con una combinación de episodios isquémicos y hemorrágicos que ocurren con una incidencia de 6,8/100 000 en los trabajos más recientes.[2-5]

Una de las etapas que presenta mayor riesgo de padecer ACV es el período perinatal (diecisiete veces más frecuente que en la edad pediátrica), siendo su incidencia dos veces más frecuente que los tumores cerebrales infantiles;[6] sin embargo, las causas de la ACV en el feto y en el recién nacido (RN) no están en absoluto claras.[7] Se postula que como en otros períodos de la vida (infancia y adultez) su etiología es multifactorial.

Definición

Distintos autores han utilizado diferentes términos para definir tanto ACV como período perinatal, dando lugar a múltiples definiciones para describir esta condición.

Este hecho ha dificultado la posibilidad de comparar distintos estudios de investigación que comparten objetivos similares (*véase* Epidemiología). En este capítulo nos centraremos en la revisión de los episodios isquémicos arteriales y venosos en el período perinatal.

Recientemente el grupo de trabajo en ACV perinatal[8] consensuó utilizar el término ACV perinatal isquémico (*Ischemic Perinatal Stroke*) y definirlo como "grupo heterogéneo de entidades en las cuales hay una alteración focalizada del flujo circulatorio cerebral debido a una trombosis o embolismo venoso o arterial, que se produce entre la vigésima semana de gestación y los veintiocho días de vida del neonato y se verifica por estudios neurorradiológicos o neuropatológicos". Determinar el momento exacto de la ocurrencia del ACV es, en la mayoría de los casos, inviable, por tanto, se ha consensuado en realizar la clasificación en subcategorías dependiendo del momento del diagnóstico. Dicha clasificación es la siguiente:

- ACV fetal isquémico: cuando el diagnóstico se realiza antes del nacimiento mediante pruebas de neuroimagen o estudios neuropatológicos en mortinatos.
- ACV neonatal isquémico: cuando el diagnóstico se realiza después del nacimiento y antes de los 28 días de vida.
- Presumiblemente ACV perinatal isquémico: cuando el diagnóstico se realiza después de los veintiocho días de vida y se sospecha (aunque no hay certeza), que el accidente se produjo después de las veinte semanas de gestación y antes de los 28 días de vida posnatal.

Epidemiología

La incidencia del ACV perinatal isquémico ha sido difícil de determinar por varias razones relacionadas con la presentación clínica, métodos diagnósticos, definición de caso y escasez de datos poblacionales. La variabilidad en la presentación clínica y en su diagnóstico son factores que contribuyen a la dificultad de determinar la incidencia real de esta entidad. La mayoría de los infartos fetales no manifiestan ningún síntoma.[9-14]

Muchos de estos recién nacidos pasan desapercibidos en el período neonatal y no se identifican hasta meses o años más tarde. Como ejemplo, en el mayor estudio poblacional realizado en California uno de los recién nacidos elegido como control reveló posteriormente en neuroimagen la presencia de infarto cerebral.[15]

En primer lugar, el diagnóstico del ACV fetal va a depender de síntomas clínicos para realizar neuroimagen. En segundo lugar, la técnica más utilizada es la ecografía, que presenta menor sensibilidad que la resonancia magnética (RM) en la detección de infartos isquémicos.[16-17] El primer problema para un estudio de prevalencia es definir el "caso" para el ACV perinatal isquémico, un episodio multicomponente complejo; este es un problema que se continúa debatiendo (el establecimiento del período, delimitación del tipo de lesión, etc.).

Muchos estudios de infartos perinatales incluyen los episodios ocurridos en período neonatal (recién nacidos menores de veintiocho días), perinatal (entre la semana veintiocho de gestación y los siete días de vida) y prenatal o fetal (antes del parto). En este sentido, distintos autores varían en el período definido para el ACV, incluyendo según las series, casos desde las veinte semanas de gestación hasta los veintiocho días de vida,[8] entre la semana catorce de gestación y el inicio del parto,[18] entre las veintiocho semanas y los siete días de vida,[6,7] o entre las veintiocho semanas de gestación y los veintiocho días de vida.[19,20] Sin embargo es posible que los factores de riesgo subyacentes sean diferentes en ambos grupos (origen prenatal y posnatal).

En la fase aguda, la lesión no suele presentar cambios quísticos hasta pasadas dos semanas.[84]

Una vez establecida la localización anatómica del infarto, hay que investigar las posibles causas de su génesis. Estas exploraciones deben ir orientadas por la naturaleza de la lesión (arterial o venosa) y por los datos de una anamnesis completa. La entrevista clínica debe indagar en la historia familiar y personal de fenómenos trombóticos, historia de embarazos previos, abortos, mortinatos; indagar sobre consumo de sustancias tóxicas, enfermedades sistémicas como lupus eritematoso, preeclampsia u otras causas de posible trombosis placentaria durante el embarazo. En gestaciones múltiples, investigar sobre posibles transfusión feto-fetal o feto-maternal.

Independientemente de la naturaleza de la lesión se debe realizar un estudio para descartar trombofilias familiares (*véase* Tabla 12.1), sin embargo, no está en absoluto claro el problema de la extensión de las exploraciones y cuándo se deben de realizar.

Si la lesión es arterial, se debe realizar un estudio cardiológico completo que incluya ecocardiograma para diagnosticar lesiones cardíacas responsables de trombos de origen intramural o émbolos paradójicos. Si se ha realizado cateterización de la vena o arteria umbilical o de la vena femoral, el uso de la ecografía Doppler en estos vasos puede ser de gran utilidad. Si se sospecha trombosis venosa, la RM se debe completar con venografía para establecer la extensión de la lesión.

Tratamiento

Existen varios ensayos clínicos en la actualidad que intentan evaluar distintos enfoques terapéuticos en el ACV isquémico perinatal.[91, 92] Sin embargo, aún no hay suficientes datos para recomendar algún tratamiento específico. La utilidad de las terapias trombolíticas sólo se ha estudiado en poblaciones adultas. Por tanto, el tratamiento de ACV isquémico perinatal continúa focalizándose en medidas paliativas en la fase aguda, con objeto de mejorar la sintomatología del neonato, y en medidas preventivas para madre-feto y neonato. En la fase aguda, el manejo fundamentalmente se dirige a mantener las vías aéreas permeables, el soporte de la ventilación y el apoyo circulatorio del neonato. Las convulsiones secundarias a infartos cerebrales en el período neonatal suelen remitir bien con tratamientos antiepilépticos estándares. Tras la fase aguda, se debe planificar la instauración precoz de rehabilitación que incluirá fisioterapia, toxina botulínica, terapia ocupacional, terapia del lenguaje, etc., dependiendo de la afectación. Todas estas recomendaciones se han editado recientemente en guías clínicas.[93]

Las medidas preventivas incluyen recomendaciones a madres que presentan factores de riesgo familiares o personales de trombofilia sobre factores de riesgo adquiridos como el tabaco, la obesidad, el sedentarismo, el uso de medias compresivas en períodos de inmovilización (viajes largos), etc. Durante el embarazo, el departamento de obstetricia deberá ejercer un estricto control y estar preparado para una intervención precoz. En este sentido, se ha descrito que el uso de corticoides como tratamiento de la corioamnionitis puede ser una medida efectiva para reducir secuelas neurológicas en los pacientes prematuros.[94] Control de la deshidratación especialmente durante el trabajo del parto tanto para la madre como para el recién nacido, etc.[74]

Múltiples estudios en adultos han demostrado la reducción de la mortalidad y el índice de dependencia si se administra el rtPA en la ventana terapéutica de tres horas desde la aparición de la isquemia cerebral. Sin embargo, no está exento de efectos secundarios; entre ellos, los más frecuentes son la hemorragia intracerebral sintomática y la muerte. Un elemento innovador que puede optimizar la detección precoz del infarto es el uso de la perfusión por TC, que resulta más accesible que la difusión por RM utilizada en la mayoría de los ensayos clínicos, pero de más difícil acceso en la práctica clínica. En todos los ensayos clínicos aleatorios sobre el uso de anticoagulación o trombólisis se han excluido pacientes menores de dieciocho años.[95] Existen pocos estudios sobre tratamiento en la edad pediátrica,[96] por tanto, el uso de estas terapias en niños se basa fundamentalmente en la extrapolación de los resultados en adultos.[97]

El uso de trombólisis no se recomienda fuera del protocolo de un ensayo clínico. Sin embargo, el uso de anticoagulantes (warfarina o heparina) o antiplaquetarios (aspirina) es recomendado por algunos autores, aunque no existe consenso y aún se debate su uso, en especial, en el período perinatal. Así, algunos autores recomiendan utilizar anticoagulación (heparina de bajo peso molecular) durante tres meses en las trombosis de los senos venosos que no se asocien a hemorragias o infartos masivos. Si se asocia a lesiones hemorrágicas o infartadas se debe monitorizar la evolución de la lesión y anticoagular sólo en caso de progresión de la lesión. En los infartos arteriales sólo se debe utilizar la heparina si la etiología es claramente cardioembólica.[97] Otros autores argumentan que la heparina se debería iniciar y mantener hasta que se excluya el diagnóstico de un cardioembolismo o disección arterial como causa del ACV. Otros, defienden el inicio del tratamiento con aspirina y sólo utilizar la heparina si se demuestra la existencia de cardioembolismo o disección.

Los datos recogidos en la bibliografía no aportan suficiente evidencia para recomendar uno u otro tratamiento anticoagulante o antiplaquetario en infartos arteriales o venosos en el período perinatal. No existen datos específicos que evalúen la efectividad para minimizar el daño cerebral de la terapia anticoagulante o su efectividad en el pronóstico del neurodesarrollo a largo plazo en los ACV prenatales isquémicos.[98]

En la actualidad un grupo multidisciplinario, multicéntrico de neuropediatras y hematólogos están realizando un ensayo clínico controlado sobre el uso de terapia anticoagulante en estos pacientes (The International Paediatric Stroke Registry (https://www.sickkids.on.ca/cstrokestudy). Una reciente publicación de este grupo[99] evalúa los índices de respuesta favorables al tratamiento antitrombótico en neonatos con trombosis de los senos venosos cerebrales en diez países diferentes. El estudio concluye que existe una gran variabilidad en la práctica de los distintos centros y gran incertidumbre sobre la indicación de esta terapia en la población neonatal. Futuros resultados de este estudio pueden aportar importante información no sólo sobre el tratamiento sino también sobre factores de riesgo, mecanismos de génesis y riesgo de recurrencia.

Resumen y conclusiones

Las mejoras en las técnicas de neuroimagen y el acceso a procedimientos de perfusión-difusión,[89, 90] así como una mayor disponibilidad en su uso durante el período gestacional, nos permitirán mejorar nuestra capacidad diagnóstica, lograr una mejor definición de la lesión cerebral fetal y nos brindará la posibilidad de poder determinar de forma más fiable el momento exacto del accidente. Esta información permitirá un mayor conocimiento de la evolución de las ACV fetales y podrá ayudar a desarrollar posibles estrategias terapéuticas o de prevención. En general ni los neuropediatras, ni siquiera los neonatólogos prestan demasiada atención al estudio histopatológico de la placenta, sin embargo un minucioso examen del tejido placentario puede ser crucial para el diagnóstico y para investigar las posibles etiopatogénesis del ACV prenatal.

La RM es la técnica más sensible para su identificación. En la mayoría de los casos en los que se diagnosticó ACV prenatal con RM, 90% de los pacientes presentaron lesiones hemorrágicas seguidas de un 13% de porencefalias. En un 50% de los casos estudiados no se pudo identificar ningún factor de riesgo. En los que se encontró algún factor materno-fetal, más de un tercio presentaba lesiones isquémicas. En más de un 30% se detectaron lesiones hemorrágicas secundarias a alteraciones de la coagulación y defectos metabólicos en el feto como la deficiencia de la piruvato carboxilasa (22%). Sólo en un 11% se detectaron trombosis y enfermedades trombofílicas.[26, 46-50, 55-57, 72]

Algunos de los datos hallados en las distintas series, sugieren que estos casos difieren de los infartos cerebrales posnatales en cuanto a etiología, hallazgos de la neuroimagen y secuelas del ACV fetal. Para poder proporcionar una óptima prevención y estrategias de tratamiento, los esfuerzos deberían estar orientados para distinguirlos. El diseño de estudios clínicos para estudiar la causa de las ACV prenatales es una tarea ardua debido al limitado conocimiento que tenemos de su patogénesis; sin embargo, estos estudios deben separar al feto de los neonatos y los niños, porque estas tres poblaciones parecen tener diferentes mecanismos, incidencias y factores de riesgo, así como índices de recurrencia.

Referencias bibliográficas

1 Kirkham FJ, Prengler M, Hewes KM, et al. Risk factors for arterial ischemic stroke in children. *J Child Neurol* 2000; 15: 299-307.

2 Cardo E, Pineda M, Vilaseca MA, et al. Risk factors in cerebrovascular disease in childhood. *Rev Neurol* 2000; 30: 21-7.

3 Giroud M, Lemesle M, Gouyon JB, et al. Cerebrovascular disease in children under 16 years of age in the city of Dijon, France: a study of incidence and clinical features from 1985 to 1993. *J Clin Epidemiol* 1995; 48: 1343-8.

4 Ranzan J, Rotta NT. Ischemic stroke in childhood and adolescence. A study of 46 cases in the south of Brazil. *Rev Neurol* 2005; 41: 744-8.

5 Schneider AT, Kissela B, Woo D, et al. Ischemic stroke subtypes: a population-based study of incidence rates among blacks and whites. *Stroke* 2004; 35: 1552-6.

6 Lynch JK, Hirtz DG, deVeber G, Nelson KB. Report of the National Institute of Neurological Disorders and Stroke workshop on perinatal and childhood stroke. *Pediatrics* 2002; 109: 116-23.
7 Lynch, JK, Nelson KB. Epidemiology of perinatal stroke. *Current Opinion in Pediatrics* 2001; 13: 499-505.
8 Raju TN, Nelson KB, Ferriero D, Lynch JK; NICHD-NINDS Perinatal Stroke Workshop Participants. Ischemic perinatal stroke: summary of a workshop sponsored by the National Institute of Child Health and Human Development and the National Institute of Neurological Disorders and Stroke. *Pediatrics* 2007; 120: 609-16.
9 Scher MS, Belfar H, Martin J, Painter MJ. Destructive brain lesions of presumed fetal onset: Antepartum causes of cerebral palsy. *Pediatrics* 1991; 88: 898-906
10 Scher MS, Wiznitzer M, Bangert BA. Cerebral infarctions in the fetus and neonate: Maternal-placental-fetal considerations. *Clin Perinatol* 2002; 29: 693-724.
11 Sherer DM, Anyaegbunam A, Onyeije C. Antepartum fetal intracranial hemorrhage, predisposing factors and prenatal sonography: A review. *Am J Perinatol* 998; 15: 431-41.
12 Cowan F, Rutherford M, Groenendaal F, et al. Origin and timing of brain lesions in term infants with neonatal encephalopathy. *Lancet* 2003; 361: 736-42.
13 Wang LW, Huang CC, Yeh TF. Major brain lesions detected on sonographic screening of apparently normal term neonates. *Neuroradiology* 2004; 46: 368-73.
14 Verdu A, Cazorla MR, Moreno JC, Casado LF. Prenatal stroke in a neonate heterozygous for factor V Leiden mutation. *Brain Dev* 2005; 27:451-4.
15 Mercuri E, Cowan F, Gupte G, et al. Prothrombotic disorders and abnormal neurodevelopmental outcome in infants with neonatal cerebral infarction. *Pediatrics* 2001; 107: 1400-4.
16 Levine D. Magnetic resonance imaging in prenatal diagnosis. *Curr Opin Pediatr* 2001; 13: 572-8.
17 Levine D. Ultrasound versus magnetic resonance imaging in fetal evaluation. *Top Magn Reson Imaging* 2001; 12: 25-38.
18 Golomb MR, MacGregor DL, Domi T, et al. Presumed pre- or perinatal arterial ischemic stroke: Risk factors and outcomes. *Ann Neurol* 2001; 50: 163-8.
19 Wu YW, Lynch JK, Nelson KB. Perinatal arterial stroke: understanding mechanisms and outcomes. *Semin Neurol* 2005; 25: 424-34.
20 Chalmers EA. Perinatal stroke – risk factors and management. *Br J Haematol* 2005; 130: 333-43.
21 Chan AK, deVeber GA. Prothrombotic disorders and ischemic stroke in children. *Semin Pediatr Neurol* 2000; 7: 301-8.
22 Aijaralah A, Airifai MT, Riela AR, Roach SE. Nontraumatic brain hemorrhage in children: etilogy and prevention. *J Child Neurol* 2000; 15: 284-9.
23 Van Raamt AF, Mali WP, van Laar PJ, van der Graaf Y. The Fetal Variant of the Circle of Willis and Its Influence on the Cerebral Collateral Circulation. *Cerebrovasc Dis* 2006 ; 22: 217-24.
24 Kraus FA, Acheen VI. Fetal thrombotic vasculopathy in the placenta: Cerebral thrombi and infarcts, coagulopathies and cerebral palsy. *Hum Pathol* 1999; 30: 759-69.
25 Miller V. Neonatal cerebral infarction. *Semin Pediatr Neurol* 2000; 7: 278-88.

26 Harum KH, Hoon AH Jr, Kato GJ, et al. Homozygous factor V mutation as a genetic cause of perinatal thrombosis and cerebral palsy. *Dev Med Child Neurol* 1999; 41: 777-80.
27 Ozduman K, Pober BR, Barnes P, et al. Fetal stroke. *Pediatr Neurol* 2004; 30: 151-62.
28 Wu YW, March WM, Croen LA, et al. Perinatal stroke in children with motor impairment: a population-based study. *Pediatrics* 2004; 114: 612-9.
29 Lynch JK, Nelson KB. Neonatal stroke in the United States: results of the National Hospital Discharge Survey, 1980–1998. *Neurology* 2001; 56: 10.
30 Lee J, Croen LA, Backstrand KH, et al. Maternal and infant characteristics associated with perinatal arterial stroke in the infant. *JAMA* 2005; 293: 723–9.
31 Estan J, Hope P. Unilateral neonatal cerebral infarction in full term infants. *Arch Dis Child Fetal Neonatal Ed* 1997; 76: 88-93.
32 Perlman JM, Rollins NK, Evans D. Neonatal stroke: clinical characteristics and cerebral blood flow velocity measurements. *Pediatr Neurol* 1994; 11: 281-4.
33 Govaert P, Matthys E, Zecic A, et al. Perinatal cortical infarction within middle cerebral artery trunks. *Arch Dis Child Fetal Neonatal Ed* 2000; 82: 59-63.
34 Schulzke S, Weber P, Luetschg J, et al. Incidence and diagnosis of unilateral arterial cerebral infarction in newborn infants. *J Perinat Med* 2005; 33: 170-5.
35 Laugesaar R, Kolk A, Tomberg T, et al. Acutely and retrospectively diagnosed perinatal stroke: a population-based study. *Stroke* 2007; 38: 2234-40.
36 Bassez G, Kaplan C, Vauthier-Brouzes D, Catala M. A case of antenatal cerebral haemorrhage resulting from maternal alloimmunisation against fetal platelets. *Childs Nerv Syst* 2001; 17: 302-4.
37 Burrows RF, Caco CC, Kelton JG. Neonatal alloimmune thrombocytopenia: Spontaneous in utero intracranial hemorrhage. *Am J Hematol* 1988; 28: 98-102.
38 De Vries LS, Connell J, Bydder GM, et al. Recurrent intracranial haemorrhages in utero in an infant with alloimmune thrombocytopenia: Case report. *Br J Obstet Gynaecol* 1988; 95: 299-302.
39 Dickinson JE, Marshall LR, Phillips JM, Barr AL. Antenatal diagnosis and management of fetomaternal alloimmune thrombocytopenia. *Am J Perinatol* 1995; 12: 333-5.
40 Govaert P, Bridger J, Wigglesworth J. Nature of the brain lesion in fetal allo-immune thrombocytopenia. *Dev Med Child Neurol* 1995; 37: 485-95.
41 Hildebrandt T, Powell T. Repeated antenatal intracranial haemorrhage: Magnetic resonance imaging in a fetus with alloimmune thrombocytopenia. *Arch Dis Child Fetal Neonatal Ed* 2002; 87: 222-3.
42 Hey E. Effect of maternal anticonvulsant treatment on neonatal blood coagulation. *Arch Dis Child Fetal Neonatal Ed* 1999; 81: 208-10.
43 Howe AM, Oakes DJ, Woodman PD, Webster WS. Prothrombin and PIVKA-II levels in cord blood from newborn exposed to anticonvulsants during pregnancy. *Epilepsia* 1999; 40: 980-4.
44 Andrew ME, Monagle P, deVeber G, Chan AK. Thromboembolic disease and antithrombotic therapy in newborns. *Hematology (AmSoc Hematol Educ Program)* 2001; 358-74.
45 Lim W, Crowther MA, Eikelboom JW. Management of antiphospholipid antibody syndrome: a systematic review. *JAMA* 2006; 295: 1050-7.

46 Calderwood CJ, Greer IA. The role of factor V Leiden in maternal health and the outcome of pregnancy. *Curr Drug Targets* 2005; 6 : 567-76.
47 Golomb MR. The contribution of prothrombotic disorders to peri- and neonatal ischemic stroke. *Semin Thromb Hemost* 2003; 29: 415-24.
48 Golomb MR, Garg BP, Walsh LE, Williams LS. Perinatal stroke in baby, prothrombotic gene in mom: does this affect maternal health insurance? *Neurology* 2005; 65: 13-6
49 Walstab J, Bell R, Reddihough D, et al. Antenatal and intrapartum antecedents of cerebral palsy: a case-control study. *Aust N Z J Obstet Gynaecol* 2002; 42: 138-46.
50 James AH, Bushnell CD, Jamison MG, Myers ER. Incidence and Risk Factors for Stroke in Pregnancy and the Puerperium. *Obstet Gynecol* 2005; 106: 509-16.
51 Nelson KB, Lynch JK. Stroke in newborn infants. *Lancet Neurol* 2004; 3: 150.
52 Yoshii F, Ooki N, Shinohara Y, et al. Multiple cerebral infarctions associated with ovarian hyperstimulation syndrome. *Neurology* 1999; 53: 225-7.
53 Rogolino A, Coccia ME, Fedi S, et al. Hypercoagulability,high tissue factor and low tissue factor pathway inhibitor levels in severe ovarian hyperstimulation syndrome: possible association with clinical outcome. *Blood Coagul Fibrinolysis* 2003; 14: 277-82.
54 Koster M, Stjernqvist K. Neurological sequelae in children born after in-vitro fertilisation: a populationbased study. *Lancet* 2002; 359: 461-5.
55 James AH, Tapson VF, Goldhaber SZ. Thrombosis during pregnancy and the postpartum period. *American Journal of Obstetrics and Gynecology* 2005; 193: 216-9.
56 Kraus FT, Acheen VI. Fetal thrombotic vasculopathy in the placenta: cerebral thrombi and infarcts, coagulopathies, and cerebral palsy. *Hum Pathol* 1999; 30: 759-69.
57 Nelson KB. Can We Prevent Cerebral Palsy? *The New England Journal of Medicine* 2003; 30: 1765-9.
58 Turan TN, Stern BJ. Stroke in pregnancy. *Neurol Clin* 2004; 22: 821-40.
59 Lanska DJ, Kryscio RJ. Risk factors for peripartum and postpartum stroke and intracranial venous thrombosis. *Stroke* 2000; 31: 1274-82.
60 Ros HS, Lichtenstein P, Bellocco R, et al. Pulmonary embolism and stroke in relation to pregnancy: how can high-risk women beidentified? *Am J Obstet Gynecol* 2002; 186: 198-203.
61 Ramaswamy V, Miller SP, Barkovich AJ, Partridge JC, Ferriero DM. Perinatal stroke in term infants with neonatal encephalopathy. *Neurology* 2004; 62: 2088-91.
62 Ghidini A, Locatelli A. Diffuse placental chorioangiomatosis causing multiple fetal cerebral embolism: a case report. *J Reprod Med* 2006; 51: 321-4.
63 Grether JK, Nelson KB. Maternal infection and cerebral palsy in infants of normal birth weight. *JAMA* 1997; 278: 207-11.
64 Kumar M, Avdic S, Paes B. Contralateral cerebral infarction following vacuum extraction. *Am J Perinatol* 2004; 21: 15-7.
65 Tan TY, Yeo GS. Intrauterine growth restriction. *Curr Opin Obstet Gynecol* 2005; 17: 135-42.
66 Aucott SW, Donohue PK, Northington FJ. Increased morbidity in severe early intrauterine growth restriction. *J Perinatol* 2004; 24: 435-40.
67 Gratacos E, Carreras E, Becker J, et al. Prevalence of neurological damage in monochorionic twins with selective intrauterine growth restriction and intermittent absent or reversed end-diastolic umbilical artery flow. *Ultrasound Obstet Gynecol* 2004; 24: 159-63.

68 Langer B, Boudier E, Gasser B, et al. Antenatal diagnosis of brain damage in the survivor after the second trimester death of a monochorionic monoamniotic co-twin: case report and literature review. *Fetal Diagn Ther* 1997; 12: 286-91.
69 Garnier Y, Coumans AB, Jensen A, et al. Infection-related perinatal brain injury: the pathogenic role of impaired fetal cardiovascular control. *J Soc Gynecol Investig* 2003; 10: 450-9.
70 Brun N, Robitaille Y, Grignon A, et al. Pyruvate carboxylase deficiency: Prenatal onset of ischemia like brain lesions in two sibs with the acute neonatal form. *Am J Med Genet* 1999; 84: 94-101.
71 Pineda M, Campistol J, Vilaseca MA, et al. An atypical French form of pyruvate carboxylase deficiency. *Brain Dev* 1995; 17: 276-9.
72 De Haan TR, Van Wezel-Meijler G, Beersma MF, et al. Fetal stroke and congenital parvovirus B19 infection complicated by activated protein C resistance. *Acta Paediatr* 2006; 95: 863-7.
73 Mercuri E, Rutherford MA, Cowan FM, et al. Early prognostic indicators of outcome in infants with neonatal cerebral infarction: A clinical, electroencephalogram, and magnetic resonance imaging study. *Pediatrics* 1999; 103: 39-46.
74 Nelson KB. Perinatal ischemic stroke. *Stroke* 2007; 38 (2 Suppl): 742-5.
75 Lee J, Croen LA, Lindan C, et al. Predictors of outcome in perinatal arterial stroke: a population-based study. *Ann Neurol* 2005; 58: 303-8.
76 Fitzgerald KC, Williams LS, Garg BP, Carvalho KS, Golomb MR. Cerebral sinovenous thrombosis in the neonate. *Arch Neurol* 2006; 63: 405-9.
77 Sreenan C, Bhargava R, Robertson CM. Cerebral infarction in the term newborn: clinical presentation and long-term outcome. *J Pediatr* 2000;137: 351-5.
78 Mercuri E, Barnett A, Rutherford M, et al. Neonatal cerebral infarction and neuromotor outcome at school age. *Pediatrics* 2004; 113: 95-100.
79 Hagberg B, Hagberg G, Beckung E, Uvebrant P. Changing panorama of cerebral palsy in Sweden. VIII. Prevalence and origin in the birth year period 1991–94. *Acta Paediatr* 2001; 90: 271-7.
80 Toet MC, Groenendaal F, Osredkar D, et al. Postneonatal epilepsy following amplitude-integrated EEG-detected neonatal seizures. *Pediatr Neurol* 2005; 32: 241-7.
81 Kirton A, deVeber G. Perinatal stroke. *Stroke Rev* 2006; 49: 10-9.
82 van Gelder-Hasker MR, van Wezel-Meijler G, de Groot L, et al. Peri- and intraventricular cerebral sonography in second- and third-trimester high-risk fetuses: a comparison with neonatal ultrasound and relation to neurological development. *Ultrasound Obstet Gynecol* 2003; 22: 110-20.
83 Levine D. MR imaging of fetal central nervous system abnormalities. *Brain Cogn* 2002; 50: 432-48.
84 Kostovic I, Judas M, Rados M, Hrabac P. Laminar organization of the human fetal cerebrum revealed by histochemical markers and magnetic resonance imaging. *Cereb Cortex* 2002; 12: 536-44.
85 de Laveaucoupet J, Audibert F, Guis F, Rambaud C, et al. Fetal magnetic resonance imaging (MRI) of ischemic brain injury. *Prenat Diagn* 2001; 21: 729-36.
86 Khong PL, Lam BC, Tung HK, et al. MRI of neonatal encephalopathy. *Clin Radiol* 2003; 58: 833-44.

87 Golomb MR, Dick PT, MacGregor DL, et al. Cranial ultrasonography has a low sensitivity for detecting arterial ischemic stroke in term neonates. *J Child Neurol* 2003; 18: 98-103.
88 Cowan F, Mercuri E, Groenendaal F, et al. Does cranial ultrasound imaging identify arterial cerebral infarction in term neonates? *Arch Dis Child Fetal Neonatal Ed* 2005; 90: 252-6.
89 Roelants-van Rijn AM, Nikkels PG, Groenendaal F, et al. Neonatal diffusion-weighted MR imaging: relation with histopathology or follow-up MR examination. *Neuropediatrics* 2001; 32: 286-94.
90 Lequin MH, Dudink J, Tong KA, et al. Magnetic resonance imaginig in neonatal stroke. *Seminars in Fetal & Neonatal Medicine* 2009; 14: 299-310.
91 Kennea NL, Mehmet H. Perinatal applications of neural stemcells. *Best Pract Res Clin Obstet Gynaecol* 2004; 18: 977-94.
92 Balduini W, Carloni S, Mazzoni E, Cimino M. New therapeutic strategies in perinatal stroke. *Curr Drug Targets CNS Neurol Disord* 2004; 3: 315-23.
93 Paediatric Stroke Working Group. *Stroke in childhood: clinical guidelines for dagnosis, management and rehabilitation.* [2004]. <www.rcplondon.ac.uk/pubs/books/childstroke/>
94 Kent A, Lomas F, Hurrion E, Dahlstrom JE. Antenatal steroids may reduce adverse neurological outcome following chorioamnionitis: neurodevelopmental outcome and chorioamnionitis in premature infants. *J Paediatr Child Health* 2005; 41: 186-90.
95 Albers GW, Amarenco P, Easton JD, et al. Antithrombotic and thrombolytic therapy for ischemic stroke: the Seventh ACCP Conference on Antithrombotic and Thrombolytic Therapy. *Chest* 2004; 126: 483–512.
96 deVeber G, Chan A, Monagle P, et al. Anticoagulation therapy in pediatric patients with sinovenous thrombosis. *Arch Neurol* 1998; 55: 1533-7.
97 Monagle P, Chalmers E, Chan A, et al. Antithrombotic therapy in neonates and children. American College of Chest Physicians Evidence-Based Clinical Practice Guidelines (8th Edition). *Chest* 2008; 133(6 suppl): 887-968.
98 Cnosssen MH, Van Ommen CH, Appel IM. Etiology and treatment of perinatal stroke: a role for prothrombotic coagulation factors? *Seminars in Fetal & Neonatal Medicine* 2009; 14: 311-7.
99 Jordan LC, Rafia MF, Smith SE, International Pediatric Stroke Study Group, et al. Antithrombotic treatment in neonatal cerebral sinovenous thrombosis: results of the International Pediatric Stroke Study. *J Pediatr* 2010; 156: 704-10.

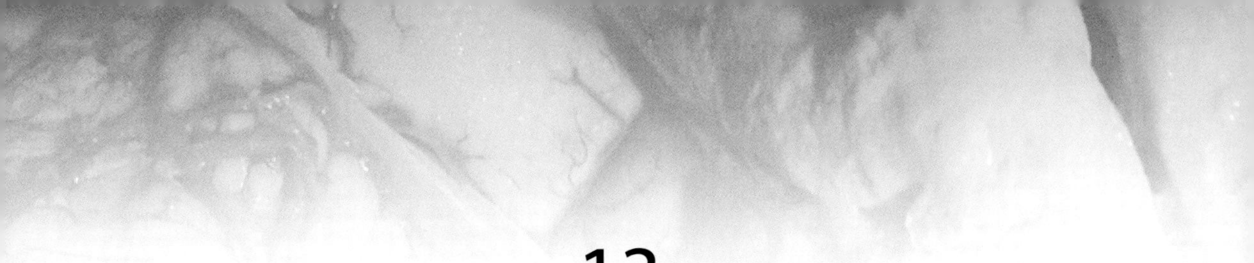

13

Neuroimágenes en el accidente cerebrovascular

Carlos Rugilo • Inés Tamer • M. Celeste Buompadre • Hugo A. Arroyo

Introducción

En la actualidad, las afecciones cerebrovasculares pueden identificarse con el empleo de métodos de diagnóstico por imágenes no invasivos como la resonancia magnética (RM), la angiografía por RM, la tomografía computarizada (TC) y, en los neonatos, la ecografía.[1,2]

Una de las diferencias más importantes que se deben considerar en la enfermedad cerebrovascular infantil con respecto a la de los adultos es que casi la mitad de los pacientes con ACV isquémico tiene un factor de riesgo conocido al momento del infarto y en casi dos tercios de los niños puede identificarse una vasculopatía luego de una evaluación exhaustiva por lo que las imágenes del árbol vascular tienen especial importancia diagnóstica y terapéutica.[3-6]

Ecografía

La ecografía es una alternativa para el estudio del ACV en neonatos y lactantes con fontanela abierta. No requiere sedación o una preparación especial del paciente y puede realizarse aún en aquellos gravemente enfermos. La técnica de Doppler transcraneal, se utiliza para medir los cambios de velocidad en el flujo de los vasos de manera comparativa. Es así como un incremento de las velocidades es un indicador importante de estrechamiento vascular arterial. Sin embargo varios factores pueden influir en la interpretación de los hallazgos, por ejemplo, la edad del paciente, la tortuosidad de los vasos, el hematocrito, el gasto cardíaco y la pCO^2. Los vasos perforantes o menores de 400 micrones no son evaluables por este método.[1,2]

Para la evaluación de los vasos intracraneales se utilizan transductores de entre 2,0-2,5 Mhz. La velocidad del flujo sanguíneo se determina teniendo en cuenta el cambio de frecuencia del movimiento de los glóbulos rojos en relación a un transductor fijo.[2] Por esta técnica, la estenosis de una arteria cerebral se detecta a través del aumento de la velocidad del flujo. Estas anormalidades en el Doppler transcraneal se correlacionan con los hallazgos patológicos identificadas por angiografía por RM.[7]

La falta de sensibilidad de la ecografía en la detección de isquemia cerebral limita su uso en general, pero puede diagnosticar con mayor precisión la hemorragia intraventricular y leucomalacia periventricular. Las hemorragias subdurales y los higromas requieren transductores de mayor potencia.[1, 4, 8] Puede ser de utilidad para determinar el tiempo de evolución de la lesión.

El Doppler transcraneal realizado en las primeras horas de evolución aporta información pronóstica precoz y valiosa en los pacientes con ACV isquémico agudo y también es un método complementario en el diagnóstico de muerte cerebral.

Las limitaciones de esta técnica son la relativa baja precisión cuando se los compara con la TC o la RM así como la marcada dependencia del operador.[8]

Tomografía computarizada

La TC es la técnica de elección para el estudio del trauma craneal agudo y la hemorragia subaracnoidea y continúa siendo el método inicial en la evaluación del ACV. Se pueden identificar hallazgos patológicos antes de las seis horas del comienzo de los síntomas de un ACV aunque puede ser normal en el 50% o el 60% de los casos en las primeras 24 horas. La sensibilidad de este método aumenta considerablemente luego del primer día.[8-11]

La mayoría de las lesiones isquémicas se localizan en el territorio de la arteria cerebral media. Los hallazgos por TC en el infarto agudo son: a) hiperdensidad de los vasos, en especial la arteria cerebral media, b) menor diferenciación entre la sustancia gris y blanca, c) oscurecimiento del núcleo lenticular (Figura 13.1a), d) pérdida del ribete insular y e) presencia de hipodensidades corticales (Figura 13.1b).[10] El efecto de masa provocado por el edema vasogénico se desarrolla entre el primero y el tercer día. Las calcificaciones se observan desde antes de la octava semana, junto con los cambios encefalomalácicos y la pérdida de volumen cerebral.[8]

Aunque a veces la trombosis de un seno venoso cerebral puede ser detectada por TC, estas lesiones son mejor definidas mediante RM y angiografía por RM venosa.

Para la evaluación de un paciente con sospecha de ACV se comienza con la TC sin contraste, que puede complementarse con la angiografía por TC si se sospecha la existencia de vasculopatía. La limitación que presentan estos estudios es el exceso de radiación.[11]

Las imágenes de perfusión por TC constituyen un método más reciente, si se compara con la RM, y sus aplicaciones clínicas e informes en la bibliografía están siendo actualmente difundidos.

Esta técnica es capaz de explorar parámetros como el flujo sanguíneo cerebral (FSC), el volumen sanguíneo cerebral (VSC) y el tiempo de tránsito medio (TTM). La creación de mapas cuantitativos del FSC, VSC y TTM usando métodos de reconversión se validó en numerosos estudios.[10, 12]

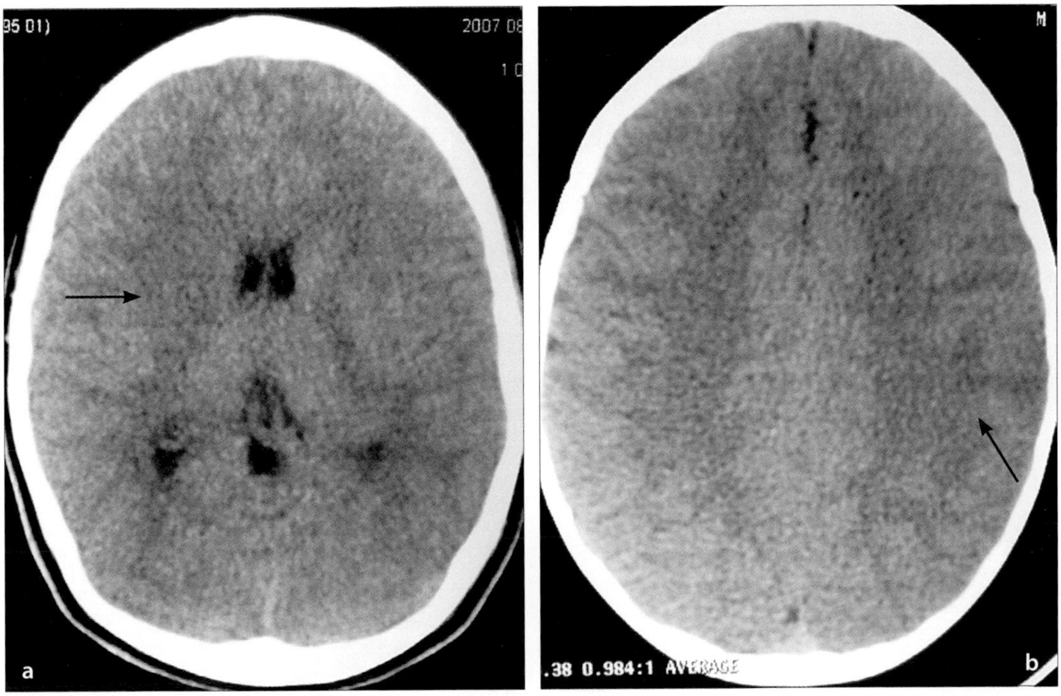

Figura 13.1 a TC de cerebro, corte axial. Imagen hipodensa en región estriato capsular derecha. b TC de cerebro, corte axial (*flecha*) imagen hipodensa córtico-subcortical en región frontoparietal izquierda con pérdida de la diferenciación de la sustancia gris blanca.

El tiempo de adquisición de las imágenes no supera los diez minutos, pero requiere de la administración de contraste. Este método permite distinguir entre áreas de penumbra cerebral (tejido potencialmente viable) y áreas de infarto. Es útil tanto para el diagnóstico como para el tratamiento de pacientes con ACV y se realiza en conjunto con la TC sin contraste y la angiografía por TC. Este estudio puede resultar útil cuando se realiza dentro de las primeras nueve horas del inicio de los síntomas.[13,14] Sin embargo, es preferible evitar su empleo en neonatos y niños por la alta dosis de radiación.

La angiografía por TC es un método relativamente no invasivo, que requiere del uso de contraste no iónico inyectado en bolo a través de una bomba. Esta técnica tiene como objetivo acoplar los cortes de la adquisición helicoidal tomográfica con los del contraste inyectado para lograr un mayor contraste arterial y una menor opacificación venosa y parenquimatosa.[1,4]

Las principales aplicaciones de esta técnica son las vasculopatías, las disecciones arteriales (Figura 13.2), la displasia fibromuscular, la enfermedad de moyamoya, la arteritis de Takayasu y la oclusión de la arteria cerebral media. Si bien tiene como desventaja el uso de radiaciones ionizantes el empleo combinado de ecografía, RM

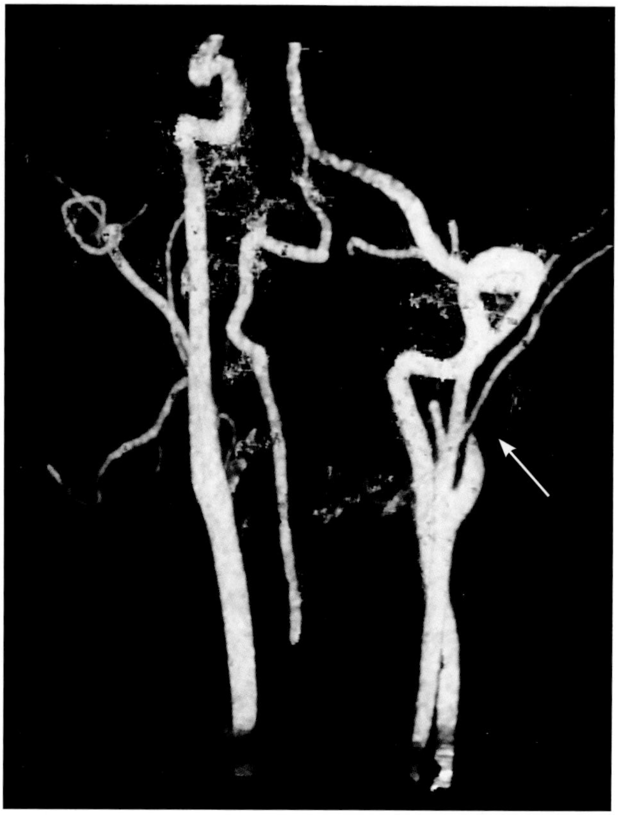

Figura 13.2 Angiografía por TC. Reconstrucción con proyección de máxima intensidad (*flecha*) Se visualiza imagen en pico de flauta en el segmento proximal de la arteria carótida interna izquierda.

y angiografía por TC, podría reemplazar a la arteriografía por sustracción digital (ASD).

Resonancia magnética

La resonancia magnética (RM) es la técnica más sensible para la identificación de un infarto isquémico. En las imágenes de RM convencional existen diferentes patrones de acuerdo al estadio del infarto y la presencia de hemorragia asociada.

Los cambios en la señal del infarto cerebral reflejan el aumento del contenido acuoso tisular con cambios en la señal de las secuencias T1 y T2 y se detectan entre las ocho y las doce horas de producido el ACV. Durante la fase aguda hay un aumento gradual de la hiperintensidad en la zona isquémica en imágenes de T2 y FLAIR; estas alteraciones son mejor visualizadas en la sustancia gris cortical y profunda como los ganglios de la base y tálamos (Figura 13.3 a y b).[4, 8, 9]

El aumento del edema vasogénico provoca tumefacción cerebral; se observa engrosamiento de las circunvoluciones y borramiento de los surcos tanto en T1 como en T2. El uso del contraste endovenoso sirve para caracterizar mejor los infartos

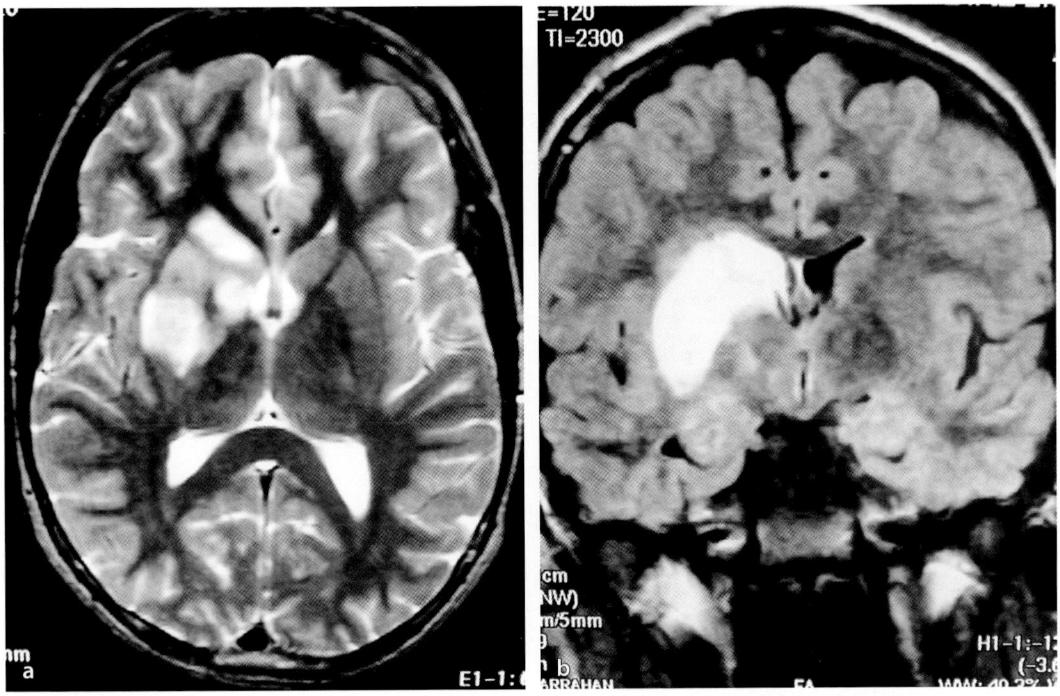

Figura 13.3 a RM de cerebro, corte axial en secuencia T2. Lesión hiperintensa en región estriato-capsular derecha. b RM de cerebro corte coronal en secuencia FLAIR. Lesión hiperintensa en igual territorio.

cerebrales y se utiliza luego de la primera semana, es decir, en período subagudo, momento en que se observa un patrón de refuerzo (Figura 13.4 a y b), que puede tener un aspecto giriforme que persiste aproximadamente entre seis y ocho semanas (Figura 13.4c y Tabla 13.1). Durante este período los cambios sutiles que se veían al inicio del infarto se hacen evidentes así como las alteraciones de la sustancia blanca (hiperintensidad), que podrían atribuirse a componentes hemorrágicos. Finalmente en el período crónico, la pérdida celular focal se traduce como un área de atrofia con dilatación de surcos y ventrículos y no hay refuerzo con el contraste (Figura 13.5).[1, 4, 8, 9]

Las imágenes de difusión (DWI) utilizan el movimiento browniano de las moléculas de agua en los tejidos vivos y muestran alta intensidad de señal en las áreas infartadas (Figura 13.6). Las imágenes asociadas de RM convencional y angiografía por RM son usadas para clasificar a los infartos cerebrales y definir el territorio vascular afectado (Tabla 13.2).[3, 15, 16]

Las técnicas de perfusión cerebral con gadolinio (PWI) evalúan el transporte vascular de nutrientes y su difusión desde los capilares a las neuronas, por lo tanto, representan una interesante opción en la evaluación de la hemodinamia cerebral especialmente en niños.

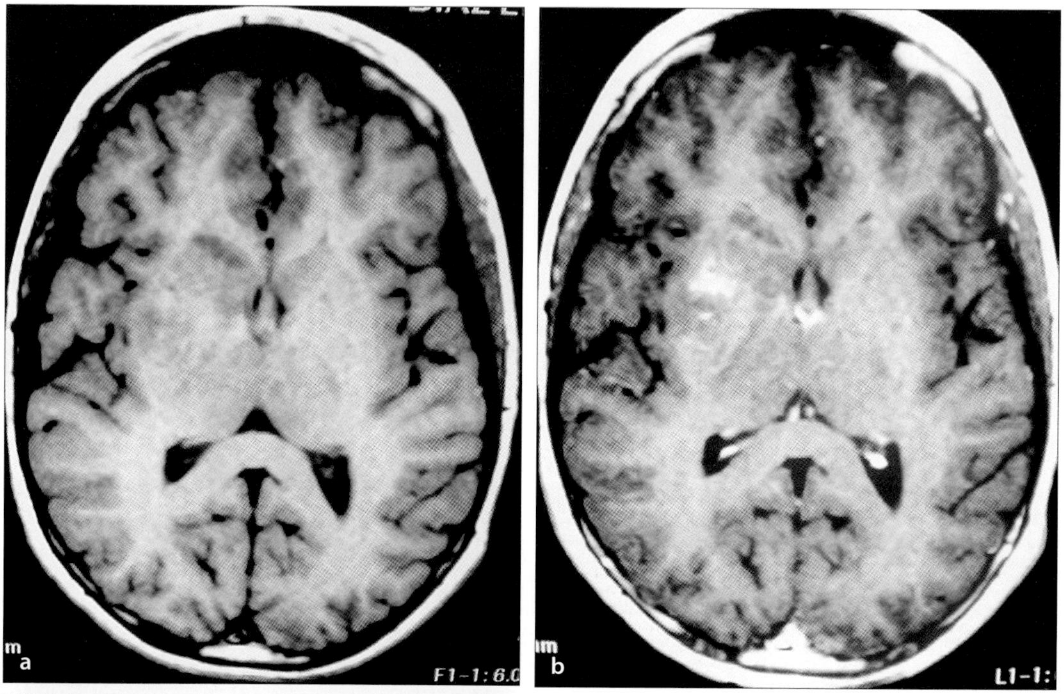

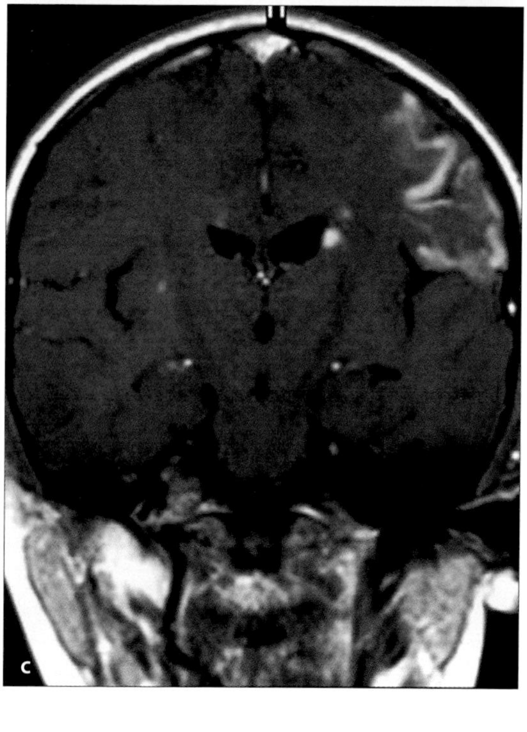

Figura 13.4 a RM de cerebro, corte axial en secuencia T1. Lesión hipointensa en región estriato-capsular derecha. **b** RM de cerebro corte axial en secuencia T1 con contraste. Lesión con señal hipointensa en región estriatal, caudado y cápsula interna derecha que refuerza con el contraste. **c** RM de cerebro corte coronal en secuencia T1 con contraste. Refuerzo de aspecto giriforme en la corteza frontal izquierda.

Dado que es posible evaluar el transporte vascular, especialmente el microvascular, se pueden obtener mapas cuantitativos del flujo sanguíneo cerebral regional (rCBF),

Tabla 13.1 Infarto cerebral agudo: hallazgos en RM con contraste

Hallazgos	Momento de aparición
Signos de refuerzo intravascular	Precoz (≤2 horas)
Refuerzo meníngeo en el área del infarto	Alrededor de las 24 horas
Refuerzo meníngeo y parenquimatoso	Alrededor del 3º al 4º día
Refuerzo parenquimatoso	Después del 3º-4º día y hasta la sexta semana

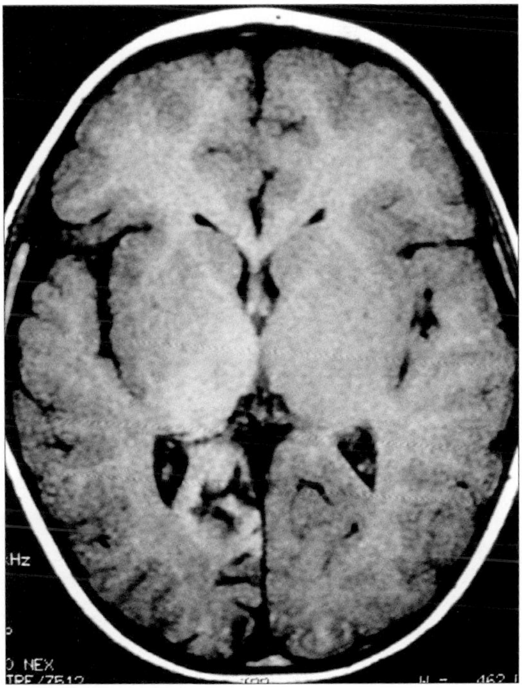

Figura 13.5 RM de cerebro, corte axial en secuencia T1. Lesión secuelar atrófica cortical occipital medial derecha e hiperintensidad en tálamo derecho: territorios superficial y profundo de la arteria cerebral posterior.

volumen sanguíneo cerebral regional (rCBV), el tiempo de tránsito medio del pasaje de gadolinio (MTT) y el tiempo de pico de llegada del bolo de gadolinio (Time to Peak).[15, 18] Las imágenes de rCBV predicen mejor el volumen final del infarto, mientras que el rCBF y MTT generalmente sobrestiman su tamaño.

Actualmente, con la combinación de técnicas de difusión que determinan el área de necrosis y la técnica de perfusión, que detecta el territorio amenazado, es posible establecer la situación fisiopatológica en tiempo real y comprender mejor la fisiopatología del ACV.

Recientemente se ha descrito la utilidad de esta técnica en pacientes con anemia de células falciformes[18, 19] y cuadros de isquemias subclínicas, sin compromiso de grandes

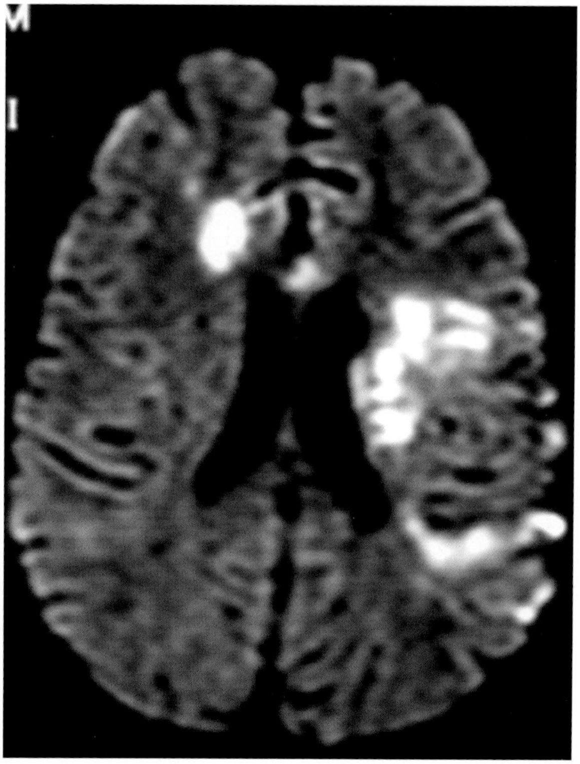

Figura 13.6 RM de cerebro, corte axial en secuencia de difusión. Señal hiperintensa (restricción) en la regiones córtico-subcortical frontoparietal, estriatocapsular y paraventricular a izquierda y la rodilla del cuerpo calloso. Se observa otra lesión con características similares a la descrita en la región frontal derecha (lesiones isquémicas en etapa aguda-subaguda).

Tabla 13.2 Evolución de los cambios de intensidad de señal en los infartos cerebrales con técnica de difusión

Período	Difusión por RM	RM convencional
Hiperagudo	Hiperintenso	Normal, ausencia de vacío de señal de flujo, signo de refuerzo intravascular
Agudo	Hiperintenso	Ausencia de vacío de señal de flujo, signo de refuerzo intravascular, hiperintensidad cortical y borramiento de los surcos
Subagudo	Seudonormalizacion o menos hiperintenso	Signos del estado agudo más refuerzo meníngeo y parenquimatoso
Subagudo tardío y crónico	Negativa	Refuerzo parenquimatoso y atrofia

vasos, en los cuales el Doppler transcraneal y las técnicas de perfusión pueden ser útiles como guía en el manejo individual de algunos pacientes, ya que demuestran cambios en la perfusión cuando las imágenes convencionales son todavía normales. Otros autores sugieren el uso combinado de técnicas de RM con secuencias FLAIR, difusión, perfusión y angiografía por RM multimodal en el seguimiento a largo plazo o durante la terapia transfusional.[17, 18]

En resumen, se sugiere que la RM es el método ideal para la evaluación de neonatos, lactantes y niños con sospecha de isquemia cerebral. Las secuencias por RM que deberían realizarse para delinear la anatomía y caracterizar las lesiones focales son T1, T2 y FLAIR; para detectar hemorragias, T2 gradiente de eco o SWI (imágenes de suceptibilidad magnética) y, luego, la administración de contraste para identificar regiones de inflamación y alteración de la barrera hematoencefálica. La DWI ayuda a definir áreas de isquemia temprana y de infarto. La angiografía por RM arterial o venosa intracraneal puede confirmar la permeabilidad de los vasos y definir la anatomía vascular. La comparación entre anormalidades en la perfusión y restricción de la difusión puede ser útil para diferenciar áreas de penumbra y de infarto.[11]

La angiografía por RM es una técnica esencial en el estudio del ACV. Las modalidades más empleadas son los denominados tiempo de vuelo (TOF) 2D y tiempo de vuelo

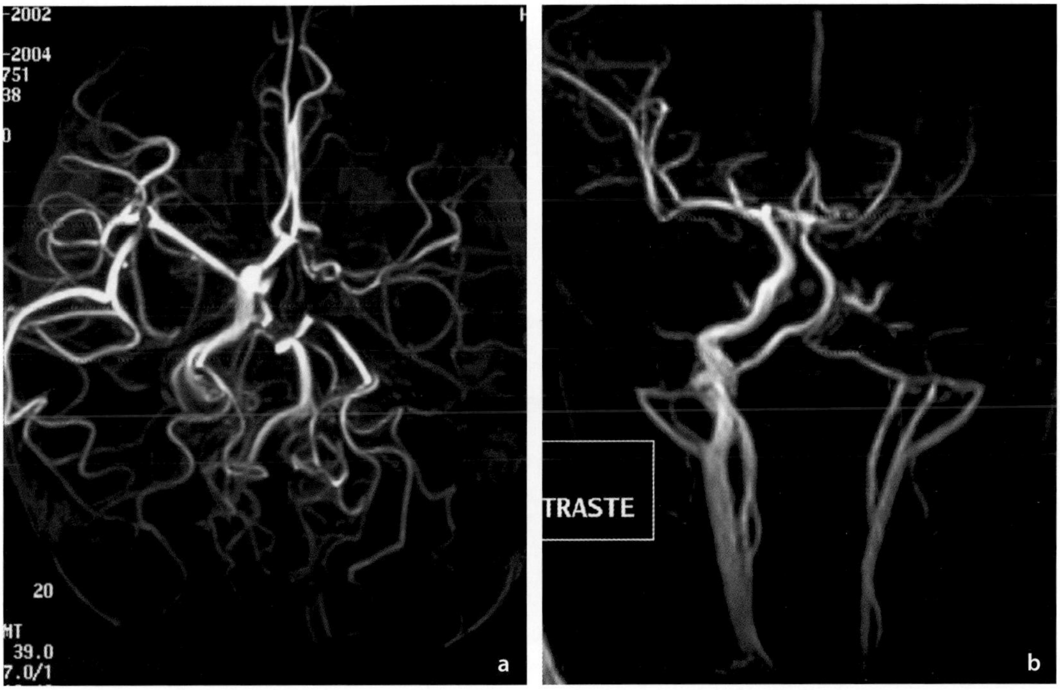

Figura 13.7 a Angiografía por RM arterial de vasos cerebrales, secuencia TOF-3D: proyección axial de reconstrucción con proyección de intensidad máxima. Ausencia de la señal de flujo de la arteria carótida interna izquierda con disminución de flujo de la arteria cerebral media ipsilateral. b Angiografía por RM arterial de vasos de cuello: TOF-2 D. Disminución del calibre de la arteria carótida interna izquierda con ausencia de señal de flujo a partir del segmento subpetroso compatible con disección.

3D con múltiples reconstrucciones, las cuales son útiles para determinar una señal de flujo filiforme distal a una estenosis grave.

Las llamadas técnicas de angiografía por RM con contraste de fase permiten determinar la dirección y velocidad de flujo sanguíneo, y esta característica es particularmente útil en la observación de las arterias aferentes, la evaluación del patrón de drenaje de una malformación arteriovenosa o determinar la dirección craneal o caudal del flujo de las arterias vertebrales (Figura 13.7 a, b).

Ambas secuencias, TOF y contraste de fase, pueden ser reconstruidas en dos dimensiones (2D) o tres (3D). Las dos variantes, TOF-2D y 3D, tienen la desventaja de que los tejidos estacionarios con alta intensidad de señal, como un trombo subagudo, pueden simular flujo. Es en estos casos donde la secuencia contraste de fase es más útil.[9, 19]

En el diagnóstico de afecciones de pequeños vasos como en las vasculitis, la angiografía por RM es poco sensible, por lo que la arteriografía por sustracción digital (ASD) es la técnica de elección.

Además de las clásicas imágenes de TC, las imágenes de resonancia magnética convencional T1 sin y con contraste endovenoso, T2/ FLAIR y la angiografía por RM pueden ser realizadas en forma complementaria con las nuevas técnicas funcionales como difusión perfusión y espectroscopia.

La RM espectroscópica (RME) tiene múltiples aplicaciones; particularmente, es útil en aquellos procesos donde la integridad neuronal está dañada y existe alteración de la glucólisis aeróbica y fosforilación oxidativa, como acontece en los infartos.

Numerosos picos pueden ser encontrados en forma individual, incluyendo la colina (Co), que se encuentra en las membranas celulares; el N-acetyl-aspartato (NAA), que es el marcador neuronal por excelencia; la creatina (Cr), que se relaciona con el transporte de energía; y el ácido láctico (Lac), siempre patológico ya que es el producto del metabolismo anaeróbico.

El ácido láctico no es visualizado en el espectro del tejido cerebral in vivo en condiciones normales. Este metabolito está presente tanto en el área del infarto irreversible (core) como en el tejido potencialmente amenazado (penumbra). Se caracteriza por un doblete invertido en los tiempos de eco intermedio. Su presencia debe sugerir siempre otros diagnósticos diferenciales como los procesos inflamatorios infecciosos o las enfermedades mitocondriales.

El descenso del NAA es la consecuencia de la pérdida y/o disfunción neuronal; es un proceso en general irreversible que dura entre días y semanas.[20-22]

El pico de Co tiene aspectos variables según el momento de la isquemia (período agudo o crónico).

La reducción de la creatina se describe al inicio del ACV. Este descenso, si bien es progresivo, tiene una intensidad menor si se compara con la caída del NAA.

La RME localizada es un marcador sensible en la fisiopatología de la encefalopatía mitocondrial durante los episodios de símil ACV (*stroke-like*), donde se observa marcada reducción del NAA, glutamato, mioinositol y de la Cr total, con presencia de niveles de ácido láctico en las áreas patológicas y, en menor grado, en la sustancia gris, que puede tener un aspecto normal en las imágenes de RM convencional.[8, 9, 22]

La posibilidad de realizar espectroscopia del fósforo en el músculo periférico podría complementar la investigación del estado bioenergético en esta entidad.

Neuroimágenes en algunas causas de ACV

Disección arterial

Si bien la ASD fue la técnica de elección para el diagnóstico de disección, en la actualidad esta patología es explorada con métodos no invasivos como la angiografía por RM o su variante dinámica con contraste. En la fase aguda, la disección carotídea se presenta hasta en un 50% de los casos como una extensa estenosis escalonada.[8, 9, 23] En aproximadamente un tercio de los casos se presenta como una estenosis seguida de un segmento dilatado con formación de un pseudoaneurisma. Por último, en un 20% de los casos, la disección carotídea se visualiza como una oclusión de aspecto fusiforme. La imagen en diana es también muy específica de disección, se presenta con una pared gruesa y un lumen profundo y excéntrico rodeado de una delgada captación anular de contraste.

En algunas situaciones, si el diagnóstico de disección no es claro, los cortes axiales de la angiografía por RM y las secuencias convencionales de la RM, en T1 y técnicas de saturación grasa (SPIR y STIR), pueden mostrar una señal hiperintensa —secundaria al hematoma intramural fusiforme— o un lumen excéntrico que confirman el diagnóstico. Este hematoma modificará la señal según los días de evolución (Tabla 13.3).

La angiografía por RM con técnicas de TOF-3D tiene alta sensibilidad y especificidad para el diagnóstico de disección de la arteria carótida interna y alta especificidad para las disecciones vertebrales.

En los casos de disección del segmento intrapetroso de la arteria carótida interna, la angiografía por RM parece ser superior a la ASD.[9, 23]

Vasculitis

La TC ofrece poco rédito para el estudio de las vasculitis del sistema nervioso central, ya que tiene una sensibilidad menor del 50%.[8, 24-26] La RM es más útil, debido a que muestra anormalidades en el 97,8% en la secuencia T2, en el 95% en FLAIR y en el 60% de las secuencias de difusión.[4, 20, 24, 27] Las secuencias de perfusión, espectroscopia, T2-gradiente (T2-GRE) y el uso del gadolinio aumentan su rendimiento.

Tabla 13.3 Evolución del hematoma intramural en la disección arterial por RM

Primeros tres días	Señal intermedia en T1, hiperintensa en T2
Tres días a dos meses	Hiperintensidad en T1 y T2
Seis a doce meses	Isointenso en T1 y T2

Las técnicas de angiografía no invasiva, angiografía por RM y por TC, son útiles cuando las afectadas son las arterias de mediano y gran calibre, mientras que la ASD es la técnica de referencia cuando se comprometen las arterias de menor tamaño.[8, 9, 20, 24, 27]

Los signos radiológicos más frecuentes son estenosis de los vasos arteriales, especialmente de la arteria cerebral media y sus ramas y con menor frecuencia las arterias cerebrales anterior, posterior y sus ramas. Si la angiografía por RM y por TC muestran alteraciones, son entonces las técnicas preferidas para realizar el seguimiento.[26] En la Tabla 13.4 se resumen los principales patrones de RM en vasculitis cerebrales (Figura 13.8 a, b y c).

Enfermedad de moyamoya

La TC y la RM son útiles para identificar las áreas de isquemia. El diagnóstico puede realizarse con RM y angiografía por RM con una sensibilidad del 73% al 92%[8, 9, 29, 30] comparado con la ASD que es el método de referencia para el diagnóstico.

Los criterios para el diagnóstico de moyamoya son: 1) estenosis arterial que compromete la región distal a la bifurcación de la arteria carótida interna y de las porciones proximales de arteria cerebral anterior (A1) y de la arteria cerebral media (M1),

Tabla 13.4 Patrones de resonancia magnética en vasculitis cerebrales [8, 9, 29]

Compromiso de arterias de mediano y gran calibre:

- Lesión única o múltiple hiperintensa en T2, FLAIR y que refuerza con el contraste.
- Afectación de territorios vasculares parciales o totales (más frecuente en territorio silviano).
- Generalmente irreversibles.
- En agudo-subagudo: muestran restricción de la difusión.
- Con el contraste: refuerzo en etapa subaguda.
- Puede haber refuerzo de la pared vascular.
- Técnicas angiográficas: frecuentemente demuestran irregularidades murales.

Compromiso de arterias de pequeño calibre:

- Lesiones múltiples.
- Afectación de sustancia blanca y/o gris supra y/o infratentorial hiperintensa en T2, FLAIR que refuerzan con contraste.
- Pueden ser reversibles.
- Suelen tener difusión facilitada (edema o gliosis).
- Con el contraste: pueden reforzar las lesiones en agudo con diferentes patrones y los espacios perivasculares de Virchow-Robin.
- Técnicas angiográficas: frecuentemente negativas.

Patrones infrecuentes pero posibles:

- Hemorragia intraparenquimatosa.
- Hemorragia subaracnoidea.
- Lesiones expansivas.
- Lesiones medulares asociadas o aisladas.

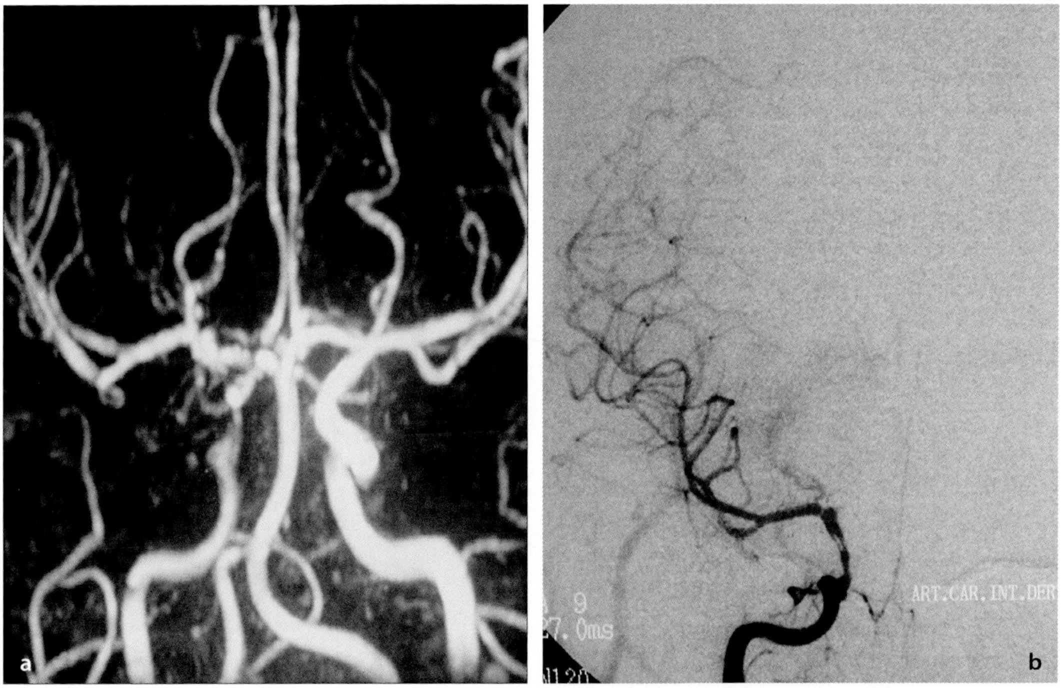

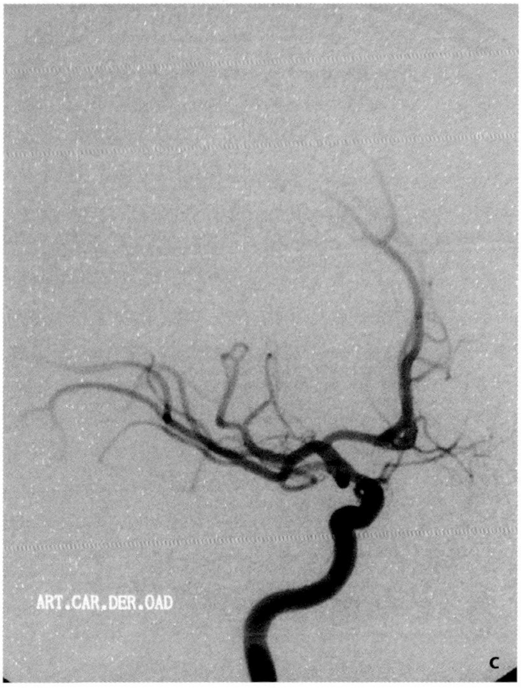

Figura 13.8 a Angiografía por RM arterial de vasos cerebrales: secuencia TOF-3D. Estenosis de los segmentos paraselar y supraclinoideo de la arteria carótida interna derecha. b ASD frente: estenosis del 85%-90% de la arteria carótida interna, segmento supraclinoideo, con imagen irregular en los segmentos oftálmico y comunicante. c ASD: proyección oblicua anterior derecha (4 meses más tarde). Recanalización casi total de los segmentos afectados.

2) el desarrollo de dilatación de las arterias colaterales y 3) anormalidades bilaterales. Si el patrón angiográfico es unilateral, el diagnóstico de moyamoya es probable.

Los datos obtenidos a través de la RM y la angiografía por RM pueden ser clasificados como primarios y secundarios.[8, 9, 28, 29] Los primarios son los cambios que ocurren en los vasos, como la oclusión del polígono de Willis, formación de colaterales, etc., mientras que los secundarios incluyen infarto, enfermedad de sustancia blanca, atrofia y hemorragia. Se observan comúnmente pequeñas áreas de infarto en regiones corticales limítrofes, ganglios de la base, sustancia blanca profunda o regiones periventriculares.[30, 31]

Debido a que la oclusión es lentamente progresiva, lleva a la hipertrofia de múltiples colaterales (más comúnmente en las arterias lenticuloestriadas y talamoperforantes), así como al desarrollo de diversas anastomosis entre las arterias carótidas externa e interna.

También es posible observar un refuerzo leptomeníngeo evidenciado en la secuencia T1 con contraste, conocido como "signo de la hiedra", que puede observarse espontáneamente en la secuencia de FLAIR.[8] El Doppler transcraneal es un método útil y no invasivo que puede utilizarse para el seguimiento y control posoperatorio de pacientes con moyamoya, ya que evalúa los cambios en la velocidad de flujo cerebral en las arterias.[11]

Trombosis de senos venosos cerebrales

Debe tenerse en cuenta que, debido a que los senos venosos comúnmente se recanalizan, el paciente con sospecha de trombosis de senos venoses cerebrales (TSVC) debe ser estudiado con la mayor celeridad posible.[32-36]

La TC con contraste puede mostrar el signo del "delta vacío", que se produce por defecto de relleno del seno venoso ocupado por la presencia de coágulos, rodeado de un área hiperdensa correspondiente a sangre venosa opacificada o debido a neovascularizacion alrededor de la zona de oclusión.[8, 9, 32, 34, 37] El signo de delta vacío puede ser falsamente positivo, por ejemplo en neonatos, ya que el hematocrito normalmente alto puede provocar un aumento de la señal de venas cerebrales normales.[38] La ausencia de este signo puede verse en más del 40% de pacientes con TSVC.

Las imágenes de RM pueden demostrar hiperintensidad o ausencia de señal de flujo del seno venoso afectado y un refuerzo dural intenso (Figura 13.9).

Las áreas parenquimatosas afectadas por un infarto de origen venoso tienen un patrón de distribución diferente al arterial que varía de acuerdo al seno comprometido. El más frecuente se presenta en la convexidad frontoparietal parasagital para la trombosis del seno sagital superior, donde se pueden observar lesiones con un componente frecuentemente hemorrágico (Figura 13.10) y escaso o nulo refuerzo con el contraste. Otros territorios ocasionalmente afectados son la región témporo-occipital para la trombosis de los senos laterales y los tálamos/núcleos lenticulares en el caso de oclusión del sistema venoso profundo.[39]

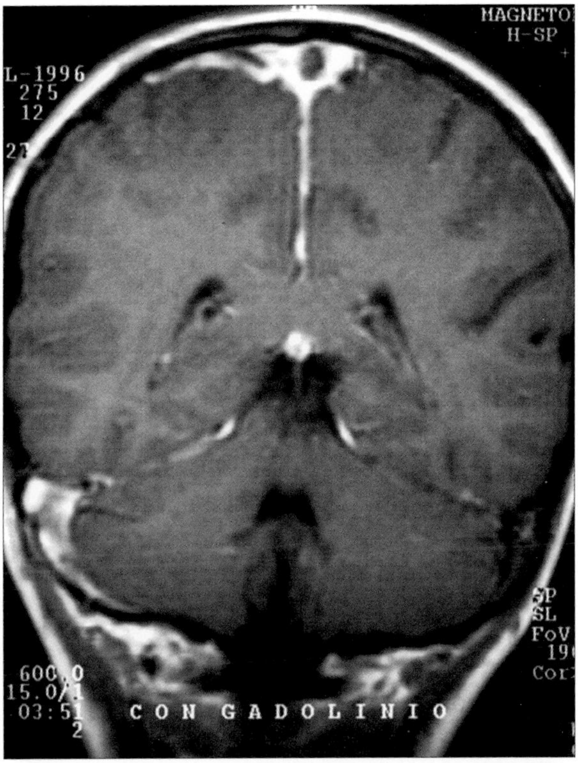

Figura 13.9 RM de cerebro, corte coronal en secuencia T1 con contraste. Refuerzo meníngeo con ausencia de relleno central con el contraste en los senos longitudinal superior y transverso derecho. Trombosis de seno longitudinal y transverso.

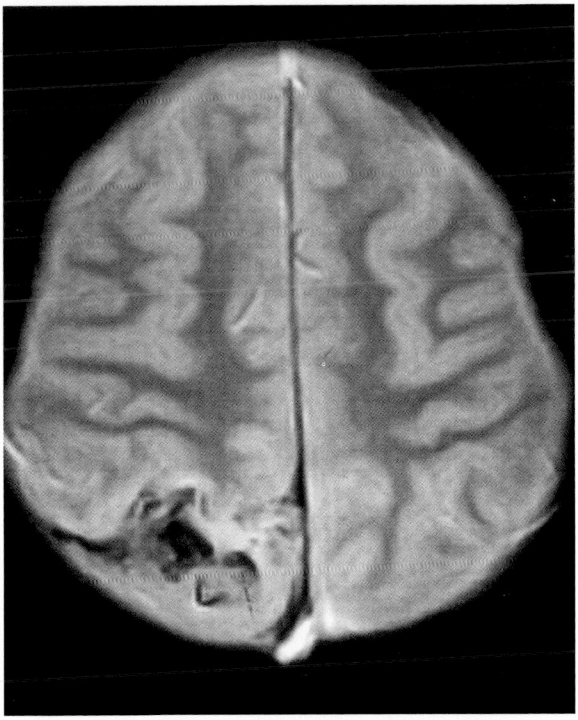

Figura 13.10 RM de cerebro corte axial en secuencia T2 GE: lesión heterogénea hipointensa-hiperintensa en la región córtico-subcortical parietal derecha que corresponde a infarto venoso hemorrágico.

Referencias bibliográficas

1 Hunter J V. New radiographics techiniques to evaluate cerebrovascular disorders in children. *Semin Pediatr Neurol* 2000; 7: 261-77.
2 Griewing B. Doherty C, Kessler C. Power Doppler ultrasound examination of the intracerebral and extracerebral vasculature. *J Neuroimaging* 1996; 6: 32-5.
3 Arroyo HA, Tamer I. Enfermedad cerebrovascular en la infancia y la adolescencia accidente isquémico cerebral. *Rev Neurol* 2002; 34: 133-44.
4 Lynch JK, Hirtz DG, deVeber G, Nelson KB. Report of the National Institute of Neurological -Disorders and Stroke workshop on perinatal and childhood stroke. *Pediatrics* 2002; 109: 116-23.
5 Ganesan V, Prengler M, McShane MA, Wade AM, Kirkham FJ. Investigation of risk factors in children with arterial stroke. *Ann Neurol* 2003; 53: 167-73.
6 Kirkham FJ, Hogan AM. Risk factors for arterial ischemic stroke in childhood. *CNS Spectr* 2004; 9: 451-64.
7 Abboud MR, Cure J, Granger S, et al. STOP study. Magnetic resonance angiography in children with sickle cell disease and abnormal transcranial Doppler ultrasonography findings enrolled in the STOP study. *Blood* 2004; 103: 2822-6.
8 Barkovich J. *Pediatric Neuroimaging.* 4° ed. Philadelphia: Lippincott Williams & Wilkins, 2005.
9 Atlas SW, Huy MDO. Isquemia e Infarto cerebral. En: *Atlas de cabeza y columna.* 3° ed. Barcelona: Marban, 2006.
10 Meuli RA. Imaging viable brain tissue with CT scan during acute stroke. *Cerebrovasc Dis* 2004; 17: 28-34.
11 Roach ES, Golomb MR, Adams R, et al. Management of Stroke in Infants and Children. A Scientific Statement from a Special Writing Group of the American Heart Association Stroke Council and the Council on Cardiovascular Disease in the Young. *Stroke* 2008; 39: 2644-91.
12 Hamberg LM, Hunter GJ, Halpern EF, et al. Quantitative high resolution measurement of cerebrovascular physiology with slip-ring CT. *Am J Neuroradiol* 1996; 17: 639-50.
13 Wang XC, Gao PY, Xue J, Liu GR, Ma L. Identification of infarct core and penumbra in acute stroke using CT perfusion source images. *AJNR* 2010; 31: 34-9.
14 Wang XC, Gao PY, Lin Y, Ma L, et al. Clinical value of computed tomography perfusion source images in acute stroke. *Neurol Res* 2009; 31: 1079-83.
15 Berry I, Ranjeva JP, Duthil P, Manelfe C. Diffusion and perfusion MRI, measurenments of acute stroke events and outcome: present practice and future hope. *Cerebrovasc Dis* 1998; 8: 8-16.
16 Gadian DG, Calamante F, Kirkham FJ, et al. Diffusion and perfusion magnetic resonance in childhood stroke. *J Child Neurol* 2000; 15: 279-83.
17 Kim JH, Shin T, Park JH, et al. Various patterns of perfusion-weighted MR Imaging and MR angiographic findings in hiperacute ischemic Stroke. *AJNR* 1999; 20: 613-20.
18 Kirkham FJ, Calamante F, Bynevelt M, et al. Perfusion magnetic resonance abnormalities in patients with sickle cell disease. *Ann Neurol* 2001; 49: 477-85.
19 Rollins N, Dowling M, Booth T, Purdy P. Idiopathic Ischemic Cerebral Infarction in Childhood: Depiction of Arterial Abnormalities by MR Angiography and Catheter Angiography. *Am J Neuroradiol* 2000; 21: 549-56.

20 Chu WJ, Mason GF, Pan JW, et al. Regional cerebral blood flow and magnetic resonance spectroscopic imaging findings in diaschisis from stroke. *Stroke* 2002; 33: 1243-8.
21 Saunders DE. MR spectroscopy in stroke. *Br Med Bull* 2000; 56: 334-45.
22 Moller HE, Kurlemann G, Pützler M, et al. Magnetic resonance spectroscopy in patients with MELAS. *J Neurol Sci* 2005; 229-230: 131-9.
23 Levy C, Laissy JP, Raveau V, et al. Carotid and vertebral artery dissection: Three dimensional time of flight MR angiography and MR imaging versus conventional angiography. *Radiology* 1994; 190: 97-103.
24 Arroyo HA, Russo RA, Rugilo C. Vasculitis cerebrales. *Rev Neurol* 2006; 42: 176-86.
25 Benseler S, Schneider R. Central nervous system vasculitis in children. *Curr Opin Rheumatol* 2004; 16: 43-50.
26 Elbers J, Benseler SM. Central nervous system vasculitis in children. *Curr Opin Rheumatol* 2008; 20: 47-54.
27 Biller J, Loftus CM, Moore SA, et al. Isolated central nervous system angiitis first presenting as spontaneous intracranial hemorrhage. *Neurosurgery* 1987; 20: 310-5.
28 Fujisawa I, Asato R, Nishimura K, et al. Moyamoya disease: MR imaging. *Radiology* 1987; 164: 103-7.
29 Yoon HK, Shin HJ, Chang YW. Ivy sign in childhood moyamoya disease: depiction on FLAIR and contrast-enhanced T1-weighted MR images. *Radiology* 2002; 223: 384-9.
30 Fukuyama Y, Umezu R. Clinical and cerebral angiographic evolutions of idiopathic progressive occlusive disease of the circles of Willis (moyamoya disease) in children. *Brain Dev* 1985; 7: 21-37.
31 Maki Y, Enomoto T. Moyamoya disease. *Childs Nerv Syst* 1988; 4: 204-12.
32 deVeber G, Andrew M, Adams C, et al. Canadian Pediatric Ischemic Stroke Study Group. Cerebral sinovenous thrombosis in children. *N Engl J Med* 2001; 345: 417-23.
33 Chan AK, deVeber G, Monagle P, et al. Venous thrombosis in children. *J Thromb Haemost* 2003; 1: 1443-55.
34 Wu YW, Miller SP, Chin K, et al. Multiple risk factors in neonatal sinovenous thrombosis. *Neurology* 2003; 59: 438-40.
35 Baumgartner RW, Studer A, Arnold M, Georgiadis D. Recanalisation of cerebral venous thrombosis. *J Neurol Neurosurg Psychiatry* 2003; 74: 459-61.
36 Sébire G, Tabarki B, Saunders DE, et al. Cerebral venous sinus thrombosis in children: risk factors, presentation, diagnosis and outcome. *Brain* 2005; 128(Pt 3): 477-89.
37 Huisman TA, Holzmann D, Martin E, Willi UV. Cerebral venous thrombosis in childhood. *Eur Radiol* 2001; 11: 1760-5.
38 Barnes C, Newal F, Furmedge J, et al. Cerabral sinus venous thrombosis in children. *J Paediatr Child Health* 2004; 40: 53-5.
39 Teksam M, Moharir M, deVeber G, Shroff M. Frequency and topographic distribution of brain lesions in pediatric cerebral venous thrombosis. *AJNR* 2008; 29: 1961-5.

14

Arteriografía por sustracción digital en el accidente cerebrovascular

Alejandro Ceciliano • Francisco Villasante

Introducción

En el año 1927, en Portugal, Egaz Moniz realiza la primera arteriografía por sustracción digital (ASD) mediante disección y punción directa de la arteria carótida primitiva mediante la inyección de una solución de bromuro de estronio.[1] Actualmente a pesar de los avances en técnicas no invasivas como la angiografía por resonancia magnética (RM) y por tomografía computarizada (TC), la ASD biplanar de alta resolución continúa siendo el método de referencia para el estudio de las diferentes estructuras vasculares cerebrales. Su carácter dinámico la hace de elección a la hora de evaluar el comportamiento hemodinámico a diferencia de los otros métodos, ya que ofrecen imágenes estáticas. En la actualidad, podemos realizar ASD de alta resolución y baja radiación, mediante las cuales es posible observar arterias de tercer y cuarto orden. El desarrollo de programas especiales en el posprocesamiento de las imágenes, nos permiten realizar reconstrucciones tridimensionales de las arterias y, además, medir con precisión estructuras y malformaciones vasculares en los diferentes ejes espaciales (Figura 14.1). También es posible analizar el lumen arterial mediante la navegación endoluminal virtual, como realizar el mapa de ruta en 3D y tiempo real (3D *road mapping*) –necesario como guía a la hora de microcateterizar diferentes malformaciones vasculares como los aneurismas cerebrales–.[2,3] Todas estas herramientas no sólo facilitan el diagnóstico sino también el planeamiento quirúrgico y endovascular para el tratamiento de las lesiones cerebrovasculares.

Indicaciones

Las indicaciones de la ASD son los accidentes cerebrovasculares (ACV) isquémicos y hemorrágicos. Otras indicaciones de la ASD dentro del gran abanico de patologías

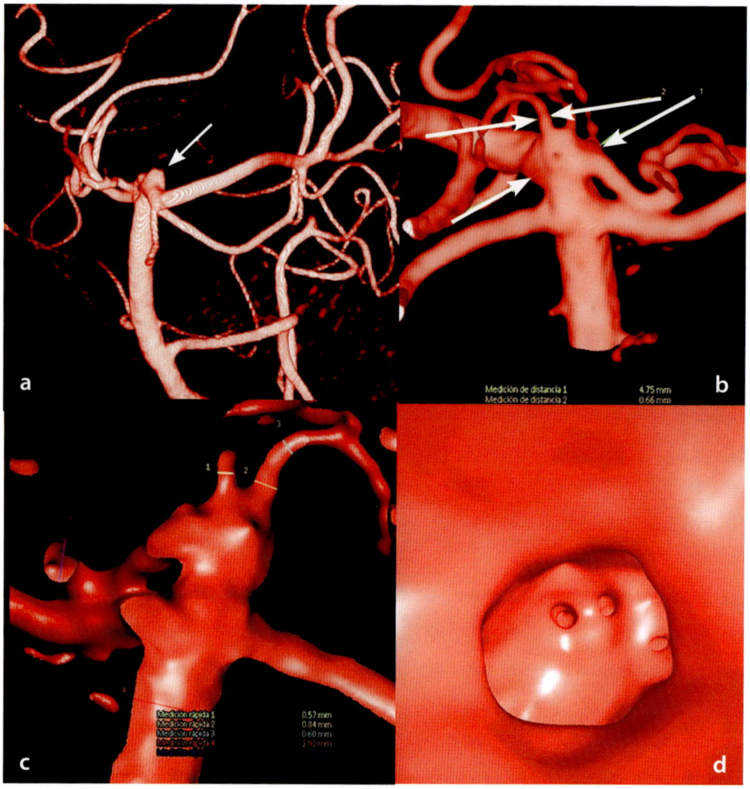

Figura 14.1 Paciente femenina de 15 años con antecedentes de cefalea intensa de un año de evolución. En los estudios por neuroimágenes se diagnostica aneurisma que compromete el tope de la arteria basilar y arteria cerebral posterior izquierda - segmento P1; por tal motivo se realizó angiografía tridimensional con reconstrucción 3D de la arteria vertebral derecha en la zona intracraneal. **a** Angiografía tridimensional que muestra una imagen sospechosa de aneurisma del tope basilar y segmento P1 izquierdo (*flecha*). **b** Segunda reconstrucción tridimensional con máxima resolución del segmento comprometido que muestra displasia arterial del segmento terminal de la arteria basilar y P1 izquierdo con las arterias perforantes emergiendo de la displasia (*flechas*), lo que descarta aneurisma cerebral. **c** Angiografía digital 3D con corte arterial del segmento terminal de la arteria basilar y la cerebral posterior donde se puede observar la displasia arterial y las arterias perforantes con sus respectivas medidas. **d** Angiografía con navegación endoluminal, se observa el origen de las perforantes terminales del tope de la arteria basilar.

cerebrovasculares en pediatría son las anomalías congénitas como los aneurismas de la vena de Galeno, anomalías craneofaciales y cerebrovasculares, fístulas carótidocavernosas y los tumores hipervascularizados (meningiomas, hemangiomas, hemangioblastomas, glomus carotídeo-yugular y timpánico, fibroangioma de cavum, etc.).

La ASD medular está indicada en la patología bulbomedular isquémica (por ejemplo, disecciones vertebrales con compromiso de las arterias espinales) y en la patología hemorrágica medular.

También mediante la ASD se realizan diferentes pruebas neurofisiológicas como la prueba de Wada, que se realiza mediante inyección de amital en ambas carótidas internas a fin de deprimir un hemisferio y poder localizar los centros del lenguaje y la memoria. Este procedimiento se utiliza en algunos casos de cirugía de epilepsia.[4] La prueba de desmopresina, que se realiza mediante el cateterismo superselectivo de los senos petrosos inferiores, obtiene muestras de sangre de ambos senos y periférica, basal y posestimulación con desmopresina con el fin de valorar los niveles de ACTH en la enfermedad de Cushing y microadenomas de hipófisis.[5] Además se realizan pruebas de oclusión carotídea y vertebral mediante balones no desprendibles. Estas evalúan la compensación del territorio ocluido a través del polígono de Willis[6] y se utilizan en tumores extensos de cabeza y cuello que comprometen la arteria carótida interna en casos de necesidad de oclusión definitiva del vaso portador, fístulas carótidocavernosas donde no es posible reconstruir la arteria y en aneurismas gigantes, displásicos o disecantes no quirúrgicos.

Procedimiento

La ASD es un procedimiento mínimamente invasivo lo cual no significa "mínimamente riesgoso", por lo que debe ser realizada por médicos altamente entrenados en estas técnicas. La preparación preoperatoria del paciente pediátrico es importante. Antes de comenzar el procedimiento deberemos comprobar que el paciente se encuentre en ayunas, con los análisis preoperatorios normales y la correcta evaluación de los pulsos en miembros inferiores. También será necesario comprobar que se hayan suspendido fármacos anticoagulantes como warfarina y acenocumarol. Todos los procedimientos angiográficos en pediatría se realizan bajo anestesia general por razones obvias y para obtener imágenes de alta calidad. Como única excepción a la anestesia general, son los pacientes sometidos a la prueba de Wada, dado que se requiere su colaboración para la evaluación neurológica. Estos pacientes deben ser entrenados y los estudios realizados bajo neuroleptoanalgesia.

La punción de la arteria femoral es el primer paso crítico en la realización de la ASD en el paciente pediátrico. En los niños menores de un año es conveniente colocar almohadillas de dos a cuatro centímetros elevando la pelvis, exponiendo de esta manera la zona inguinal con la arteria femoral en una mejor posición para su punción percutánea. Las arterias de los niños son de pequeño diámetro, móviles, elásticas y presentan gran vasorreactividad, por lo que suelen desarrollar vasoespasmos con facilidad en el momento de la punción. Por este motivo es de buena práctica realizar, antes de la punción, una infiltración periarterial de xilocaína al 2% en la arteria femoral superficial, con el fin de "fijar" la arteria y disminuir el vasoespasmo. Las técnicas inapropiadas pueden causar complicaciones como hemorragias, hematomas, seudoaneurismas, fístulas arteriovenosas, ruptura arterial e infecciones. La técnica que se emplea es la descrita por Seldinger,[7,8] que consiste en la punción de la pared anterior de la arteria, evitando de esta manera las complicaciones antes citadas. En niños menores de dos años se utilizan sets de punción arterial que, mediante microguías, se intercambian por catéteres introductores femorales de 3 Fr. En niños mayores de dos años se pueden utilizar guías rectas o curvas que se intercambian por introductores de 4 Fr para los procedimientos diagnósticos y terapéuticos. Todos estos introductores arteriales son de bajo perfil, hidrofílicos, flexibles, resistentes a las plicaturas y tienen una válvula hemostática en su extremo proximal por la que se introduce el catéter diagnóstico. Colocado el introductor arterial se realiza heparinización sistémica (50-70 U/kg) del paciente. La elección del catéter angiográfico depende de la edad del paciente y de las características del arco aórtico. Actualmente existen catéteres preformados con diferentes curvas, los cuales han hecho que el cateterismo de los vasos supraaórticos sea más sencillo y seguro. Estos catéteres deben ser flexibles, con punta atraumática, visible y resistentes a las plicaturas. Por otro lado, todos estos catéteres deberán ser ascendidos mediante una guía. Estas guías presentan sus extremos distales preformados y son atraumáticas, radiopacas, hidrofílicas y direccionables.

En las últimas décadas se han hecho importantes esfuerzos para reducir la osmolaridad de los medios de contraste con el fin de equipararla a la de la sangre (isoosmolar) y para que no se disocien en iones (no iónicos), debido a que son dos factores causantes de importantes efectos adversos. La dosis que corresponde utilizar no deberá exceder los 6 cm^3/kg. Con los equipos de última generación, es posible diluir el contraste al 50% con solución fisiológica y obtener excelente calidad de imagen reduciendo la dosis total de contraste administrada.[9, 10]

Una vez finalizado el procedimiento diagnóstico se debe extraer el catéter introductor arterial y comprimir digitalmente el sitio de punción. El paciente deberá continuar bajo anestesia general hasta lograr su correcta hemostasia. Se recomienda realizar un vendaje suave sobre la arteria femoral y controlar no sólo el pulso femoral sino también los pulsos distales (pedio y tibial posterior) como así también la coloración y el relleno capilar distal. El paciente deberá permanecer en reposo y bajo control médico por el lapso de 24 horas.

Entre diciembre de 1999 y diciembre de 2009, hemos realizado en el Hospital Nacional de Pediatría Juan P. Garrahan (Buenos Aires, Argentina) un total de 1129 cateterismos diagnósticos, en los cuales hemos tenido complicaciones menores en el 0,5% de los pacientes (vasoespasmo de la arteria femoral, hematoma superficial, alergia a los medios de contraste), sin que se hayan presentado complicaciones mayores.

Características angiográficas de distintas entidades asociadas con el ACV isquémico

Disecciones

Disecciones extracraneales. Generalmente, en la edad pediátrica estas lesiones se encuentran asociadas a trauma cervical. Muchos de estos pacientes reconocen haber recibido un trauma mínimo cervical días o semanas previas a su presentación. Pero también pueden ser espontáneas o asociadas a enfermedades del tejido conectivo o idiopáticas. Esta entidad se reconoce cada vez más como causa de infarto cerebral en la edad pediátrica[11] y es más frecuente en niños con una prevalencia de 6:1 con respecto a las niñas.[12, 13] El aspecto angiográfico característico es en "pico de flauta" y presenta estenosis u oclusión de la arteria. Con respecto a la arteria carótida, rara vez estas lesiones comprometen la primitiva y, generalmente, la lesión comienza en la zona posbulbar y termina en el segmento prepetroso; suele observarse un afinamiento progresivo de la arteria hasta dicho segmento (Figuras 14.2 a y 14.3). Por otro lado, las disecciones de la arteria vertebral comprometen, por lo general, el segmento foraminal, principalmente el distal y luego los segmentos extradural e intradural (Figuras 14.2 b y 14.4). En la actualidad mediante la ASD con reconstrucción tridimensional 3 D es posible observar con precisión el sitio de inicio de la disección y su extensión.

Disecciones intracraneales. En el circuito anterior se observa compromiso de los segmentos oftálmico y comunicante de la arteria carótida interna, aunque puede estar involucrado cualquier otro (Figura 14.5). En el circuito posterior, son más frecuentes las disecciones de la arteria vertebral en el origen de la arteria

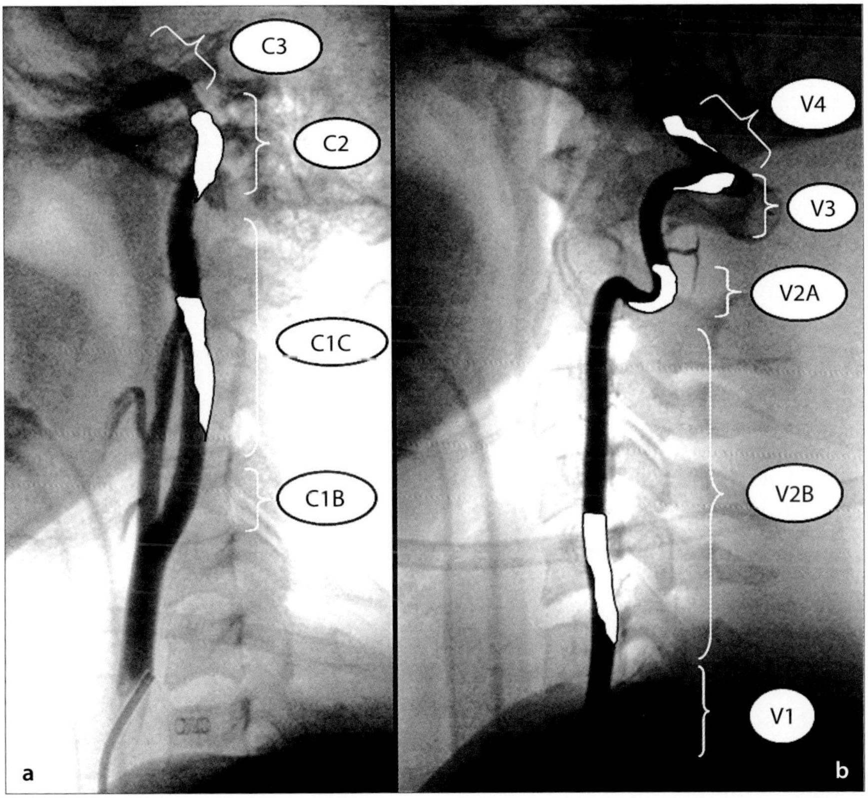

Figura 14.2 **a** Esquema de los segmentos más afectados por disecciones de la arteria carótida extracraneal: la carótida primitiva y el segmento bulbar (C1B) son raramente afectados; el segmento cervical (C1C) es el más afectado seguido del segmento prepetroso (C2); es muy poco frecuente el compromiso del segmento rasgado anterior (C3). **b** Esquema de los segmentos más afectados por disecciones de la arteria vertebral: el segmento extraóseo (V1) rara vez es afectado; el segmento foraminal bajo (V2B) es poco afectado; el segmento foraminal alto (V2A) es el más afectado, seguido por los segmentos extradural (V3) e intradural (V4).

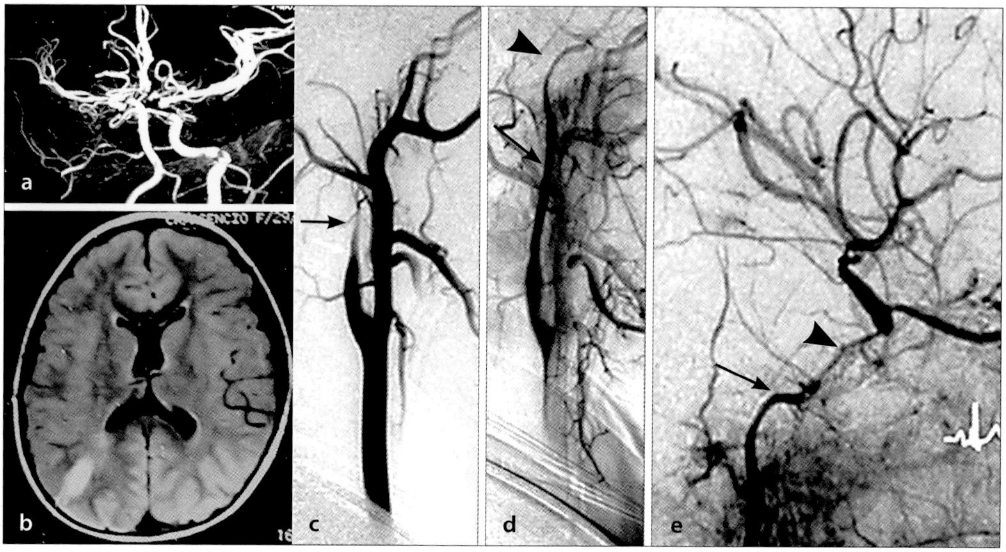

Figura 14.3 Paciente masculino de 13 años sin antecedentes de trauma craneal que presentó cefalea, náuseas y vómitos y, a las 48 horas, hemiparesia transitoria facio-braquio-crural izquierda. **a** La angiografía por RM cerebral demostró la ausencia de la arteria carótida interna derecha con señal del territorio silviano derecho. **b** RM T1 sin gadolinio (corte axial) en la que se observa isquemia en territorio limítrofe posterior derecho. **c-d** ASD cervical, vista lateral de la arteria carótida derecha en tiempo arterial precoz y tardío; muestra afinamiento progresivo de la arteria carótida en la zona cervical (*flecha*) y del segmento prepetroso (*punta de flecha*). **e** ASD cervical, proyección lateral en tiempo arterial de la arteria carótida interna derecha que muestra afinamiento de la arteria carótida en su segmento cervical (*flecha*) con disección y estenosis grave del segmento petroso y cavernoso (*punta de flecha*); se aprecia que el segmento supraclinoideo no presenta lesión, pero sí, hipoflujo distal.

cerebelosa posteroinferior (PICA), que pueden también extenderse hasta la arteria basilar. La disección de la arteria basilar, de las arterias cerebrales posteriores y demás arterias de la fosa posterior son menos frecuentes. La característica angiográfica es la estenosis de la luz arterial con marcado hipoflujo distal. También las disecciones pueden involucrar el origen de pequeñas arterias perforantes, produciendo su oclusión. Estas lesiones arteriales pueden presentar reparación total o parcial, aunque persiste el seudoaneurisma cicatrizal (Figura 14.6). Algunos casos se asocian a displasia familiar o no familiar de la pared arterial. Las disecciones intracraneales son una entidad compleja y, a veces, constituyen lesiones progresivas y de mal pronóstico. Las disecciones del circuito anterior como las vertebrobasilares son causa de isquemia cerebral, mientras que la progresión de la disección a la adventicia puede causar un seudoaneurisma con hemorragia subaracnoidea.[14] Un metaanálisis sobre disecciones en una población pediátrica de 118 pacientes, mostró que el 60% de las disecciones del circuito anterior fueron intracraneales. Todos los pacientes presentaron evidencia de isquemia cerebral y el 50%, cefaleas. Esta afección presenta dominancia masculina. Las disecciones traumáticas son menos frecuentes a nivel intracraneal.[15]

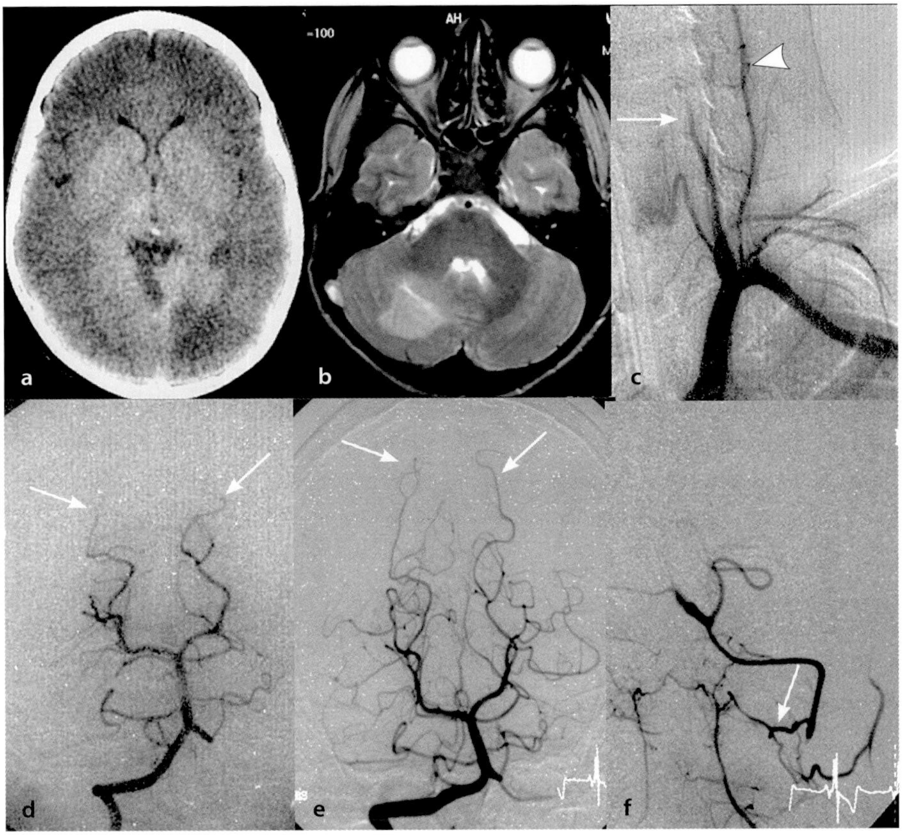

Figura 14.4 Paciente masculino de 9 años; antecedentes de traumatismo craneal leve, presenta cefalea, vómitos y ataxia. **a** La TC de cerebro sin contraste mostró múltiples áreas de isquemia en la región occipital izquierda, vermis y temporal izquierdo. **b** En la RM T2 (axial) se observa isquemia del hemisferio cerebeloso derecho (lesión infratentorial). **c** ASD cervical; vista oblicua anterior izquierda de la arteria subclavia izquierda en tiempo arterial, que muestra disección de la arteria vertebral izquierda con su imagen angiográfica característica en "pico de flauta" (*flecha*), arteria cervical ascendente izquierda de gran tamaño (*punta de flecha*). **d** ASD; proyección frente en tiempo arterial de la arteria vertebral derecha, donde se observa oclusión de ambas arterias cerebrales posteriores en su segmento calcarino por embolias que migraron desde la disección vertebral izquierda cervical (*flechas*). **e** ASD: proyección frente de la arteria vertebral derecha control a 5 meses; se observa revascularización de ambas arterias calcarinas (*flechas*). **f** ASD: proyección lateral de la arteria cervical ascendente izquierda y ramo dural en tiempo arterial que muestra la revascularización de la arteria vertebral prePICA a partir de ramos musculares (*flecha*). El tratamiento realizado consistió en antiagregación con aspirina.

Enfermedad de moyamoya

Los hallazgos angiográficos en la enfermedad de moyamoya son estenosis y oclusión progresiva bilateral y simétrica de ambos segmentos supraclinoideos de la arteria carótida interna. Como respuesta a esta situación se observa el desarrollo de circulación colateral leptomeníngea a través de las arterias lenticuloestriadas y perforantes del tálamo, que se encuentran dilatadas y tortuosas y muestran el aspecto característico en "nube de humo", el

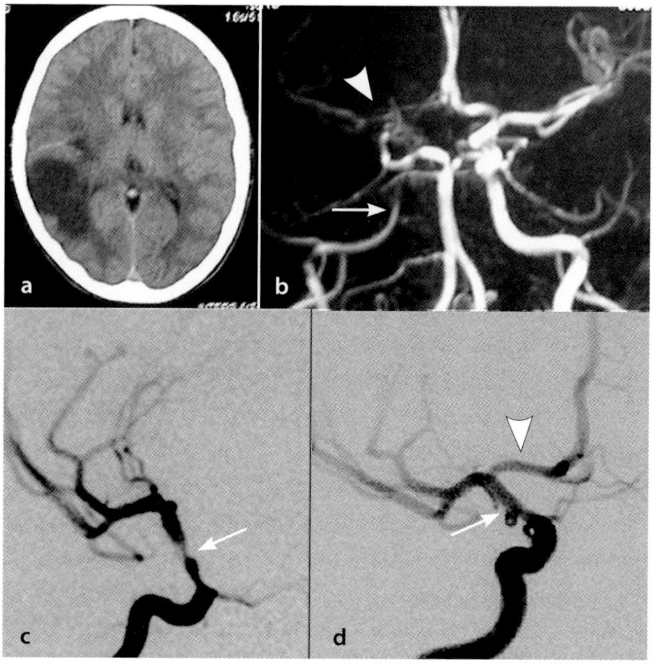

Figura 14.5 Paciente masculino de 12 años; presenta, luego de un partido de fútbol, cefalea intensa seguida de hemiplejia facio-braquio-crural izquierda; se recupera totalmente del déficit neurológico a las 48 horas. a TC sin contraste, realizada al ingreso, en la que se observa una extensa área isquémica frontotemporal derecha y brazo posterior de la cápsula interna homolateral. b Angiografía por RM cerebral que muestra el fino calibre del segmento petroso de la arteria carótida interna derecha (*flecha*) y ausencia de señal en el segmento cavernoso y carótida terminal, con mínima señal en las arterias cerebral media y cerebral anterior derecha (*punta de flecha*). c ASD: proyección oblicua anterior derecha en tiempo arterial que muestra estenosis crítica de la arteria carótida interna derecha en su segmento oftálmico y comunicante (*flecha*); imagen de disección arterial, con flujo crítico en la región distal. d ASD: proyección oblicua anterior derecha de la arteria carótida derecha, en tiempo arterial control a 6 meses, que muestra recuperación total del lumen arterial con cicatrización de la disección (*flecha*). También se observa opacificación del segmento A1 de la arteria cerebral anterior, previamente ausente por hipoflujo grave (*punta de flecha*). El tratamiento realizado consistió en antiagregación con aspirina.

cual le da el nombre a la enfermedad.[16,17] En los estadios avanzados de la enfermedad se observa circulación colateral a través de ramos durales leptomeníngeos y piales (Figura 14.7). Se puede observar un patrón seudomoyamoya en respuesta a la oclusión lenta y progresiva en la arteriopatía progresiva de la infancia, neurofibromatosis, enfermedad de Takayasu o en aquellos niños que han recibido radioterapia.[18,19] La forma de presentación en el niño es isquémica mientras que en el adolescente y adulto es más frecuente la hemorragia.[20]

Cardioembolia

Una de las causas más frecuentes de infarto en pediatría son las enfermedades congénitas del corazón, ya que producen émbolos que pueden migrar e impactar en las arterias intracraneales.[21] La ASD muestra generalmente la presencia de trombo único

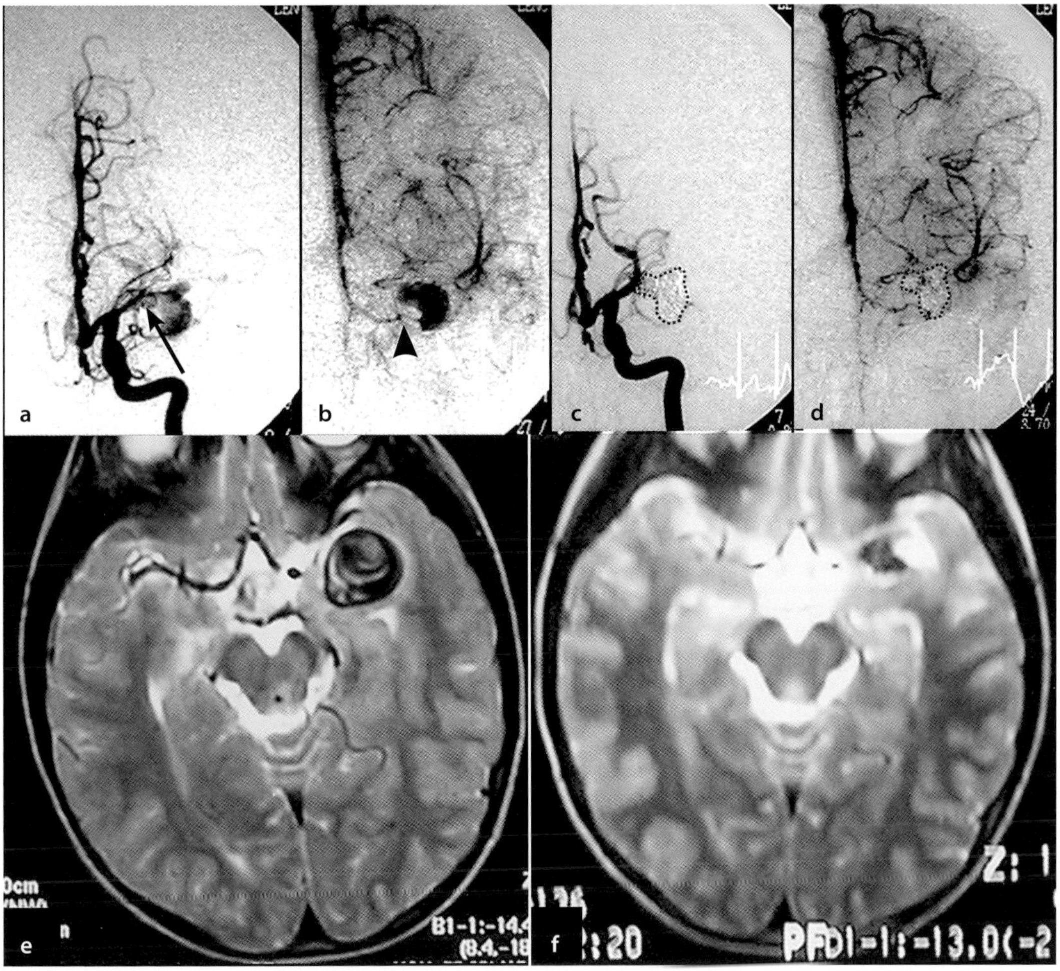

Figura 14.6 Paciente masculino de 4 años con antecedentes de cefalea intensa de 1 mes de evolución. a-b ASD proyección frente, en tiempo arterial y venoso, que muestra una estenosis grave de la arteria cerebral media izquierda en su segmento M1 (*flecha*), más aneurisma disecante asociado (*punta de flecha*). El paciente presenta opacificación de la arteria cerebral media distal en forma retrógrada compensatoria por ramos piales. c-d ASD: proyección frente en tiempo arterial y venoso posembolización, que muestra oclusión total del aneurisma disecante mediante espirales de platino (líneas negras punteadas); obsérvese la correcta opacificación de la arteria cerebral media vía retrógrada a través de ramos piales de la arteria cerebral anterior y posterior. e RM T2 (corte axial) que muestra aneurisma gigante parcialmente trombosado, imagen preembolización. f RM T2 (corte axial), control a los 26 meses postratamiento endovascular, que muestra espirales de platino en el interior del aneurisma con reducción del tamaño del mismo.

consolidado, localizado en la bifurcación de la carótida interna, o bien en el segmento proximal de la arteria cerebral media (segmento M1); muchas veces compromete el origen de las arterias perforantes lenticuloestriadas (Figura 14.8). La presencia de trombos en el circuito posterior es menos común y se observan émbolos en la arteria basilar,

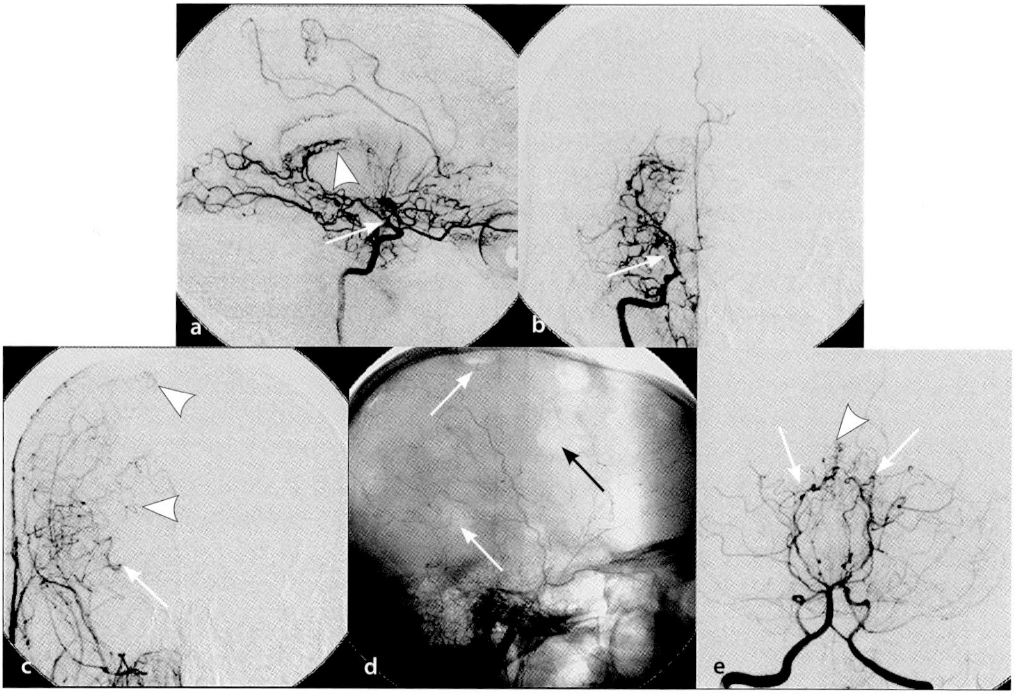

Figura 14.7 Paciente femenina de 16 años con antecedentes de hemiparesia leve facio-braquio-crural izquierda. **a-b** ASD: proyección lateral y frente en tiempo arterial de la arteria carótida interna derecha que muestra oclusión del segmento supraclinoideo (*flecha*) con vasos de neoformación (*punta de flecha*) que presentan el aspecto angiográfico característico en la enfermedad de moyamoya. **c** ASD: proyección frente de la arteria carótida externa derecha; control dos años después de la cirugía con múltiples trepanaciones del hemicráneo derecho a fin de lograr proliferación de los arterias leptomeníngeas (*punta de flecha*) donde se observa opacificación de la arteria cerebral media (*flecha*) en forma retrógrada a través de ramos leptomeníngeos. **d** ASD sin sustracción. Proyección lateral de la arteria carótida externa derecha que muestra el cráneo con múltiples trepanaciones (*flechas*) con proliferación de las arterias leptomeníngeas. **e** ASD: proyección frente de la arteria vertebral derecha que muestra oclusión de ambas arterias cerebrales posterior en su segmento calcarino (*flechas*) con arterias de neoformación, aspecto moyamoya (*punta de flecha*).

cerebral posterior y rara vez en las arterias cerebelosas anteroinferiores, cerebelosas posteroinferiores y cerebelosas superiores. La utilización de trombolíticos en la población pediátrica es aún controvertida.[21]

Vasculopatias intracraneales

En el niño, ciertas afecciones congénitas y adquiridas pueden producir vasculitis cerebral o vasculopatía no inflamatoria.

Vasculitis

Las vasculitis primarias del SNC son lesiones extremadamente raras. Por su parte, las secundarias, son generadas principalmente por agentes infecciosos, tales como el

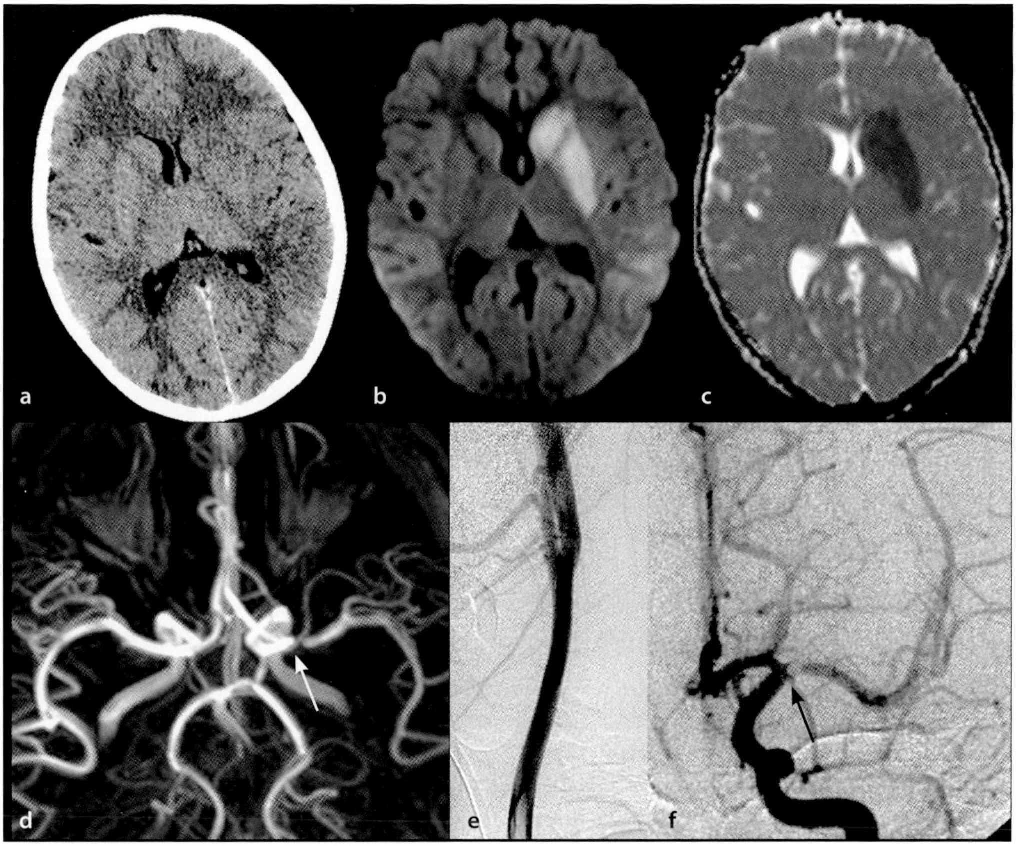

Figura 14.8 Paciente masculino de 6 años con antecedentes de afasia de expresión y hemiplejia grave facio-braquio-crural derecha a predominio braquial. a TC de cerebro sin contraste (3 horas) que muestra edema de la cabeza del caudado izquierdo con disminución del tamaño del cuerno frontal. b RM: difusión, corte axial (8 horas luego del evento), que muestra un área hiperintensa (isquemia) de núcleo lenticular y cabeza del caudado izquierda por compromiso de ramas lenticuloestriadas. c Perfusión por RM, corte axial (8 horas luego del evento), que muestra un área hipointensa (isquemia) de núcleo lenticular y cabeza del caudado izquierda por compromiso de ramas lenticuloestriadas. d Angiografía por RM proyección superior que muestra ausencia de flujo en el segmento M1 proximal de la arteria cerebral media izquierda (*flecha*). e ASD: proyección frente de la arteria carótida izquierda en tiempo arterial donde se observa indemnidad de la arteria carótida primitiva como del bulbo carotídeo y segmento cervical. f ASD: proyección frente de la arteria carótida interna izquierda, tiempo arterial, que muestra trombo impactado a nivel del segmento M1 proximal (*flecha*) en el origen de las ramas lenticuloestriadas con flujo anterógrado reducido. Embolismo cerebral en paciente con cardiopatía congénita cianótica.

virus de la varicela zóster y agentes bacterianos o micóticos.[22] Una de las características de estos procesos es la acción transitoria de los agentes patológicos. Angiográficamente están caracterizados por presentar estenosis focal o de un segmento de la arteria; se diferencian de los procesos trombóticos o embólicos, ya que en estos existe compromiso de la pared arterial. La remisión total es la característica de estas lesiones arteriales inflamatorias infecciosas, lo cual se puede observar en los controles angiográficos[23] (Figura 14.9).

Por otro lado, existen otras enfermedades como la poliarteritis nodosa (arteritis necrosante), el lupus eritematoso sistémico y granulomatosis de hipersensibilidad (Churg y Strauss) entre otras, que están asociadas a infarto cerebral en el adulto y rara vez causan infarto en el niño. La enfermedad de Takayasu es una arteritis que compromete la aorta y las arterias supraaórticas. Entre el 5% y 10% de estos pacientes presentan ACV[24] (Figura 14.10). Las vasculitis aisladas del sistema nervioso central en niños son aún más raras; sólo se informan pocos casos en la bibliografía especializada.[25]

Vasculopatías no inflamatorias

Algunas enfermedades hereditarias como las facomatosis (neurofibromatosis tipo I [NF-I] y la esclerosis tuberosa), a menudo, afectan los vasos intracraneales, sobre todo a la arteria carótida supraclinoidea, y dan un patrón angiográfico seudomoyamoya. La NF-I se asocia también a aneurismas de tipo disecante.[26]

El síndrome de Ehlers Danlos tipo IV presenta compromiso vascular en arterias de mediano y gran calibre. Puede producir aneurismas disecantes o rotura arterial.

La enfermedad de células falciformes es la hemoglobinopatía hereditaria más frecuente. Presenta como característica hematíes anómalos que lesionan el endotelio de pequeños vasos produciendo infarto cerebral.[27] Se han realizado informes sobre casos de aneurismas múltiples, principalmente en el circuito posterior.

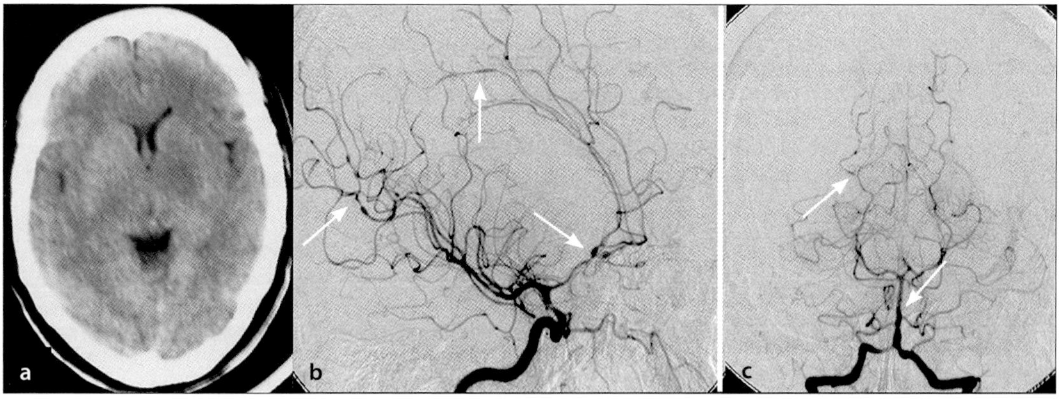

Figura 14.9 Paciente femenina de 16 años con antecedentes de cefalea y deterioro neurológico. **a** TC sin contraste, que muestra ausencia de surcos corticales e hipodensidad marcada en los ganglios basales a nivel bilateral, más disminución del tamaño del asta frontal derecha. **b** ASD: proyección oblicua anterior derecha de la arteria carótida interna derecha en tiempo arterial, donde se observa una imagen difusa generalizada en "cuenta de rosario" (estenosis y dilatación arterial) de la arteria cerebral media y anterior (*flechas blancas*) característica de vasculitis. **c** ASD: proyección frente de la arteria vertebral izquierda en tiempo arterial, se observa vasculitis difusa generalizada con compromiso de la arteria basilar, arterias cerebrales posteriores (*flechas blancas*) y demás arterias de la fosa posterior.

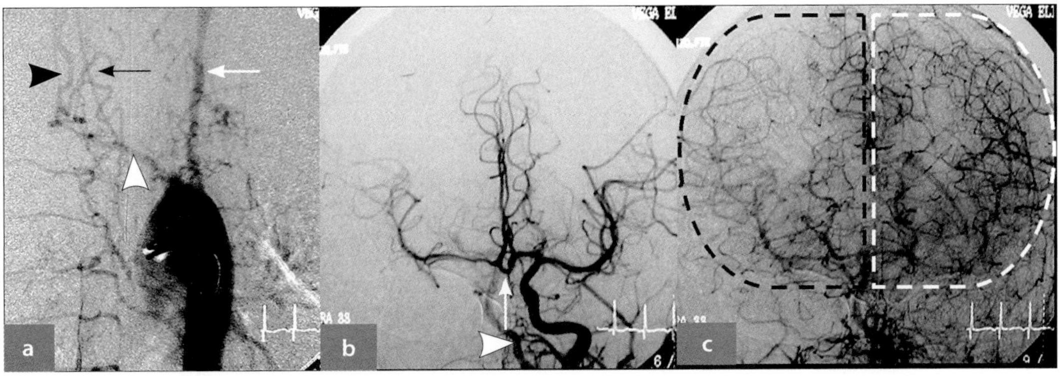

Figura 14.10 Paciente femenina de 13 años con antecedentes de enfermedad de Takayasu (hipertensión arterial, insuficiencia renal), presentó hemiparesia facio-braquio-crural izquierda. a ASD del arco aórtico y origen de los grandes vasos supraaórticos; proyección frente en tiempo arterial, donde se aprecia la ausencia de la arteria subclavia izquierda, arteria carótida izquierda (*flecha blanca*) con compromiso difuso de la pared arterial. El tronco braquiocefálico se encuentra infiltrado e irregular (*punta de flecha blanca*), la arteria carótida derecha es de fino calibre y se ocluye distalmente (*flecha negra*), la arteria vertebral es tortuosa y se opacifica lentamente (*punta de flecha negra*). b ASD: proyección frente en tiempo arterial, donde se observa ausencia de la arteria carótida interna derecha, el hemisferio derecho se opacifica a través de la arteria comunicante anterior (*flecha blanca*), la arteria vertebral izquierda (*punta de flecha blanca*) se opacifica por ramas de la arteria carótida externa izquierda –anastomosis de la arteria occipital–. c ASD: proyección frente, en tiempo arterial y parenquimatoso, se observa asincronía en la opacificación del territorio derecho con respecto al izquierdo (*líneas punteadas blancas y negras*, respectivamente).

Características angiográficas de distintas entidades asociadas con el ACV hemorrágico

Trombosis venosas y de senos durales

Este tipo de lesiones en niños son cada vez más diagnosticadas debido al avance en neuroimágenes. Es más frecuente en neonatos.[28]

Existen informes en los que se constata que la extensión de la trombosis y el daño cerebral son mejor tolerados por el paciente adulto que por los niños y más aún que los neonatos, quienes presentan mayor índice de hemorragia. La explicación de este fenómeno estaría dada por una inmadurez del sistema venoso y menor desarrollo de anastomosis en niños y neonatos; lo que desembocaría rápidamente en hipertensión venosa y ruptura de la barrera hematoencefálica (Figura 14.11).

La localización más frecuente de estas trombosis son el seno transverso, el seno sagital superior y el seno recto. El 50% de estos pacientes presentan secundariamente lesión del parénquima cerebral.[29]

La importancia de la ASD respecto a la venografía por resonancia, radica en que la primera nos brinda información tanto sobre la angioarquitectura como también de la hemodinamia cerebral, al tiempo que es posible observar la rémora de contraste en

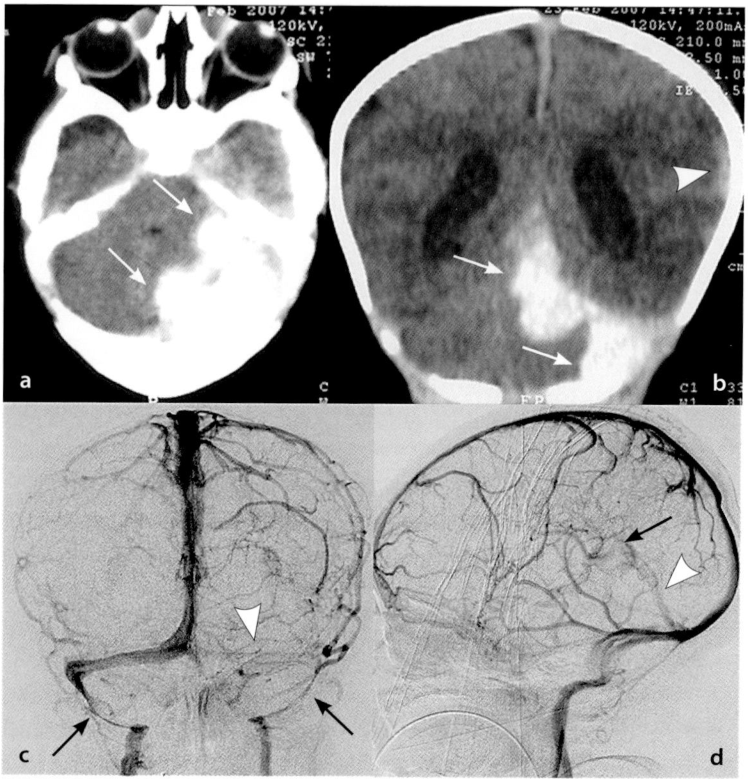

Figura 14.11 Paciente neonato que a minutos de su nacimiento sufre un paro cardiorrespiratorio con buena respuesta a las maniobras de resucitación. a-b TC de cerebro sin contraste a 60 minutos del nacimiento (corte axial y coronal) donde se observa extenso hematoma infratentorial: vermis y hemisferio cerebeloso izquierdo (*flechas*). Además presenta hemorragia subaracnoidea de la convexidad frontal izquierda (*punta de flecha*). Cabe destacar la presencia de ventriculomegalia secundaria a hipertensión venosa. c ASD: proyección frente, en tiempo venoso, que muestra pasaje filiforme de la sustancia de contraste por trombosis subtotal del seno transverso izquierdo (*punta de flecha*) y con imagen angiográfica de afinamiento de ambos senos sigmoideos (*flechas*). d ASD: proyección lateral en tiempo venoso, donde se visualiza trombosis parcial de vena de Galeno y seno recto (*flecha* y *punta de flecha*, respectivamente).

la vena o seno comprometido y la presencia de anastomosis compensatorias venosas, fundamentalmente del sistema venoso superficial (Figura 14.12).

Malformaciones vasculares cerebrales

Actualmente, las malformaciones vasculares cerebrales se clasifican según factores anatómicos, histológicos, presentación clínica y según las características de las imágenes. La presencia o ausencia de comunicación vascular en este tipo de lesiones es un hecho diferencial y constituye la base de la clasificación (Tabla 14.1).

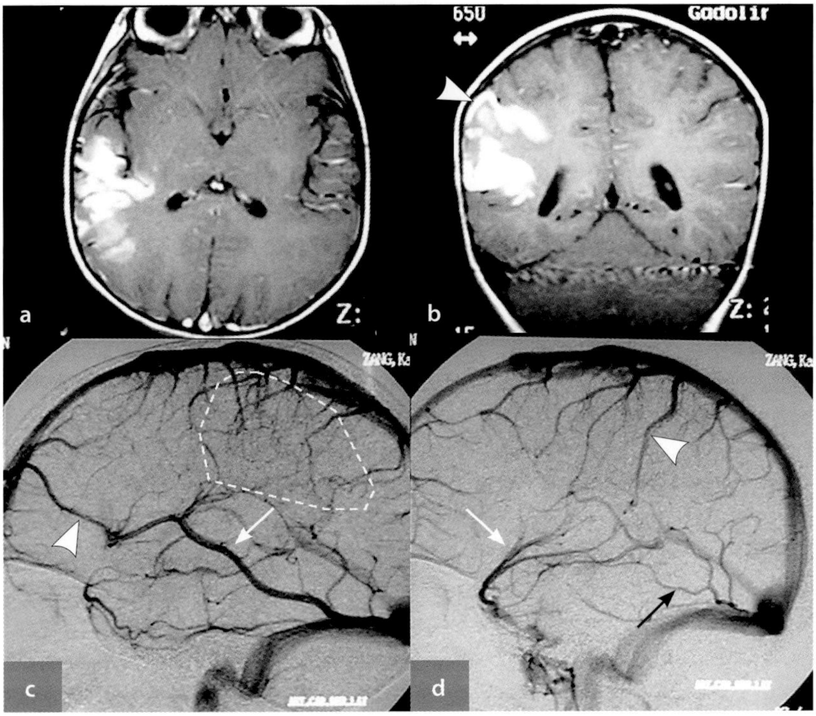

Figura 14.12 Paciente femenina de 7 años, que se presenta convulsiones tonicoclónicas generalizadas. a RM T1 con gadolinio (corte axial), que muestra infarto venoso córtico-subcortical-fronto-parieto-temporal derecho. b RM T1 (corte coronal) con gadolinio, que muestra vena parietal córtico-subcortical trombosada (*flecha blanca*) con infarto venoso. c ASD selectiva de arteria carótida interna derecha en proyección lateral, en tiempo venoso, en la que se aprecia una marcada ausencia de venas corticales en territorio fronto-parietal, impregnación patológica por infarto venoso y rotura de barrera hemato-encefálica. Se observa anastomosis compensatoria de vena de Labbé (*flecha blanca*) a vena frontal anterior (*punta de flecha*). d ASD selectiva de arteria carótida izquierda, proyección lateral en tiempo venoso que muestra venas superficiales y profundas normales; se aprecian también la vena cerebral media superficial (*flecha blanca*), la vena de Labbé (*flecha negra*) y la vena de Trollard (*punta de flecha*).

Malformaciones arteriovenosas cerebrales

Las malformaciones arteriovenosas (MAV) representan la patología vascular hemorrágica más frecuente en la población pediátrica, ya que afectan a ambos sexos por igual y un 25% de las MAV sangran en los primeros quince años de vida.[30, 31] Estas lesiones se producen por la persistencia de una red de vasos embrionarios sin lecho capilar interpuesto, que no evolucionan a vasos aferentes (arterias) y eferentes (venas). La falta de capilares interpuestos genera una conexión de baja resistencia lo que origina un rápido pasaje del flujo en la malformación.[32] Con la edad, estas malformaciones dilatan las arterias y venas del nido, y originan un rápido "escape" de sangre hacia la MAV, lo que produce un fenómeno de hipoperfusión del parénquima cerebral normal (con resistencia vascular normal); denominándose a este fenómeno "robo vascular". La hipoperfusión del parénquima cerebral

Tabla 14.1 Clasificación de las malformaciones vasculares cerebrales (MVC)

MVC con comunicación arteriovenosa
◦ Malformación arteriovenosa
◦ Nido plexiforme
◦ Nido mixto (plexiforme- fístuloso)
◦ Fístula arteriovenosa (FAV)
◦ Fístula única o múltiple
◦ Monopediculara o multipediculada
◦ MVC sin comunicación arteriovenosa
Malformación capilar (telangiectasias)
◦ Malformaciones venosas
◦ Anomalía venosa del desarrollo
◦ Varices venosas
◦ Malformación cavernosa

adyancente provoca gliosis y la consecuente atrofia cerebral; expresándose clínicamente con convulsiones o déficit neurológico progresivo. El riesgo medio acumulativo anual de sangrado para una MAV es del 2%-4% y se duplica en caso de sangrado de la MAV.[33] El estudio angiográfico de las MAV debe ser realizado en dos etapas: 1) ASD selectiva de los cuatro vasos intracraneales y 2) ASD superselectiva con microcatéteres de la malformación. La ASD selectiva proporciona información de los vasos aferentes, características macrocoscópicas y la hemodinamia del nido malformativo (plexiforme, fistuloso o mixto y en *passage*) como también las características del drenaje venoso (superficial, profundo o mixto). La ASD superselectiva mediante microcatéteres brinda información precisa de la angioarquitectura del nido, como también de aquellos factores angiográficos de riesgo de hemorragia (Tabla 14.2 y Figuras 14.13 y 14.14).

Anomalías del drenaje venoso

Antiguamente llamadas angiomas venosos, son las anomalías vasculares intracraneales más frecuentes. Son variantes anatómicas de las venas de drenaje medular dilatadas

Tabla 14.2 MAV: factores de riesgo angiográfico de hemorragia

Aferente arterial	Aneurisma de flujo
Nido	Aneurisma intranidal < 3 cm Bajo flujo
Eferente venoso	Vena de drenaje única Drenaje profundo Estenosis venosa Aneurisma venoso Trombosis venosa

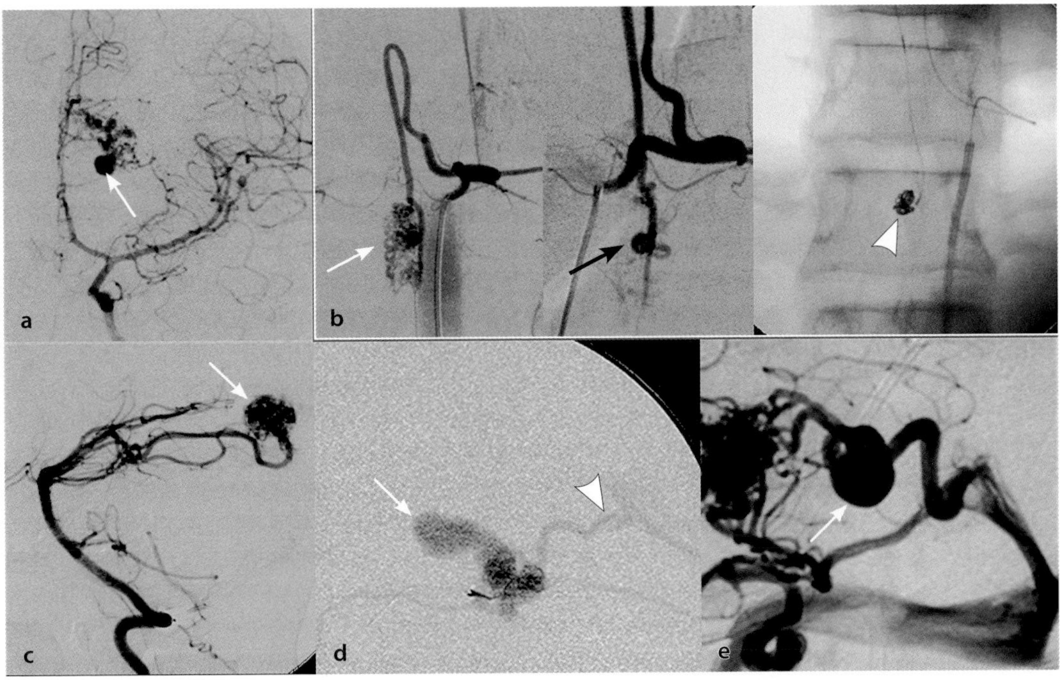

Figura 14.13 a ASD selectiva de arteria carótida interna izquierda, proyección frente, en tiempo arterial precoz, en la que se observa MAV frontal izquierda con aneurisma intranidal (*flecha*). b ASD selectiva, rama radículo medular D9 izquierdo (arteria de Adamkiewicz) en tiempo arterial, donde se observa la presencia de MAV medular de la arteria espinal anterior (*flecha blanca*), se aprecia también un aneurisma intranidal (*flecha negra*). Se realizó embolización superselectiva del aneurisma intranidal mediante espirales de platino (*punta de flecha*). c ASD selectiva de la arteria vertebral izquierda en tiempo arterial. Se observa MAV plexiforme dependiente de la arteria cerebral posterior izquierda con nido menor de 3 cm (*flecha*). d ASD selectiva de arteria carótida interna izquierda en tiempo arterial tardío. Se observa MAV fistulosa con importante aneurisma venoso (*flecha*) y estenosis de la vena de drenaje (*punta de flecha*). e ASD selectiva de la arteria carótida interna izquierda en tiempo arterial tardío. Se observa una MAV temporal izquierda que presenta uno de sus drenajes dilatado con aneurisma venoso asociado (*flecha*).

(sustancia blanca), de disposición radial. La fase arterial de la ASD es normal, observándose en los tiempos venosos la presencia de venas medulares convergiendo a una gran vena colectora subependimaria o subcortical, lo que le otorga a esta anomalía el aspecto angiográfico característico en "cabeza de medusa". Estas venas constituyen el drenaje venoso "normal" de este tipo de pacientes.[34, 35]

Telangiectasias

Estas lesiones son pequeñas redes de capilares dilatados que se ubican en tejido cerebral normal; las paredes de las malformaciones capilares son similares histológicamente a las de los capilares normales, ambas sin músculo liso ni fibras elásticas.[36] La ASD en pacientes con telangiectasia cerebral habitualmente es normal, salvo que presente una malformación mixta asociada (capilovenosa). Estas formas pueden visualizarse en la RM ponderada en T1 con contraste. Las telangiectasias extracraneales se observan en la

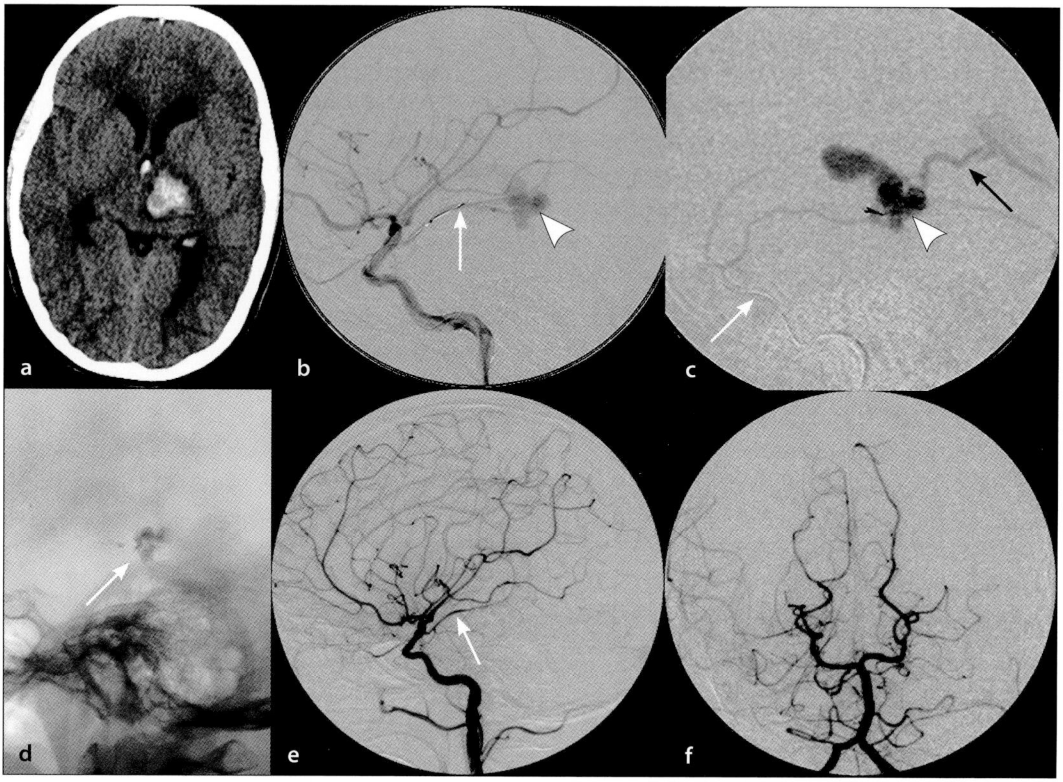

Figura 14.14 Paciente masculino de 11 años con antecedentes de cefalea intensa más hemiparesia grave facio-braquio-crural derecha. **a** TC: hematoma talámico y capsular posterior izquierdo. **b-c** ASD: proyección lateral de la arteria carótida interna izquierda, fase arterial y venosa, que muestra la presencia de malformación arteriovenosa profunda de tipo fistulosa y que se opacifica a través de la arteria coroidea anterior (*flecha blanca*); presenta un aneurisma venoso grande (*punta de flecha*) con vena drenaje de fino calibre (*flecha negra*) que drena a la vena de Galeno. Se observa también microcatéter de flujo Magic cateterizando selectivamente la arteria coroidea anterior en la etapa previa a su embolización. **d** Radiografía de cráneo, proyección lateral, que muestra material de embolización (normo-butil-ciano-crilato, NBCA) en el interior de la malformación (*flecha blanca*). **e** ASD control, proyección lateral de la arteria carótida interna izquierda fase arterial, que muestra oclusión total de la malformación arteriovenosa con preservación de la arteria coroidea anterior (*flecha blanca*). **f** ASD control, proyección de frente de la arteria vertebral izquierda tiempo arterial. No se observa opacificación de la malformación arteriovenosa a través de las arterias coroidea posteromedial y lateral izquierda.

enfermedad de Rendu-Osler-Weber y se pueden verse en la ASD selectiva de la arteria carótida externa.

Cavernomas

Las malformaciones cavernosas eran llamadas antiguamente angiomas cavernosos. Son hamartomas benignos que no presentan tejido cerebral normal interpuesto. La ausencia de parénquima interpuesto es la característica que la diferencia de las telangiectasias capilares.[37] Histológicamente se presentan como cavernas sinusoidales, revestidos de un endotelio sin capacidad proliferativa; lo que hace que no sean sensibles al tratamiento radioquirúrgico. Angiográficamente no presentan aferencias dilatadas y tienen venas arterializadas, motivo por el cual estas malformaciones son crípticas o "angiográficamente ocultas".[38] Presentan una imagen patognomónica en RM ponderada en T2 (Figura 14.15), producto de los distintos estadios de degradación de hemosiderina, pues habitualmente presentan sangrados subclínicos. Estas malformaciones se asocian frecuentemente con las anomalías del drenaje venoso en un 30% de los casos.

Fístulas durales arteriovenosas

Estas lesiones poco frecuentes se encuentran en neonatos y lactantes.[39] Se producen normalmente alrededor de la base del cráneo y de la fosa posterior. Los vasos afectados con frecuencia son la arteria occipital y las ramas meníngeas de la arteria carótida externa (Figura 14.16). Las ramas durales y tentoriales de la arteria carótida interna y las arterias vertebrales se ven comprometidas frecuentemente. La ASD determinará el seno dural afectado, como también el tipo de flujo: anterógrado o retrógrado.[40] También la ASD deberá brindar información sobre la existencia de reflujo sobre venas corticales o perimedulares espinales, dado que la existencia de dicho patrón de flujo aumenta la tasa de sangrado. Las ectasias venosas también empeoran el pronóstico. Son frecuentes las estenosis del los senos durales o la oclusión de estos, pero no es un hallazgo invariable en las fistulas durales arteriovenosas.

Fístulas piales arteriovenosas

Las fístulas piales arteriovenosas intracraneales son lesiones vasculares raras del cerebro. Se han reconocido como anomalías vasculares diferentes de las malformaciones arteriovenosas del cerebro. Se distinguen de estas por tener una conexión directa entre la arteria y la vena pial, sin presentar nido malformativo, y se componen de una o más aferencias arteriales directas con una vena pial de drenaje. Muchas veces presentan várices venosas o bien aneurismas venosos gigantes[41, 42] (Figura 14.17). Se diferencian de las fístulas durales arteriovenosas por presentar aferencias de arterias piales o corticales

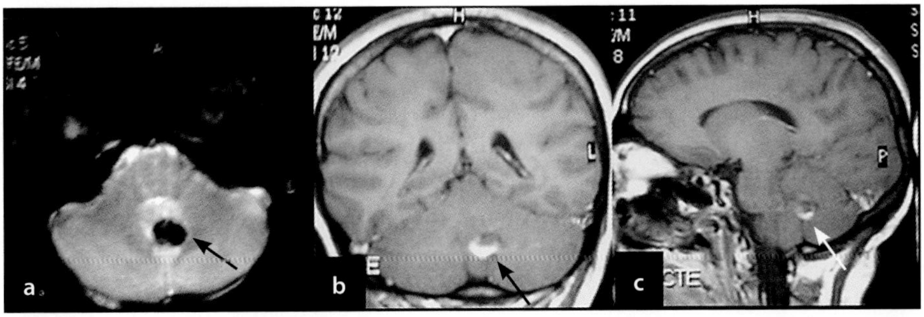

Figura 14.15 Paciente femenina de 5 años con antecedentes de cefalea, náuseas y vómitos. a Difusión por RM: imagen de vacío en el vermis cerebeloso. b-c RM T1 con gadolinio (corte coronal y sagital) que muestra lesión hipervascularizada del vermis cerebeloso.

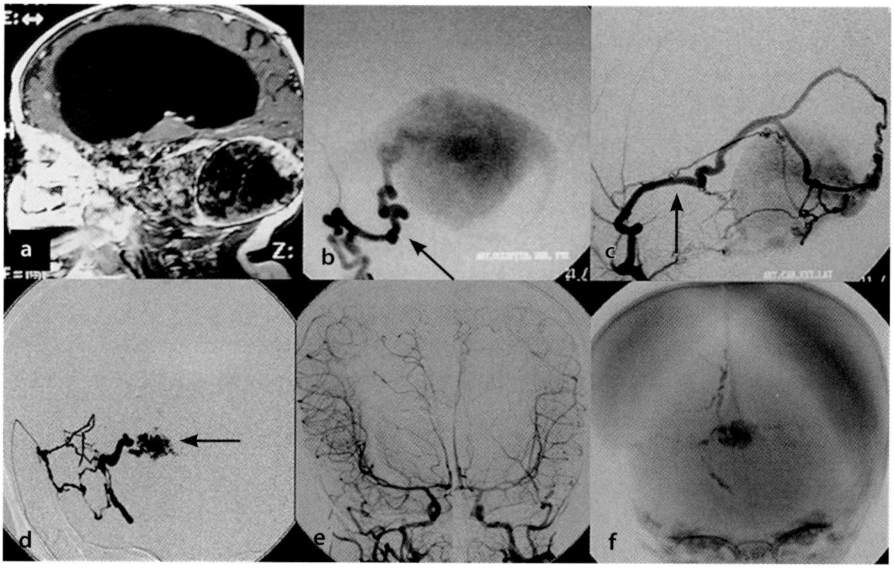

Figura 14.16 Paciente femenina de 7 meses con antecedentes de hidrocefalia y retraso madurativo. a RM T1 sagital con gadolinio que muestra dilatación del ventrículo lateral con megatórcula asociada. Obsérvese el artificio producto del flujo turbulento en la megatórcula. b ASD: proyección frente de la arteria occipital derecha que muestra fístula dural arteriovenosa a una megatórcula que se opacifica por la arteria occipital derecha (*flecha*). c ASD: proyección lateral de la arteria carótida externa derecha, que muestra otra aferencia de la fístula dural arteriovenosa a través de la arteria meníngea media (*flecha*) a la megatórcula. d ASD: proyección frente de la arteria meníngea media derecha durante la inyección del material de embolización (normo-butil-ciano-acrilato, NBCA). Obsérvese cómo penetra el NBCA hasta llegar a una vena colectora en la línea media (*flecha*). e ASD: proyección frente de ambas arterias carótidas internas y externas postembolización, en la que se observa la exclusión total de las aferencias a la fístula dural. f Radiografía de cráneo, proyección frente, que muestra el material de embolización NBCA.

y no están situadas en la duramadre. Las fístulas piales arteriovenosas son una causa importante de hemorragia intracerebral en niños.[43]

Aneurismas en pediatría

Los aneurismas en pediatría son una entidad extremadamente rara; representan el 0,5%-4,6% de las lesiones vasculares en la edad pediátrica.[44, 45] A diferencia del paciente adulto, se encuentran generalmente asociados a otras enfermedades. Pueden ser de origen genético, existiendo en esta población mayor incidencia de aneurismas de causa inflamatoria, inmune, infecciosa o traumática. En el paciente pediátrico, según diferentes series,[46, 47] es más frecuente observar aneurismas en sitios inusuales como la bifurcación carotídea (30%-50%) y en territorios distales. El 20% de los aneurismas son gigantes (mayores de 2,5 cm) y existe mayor compromiso del circuito posterior (tres veces más frecuente que en el adulto). Aquellos pacientes que presentan anomalías vasculares como fenestraciones arteriales, persistencia de vasos embrionarios, displasia fibromuscular y enfermedad de células falciformes, tienen mayor prevalencia de presentar aneurismas intracraneales.[48, 49] El grupo de los aneurismas disecantes se relaciona

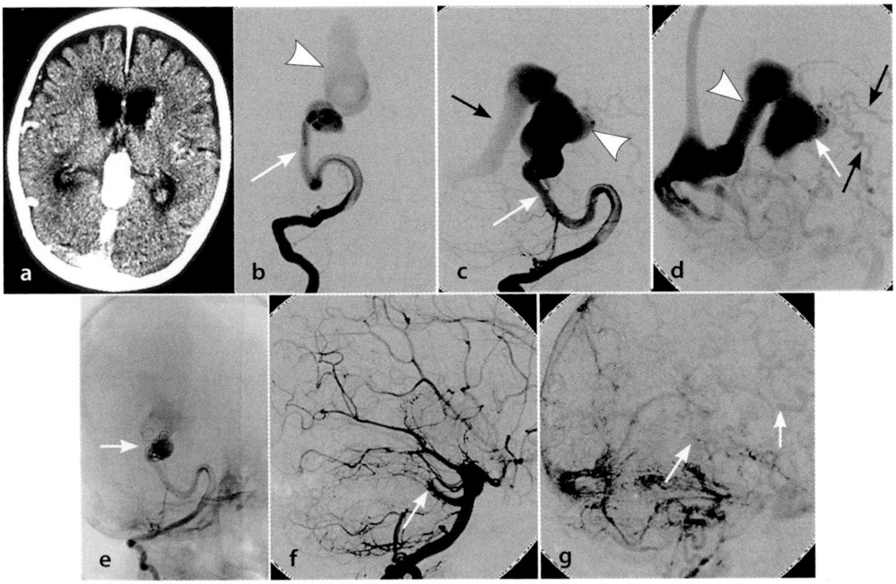

Figura 14.17 Paciente femenina de 15 meses con antecedentes de síndrome convulsivo. **a** TC con contraste que muestra vena de Galeno dilatada como también venas subependimarias y corticales. **b-c** ASD: proyección lateral de la arteria vertebral izquierda en fase arterial precoz y tardía, que muestra la presencia de fístula pial arteriovenosa dependiente de la arteria cerebelosa superior izquierda. Se observa que la arteria cerebelosa superior izquierda tiene gran tamaño (*flecha blanca*) debido a una sobrecarga hemodinámica; la vena pial está dilatada (*punta de flecha*) al igual que la vena de Galeno (*flecha negra*). **d** ASD: proyección lateral de la arteria vertebral izquierda en fase venosa, que muestra la vena pial dilatada (*flecha blanca*) y la vena de Galeno (*punta de flecha*); se observa también sobrecarga hemodinámica de venas corticales y subependimarias (*flechas negras*). **e** ASD: proyección lateral de la arteria vertebral izquierda en fase arterial, durante la colocación de espirales de platino en la brecha fistulosa (*flecha blanca*). **f** ASD: proyección lateral de la arteria vertebral izquierdo fase arterial, en la que se observan espirales de platino ocluyendo en su totalidad la brecha fistulosa (*flecha blanca*). **g** ASD: proyección lateral de la arteria vertebral izquierdo fase venosa, en la que se presenta drenaje venoso profundo ausente con sobrecarga a venas subependimarias y corticales (*flechas blancas*).

con un tipo específico de daño mural, el cual puede ser producido por un tipo de agresión inmune desconocida que compromete un segmento vascular determinado. La frecuencia de los aneurismas disecantes en la edad pediátrica es cuatro veces mayor que en el adulto. La edad media de presentación en niños con aneurisma disecante es de seis años. Los aneurismas disecantes son de difícil manejo, ya que forman parte de un "daño mural" segmentario.

Una reciente revisión de la bibliografía informó[50] un total de 706 aneurismas intracraneales descritos desde 1939. La relación hombre/mujer fue 1,8:1. El 26% de los aneurismas estaban localizados en la bifurcación de la arteria carótida interna y el 17% se localizaron en la fosa posterior. El 20% de estos fueron aneurismas gigantes y el 80% se presentó con hemorragia subaracnoidea.

Desde diciembre de 1999 hasta enero de 2009, hemos tratado un total de 29 pacientes pediátricos con aneurismas intracraneales. La edad media de presentación fue de once años. La relación hombre/mujer fue 2:1. Dieciséis pacientes presentaron hemorragia subaracnoidea (la mayoría ingresaron en buen grado neurológico, once pacientes presentaron cefalea, uno presentó déficit neurológico y otro, hematoma intraparenquimatoso). Dieciséis aneurismas fueron saculares, nueve disecantes, tres displásicos y uno micótico. Sólo cuatro aneurismas de nuestra serie fueron gigantes. La totalidad de los pacientes fueron tratados con técnicas endovasculares. Veintitrés pacientes fueron

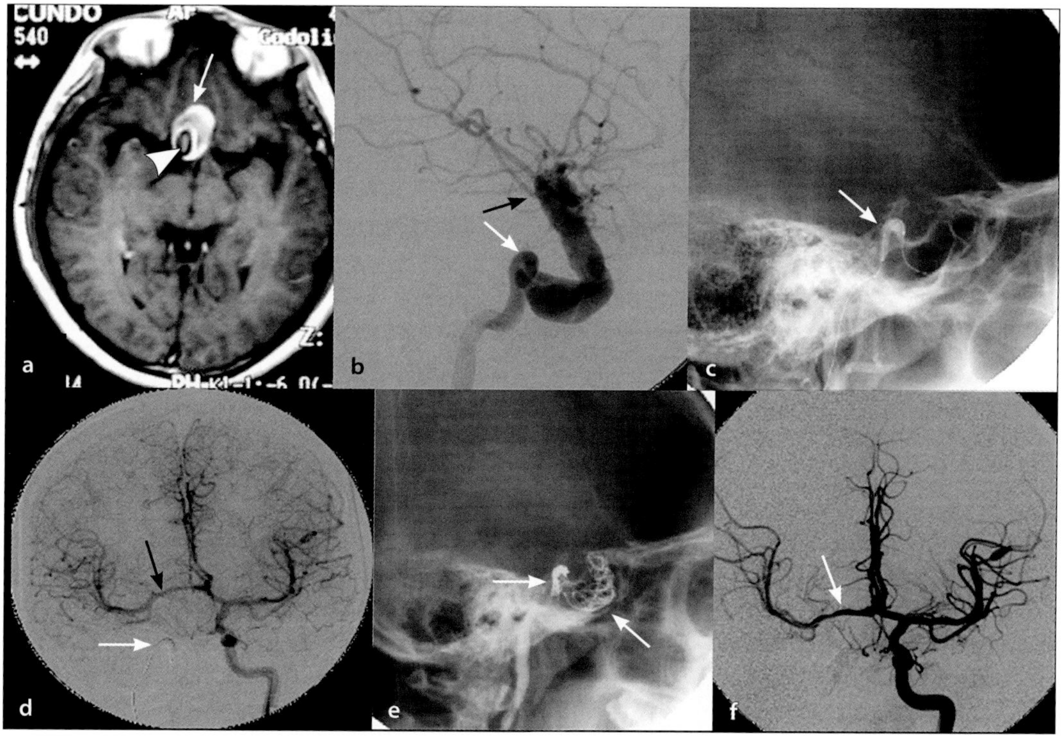

Figura 14.18 Paciente masculino de 15 años con antecedentes de cefalea intensa de dos meses de evolución. **a** RM T1 con gadolinio que muestra imagen patonogmónica de disección arterial. Se observa la presencia de un importante hematoma subintimal en semiluna (*flecha blanca*) que dilata la arteria con luz arterial conservada (*punta de flecha*). **b** ASD: proyección lateral de la arteria carótida interna derecha, que muestra disección arterial extensa desde el segmento petroso (*flecha blanca*) hasta el segmento carotídeo terminal (*flecha negra*). **c** Radiografía de cráneo lateral que muestra balón Hyperglide ocluyendo la arteria carótida interna derecha en su segmento petroso distal y cavernoso proximal (*flecha blanca*). **d** ASD: proyección frente de la arteria carótida interna izquierda fase arterial durante la prueba de oclusión carotídea derecha (obsérvese balón [*flecha blanca*]), que muestra sincronismo arterial y venoso con opacificación del hemisferio derecho a través de la arteria comunicante anterior; obsérvese la elevación de la arteria cerebral anterior, segmento A1, debido a la trombosis subintimal de la disección (*flecha negra*). **e** Radiografía de cráneo, proyección lateral, en la que se aprecia la oclusión mediante espirales de platino biológicamente activos de la disección arterial tanto a nivel proximal como distal (*flechas blancas*). **f** ASD control a los 3 meses, proyección frente, que muestra la correcta opacificación del hemisferio derecho, más la horizontalización del segmento A1 derecho producto de la falta de flujo con reabsorción del trombo subintimal (*flecha blanca*).

embolizados superselectivamente con espirales de platino (Figura 14.18). Dos pacientes con aneurisma disecante fueron tratados con técnica deconstructiva con espirales de platino (oclusión del vaso portador), antes de la prueba de oclusión (Figura 14.19). Un aneurisma micótico fue tratado con técnica deconstructiva del vaso portador mediante normobutilcianoacrilato en lipiodol ultrafluido (histoacryl NR). Los tres restantes fueron tratados mediante técnica reconstructiva con endoprótesis y espirales de platino. No hubo mortalidad inherente al procedimiento, aunque un paciente presentó hemorragia subaracnoidea durante la implantación de una endoprótesis autoexpandible; con recuperación completa de su cuadro neurológico.

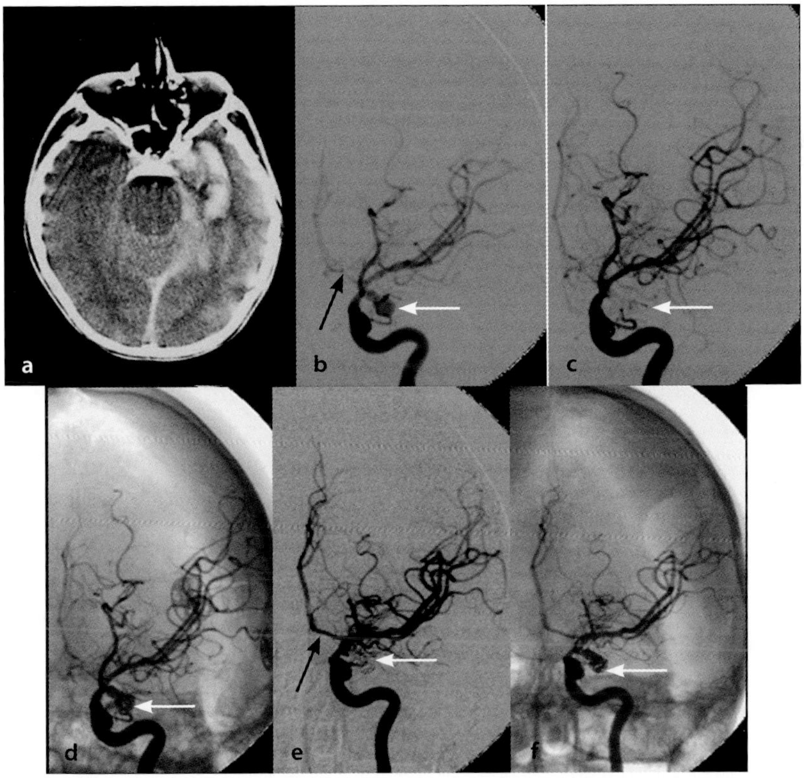

Figura 14.19 Paciente femenina de 17 años con antecedentes de cefalea intensa y pérdida de la conciencia. **a** TC sin contraste que muestra hemorragia subaracnoidea difusa bilateral con mayor compromiso izquierdo, presenta también un hematoma del lóbulo temporal izquierdo. **b** ASD: proyección frente de la arteria carótida interna izquierda, que muestra un aneurisma sacular de la arteria comunicante posterior, el cual se proyecta en sentido posterior y lateral (*flecha blanca*). Se observa vasoespasmo de la arteria cerebral anterior segmento A1 (*flecha negra*). **c-d** ASD (con y sin sustracción): proyección frente de la arteria carótida interna izquierda, control posembolización inmediato mediante espirales de platino; se observa oclusión total del aneurisma (*flecha blanca*). **e-f** ASD control a los 12 meses (con y sin sustracción, respectivamente), proyección frente de la arteria carótida interna izquierda, en la que se observa la oclusión total del aneurisma sin modificación de la impronta de espirales de platino (*flecha blanca*), segmento A1 (*flecha*).

Conclusiones

La ASD debe ser realizada por médicos neurorradiólogos entrenados en pacientes pediátricos, con equipos de alta definición y baja dosis de radiación. Reunidas estas condiciones, la morbilidad del procedimiento es muy baja. Estas imágenes aportan datos de la angioarquitectura vascular (diagnóstico de certeza) como así también de la hemodinamia del flujo cerebral en arterias, capilares, venas y senos venosos.

La ASD continúa siendo el estudio de referencia para el diagnóstico de las lesiones vasculares cerebrales, a pesar de la alta definición y calidad de las imágenes por angiografía por RM y TC multicorte con reconstrucción vascular 3D.

Referencias bibliográficas

1 Oldendorf WH. *The Quest for an Image of Brain. Computerized Tomography in the Perspective of Past and Future Imaging Methods*. New York: Raven Press, 1980.
2 Gauvrit JY, Leclerc X, Vermandel M, et al. 3D rotational angiography: use of propeller rotation for the evaluation of intracranial aneurysms. *AJNR Am J Neuroradiol* 2005; 26: 163-5.
3 Anxionnat R, Bracard S, Macho J, et al. 3D angiography. Clinical interest. First applications in interventional neuroradiology. *J Neuroradiol* 1998 ; 25: 251-62.
4 Wada J, Rasmunsen T. Intracarotid inyection of sodium amytal for the lateralization of cerebral speech dominance experimental and clinical observations. *J Neurosurg* 1960; 17: 226-82.
5 Landolt AM, Valavanis A, Girard J, Eberle AN. Corticotropin-releasing-factor test used with bilateral, simultaneous inferior petrosal sinus sampling in Cushing's syndrome. *Adv Biosci* 1988; 69: 361-2.
6 Abud DG, Spelle L, Piotin M, et al. Venous phase timing during balloon test occlusion as a criterion for permanent internal carotid artery sacrifice. *AJNR Am J Neuroradiol* 2005; 26: 2602-9.
7 Seldinger SI. Catheter replacement of the needle in percutaneous arteriography; a new technique. *Acta radiologica* 1953; 39: 368-76.
8 Higgs ZC, Macafee DA, Braithwaite BD, Maxwell-Armstrong CA. The Seldinger technique: 50 years on. *Lancet* 2005; 366: 1407-9.
9 Latchaw RE. The use of nonionic contrast agents in neuroangiogtaphy. A review of the literature and recommendation for clinical use. *Invest Radiol* 1993; 28 (suppl 5): 55-9.
10 Katayama H, Yamaguchi K, Kozuka T, et al. Adverse reaction to ionic and nonionic contrast media. *Radiology* 1990; 175: 621-8.
11 Schievink WI, Morki B, Piepgras DG. Spontaneous dissections of cervicocephalic arteries in childhood and adolescence. *Neurology* 1994; 44: 1607-12.
12 Chabrier S, Lasjaunias P, Husson B, et al. Ischaemic stroke from dissection of the craniocervical arteries in childhood: report of 12 patients. *Eur J Paediatr Neurol* 2003; 7: 39-42.
13 Hasan I, Wapnick S, Tenner MS, Couldwell WT. Vertebral artery dissection in children: a comprehensive review. *Pediatr Neurosurg* 2002; 37: 168-77.

14 Kimchi TJ, Agid R, Lee SK, Ter Brugge KG. Arterial ischemic stroke in children. *Neuroimaging Clin N Am* 2007; 17: 175-87.
15 Fullerton HJ, Johnston SC, Smith WS. Arterial dissection and stroke in children. *Neurology* 2001; 57: 1155-60.
16 Berenstein A, Lasjaunias PL, TerBrugge KG. *Surgical neuro-angiography*. Volumen 3. New York: Springer-Verlag, 2006.
17 Fukui M. Current state of the study on Moya Moya disease in Japan. *Surg Neurol* 1997; 47: 138-43.
18 Maki Y, Enomoto T. Moyamoya disease. *Childs Nerv Syst* 1988; 4: 204-12.
19 Yoshida S, Matsumoto S, Ban S, et al. Moyamoya disease progressing from unilateral to bilateral involvement–case report. *Neurol Med Chir (Tokyo)* 1992; 32: 900-3.
20 deVeber G. Stroke and the child's brain: an overview of epidemiology, syndromes and risk factors. *Curr Opin Neurol* 2002; 15: 133-8.
21 Janjua N, Nasar A, Lynch JK, Qureshi AI. Thrombolysis for ischemic stroke in children: data from the nationwide inpatient sample. *Stroke* 2007; 38: 1850-4. Epub 2007 Apr 12. Erratum in: Stroke. 2008 May; 39:e90.
22 Chiu CH, Lin TY, Huang YC. Cranial nerve palsies and cerebral infarction in a young infant with meningococcal meningitis. *Scand J Infect Dis* 1995; 27: 75-6.
23 Chabrier S, Rodesch G, Lasjaunias P, et al. Transient cerebral arteriopathy: a disorder recognized by serial angiograms in children with stroke. *J Child Neurol* 1998; 13: 27-32.
24 Kohrman MH, Huttenlocher PR. Takayasu arteritis: a treatable cause of stroke in infancy. *Pediatr Neurol* 1986; 2: 154-8.
25 Lanthier S, Lortie A, Michaud J, et al. Isolated angiitis of the CNS in children. *Neurology* 2001; 56: 834-42.
26 Schievink WI. Genetics of intracranial aneurysm. *Neurosurgery* 1997; 40: 651-63.
27 Moser FG, Miller ST, Bello JA, et al. The spectrum of brain MR abnormities in Sickle-cell disease: A report from the cooperative study of sickle cell disease. *AJNR* 1996; 16: 965-72.
28 deVeber G, Andrew M, Adams C, et al. Cerebral sinovenous thrombosis in children. *N Engl J Med* 2001; 345: 417-23.
29 Teksam M, Moharir M, deVeber G, Shroff M. Frequency and topographic distribution of brain lesions in pediatric cerebral venous thrombosis. *AJNR Am J Neuroradiol* 2008; 29: 1961-5. Epub 2008 Aug 7.
30 Osborn AG. Intracranial vascular malformations. En: Osborn AG (ed). *Diagnostic neuroradiology*. St. Louis: Mosby, 1994, p 284-329.
31 Valavanis A. The roll of angiography in the evaluation of cerebral malformation. Neuroimag. *Clin North Am* 1996; 6: 679-704.
32 Lasjaunias P. A revised concept of the congenital nature of cerebral arteriovenous malformations. *Interv Neuroradil* 1997; 3: 275-81.
33 Pollock BE, Flickinger JC, Lundsford LD, et al. Factor that predict the bleeding risk of cerebral arteriosvenous malformation. *Stroke* 1996; 27: 1-6.
34 Saba PR. The caput medusa sign. *Radiology* 1998; 207: 599-600.
35 Uchino A, Hasuo K, Matsumoto S, et al. Varix occurring with cerebral venous angiomas: a case report and review of the literature. *Neuroradiology* 1995; 37: 29-31.

36 Chaloupka JC, Haddle DC. Classification of vascular malformation of the central nervous system. Neuroimag. *Clin North Am* 1998; 8: 295-321.
37 Bellon RJ, Seeger JF. Cavernous angiomas: a radiologic review. *IJNR* 1997; 3: 343-55.
38 Robinson JR Jr, Awad IA, Masaryk TJ, Estes ML. Pathological hetereogeneity of angiographically occult vascular malformation of the brain. *Neurosurgery* 1993; 33: 547-55.
39 Lasjaunias P, Magufis G, Goulao A, et al. Anatomoclinical aspects of dural arteriovenous shunts in children. *Interv Neuroradiol* 1996; 2: 179-91.
40 Borden NM, Dean BL, Flom RA, et al. High-flow dural arteriovenous malformation in children. *BNI Q* 1996; 12: 12-7.
41 Barnwell Sl, Ciricillo SF, Halbach VV, et al. Intracerebral arteriovenous fistulas associated with intraparenchymal varix in childhood: Case Reports. *Neurosurgery* 1990; 26: 122-5.
42 Carrillo R, Carriera LM, Parda J, et al. Giant aneurysm arising from single A-V fistula in a child. *J Neurosurg* 1984; 60: 1085-8.
43 Halbach VV, Heshima GB, Higashida RT. Transarterial occlusion of intracranial A-V fistulas. *AJNR Am J Neuroradiol* 1989; 10: 747-52.
44 Gerosa M, Licata C, Fiore DL, et al. Intracranial aneurysms of childhood.*Childs Brain* 1980; 6: 295-302.
45 Meyer FB, Sundt TM Jr, Fode NC, et al. Cerebral aneurysms in childhood andadolescence. *J Neurosurg* 1989; 70: 420-5.
46 Lasjaunias P, Wuppalapati S, Alvarez H, et al. Intracranial aneurysms in children aged under 15 years: review of 59 consecutive children with 75 aneurysms. *Childs Nerv Syst* 2005; 21: 437-50.
47 Heros R. Pediatric intracranial aneurysms. *J Neurosurg (2 Suppl Pediatrics)* 2006; 104: 77-8.
48 Cloft HJ, Kallmes DF, Kallmes MH, et al. Prevalence of cerebral aneurrysm in patient with fibromuscular dysplasia: a reassessment. *J Neurosurg* 1998; 88: 436-40.
49 Preul MC, Cendes F, Just N, Mohr G. Intracranial aneurysm and sickle cell anemia: multiplicity and propensity for the vertebrobasilar territory. *Neurosurgery* 1998; 42: 971-8.
50 Huang J, McGirt MJ, Gailloud P, Tamargo RJ. Intracranial aneurysms in the pediatric population: case series and literature review. *Surg Neurol* 2005; 63: 424-32; discussion 432-3.

15

Accidente cerebrovascular hemorrágico

Ramón Navarro • Gonzalo Costa • Agustín Dabezies • Gabriel González

Introducción

A pesar de tener una incidencia menor que en los adultos, los accidentes cerebrovasculares (ACV) en la edad pediátrica no son tan infrecuentes.[1-3] La mayoría de las series en niños evidencian un leve predominio de las isquemias (55%), pero, históricamente, un cálculo aproximado indica que la mitad de estos accidentes son de tipo hemorrágico a diferencia de los adultos en que el ACV hemorrágico representa un 20% de los accidentes cerebrovasculares.[2-4] La mortalidad del ACV hemorrágico en la infancia es de aproximadamente el 25%, y los supervivientes pueden presentar secuelas importantes en el 40% de los casos.[2] Hasta la fecha, y a diferencia de los ACV isquémicos en la edad pediátrica, no existen guías consensuales para su manejo, por lo que su evaluación y tratamiento se extrapola de la experiencia en adultos.

Etiología

Las causas más frecuentes de hemorragia en niños son las malformaciones vasculares, las alteraciones hematológicas y las neoplasias cerebrales. Otras posibles causas son las vasculitis, las infecciones sistémicas, el uso de drogas, pacientes con cáncer infantil y niños con cardiopatías congénitas, especialmente durante el posoperatorio.

Dentro del grupo de alteraciones vasculares podemos distinguir tres grandes grupos: las malformaciones arteriovenosas (MAV), los angiomas cavernosos (AC) y los aneurismas cerebrales. Las MAV son la causa de hasta un 50% de las hemorragias intraparenquimatosas, mientras que los angiomas cavernosos pueden causar un 25% de estos hematomas.[2, 4-6] Por otra parte, los aneurismas, son responsables aproximadamente de un 10% de las hemorragias intracraneales.[2] Si sólo consideramos las hemorragias subaracnoideas puras no traumáticas, se puede identificar un aneurisma hasta en la mitad de los casos.

Los trastornos hematológicos causan aproximadamente un 30% de las hemorragias intracraneales.[2] Entre estos trastornos se destacan la trombocitopenia, la hemofilia y las coagulopatías secundarias (insuficiencia hepática, coagulación intravascular diseminada, iatrogénica). Dentro de este grupo, entre el 0,1% y el 1% de los pacientes con púrpura idiopática trombocitopénica presentan hemorragia cerebral espontánea, especialmente si el recuento plaquetario es inferior a 20 000/mm^3, y un porcentaje de mortalidad del 55%.[7-11] Más alta es la incidencia de hemorragias cerebrales en pacientes con hemofilia, estimándose entre el 3% y el 12%.[12-15] Otro grupo especial lo constituyen los pacientes con anemia falciforme, que tienen un riesgo de hemorragias 250 veces mayor que los niños sanos.[16] Hay que tener en cuenta que muchos de estos pacientes tienen riesgos asociados como hipertensión arterial, aneurismas relacionados con síndrome de moyamoya y transfusiones frecuentes.

Finalmente, se estima que los tumores cerebrales pueden originar un 13% de hemorragias intracraneales y que el 10% de los tumores intracraneales pueden sangrar en algún momento.[2] La mortalidad en estos casos es alta, alrededor del 50%.

Estrategia diagnóstica inicial

La forma de presentación suele ser cefalea acompañada de déficit motor. No es infrecuente que se asocien crisis epilépticas. En niños menores de tres años y especialmente lactantes, a veces la clínica es sutil con predominio de irritabilidad y somnolencia como síntomas principales.

La Asociación Americana de Cardiología recomienda la realización de un estudio de coagulación básico en pacientes con hemorragia cerebral. No hay evidencia de que un estudio exhaustivo de riesgo de sangrado sea más beneficioso que los estudios básicos de coagulación.[2]

Entre las pruebas de imagen, la tomografía computarizada (TC) es el primer estudio que se suele realizar. Sus ventajas son la accesibilidad, rapidez de la prueba y sensibilidad diagnóstica para hemorragias. Sin embargo, su principal desventaja es que no suele identificar la causa del sangrado. Ahora bien, si se añade un estudio angiográfico a la TC, aumenta la sensibilidad para detectar aneurismas intracraneales. La resonancia magnética (RM) craneal puede aportar más datos referentes a la etiología del sangrado. Una combinación de RM, angiografía por RM y arteriografía por sustracción digital (ASD) puede aclarar el origen del sangrado hasta en un 66% de los casos.[2,3] El inconveniente de la RM es la falta de disponibilidad en salas de emergencia, su mayor tiempo de adquisición de imágenes y el hecho de que muchos pacientes requieran ser anestesiados. En el caso de las malformaciones arteriovenosas, la RM nos da información sobre el tamaño del nido y su localización respecto a áreas elocuentes, especialmente, si se combina con estudios funcionales de lenguaje, de tareas motoras y con tractografía. Los angiomas cavernosos generalmente tienen una apariencia típica en la RM, especialmente en secuencias gradiente eco de espín-eco, en las que se observan áreas hiperintensas rodeadas de áreas hipointensas que corresponden a los depósitos de hemosiderina originados por sangrados antiguos. Por último, la arteriografía por sustracción digital ASD tiene un riesgo bajo de complicaciones (0,4%) y es la prueba que con mayor precisión establece la causa del sangrado, ya que detecta aneurismas y MAV hasta en un 97%.[2-4] Se consideran malformaciones vasculares angiográficamente no visibles a los aneurismas, a las MAV trombosadas y a los angiomas cavernosos. En caso de que una primera ASD no encuentre ningún tipo de malformación se debe repetir una segunda ASD pasadas unas semanas para descartar definitivamente la presencia de una MAV o aneurisma, ya que estos pueden estar inicialmente ocultos por trombosis o por el hematoma asociado.

Tratamiento médico y monitorización inicial

Generalmente, se aplican las guías de la Asociación Americana de Cardiología para el manejo de la hemorragia cerebral en el adulto, que indican euvolemia, evitar hipertermia (acetaminofeno y mantas térmicas para mantener la temperatura por debajo de 37,5 °C) y evitar hiperglicemia.[1-4] Desde el punto de vista neuroquirúrgico, en el manejo inicial se puede valorar la colocación de un drenaje ventricular externo para controlar la hidrocefalia, si está presente, y controlar la presión intracraneal. También se puede medir la presión intracraneal con un sensor intraparenquimatoso. Para el tratamiento de la hipertensión endocraneal, además de evacuar LCR, se pueden utilizar agentes osmóticos como manitol o suero salino hipertónico y, también, el coma barbitúrico.

Tratamiento quirúrgico de la hemorragia intracraneal espontánea

En el estudio reciente STICH (*Surgical Trial in Intracerebral Haemorrhage*) que evaluaba el tratamiento conservador frente al tratamiento quirúrgico de los hematomas supratentoriales en adultos, se demostró que la evacuación quirúrgica del hematoma en las primeras 72 horas no mejoraba el resultado final comparado con el mejor manejo médico. Ahora bien, los casos en que los médicos creían que los pacientes se beneficiarían de cirugía no estaban incluidos en el estudio. Es de suponer que una proporción de estos casos sería de jóvenes con hematomas lobares, por lo que la extrapolación del estudio STICH puede no ser adecuada para determinar el manejo de los hematomas supratentoriales espontáneos en niños. Hay estudios clínicos retrospectivos en pacientes jóvenes con hematomas lobares y deterioro neurológico que se benefician de la evacuación quirúrgica. Con respecto a los hematomas infratentoriales, el tratamiento quirúrgico estaría indicado en aquellos con un diámetro mayor de tres centímetros. En caso de hidrocefalia o hemorragia intraventricular se puede manejar la colocación de un drenaje ventricular externo. Por último, en caso de hipertensión intracraneal refractaria a tratamiento médico, se puede considerar la craniectomía decompresiva.

Actualmente, hay estudios en marcha para el tratamiento directo de los hematomas y hemorragias intraventriculares con aplicación directa de trombolíticos a dosis muy bajas. Otra de las terapias en fase de ensayo es el uso de factor VIIa recombinante. Este fármaco, promueve la hemostasia y está siendo usado en pacientes hemofílicos. El factor VIIa podría ayudar a la estabilización del hematoma, ya que evita su crecimiento y potencialmente mejora el resultado final. La contrapartida es que puede promover complicaciones tromboembólicas y que, en teoría, se debe administrar dentro de las cuatro primeras horas de la hemorragia.

Afectación neurológica

En un estudio holandés retrospectivo de 56 niños con hemorragia cerebral espontánea, se vio que en la mayoría de los supervivientes el CI no estaba por debajo de la norma.[1-3] Pero era significativamente menor que el de su estado premórbido o el de sus padres. Hasta un 30% de los niños pueden presentar secuelas como crisis convulsivas, disminución de la capacidad intelectual y epilepsia.[1, 3, 17]

La edad por debajo de tres años –especialmente en neonatos–, la localización infratentorial de la hemorragia, las alteraciones de la coagulación, un puntaje de la escala de coma de Glasgow por debajo de 7 al ingreso y la presencia de aneurismas constituyen factores que han sido asociados por algunos autores a peor resultado final en pacientes con ACV hemorrágicos.[17]

Recurrencias

El riesgo de recurrencia de una hemorragia cerebral dependerá de la etiología; globalmente se estima entre un 10% y un 14 %, siendo mayor en las alteraciones vasculares estructurales y hematológicas agudas y muy bajo en las formas idiopáticas donde no se encuentran factores causales.[1, 2] También hay que tener en cuenta que los pacientes con malformaciones vasculares o alteraciones hematológicas tienen el mayor riesgo de recurrencia. En general, la mayor incidencia de sangrados recurrentes se da entre los primeros seis meses y tres años con una incidencia del 65% y 90% respectivamente en pacientes donde se identifica una malformación vascular.[1-3] En los pacientes con problemas hematológicos, se estima que el riesgo de recurrencia es menor y se observa fundamentalmente en las primeras semanas luego del accidente.

Uno de los trabajos más importantes ha sido el realizado sobre una población menor de veinte años exceptuando neonatos. En 116 hemorragias intracerebrales espontáneas, con un seguimiento superior a los cuatro años, se documentó globalmente un 10% de recurrencias presentándose en el 64% de los casos en los primeros seis meses y en el 91% en los primeros tres años. También destaca un 12% de recurrencias en las malformaciones vasculares y causas médicas y 0% en causas idiopáticas.[1]

Los pacientes con hemorragias intracerebrales pueden presentar posteriormente isquemias cerebrales por compresión vascular por efecto de masa, vasoespasmo como se observa en una hemorragia subaracnoidea, y por la etiología que ocasiona un daño vascular como el consumo de drogas ilícitas o la enfermedad o síndrome de moyamoya.

Malformaciones arteriovenosas

Las MAV son anomalías vasculares focales formadas por arterias y venas dilatadas dentro del parénquima cerebral que han perdido la organización vascular normal a nivel subarteriolar, y que tienen una falta de red capilar lo que produce una fístula arteriovenosa. Las arterias de pequeño tamaño de estas malformaciones tienen una alteración en la capa de músculo liso. Su forma más frecuente de presentación son las hemorragias intracraneales, pero también pueden presentarse con epilepsia, cefalea, déficit neurológico e incluso insuficiencia cardíaca en los neonatos. Se considera que son lesiones congénitas y que su prevalencia es del 0,01% de la población.[18, 19]

El riesgo de sangrado se estima entre 2% y 4% al año, y se cree que puede ser algo mayor que en los adultos.[18-20] Esto supone que el riesgo acumulativo de sangrado en niños es elevado durante el resto de su vida. La mortalidad tras un sangrado por MAV se calcula en un 25%, aproximadamente.[19-21] La presentación en edad juvenil, hemorragia previa, tamaño grande, localización profunda o infratentorial y drenaje venoso profundo han sido identificados por algunos autores como factores de riesgo para el sangrado.

Existen diferentes opciones terapéutica para las MAV. Su tratamiento suele ser complejo y es necesario realizarlo en centros especializados. Estas lesiones pueden ser tratadas con cirugía, con embolizaciones, con radiocirugía o con una combinación de estas terapias. La ventaja de la cirugía es que ofrece un tratamiento radical e inmediato de la lesión. Las técnicas endovasculares sirven para reducir el flujo de la lesión y hacer que las MAV sean más fácilmente tratables con cirugía o radiocirugía, pero rara vez la embolización es una terapia curativa. La radiocirugía se suele indicar en las MAV con un nido igual o menor de tres centímetros. Esta técnica consigue la obliteración de la malformación hasta en un 80% - 90% de los casos.[18-20] Tiene como desventaja no ser una terapia con resultados inmediatos, ya que la obliteración es progresiva –puede tardar tanto como tres años y hasta cinco–, y además, hipotéticamente, la radiación puede causar segundas neoplasias. Tanto los tratamientos endovasculares como la radiocirugía no están exentos de complicaciones. Pueden producir deterioro neurológico hasta en un 5% después de radiocirugía y complicaciones isquémicas y/o hemorrágicas en el 6% y el 14% de las embolizaciones.[19, 20] Según el tamaño, drenaje venoso profundo y localización, se han clasificado las MAV en cinco tipos según la escala de Spetzler-Martin. A mayor grado en esta escala, mayor es la morbimortalidad quirúrgica. En general, las malformaciones pequeñas en áreas no elocuentes (grado I y II de Spetzler-Martin) son curables con cirugía. Por el contrario, las MAV grandes y situadas en áreas elocuentes (grado IV y V) tienen un riesgo quirúrgico elevado y en caso de tratarlas se utiliza generalmente una combinación de embolización y radiocirugía. Para las de grado III, el tratamiento suele ser una combinación de embolización seguida de cirugía o radiocirugía.

En las Figuras 15.1, 15.2, 15.3 y 15.4 se ilustra la neuroimagen (TC, RM y ASD) de un escolar de siete años que presentó bruscamente síntomas de hipertensión endocraneal (cefaleas, vómitos y depresión de conciencia) y signos focales neurológicos (hemiparesia). En las imágenes se constata una hemorragia frontal (TC-RM)

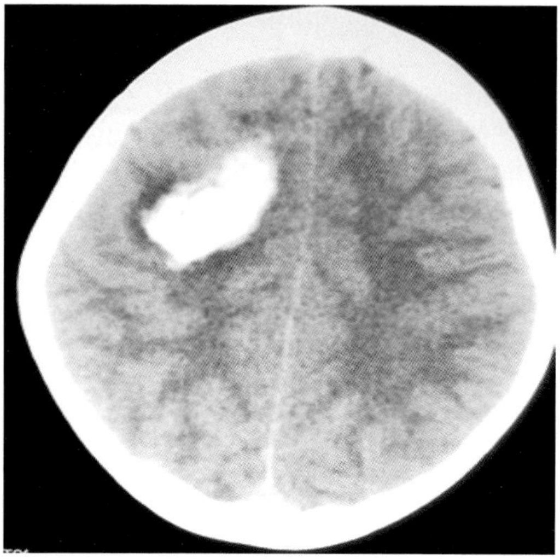

Figura 15.1 TC de cráneo: hematoma frontal.

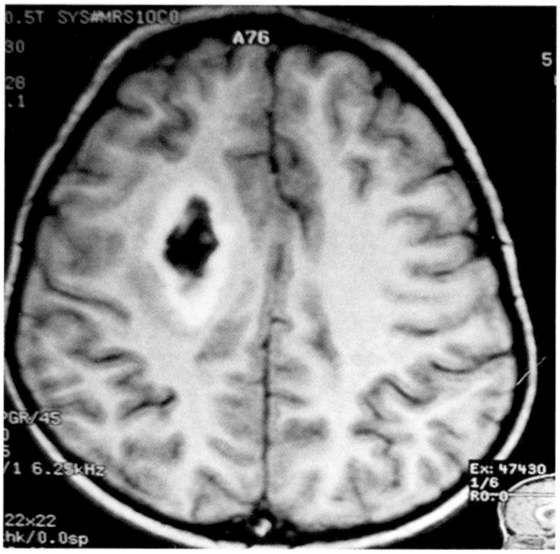

Figura 15.2 RM craneal: hematoma frontal evolucionado.

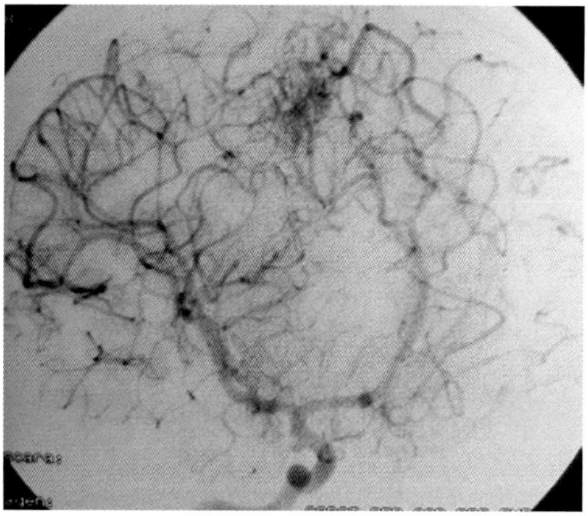

Figura 15.3 ASD: malformación arteriovenosa.

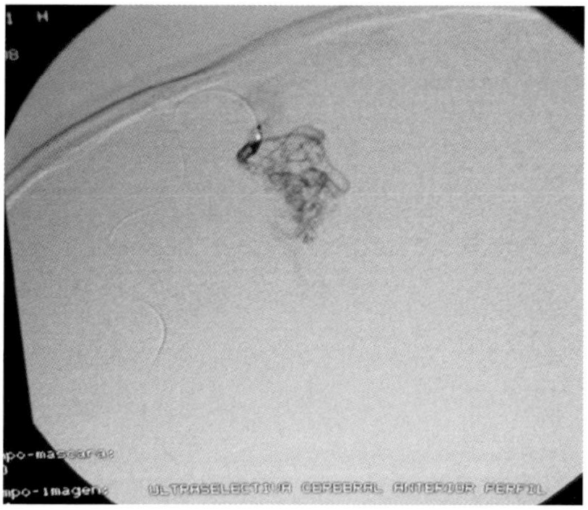

Figura 15.4 Embolización durante ASD.

secundaria a MAV que se embolizó. La evolución del paciente luego del procedimiento fue buena.

Angiomas cavernosos

Los angiomas cavernosos representan entre un 1,7% y un 18% de las malformaciones vasculares en la edad pediátrica, y un 25% de estas se diagnostican antes de los dieciocho años.[2] Son lesiones intraparenquimatosas, bien circunscritas, lobuladas y de morfología similar a una frambuesa. Contienen una masa de vasos irregularmente dilatados, así como material hemático limitado por endotelio vascular, sin capas elásticas ni musculares y sin tejido nervioso en el interior de la lesión. Clásicamente, se habían considerado como malformaciones congénitas, pero se ha podido demostrar su formación de novo especialmente en pacientes tratados con radioterapia. No parece existir una predilección por sexos. Se han descrito familias portadoras de angiomas cavernosos. A diferencia de los adultos, los angiomas cavernosos de los niños parecen tener una mayor tendencia hemorrágica. Las hemorragias causadas por los angiomas cavernosos no suelen ser catastróficas, y puede haber una agrupación temporal en sus incidencias; el riesgo de sangrado anual es de 0,6% y aumenta a 4,5% tras una primera hemorragia.[21] Otro síntoma muy frecuente es la crisis epiléptica. El 80% de los angiomas cavernosos son de localización supratentorial y el resto, infratentorial con predilección por el tronco del encéfalo.[21] Estas malformaciones pueden ser múltiples hasta en un 12% de los casos.[22] Su tratamiento es motivo de controversia; generalmente, en los angiomas cavernosos asintomáticos no hemorrágicos se suele optar por una actitud conservadora, mientras que los que han sangrado clínicamente o son sintomáticos, por ejemplo con epilepsia, se pueden abordar quirúrgicamente.

En las Figuras 15.5, 15.6, 15.7 y 15.8 se ilustra la neuroimagen (TC y RM), pieza anatómica e histología de un adolescente con presentación subaguda de síntomas de hipertensión endocraneal (cefaleas, vómitos) y signos focales neurológicos (ataxia), secundarios a un angioma cavernoso de fosa posterior, que presentó buena evolución luego de la cirugía.

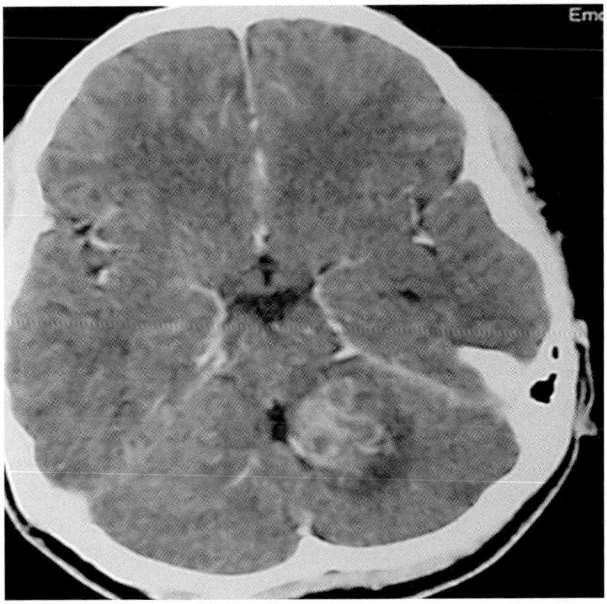

Figura 15.5 TC de cráneo: angioma cavernoso en la fosa posterior.

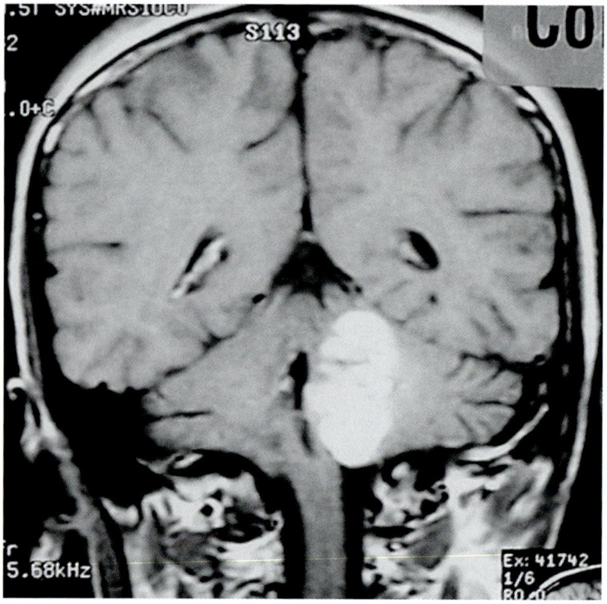

Figura 15.6 RM de cráneo: angioma cavernoso en la fosa posterior.

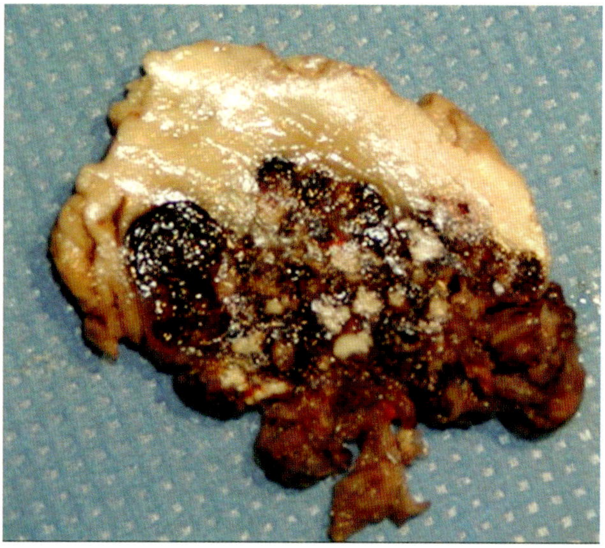

Figura 15.7 Pieza anatómica.

Aneurismas

La incidencia de aneurismas cerebrales en la edad pediátrica es baja. Estos representan entre el 0,5% y el 4,6% de todos los aneurismas.[23-25] Parece haber una predominancia en los varones. Los aneurismas son áreas debilitadas y protuberantes a nivel de las arterias intracraneales, generalmente en zonas de bifurcación, en donde

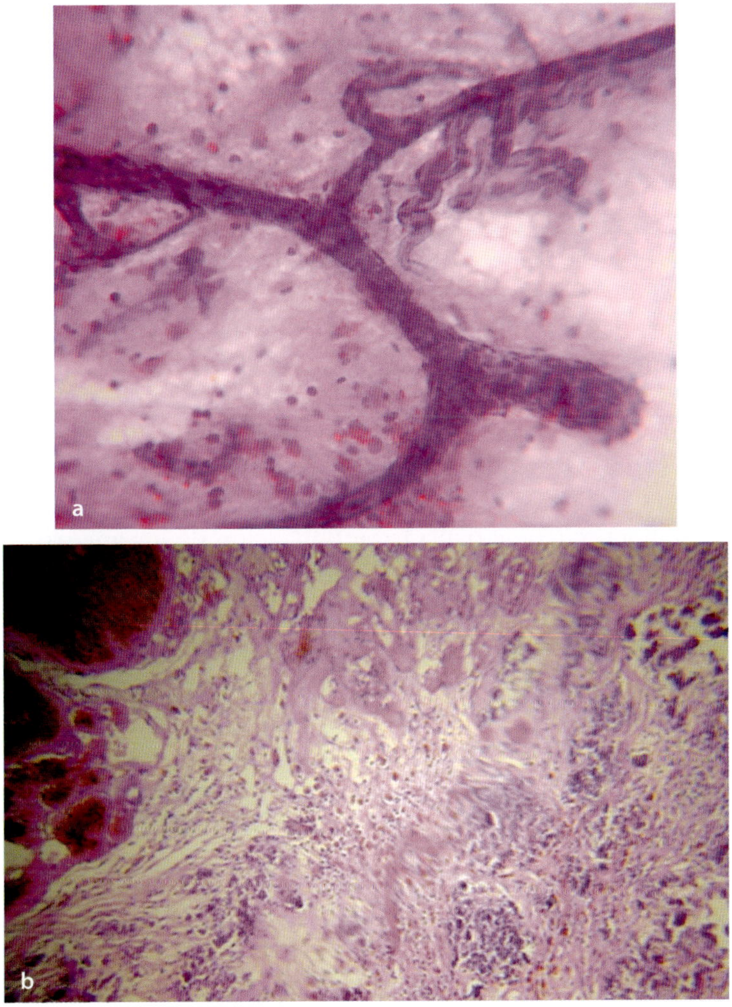

Figura 15.8 Histología.

hay una pérdida o alteración de la capa muscular de las arterias haciéndolas más vulnerables al sangrado. Su etiología es desconocida; probablemente sea una combinación de factores hemodinámicos y factores predisponentes. De hecho hay ciertas patologías a las cuales se asocia una incidencia de aneurismas mayor de lo habitual: alteraciones del tejido conectivo (enfermedad de Marfan, síndrome de Ehler-Danlos, seudoxantoma elástico), poliquistosis renal, anemia falciforme y esclerosis tuberosa. También pueden tener un origen bacteriano (aneurismas micóticos) o postraumático (seudoaneurismas). Los aneurismas micóticos son más frecuentes en la edad pediátrica y, generalmente, secundarios a endocarditis bacteriana por *Staphylococcus* o *Streptococcus*. Los seudoaneurismas traumáticos suelen se fusiformes y, también, más frecuentes en niños.

Su modo de presentación más habitual es la hemorragia subaracnoidea. En adultos se ha estimado, en el International Study of Unruptured Intracranial Aneurysm, que los aneurismas de menos de 7 mm tienen un riesgo nulo de sangrado a los cinco años. Este dato hay que tomarlo con cautela en niños, ya que no hay datos suficientes para respaldarlo y por el hecho de que las arterias cerebrales están en fase de crecimiento en edades tempranas. Comparados con los aneurismas de la edad adulta, se ha identificado cierta tendencia a la localización en la bifurcación intracraneal de la arteria carótida, así como especialmente en el territorio de la circulación posterior. A su vez el tamaño de los aneurismas suele ser mayor en niños que en adultos. La presencia de aneurismas múltiples es menor en la edad pediátrica. Finalmente, la proporción de trombosis espontáneas de aneurismas en la infancia es mucho mayor que en la edad adulta.[24, 25]

Su tratamiento se debe llevar a cabo por un equipo multidisciplinario en centros especializados que cuenten con la posibilidad de aplicar tanto tratamientos endovasculares como tratamiento quirúrgico de los aneurismas. Cada caso debe ser individualizado, si bien hay tendencia hacia la embolización de los aneurismas de la punta de la arteria basilar. Por otra parte, hay que tener en cuenta que los niños supervivientes a una hemorragia subaracnoidea por aneurisma presentan una expectativa de vida larga, por lo cual la opción quirúrgica de colocar un clip parece ofrecer una solución más duradera que los métodos endovasculares que aún carecen de seguimiento a largo plazo en este tipo de población.

Causas médicas (no vasculares)

Las causas médicas más frecuentes en la infancia son la púrpura trombocitopénica idiopática (PTI), la hemofilia, drepanocitosis y consumo de drogas ilícitas como la cocaína.

Púrpura trombocitopénica idiopática

Es una enfermedad de relativa frecuencia, autolimitada y de evolución favorable, en la que la mayoría de los niños se recuperan rápidamente sin hemorragias graves, independientemente del tratamiento instituido. El mayor riesgo de sangrado es digestivo —se sitúa entre el 3% y el 4%—, siendo excepcional y controvertida la hemorragia intracerebral, ya que en la mayoría de las series es inferior al 1%. Existen trabajos con series europeas numerosas que no encuentran esta complicación, y otros trabajos (Childhood ITP Study Group [ICIS]) que la sitúan en porcentajes de 0,1% a 0,5%.[7-11, 26, 27]

En una histórica revisión de 75 niños con hemorragia intracerebral en el curso de PTI, ésta complicación se presentó al debut de la enfermedad (3%), en la primera semana (10%) y, con mayor frecuencia, en los primeros seis meses de evolución (72%).[9] Las cifras críticas de plaquetas para esta complicación son de 20 000 plaquetas/mm^3.[27]

Es frecuente que asocien sangrados en otros parénquimas (33%) y se mencionan como factores de riesgo: traumatismos craneoencefálicos, uso de ácido acetil salicílico, cifras menores de 20 000 plaquetas/mm^3 y malformaciones arteriovenosas.[8,9]

La mortalidad de estos pacientes es elevada, aproximadamente del 55% y aproximadamente un 14% quedan con secuelas neurológicas.[8-10, 26, 27]

Hemofilias

La prevalencia de hemorragias intracraneales informada en estos pacientes oscila entre el 3% y el 12%, según las series[12-15] y es una complicación más frecuente en varones en edad preescolar. Los sangrados pueden ser extradurales, subdurales o intraparenquimatosos. La frecuencia de esta complicación es similar entre pacientes con hemofilia A (déficit de factor VIII) y hemofilia B (déficit de factor IX).

En la serie de Nuss, la localización más frecuente es intraparenquimatosa y subdural.[28] En aproximadamente el 50% de los casos existe un trauma craneal reciente, aunque puede existir un intervalo libre de síntomas de hasta una semana.

Los niños hemofílicos con esta complicación, frecuentemente, asocian la presencia de inhibidores de los factores VIII y IX con aumento del requerimiento de profilaxis por causas debidas, en general, a una mayor gravedad de la enfermedad (< 1% de concentración de F VIII o F IX normal circulante en plasma).[29]

El pronóstico es peor en los casos de hemorragia intraparenquimatosa y mejor en las subdurales o subaracnoideas. La mortalidad y las secuelas oscilan entre el 20% y el 50% según las series.[12, 15, 30, 31] Una cuarta parte pueden presentar recurrencias.[32]

Drepanocitosis

Los niños con drepanocitosis tienen un riesgo aumentado de presentar accidentes cerebrales hemorrágicos e isquémicos. En este sentido, se reconoce a la hemorragia cerebral como uno de los eventos más nocivos en la evolución de la enfermedad. El riesgo de hemorragia intracraneal es 250 veces mayor en niños afectados por drepanocitosis que en niños sin la enfermedad.[16]

Son factores de riesgo en estos niños, la hipertensión arterial, las transfusiones recientes, el uso de antiinflamatorios no esteroideos, los corticoides y la asociación de alteraciones vasculares cerebrales como el síndrome de moyamoya y aneurismas cerebrales.[33-35] Estos pacientes tendrían dificultad en compensar los cambios el flujo sanguíneo cerebral, la presión arterial y la hiperviscosidad secundaria a una transfusión. En pacientes con drepanocitosis hay que ser muy cuidadoso con los gestos terapéuticos que llevan a cambios en el flujo y viscosidad de la sangre y en la presión arterial, por lo que se preconiza la realización de recambio transfusional repetido –en lugar de grandes volúmenes de sangre– y el uso racional de corticoides y antiinflamatorios no esteroideos.[33-35]

La mortalidad en estos pacientes, a diferencia de la complicación isquémica que es casi nula, es muy elevada; presenta cifras que oscilan entre el 24% y el 65%.[35]

Referencias bibliográficas

1 Fullerton HJ, Wu YW, Sidney S, Johnton C. Recurrent Hemorrhagic Stroke in Children. *Stroke* 2007; 38: 2658-62.

2 Jordan LC, Hillis AE. Hemorrhagic stroke in children. *Pediatr Neurol* 2007; 36: 73-80.

3 Liebeskind DS, Saver JL. Etiology and Management of stroke in Children. En: Spetzler RF, Alexander MJ (eds). *Pediatric Neurovascular Disease*. New York: Thieme, 2006, p 35-51.

4 Roach S, Golomb M, Adams R, et al. Managemento of Stroke in Infantis and children: A Scientific Stratement From a Special Writing Group of the American Heart Association Stroke Council and the Council on Cardiovascular Disease in the Young. *Stroke* 2008; 39: 2644-91.

5 Friedlander RM. Arteriovenous Malformations of the Brain. *N Engl J Med* 2007; 356: 2704-12.

6 Fullerton HJ, Achrol AS, Claiborne Johnston S, et al. Long-term hemorrhage risk in children versus adults with brain arteriovenous malformations. *Stroke* 2005; 36: 2099-14.

7 Sutor AH, Harms A, Kaufmehl K. Acute Immune Thrombocytopenic Purpura (ITP) in childhood: Retrospective and prospective survey in Germany. *Sem Thromb Haemost* 2001; 27: 257-67.

8 Rosenthej A. Duration and morbidity of newly diagnosed ITP in children: a prospective Nordic study of an unselected cohort. *J Pediatr* 2003; 143: 302-7.

9 Buitros L, Bussel J. Intracranial hemorrhage in Immune Thrombocytopenic Purpura: A retrospective analysis. *J Pediatr Hematol Oncol* 2003; 25: 660-4.

10 Lilleyman JS. Intracranial hemorrhage in chronic childhood ITP. *Pediatr Hematol Oncol* 1997; 14(5): iii-iv.

11 Iyori H, Bessho F, Ookawa H, et al. Intracranial hemorrhage in children with immune thrombocytopenic purpura. Japanese Study Group on childhood ITP. *Ann Hematol* 2000; 79: 691.

12 Klinge J, Auberger K, Auerswald G, et al. Prevalence and outcome of intracranial hemorrhage in haemophiliacs – a survey of the paediatric group of the German Society of Thrombosis and Haemostasis (GTH). *Eur J Pediatr* 1999; 158: 162-5.

13 Revel-Vilk S, Golomb MR, Achonu C, et al. Effects of intracranial bleeds on the health and quality of life of boys with hemophilia. *J Pediatr* 2004; 144: 490-5.

14 Yoffe G, Buchanan GR. Intracranial hemorrhage in newborn and young infants with hemophilia. *J Pediatr* 1988; 113: 333-6.

15 De Tezanos Pinto M, Fernandez J, Perez Bianco PR. Update of 156 episodes of central nervous system bleeding in hemophiliacs. *Haemostasis* 1992; 22: 259-67.

16 Earley CJ, Kittner SJ, Feeser BR, et al. Stroke in children and sickle-cell disease. Baltimore-Washington Cooperative Young Stroke Study. *Neurology* 1998; 51: 169-76.

17 Lo WD, Lee JE, Rusin J, Perkins E, Roach ES. Intracranial hemorrhage in children: An evolving spectrum. *Arch Neurol* 2008; 65: 1629-33.

18 Hernesniemi JA, Dashti R, Juvela S, Väärt K, Niemelä M, Laakso A. Natural history of brain arteriovenous malformations: a long-term follow-up study of risk of hemorrhage in 238 patients. *Neurosurgery* 2008; 63: 823-31.

19 Horgan MA, Florman J, Spetzler RF. Surgical Treatment of Arteriovenous Malformations in Children. En: Spetzler RF, Alexander MJ (eds). *Pediatric Neurovascular Disease*. New York: Thieme, 2006, p 104-15.
20 Humphreys RP. Brain vascular malformations. En: Choux M, Di Rocco C, Hockley AD, Walker ML (eds). *Pediatric Neurosurgery*. Londres: Churchill Livingstone, 1999, p 665-90.
21 Yeh D, Crone KR. Cavernous Malformations in Children. En: Spetzler RF, Alexander MJ (eds). *Pediatric Neurovascular Disease*. New York: Thieme, 2006, p 65-71.
22 Poch JM, Nogués P. Cavernomas. En: Villarejo F, Martinez-Laje JF (eds). *Neurocirugía Pediátrica*. Madrid: Ergon, 2001, p 442-5.
23 Pinto FC, Valiengo L, Santos PP, et al. Intracranial arterial aneurysms in childhood: case report. Arq Neuropsiquiatr 2006; 64: 676-80.
24 Jordan LC, Johnston SC, Wu YW, et al. The importance of cerebral aneurysms in childhood hemorrhagic stroke: a population-based study. *Stroke* 2009; 40: 400-5.
25 Liang J, Bao Y, Zhang H, et al. The clinical features and treatment of pediatric intracranial aneurysm. Childs Nerv Syst 2009; 25: 317-24.
26 Bolton Maggs PH. Moon I. Assessment of UK practice for management of Acute Childhood Idiopatic Thrombocytopenic Purpura against published guidelines. *Lancet* 1997; 350: 620-2.
27 Neunert C, Buchanan G, Imbach P, et al. Severe hemorrhage in children with newly diagnosed immune thrombocytopenic purpura. *Blood* 2008; 112: 4003-8.
28 Nuss R, Soucie JM, Evatt B. Changes in the occurrence of and risk factors for hemophilia – associated intracranial hemorrhage. *American Journal of Hematology* 2001; 68: 37-42.
29 Stieltjes N, Calvez T, Demiguel V, et al. Intracraneal haemorrhages in French haemophilia patients (1991-2001): clinical presentation, management and prognosis factors for death. *Haemophilia* 2005; 11: 452-8.
30 Martinowitz U, Heim M, Tadmor R, et al. Intracranial hemorrhage in patients with hemoiphilia. *Neurosurgery* 1986; 18: 538-41.
31 Ljung R. Intracranial haemorrhage in haemophilia A and B. British Journal of *Hematology* 2007; 140: 378-84.
32 Eyster M, Gill F, Blatt P, et al. Central Nervous System Bleeding in Hemophiliacs. *Blood* 1978; 51: 1179-88.
33 Ohene-Frempong K, Weiner SJ, Sleeper LA, et al. Cerebrovascular accident in sickle cell disease: Rates and risk factors. *Blood* 1998; 91: 288-94.
34 Dobson SR, Holden KR, Nietert PJ, et al. Moyamoya syndrome in childhood sickle cell disease: A predictive factor for recurrent cerebrovascular event. *Blood* 2002; 99: 3144-50.
35 Strouse JJ, Hubert ML, Debaun MR, et al. Primary hemorrhagic stroke in children with sickle cell disease is associated with recent transfusion and use of corticosteroids. *Pediatrics* 2006; 118: 1916-24.

16

Tratamiento del accidente cerebrovascular isquémico

Adam Kirton

Introducción

Los tratamientos basados en la evidencia del accidente cerebrovascular (ACV) isquémico en edad pediátrica son limitados, pero están surgiendo algunas alternativas.

Las diversas opiniones son generadoras de controversias continuas, pero también de puntos de inicio para ensayos clínicos. Sólo dos ensayos aleatorios sobre ACV en la edad pediátrica han sido completados a la fecha,[1, 2] cada uno de ellos con resultados importantes, pero con aplicabilidad limitada a la población con ACV pediátrico en general. En la mayoría de las circunstancias, la mejor evidencia disponible es una combinación de teoría, extrapolación de estudios de adultos, algunos estudios pediátricos de control de casos y cohortes, y opiniones de consenso. Se han publicado dos guías de tratamiento basadas en consensos para ACV en la edad pediátrica a las que aquí hacemos referencia como CHEST (Publicación oficial del Colegio Médico Americano)[3] y pautas del Reino Unido,[4] respectivamente. Ambas tienen una base de evidencia reconocidamente limitada y subrayan la importancia de adecuar el tratamiento a cada uno de los pacientes según la mejor práctica clínica.

Mientras que se destacan las recomendaciones de cada una de las pautas en las discusiones siguientes, en otra parte está disponible una comparación detallada y directa.[5] La American Heart Association recientemente actualizó el tratamiento del ACV en niños.[6]

El Estudio Internacional de ACV Pediátrico (IPSS)[7] proporciona ahora el marco necesario con el fin de avanzar en la investigación del ACV pediátrico para los ensayos clínicos y mejores abordajes del tratamiento. Actualmente, se reconoce una importante variabilidad en las conductas terapéuticas, inclusive entre médicos expertos en ACV.[8] La enorme diversidad en niños creada por las diferencias de edad, mecanismos, factores de riesgo y resultados agregan un nuevo elemento de complejidad a las consideraciones de tratamiento. Los costos de tratamiento del ACV pediátrico son sustanciales[9] y, probablemente, subestimados tomando en cuenta la duración de por vida de la morbilidad y su extensión a toda la familia.

El trastorno protrombótico patológico que subyace en la mayoría de los ACV isquémicos pediátricos constituye un objetivo terapéutico primario, pero las estrategias trombolíticas emergentes del ACV adulto aún deben ser realizadas en los niños. Las intervenciones agudas existen, sin embargo, con una controversia en marcha referente tanto a las terapias antitrombóticas como a las estrategias neuroprotectoras potencialmente descuidadas/desatendidas. Los temas del tratamiento crónico del ACV pediátrico son muchos y un abordaje amplio de la prevención del ACV secundario, la rehabilitación multimodal y el tratamiento de las comorbilidades tanto médicas como psicosociales es esencial.

Este capítulo intenta resumir el conocimiento actual relativo al manejo complejo de neonatos y niños con ACV isquémicos, incluyendo el ACV isquémico arterial neonatal e infantil/pediátrico, el presunto ACV isquémico perinatal y la trombosis de senos venosos cerebrales (TSVC). La información se presenta en forma cronológica, desde el manejo emergente del paciente con ACV agudo, pasando por las etapas agudas de cuidado intrahospitalario, hasta el tratamiento a largo plazo de los pacientes externos. Tal como muestra la Figura 16.1, estas categorías deberían considerarse a través de una amplia gama de marcos de tiempo que se superponen, destacando la importancia de la atención rápida y amplia del niño con ACV.

En la Tabla 16.1 se presenta el manejo agudo y crónico del ACV pediátrico.

Tratamiento agudo del ACV isquémico pediátrico

Emergente: trombólisis

La siguiente información se presenta únicamente para facilitar la discusión del potencial de la terapia trombolítica en el ACV isquémico pediátrico y no representa ningún tipo de recomendación o pauta para la realización de tales intervenciones.

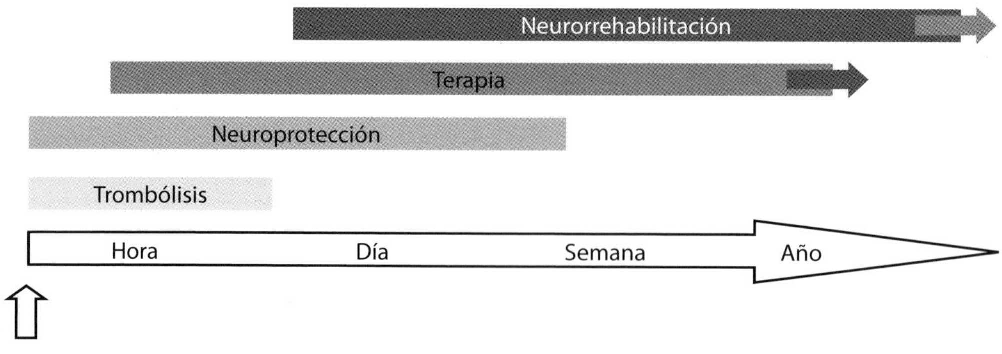

Figura 16.1 Línea de tiempo de una intervención terapéutica en caso de ACV isquémico en la edad pediátrica.

Tabla 16.1 Tratamiento agudo y crónico del ACV pediátrico

Tratamiento agudo del ACV pediátrico

- Emergente: trombólisis.
- Urgente: terapia antitrombolítica. Antiplaquetarios frente a anticoagulantes.
- Urgente: neuroprotección y prevención de daño cerebral secundario.
- Urgente: circunstancias especiales
  - Edema cerebral maligno.
  - Enfermedad cardíaca y embolismo.
  - Vasculitis cerebral.
  - Disección.

Tratamiento crónico del ACV isquémico pediátrico

- Prevención del ACV secundario
  - Antiplaquetarios, anticoagulantes y fracaso del tratamiento.
  - Circunstancias especiales: enfermedad de células falciformes (*Sickle Cell Disease*), enfermedad de moyamoya.

Neurorrehabilitación

- Discapacidad física.
- Deterioro neuropsicológico.
- Función emocional y comportamental.

Comorbilidades médicas

- Epilepsia, trastornos del movimiento, cefaleas.
- Morbilidad sicológica y apoyo familiar.
- Resumen y direcciones futuras

La presentación de un niño con un ACV isquémico agudo es una de las emergencias más confusas y estresantes que enfrenta un neuropediatra. La ansiedad sólo se amplía en el médico de atención primaria que es quien, a menudo, se encuentra con dichos pacientes. Estos profesionales padecen tanto de falta de experiencia como de una marcada escasez de conocimientos disponibles, lo que resulta en un manejo subóptimo y en resultados peores de los que podrían obtenerse, de otro modo, para estos niños.

La terapia trombolítica ha revolucionado el manejo emergente del ACV del adulto. Quienes se ocupan de los niños con ACV están ansiosos por llevar esta terapia a sus pacientes, pero se encuentran con la desventaja de una total falta de experiencia o evidencia. Los agentes trombolíticos actúan generalmente promoviendo la transformación del plasminógeno en plasmina para disolver los trombos arteriales oclusivos e incluyen activador tisular plasminógeno (tPA) así como uroquinasa, prouroquinasa y estreptoquinasa. Mientras que continúan los esfuerzos para perfeccionar y mejorar los enfoques trombolíticos para el ACV en adultos, los resultados del ensayo clínico original del National Institute of Neurological Disorders and Stroke (NINDS) continúan siendo representativos del beneficio general/global con una reducción total del riesgo absoluto de una mala evolución de aproximadamente 15% y un número necesario que se deberá tratar de 7-8.[10] A pesar de estos beneficios evidentes y de la probabilidad de que una oclusión trombótica esté presente en muchos ACV isquémicos pediátricos, la seguridad y eficacia del uso de trombolíticos en niños aún no está determinada.

Se han descrito informes anecdóticos de trombólisis tanto intravenosa como intraarterial en niños.[11-18] Es probable que en los casos informados exista un sesgo debido a complicaciones y mala evolución no reportada. Nuevos datos sugieren que el uso de tPA se está realizando regularmente en niños, a pesar de la falta de evidencia relativa a la dosificación o seguridad. Un estudio que utilizó bases de datos administrativas de hospitales estadounidenses sugirió que el 1,6% de los niños con ACV isquémico eran tratados con agentes trombolíticos.[19] Evidencia preliminar del IPSS halló que se habían administrado trombolíticos a 15 niños dentro de un total de 677 (2,5%) pacientes no neonatos con ACV isquémico.[20] Un estudio reciente describió el uso regular de agentes trombolíticos en una población de niños con ACV isquémico arterial en China.[21] Sin embargo, se identifican importantes preocupaciones metodológicas que incluyen la administración tardía, probable dosificación subterapéutica y sugerencias engañosas tanto en lo relativo a seguridad como eficacia. En suma, no se dispone actualmente de evidencia significativa para orientar el uso de terapia trombolítica en el ACV pediátrico.

En ningún otro lado son más importantes las demoras en el diagnóstico del ACV pediátrico que en el tema de la intervención de emergencia. Las múltiples "imitaciones" y amplios diagnósticos diferenciales de los ACV pediátricos que, a menudo, contribuyen a estas demoras, son especialmente importantes.[22] El acceso limitado a un tratamiento oportuno es destacado en un estudio de un centro experimentado en ACV en el que menos del 25% de los casos pediátricos fueron diagnosticados dentro de la ventana de tres a seis horas generalmente requerida para la terapia trombolítica en adultos.[23] Estudios tempranos que toman en cuenta estas demoras para el diagnóstico, así como los criterios relativos de inclusión/exclusión, sugieren que una minoría significativa de los niños con ACV isquémico agudo son elegibles para recibir trombólisis conforme a los protocolos para adultos.[24] Tal como lo muestra el Algoritmo 16.1, se podría diseñar una herramienta simple, para ayudar a los profesionales de atención primaria (como el personal de las emergencias pediátricas) a reconocer los signos de ACV agudo en niños e iniciar un protocolo institucional para el diagnóstico y tratamiento de emergencia.

La cuidadosa selección de pacientes es decisiva para optimizar la relación riesgo/beneficio en la terapia trombólica adulta,[25, 26] mientras que las violaciones del protocolo han demostrado un incremento del daño.[27] Dentro del estudio IPSS, las desviaciones de los protocolos establecidos para adultos fueron comunes pero, en comparación, generalmente leves.[20] No obstante, la mayoría de las variables de las que se demostró que tenían correlación tanto con los riesgos como beneficios de la trombólisis adulta eran o bien irrelevantes o no se habían estudiado en niños. El tiempo para el tratamiento es esencial en los estudios repetidos para adultos y las pautas modernas sugieren que los beneficios de la trombólisis intravenosa se pierden más allá de las tres horas,[28] lo que sugiere también que esta ventana de tiempo debe ser respetada en los primeros ensayos de trombólisis pediátrica. En el análisis IPSS, la media de tiempos para el tratamiento fue de 3,3 y 4,2 horas para el intravenoso y el intraarterial, respectivamente.[20] También se requieren medidas exactas de la gravedad del ACV agudo para seleccionar a aquellos pacientes que tienen mayor riesgo de un mal resultado con ejemplos recientemente

Algoritmo 16.1 Ejemplo de herramientas para el diagnóstico de emergencia y cuidado del ACV en la edad pediátrica.

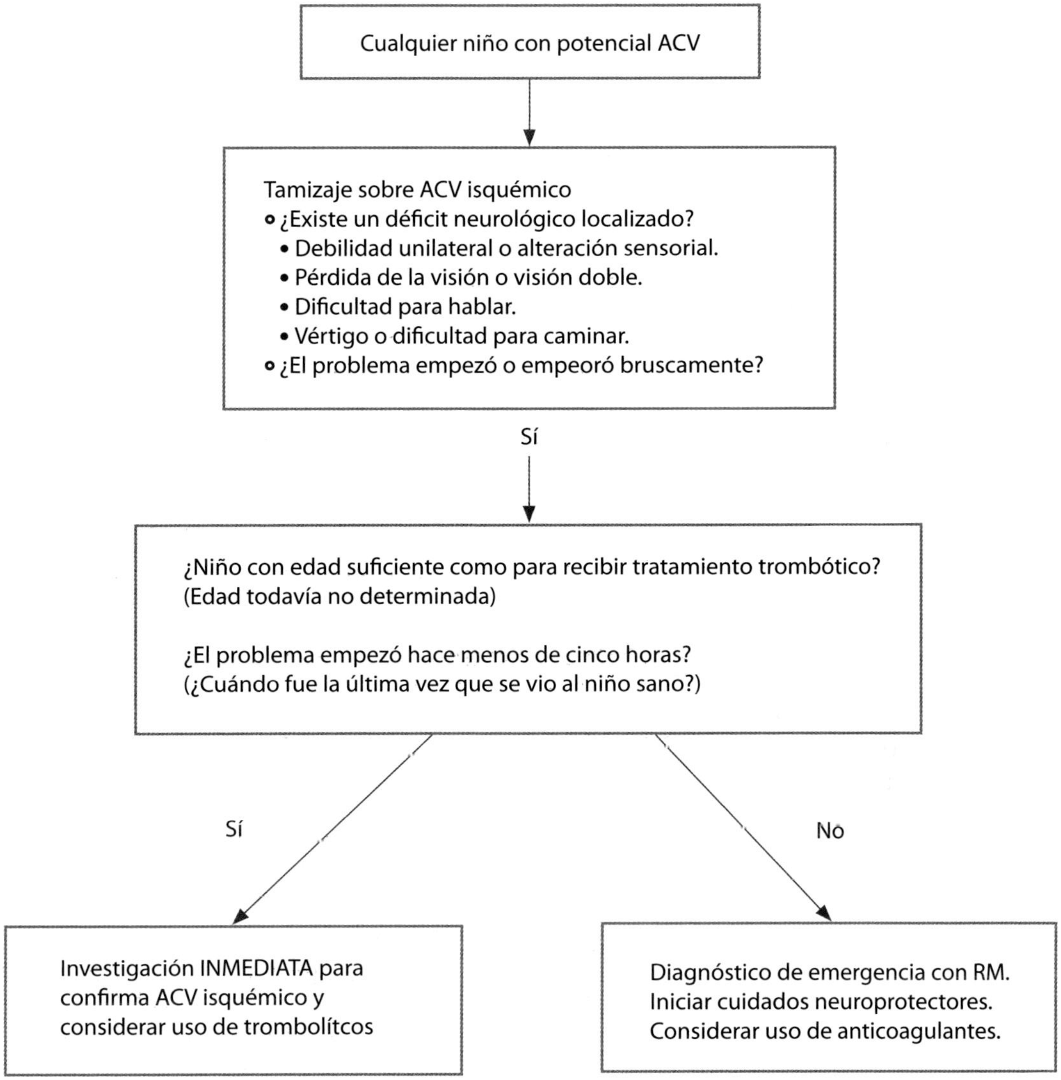

desarrollados que incluyen una modificación pediátrica de la escala de ACV del NIH (PedNIHSS)[29] y predictores agudos de malos resultados en función del diagnóstico por imágenes.[30-31]

Las contraindicaciones de la trombólisis son muchas y tendrán que ser establecidas para los niños. Muchas de las contraindicaciones del ensayo original NINDS tPA[10] que continúan guiando los protocolos de ACV agudo para adultos resultan fácilmente extrapolables para niños, tales como el sangrado intracraneal, los parámetros de la coagulación prolongada o la cirugía reciente. Sin embargo, otros requerirán ajustes dependientes de la edad (tales como los límites superiores de presión sanguínea/arterial), mientras que otros serían poco comunes si no irrelevantes tales como los niveles elevados de glucosa comúnmente vistos en pacientes diabéticos adultos con ACV. Dichos parámetros requerirán una cuidadosa consideración en el diseño de pruebas de seguridad de la terapia trombolítica en niños. Las barreras adicionales incluyen determinar si las diferencias en los sistemas vasculares y de coagulación de los niños, así como los mecanismos subyacentes de ACV, confieren ventajas o riesgos diferentes para la trombolisis. Una comprensión creciente de la hemostasis en desarrollo subraya las importantes diferencias que deben ser tomadas en cuenta con las manipulaciones experimentales y potencialmente peligrosas del sistema de coagulación en niños pequeños.[32] Mientras que las prácticas para los adultos podrían extenderse a los adolescentes más grandes con expectativas razonables de seguridad y eficacia, el ampliar la ventana de edad a preadolescentes o niños más chicos debe considerarse peligroso.

La hemorragia intracraneal sintomática es la toxicidad primaria de la trombólisis. Los estudios en adultos sugieren que es probable que una cuidadosa selección de pacientes de menor edad minimice el riesgo de hemorragia, lo que apoyaría la extrapolación a poblaciones pediátricas.[26] El uso sistémico de trombolíticos en niños para otras patologías ha sido limitado. El tPA ha demostrado eficacia en niños con trombosis no cerebral, pero un sangrado importante se produjo en un 11% incluyendo hemorragia intracraneal en 1% - 2%.[33] Poco se sabe con respecto a la historia natural de la transformación hemorrágica del ACV isquémico de la infancia, si bien la evidencia preliminar sugiere que el riesgo de hemorragia sintomática es bajo, incluyendo a quienes están en terapia antitrombótica.[34]

En el estudio IPSS, las imágenes posteriores a la intervención demostraron alguna evidencia de hemorragia (incluyendo los asintomáticos) en 22% de los casos, un porcentaje comparable al de los estudios en adultos.[20]

Si la administración IA de trombolíticos puede conferir o no ventajas adicionales tales como una hemorragia menor o una extensión de la ventana más allá de las tres horas, aún no está resuelto, incluso en la población adulta. La función de la trombólisis intraarterial en niños está, por lo tanto, aún menos establecida que la terapia intravenosa. Las opciones intervencionistas mecánicas para el tratamiento agudo del ACV adulto se están expandiendo rápidamente, si bien la evidencia de sus ventajas y desventajas apenas está surgiendo.[35] Los métodos que varían desde la simple manipulación de los trombos intracerebrales con guías de alambres, catéteres o angioplastia cerebral hasta sistemas complejos de recuperación de coágulos y dispositivos ultrasónicos intravasculares son alternativas sumamente interesantes. Sin embargo, sólo un puñado de estas intervenciones han sido descritas en niños[14, 36] y parece probable que se necesiten muchos años para establecer la seguridad y eficacia en adultos antes de que su uso experimental pueda justificarse en niños.

En el caso de TSVC graves, el papel de la administración de agentes trombolíticos mediante catéteres sigue siendo controvertido y sólo pequeños estudios sugieren la eficacia potencial en circunstancias seleccionadas.[37, 38] Las publicaciones en niños han sido limitadas;[39, 40] el estudio de TSVC más reciente informa sobre tres casos (no se proporcionan detalles).[41] Los factores que se deben considerar incluyen respuesta a la anticoagulación y tamaño y ubicación del coágulo. Por lo tanto, la trombólisis de TSVC es aún más experimental que en el ACV isquémico en niños y podría considerarse únicamente como último recurso para niños con enfermedad grave y progresiva que no responden a la anticoagulación sistémica realizada por profesionales con la pericia adecuada.

Para ser bien claros, ni las pautas publicadas para el cuidado del ACV pediátrico,[3, 4] ni el autor de este capítulo recomiendan el uso rutinario de agentes trombolíticos en el ACV isquémico pediátrico. Sólo mediante estudios de seguridad cuidadosamente construidos, prospectivos y multicéntricos se conocerá el potencial de las intervenciones trombolíticas en el ACV pediátrico. Hasta entonces, la seguridad del paciente debe seguir siendo la prioridad y las intervenciones agresivas que carecen de razón fundamental, especialmente las que se apartan de las prácticas del ACV en adultos, deben ser evitadas.

Urgente: terapia antitrombótica

Las terapias dirigidas al proceso trombótico patológico que se cree subyace en la mayoría de los ACV isquémicos pediátricos desempeñan funciones importantes en las fases aguda, subaguda y crónica del tratamiento. En términos sencillos, estos enfoques pueden dividirse en aquellos dirigidos hacia la trombosis mediada ya sea por sistema de plaquetas o de coagulación. Varias advertencias importantes deberían ser consideradas. Es probable que muchos ACV pediátricos incluyan alguna combinación de ambos mecanismos trombóticos. En teoría, el proceso patológico subyacente podría guiar la elección entre las terapias antiplaquetaria y anticoagulatoria. Por ejemplo, podría sospecharse que las fuentes cardiogénicas generan émbolos/embolias ricas en fibrina en las que un enfoque anticoagulatorio parece indicado. En contraposición, cabría esperar que el flujo arterial en una arteriopatía crónica generase trombos ricos en plaquetas, en donde el enfoque opuesto parece mejor. Mientras que generalizaciones tan simples parecen razonables al elegir un abordaje para el tratamiento antitrombótico, no existen pruebas aleatorias y sólo hay evidencia incompleta relativa a los mecanismos fisiopatológicos de muchos síndromes de ACV pediátricos. Más aún, las diferencias establecidas entre los sistemas de plaquetas, de coagulación y vascular de adultos y pediátricos[32] impiden la aplicación directa de evidencia disponible de las pruebas de ACV en adultos. Como resultado de esto, las decisiones actuales de tratamiento sólo pueden basarse en la situación de cada paciente, utilizando el mejor conocimiento disponible referente a los riesgos y beneficios relativos de un enfoque determinado. Mientras que tanto la buena práctica clínica como alguna evidencia sugieren que ciertos detalles de la presentación clínica pueden identificar la causa subyacente del ACV pediátrico,[41] a menudo se elige la terapia antitrombótica inicial antes de que las investigaciones diagnósticas hayan revelado una causa específica. Estudios de base poblacional sugieren que la mayoría de los niños con ACV isquémico recibirán al menos una terapia antitrombótica en algún punto de su atención, incluyendo aspirina (AAS), heparina no fraccionada (UFH), heparina de bajo peso molecular (LMWH) o warfarina. Sin embargo, las indicaciones parecen variar ampliamente y los temas de la dosificación y la duración siguen sin resolverse.[43] Un cuerpo razonable de evidencia respalda ahora la seguridad de estos agentes en niños con ACV.[43-46] Las opciones antitrombóticas en el ACV isquémico, sus indicaciones relativas, pautas de recomendación, ventajas y riesgos están resumidas en la Tabla 16.2.

Tabla 16.2 Opciones antitrombóticas en pacientes con ACV

	Anticoagulación	Antiagregación
Opciones	UFH, LMWH, warfarina	ASA-clopidogrel
Indicaciones en agudo	TSVC Cardioembolismo Embolismo paradojal Estado protrombótico grave ¿Estenosis grave? ¿Disección?	Arteriopatía ¿Disección? ACV indeterminado-criptogénico
Guía de tratamiento	CHEST: primera elección para la mayoría UK: primera elección para cardioembolismo	UK: primera línea para la mayoría
Indicaciones crónicas de tratamiento	TSVC (meses) Cardioembolismo Estados protrombóticos ¿Falla antiagregación?	Arteriopatías La mayoría de los ACV isquémicos ¿Falla anticoagulación?
Beneficios	Titulación, reversibilidad	Facilidad de administración
Riesgos	Hemorragia. Inyecciones, dieta, trombocitopenia	Hemorragia (menos), molestias gástricas, ¿síndrome de Reye?

UK: pautas del Reino Unido; UFH: heparina de bajo peso molecular; LMWH: heparina de bajo peso molecular; TSVC: trombosis de senos venosos cerebrales.

Terapia antiplaquetaria

La trombosis mediada por plaquetas puede ser un mecanismo primario importante en muchas vasculopatías cerebrales pediátricas. Junto con el surgimiento de arteriopatías como causa principal de ACV isquémico en niños más grandes[47-49] se plantea que el tratamiento debería comenzar con un abordaje antiplaquetario. La principal discrepancia entre las guías es la recomendación expuesta por el Reino Unido de utilizar al AAS como terapia de primera línea en el ACV isquémico pediátrico agudo, con una dosis inicial de 5 mg/kg/día. Las contraindicaciones relativas incluyen evidencia de hemorragia intracraneal o enfermedad de células falciformes.[4] Las mismas pautas sugieren que el uso agudo de terapia anticoagulante (ACT) se reserve sólo para circunstancias especiales, a saber, sospecha de tromboembolismo cardíaco y disección arterial.

Las opciones para terapias antiplaquetarias en niños son relativamente limitadas. El AAS es el pilar con una larga historia de datos de seguridad en pacientes pediátricos.[50] La dosis recomendada ha variado en los estudios de ACV en la infancia, pero prevalece como tal la que se encuentra en un rango de 3 a 5 mg/kg/día. Mientras que una dosis de carga inicial de ácido acetilsalicílico se emplea a veces en adultos, no se ha informado en niños con ACV. El síndrome de Reye es una preocupación legítima siempre planteada por los padres cuando a sus hijos se les inicia una terapia con AAS. El conocimiento actual sugiere que el riesgo de sufrir el síndrome de Reye es sumamente bajo; está relacionado con errores metabólicos congénitos poco frecuentes (no asociado con ACV) y nunca se ha informado a las bajas dosis utilizadas en el ACV pediátrico.[51] El principal agente antiplaquetario alternativo en niños es el clopidogrel. La evidencia primaria sugiere que el clopidogrel es seguro y bien tolerado en niños con ACV.[52] La mayoría de los estudios previos en niños han extrapolado una dosis de adultos de 1 mg/kg/día. Sin embargo, evidencia reciente sugiere que los niños pueden ser sustancialmente más sensibles y demuestran grados similares de inhibición de plaquetas a dosis de 20% a 50% inferiores a las usadas en adultos.[53] Si bien se requieren nuevos estudios, la dosificación de clopidogrel entre 0,5 y 1 mg/kg/día parece ser una alternativa razonablemente segura en el ACV isquémico en la infancia. Otros regímenes antiplaquetarios empleados en el ACV de los adultos tales como el dipiramidol, la ticlopidina o los antagonistas de la glicoproteína IIb-IIIa no han sido estudiados en niños con ACV. Los agentes antiplaquetarios generalmente no desempeñan ninguna función en el tratamiento del TSVC pediátrico, pero son el pilar de la prevención secundaria a largo plazo del ACV isquémico.

Terapia de anticoagulación

Cuando se sospecha que un trastorno primario del sistema de coagulación subyace en un ACV isquémico pediátrico deberían considerarse terapias de anticoagulación. La indicación más clara es el TSVC, pero en el ACV isquémico agudo una variada gama de etiologías combinada con una evidencia mínima continúan complicando el uso de terapias anticoagulantes. Conforme a los puntos teóricos arriba discutidos y las pautas de consenso publicadas,[3, 4, 6] la anticoagulación debería ser considerada en el manejo agudo en la infancia del ACV isquémico secundario a tromboembolismo cardiogénico, estados protrombóticos o embolia paradójica. Otra indicación teórica es la estenosis arterial grave (flujo lento) en la que se observa esperar una disminución del flujo de mayor del 90%. Basadas en la suposición de que trastornos que incluyen enfermedad cardíaca, estados protrombóticos y, tal vez, disecciones subyacen en una gran proporción de ACV isquémico pediátricos de reciente diagnóstico, las pautas de CHEST apoyan un inicio agudo de UFH o LMWH durante los primeros cinco a siete días y "hasta que un origen cardíaco o disección haya sido excluido".[3] Debería manifestarse, sin embargo, que el origen cardíaco habitualmente puede descartarse dentro de las 24 horas, mientras que el tema del tratamiento de disección es controversial. Más aún, la historia y el examen físico inicial también pueden proporcionar pistas importantes para la elección del tratamiento inicial[42] como una fuerte historia familiar de enfermedad trombótica o un soplo patológico en el corazón de un niño.

Hay evidencia sustancial que sugiere que la terapia de anticoagulación tendría una función mínima en el tratamiento agudo del ACV arterial adulto.[54] Sin embargo, la consideración de las marcadas diferencias en la fisiopatología de la mayoría de los ACV isquémicos pediátricos en comparación con los adultos ha sugerido que la anticoagulación puede ser una modalidad importante de tratamiento temprano en los niños. El tratamiento agudo del ACV isquémico neonatal ha sido aún menos estudiado y no ha sido abordado por las pautas del Reino Unido. Al considerar cualquier ACV perinatal, el diagnóstico por imágenes de difusión debería ser utilizado para asegurar que un ACV agudo ha ocurrido realmente, ya que sería muy improbable que eventos perinatales anteriores requirieran intervención antitrombótica. De confirmarse, y si una investigación de urgencia revela un probable origen cardíaco, debería iniciarse anticoagulación con heparina o LMWH.[3]

La decision de tratamiento debe equilibrar el beneficio estimado de prevenir nuevos ACV o la propagación de trombos contra el riesgo de hemorragias. La transformación hemorrágica de los ACV isquémicos pediátricos no ha sido bien estudiada, aunque la evidencia preliminar sugiere que el riesgo sólo se ve incrementado, en forma leve, en niños que reciben anticoagulación.[34] Las contraindicaciones relativas a la terapia anticoagulante incluyen gran transformación hemorrágica, hipertensión no controlada o evidencia de coagulopatía.[3] El asesoramiento y apoyo de expertos en hematología o trombosis pediátrica puede resultar invalorable en el manejo de pacientes con ACV pediátrico anticoagulados.

Las opciones para la anticoagulación aguda incluyen la heparina o la heparina de bajo peso molecular. Este anticoagulante inhibe múltiples sitios dentro de la cascada de coagulación, pero actúa con mayor prominencia desactivando la trombina a través de la activación de la antitrombina.[55] Las diferencias dependientes de la edad en los niveles de trombina y antitrombina complican la terapia de heparina en neonatos y niños pequeños.[56] Las recomendaciones de dosificación de mantenimiento son las siguientes: niños de menos de doce meses, 28 U/kg/h; niños mayores, 20 U/kg/h; y adolescentes, 18 U/kg/h.[3] Habitualmente, no se administra en bolo para reducir el riesgo de hemorragia, si bien esto nunca ha sido estudiado en el ACV pediátrico. El tiempo parcial de tromboplastina activada (TPTA) y los niveles de heparina son monitoreados para evaluar la eficacia y los ajustes de la dosificación.[56] Las complicaciones de la terapia con heparina incluyen la hemorragia y la trombocitopenia inducida por la heparina, que ocurre en el 4% o menos de los casos.[57]

Las heparinas de bajo peso molecular son subcomponentes moleculares más pequeños de heparina no fraccionada. Por varias razones, las LMWH pueden ser de preferencia para la terapia de anticoagulación subaguda y posiblemente aguda en los ACV pediátricos. Comparada con la heparina, las ventajas de las LMWH incluyen la administración subcutánea intermitente, farmacocinética reproducible y un bajo índice de hemorragia.[44, 46, 58] El monitoreo también puede resultar más fácil, empleando mediciones menos frecuentes de niveles del antifactor Xa. Las desventajas de la LMWH pueden incluir una anticoagulación menos predecible y una relativa falta de reversibilidad.[3] La enoxaparina es la LMWH más comúnmente utilizada en niños, con una dosificación de tratamiento típica de 1,5 mg/kg en niños de menos de dos meses y 1 mg/kg diarios en niños mayores. Existen otras variedades de LMWH y dosificaciones.[3]

Tratamiento antitrombótico de la trombosis senovenosa cerebral

Las diferencias fundamentales en la fisiopatología de la trombosis senovenosa cerebral en comparación con el ACV isquémico en niños generan divergencias en el tratamiento temprano. Las similitudes entre los factores de riesgo y la fisiopatología del TSVC adulto y pediátrico pueden permitir una mejor extrapolación de los estudios en adultos. La evidencia disponible continúa apoyando el uso de terapia de anticoagulación con heparina en el TSVC de adultos, sugiriendo una menor mortalidad y mejores resultados neurológicos.[59-61] Mientras que la gran hemorragia intracraneal debería considerarse una contraindicación relativa, la evidencia en adultos sugiere una seguridad relativa[60, 61] y es necesario contraponer el riesgo con el de la propagación de trombos y el infarto cerebral.

La evidencia de la seguridad de la heparina y la LMWH ha sido establecida para neonatos y niños con TSVC no hemorrágico.[45, 62, 63] Las pautas de CHEST recomiendan anticoagulación en niños con TSVC y en neonatos sin hemorragia importante.[3] La terapia inicial con heparina o LMWH se continúa habitualmente durante cinco a siete días, luego se cambia a LMWH para terapia continua. Una cuidadosa atención a las medidas de eficacia, incluyendo los niveles de heparina y tiempo parcial de tromboplastina (TPT), deberían guiar frecuentes ajustes de dosis para asegurar el máximo efecto de la terapia. Como apoyo a la anticoagulación del TSVC pediátrico, existe evidencia preliminar, retrospectiva, que sugiere que entre el 25% y el 30% de los neonatos y niños no tratados propagarán su trombosis a lo largo de la primera semana en comparación con solo un 5% de los niños tratados.[64] A pesar de esto, los estudios más recientes de TSVC en la infancia sugieren que sólo una minoría de los niños son actualmente tratados con anticoagulación,[41] hecho que destaca la necesidad de pruebas clínicas.

Las medidas de neuroprotección son igualmente importantes como la terapia de anticoagulación en el tratamiento de la TSVC pediátrica al igual que otros medios de apoyo para promover el flujo venoso cerebral. Las mismas podrían incluir medidas básicas tales como una hidratación adecuada o terapia antibiótica para la tromboflebitis séptica. Se puede producir un incremento de la presión intracraneal secundario a una obstrucción del flujo venoso de salida, con o sin desarrollo de hidrocefalia. Por lo tanto, se requiere una vigilancia clínica regular con medidas potenciales, incluyendo la disminución médica de la producción de LCR (por ejemplo, acetozolamida) o derivación ventricular. Con el riesgo de complicaciones visuales tanto a corto como a largo plazo, secundarias a los efectos sobre el nervio óptico de la presión intracraneal elevada, deberían realizarse exámenes de base y fundoscópicos regulares para excluir edema de papila, preferentemente con fotografía y la pericia de un oftalmólogo.

Si una gran hemorragia intracraneal u otra contraindicación inmediata está presente en el momento del diagnóstico e impide el inicio de la anticoagulación, debería considerarse la repetición temprana del diagnóstico por imágenes, en un rango de cinco a siete días (incluso antes, si se produce deterioro clínico). La intención es determinar si el uso de otras medidas ha impedido la propagación de la trombosis. De no ser así y de haber evidencia de crecimiento del trombo y/o nuevas áreas de infarto, debería considerarse el inicio de la anticoagulación a pesar de la contraindicación. Si el deterioro clínico, la extensión del trombo o el infarto cerebral avanzan a pesar de la anticoagulación máxima y las medidas arriba indicadas, se podría considerar la terapia trombolítica sistémica o regional. Los temas pendientes en el tratamiento de la TSVC pediátrica incluyen el tratamiento de infartos hemorrágicos grandes, duración ideal de la terapia, neuroimagen para puntos de finalización de la terapia y ensayos de placebo frente a heparina y/o LMWH.[5]

Urgente: neuroprotección y prevención de daño cerebral secundario

La prevención del daño cerebral secundario en niños con todas las variedades de ACV es un aspecto esencial de la atención, a menudo pasado por alto.[65] En la mayoría de los casos de ACV isquémico pediátrico, es razonable asumir que existen áreas vulnerables, de penumbra, potencialmente salvables y que deberían ser protegidas de la mejor forma posible. Mientras que aún se deben definir agentes neuroprotectores farmacológicos específicos para el daño cerebral isquémico, esto no impide la aplicación de otras medidas conservadoras, de apoyo, que bien pueden cumplir con el mismo objetivo. Si bien se basan, en primera instancia, en evidencia en adultos,[66] métodos tales como el mantenimiento de glucemia normal en sangre, de la temperatura, de la ventilación/ oxigenación, de la presión sanguínea y de perfusión cerebral y un control agresivo de las convulsiones están indicados en niños con ACV.

En el ACV isquémico de adultos, tanto la hiperglicemia como la hipoglicemia están asociados con tamaños mayores de infarto y peores evoluciones.[67, 68] Aunque no ha sido estudiado en el ACV pediátrico, la glucosa elevada ha sido correlacionada con resultados adversos en niños con enfermedad crítica.[69, 70] Por lo tanto, en base a una evidencia mínima e indirecta, el mantenimiento de la glicemia normal junto con una rápida corrección de la glucosa baja y una reducción gradual de los valores notoriamente elevados con insulina parece ser una estrategia neuroprotectora razonable en niños con ACV agudo.

La exacerbación del daño isquémico focal por hipertermia está bien establecida tanto en estudios en modelos animales como en ACV en adultos.[71-73] El efecto protector potencial de la hipotermia luego del daño por hipoxia global en el neonato[74, 75] no ha sido extrapolado al daño isquémico focal del ACV y puede no ser aplicable a todos los tipos de daño cerebral pediátrico.[76] Más aún, la hipotermia terapéutica en el ACV adulto sigue estando no probada y asociada con múltiples complicaciones.[77] Conforme a las pautas de cuidado en el ACV adulto y pediátrico,[4, 28] las recomendaciones actuales de control de temperatura incluyen el evitar la hipertermia con la rápida identificación y tratamiento agresivo de infecciones. Esto incluye el uso regular de antipiréticos (por ejemplo, acetaminofeno) con cualquier fiebre y el agregado de medidas simples de enfriamiento externo.

Las convulsiones son más comunes en niños con ACV agudo en comparación con los adultos y pueden empeorar el daño cerebral isquémico.[78] Debería emplearse un umbral bajo para su detección tanto clínicamente como con la ayuda de la electroencefalografía (EEG), con un tratamiento rápido y agresivo dirigido a su prevención. Esto puede ser especialmente cierto en el ACV neonatal en el que las convulsiones son los síntomas de presentación más frecuentes tanto de ACV isquémico[79] como de TSVC.[62] Los signos clínicos son a menudo sutiles o están ausentes, pero se desconoce si mejores métodos de detección, tales como el monitoreo de la función cerebral, pueden mejorar el resultado. Las tendencias de la práctica actual en la encefalopatía neonatal hipóxico-isquémica global sugieren que las convulsiones sintomáticas habitualmente se resuelven en días y el tratamiento a más largo plazo con medicaciones anticonvulsivas potencialmente tóxicas puede no ser necesario. Si bien no existe evidencia en el ACV neonatal, un enfoque similar parece razonable.

La consideración de los efectos tanto sobre el tejido isquémico como la autorregulación cerebral y la perfusión sugieren que el mantenimiento de niveles normales de oxígeno y dióxido de carbono en sangre es prudente. Las pautas de tratamiento de ACV tanto adulto[80] como pediátrico[4] concuerdan en que se debería evitar la hipoxia. Sin embargo, el papel del oxígeno suplementario en pacientes sin desaturación sigue siendo controvertido, con evidencia en adultos tanto de efectos beneficiosos como perjudiciales.[81,82] Una falta similar de evidencia existe para el manejo de la presión arterial en el ACV pediátrico agudo en el cual los efectos preexistentes de la hipertensión, tan comunes en los adultos, impiden su extrapolación a los niños. Mientras que una presión arterial muy elevada es una contraindicación relativa a la terapia de anticoagulación,[3] un aumento modesto de la presión arterial en los días posteriores a un ACV puede ser una respuesta fisiológica normal. Los aumentos malignos de la presión arterial deberían probablemente ser reducidos en forma gradual a través de la dosificación de agentes de corta acción (por ejemplo, labetolol) con la guía de una anestesista pediátrico o especialista en cuidados intensivos. Evitar la hipotensión y mantener presiones adecuadas de perfusión cerebral para mantener un flujo de sangre a la penumbra isquémica vulnerable está probablemente indicado. Debería considerarse esencial evitar los estímulos hipotensores y mantener la normovolemia mientras que habría que considerar el agregado de agentes presores bajo la guía de un experto en cuidados críticos pediátricos para tratar la hipotensión refractaria.

Una mayor comprensión de los procesos celulares y moleculares que median en el daño isquémico cerebral ha llevado a numerosas pruebas de neuroprotección en el ACV del adulto.[83] No sólo que los resultados han sido desalentadores sino que su aplicación al ACV en los cerebros especiales de los neonatos y niños exigirá que se considere además el potencial efecto adverso sobre el desarrollo del cerebro.[84] La atención especializada brindada a los pacientes internados en unidades de ACV para adultos[85] ha demostrado mejorar los resultados, pero no ha sido probada en los casos pediátricos. Los temas de tratamiento de apoyo temprano que incluyen evitar/impedir la aspiración, la nutrición, el cuidado de la piel, etc. deberían ser tomados en cuenta, ya que han demostrado afectar los resultados en el ACV de adultos. La atención dentro de un centro pediátrico de tercer nivel, incluyendo la pericia de las subespecialidades y el acceso a investigaciones rápidas y profundas, deberían ser factores considerados como la norma a aplicar en estos casos.[4]

Urgente: circunstancias especiales

Edema cerebral maligno

El edema cerebral maligno es una causa importante de mortalidad temprana en el ACV pediátrico. En comparación con los adultos, la mayor relación tejido cerebral/volumen intracraneal que se halla en los niños exacerba el problema, ya que presenta un mínimo espacio intracraneal disponible para acomodar la hinchazón del cerebro que acompaña los ACV más importantes. Mientras que los síndromes completos o casi completos de la arteria cerebral media (ACM) entrañan el riesgo más alto, infartos del tronco de la ACM, incluso parciales, pueden producir suficiente edema como para crear hernia transtentorial en niños. Los infartos cerebelosos grandes o masivos pueden además comprometer espacio en la fosa posterior y crear compresión del tronco cerebral, hernia cerebelosa (hacia arriba y hacia abajo) u obliteración del cuarto ventrículo e hidrocefalia obstructiva. El edema maligno que, a menudo se informa que ocurre en el segundo o tercer día posterior al ACV, puede desarrollarse en las primeras veinticuatro horas y durante este lapso de tiempo se requiere una elevada sospecha clínica. La sospecha debería plantearse con cualquier deterioro neurológico dentro de los primeros días posteriores al ACV, especialmente si se acompaña de signos o síntomas de hernia cerebral tales como una disminución del nivel de conciencia, anormalidades unilaterales de pupila u otros signos de disfunción del tronco cerebral. A pesar de su importancia, los estudios sobre edema cerebral maligno han sido limitados hasta la fecha.[86, 87]

El manejo inicial consiste en la estabilización del paciente, seguida de estudios urgentes de imagen para confirmar el edema maligno y excluir causas alternativas de deterioro neurológico tales como la hemorragia. Si bien no estudiadas en el ACV pediátrico, las medidas de rutina para el manejo de la presión intracraneal elevada deberían ser consideradas, incluyendo una sedación adecuada, inmovilización, manipulación de pCO_2 y terapia osmótica tal como manitol o salina hipertónica. Un estudio reciente que combina tres ensayos aleatorios de hemicraniectomía descompresiva en adultos jóvenes con ACV sugiere que el procedimiento salva vidas y generalmente es beneficioso.[88] Estudios previos anteriores de menor envergadura han sugerido resultados similares,[89, 90] si bien las complicaciones del procedimiento y la posibilidad de llevar a los pacientes de resultados de muerte a los de grave discapacidad merecen ser considerados. Aunque no estudiado en niños con ACV, el edema cerebral maligno es una emergencia neurológica y, por lo tanto, debería ser muy tenida en cuenta una descompresión temprana.[4]

Enfermedades cardíacas y embolia

Las enfermedades cardíacas son una causa importante de ACV isquémico pediátrico. Las malformaciones congénitas complejas y su evaluación y tratamiento son el riesgo principal pero las cardiomiopatías, endocarditis y arritmias también deberían ser tenidas en cuenta.[91-95] Las pautas publicadas concuerdan en que el proceso tromboembólico, predominantemente mediado por la coagulación, que se piensa que subyace en la mayoría de los ACV isquémicos cardiogénicos pediátricos es una indicación para terapia de anticoagulación aguda. La trombectomía cardíaca de emergencia ha sido realizada en niños con elevado riesgo de trombo intracardíaco. La endocarditis debería considerarse como una causa de ACV cardíaco con consideraciones de tratamiento especial, incluyendo terapia de antibióticos y riesgo de aneurisma micótico.[96] Toda derivación de derecha a izquierda tiene un riesgo de tromboembolismo paradójico,[97] lo que constituye otra indicación para terapia de anticoagulación. Dado que el papel del foramen oval y otros defectos septales atriales en el ACV del joven siguen siendo controvertidos y no están probados, los tratamientos de estas patologías también deben ser considerados experimentales.

Vasculitis cerebral

Las arteriopatías han surgido como una causa importante de ACV isquémico agudo en niños mayores. Si bien se sabe poco de su fisiopatología, se sospecha que muchas tienen un mecanismo inflamatorio, ya sea una vasculitis idiopática cerebral infecciosa, posinfecciosa u otra.[92, 98] Las arteriopartías cerebrales inflamatorias del niño no son descritas de modo consistente; se utilizan términos tales como arteriopatía cerebral transitoria de la infancia, angiopatía posvaricela y angeítis primaria del SNC en la infancia, además de las asociadas con trastornos inflamatorios sistémicos.[92, 99-104] No se han hecho pruebas de tratamientos específicos, tales como el uso de agentes antivirales en el tratamiento de la angiopatía porvaricela. Sin embargo, si se descubriera un trastorno inflamatorio sistémico primario, muchos apoyarían el uso de intervenciones antiinflamatorias tales como ciclofosfamida o azatioprina. No se ha determinado si estas medidas tienen o no una función en las versiones más idiopáticas de las vasculitis aisladas del SNC. El asesoramiento de un reumatólogo pediátrico en el diagnóstico de trastornos inflamatorios y el inicio de tratamientos inmunosupresores pueden ser invalorables.

Disección

La disección arterial es una causa común de ACV isquémico en niños y puede producirse espontáneamente o por trauma.[105, 106] Ya sea que afecte la circulación anterior o posterior o los vasos intra o extracraneales, el manejo médico de las disecciones es objeto de controversia. Por diversas razones teóricas, la anticoagulación ha sido promocionada como la terapia antitrombótica de primera línea en la disección craneocervical (con potenciales exclusiones, como la disección intracraneal). Las dos pautas publicadas de ACV pediátrico sugieren que la disección es una indicación potencial para la anticoagulación.[3, 4] Sin embargo, sin evidencia de pruebas aleatorias en adultos, las opiniones recientes han cuestionado el papel de las heparinas y sugerido ventajas potenciales de una estrategia antiplaquetaria.[107] Análisis retrospectivos en disección de adultos sugieren que ambos enfoques son probablemente seguros con buenos resultados en general.[108] Se necesita un estudio aleatorizado, pero esto será una empresa de gran envergadura en adultos y probablemente nunca se realice en niños. Las complicaciones de la disección, a largo plazo, tales como el ACV recurrente (que puede ser más elevado en niños) o la formación de seudoaneurismas requieren consideración, vigilancia y estudio adicional. Se carece de pautas sobre limitación de actividades y retorno al juego luego de la disección tanto en niños como en adultos. Un estudio reciente sugiere que los expertos en ACV pediátricos son renuentes a recomendar el retorno a actividades de alto impacto luego de un ACV debido al peligro de disección.[109] Parece razonable un retorno cauto, graduado y pautado a la actividad a lo largo de los meses, que evite específicamente actividades de alto riesgo, incluidos deportes de contacto y manipulación del cuello por parte de quiroprácticos. Por lo tanto, mientras se espera evidencia aplicable, la decisión de tratamiento en la disección pediátrica tiene que ser individualizada y basada en la mejor evidencia disponible de riesgos y beneficios relativos.

Tratamiento crónico del ACV isquémico pediátrico

Prevención del ACV secundario

Investigaciones recientes han mejorado la comprensión del riesgo de recurrencia en el ACV isquémico agudo en la infancia. En un amplio estudio poblacional, Fullerton y cols.

demostraron la existencia de una tasa de recurrencia global acumulada en cinco años de aproximadamente 20%.[47] Y lo que es más importante, el estudio también demostró que los niños con arteriopatía parecen albergar la mayor parte del riesgo, con tasas de recurrencia que superan el 50%. Estas tasas son comparables a estudios previos de ACV isquémico no neonatal[98, 110-112] lo que remarca la importancia de la arteriopatía.[48, 113] El riesgo de recurrencia parece ser mayor en los primeros tres –y hasta seis– meses posteriores al ACV,[98, 110, 113] y la progresión de la arteriopatía puede aumentar la recurrencia.[49] Otros factores de riesgo como algunos estados protrombóticos pueden influir también en el riesgo de recurrencia pero no han sido bien estudiados.[113, 114] En contraposición a niños de mayor edad, habría que destacar que las tasas de recurrencia luego del ACV perinatal, incluidos el ACV isquémico neonatal sintomático y el presunto ACV isquémico perinatal, son extremadamente bajas. Las estimaciones de riesgo en estas poblaciones son probablemente inferiores al 1% y los portadores principales son niños con riesgos crónicos continuos tales como enfermedad cardíaca crónica o condiciones protrombóticas.[47, 115, 116] Hasta que los primeros ensayos clínicos controlados de prevención del ACV secundario en el ACV isquémico pediátrico hayan sido terminados, los abordajes se basan principalmente en estudios retrospectivos de cohortes, mecanismos teóricos de patogénesis y extrapolación de estudios de ACV en adultos.

La terapia antiplaquetaria con AAS sigue siendo el pilar para la prevención a largo plazo del ACV isquémico en niños. A pesar de los diferentes mecanismos del ACV, los estudios en adultos sugieren que una dosis baja de AAS proporciona una reducción relativa del riesgo del 25%,[117, 118] y es comparable a la anticoagulación para los ACV con fibrilación no atrial/auricular.[119] Un estudio prospectivo, no aleatorio, seleccionado por médicos, de ACV isquémico agudo pediátrico, utilizando AAS o LMWH sugirió una posible reducción en la recurrencia con una tasa de fracaso de aproximadamente 10%.[46] Tanto las pautas del Reino Unido como las de CHEST recomiendan AAS para la prevención del ACV en la mayoría de los ACV isquémicos agudos pediátricos, oscilando la dosis sugerida entre 1 y 5 mg/kg/día.[3, 4] La terapia con AAS parece ser segura y bien tolerada[46, 120] con efectos secundarios no comunes de molestias gástricas y heamtomas. Rara vez se produce una hemorragia importante. Tal como se discutió previamente, no se ha informado sobre síndrome de Reye con dosis bajas de AAS. Sin embargo, la reducción de la dosis durante enfermedades febriles y la vacunación anual contra la gripe constituyen precauciones razonables.

Las pautas están en desacuerdo con el uso a largo plazo de AAS en niños con ACV secundarios a causas que no sean arteriopatías.[3, 4] Tales discrepancias están diseminadas dentro de los estándares globales de la práctica de los neurólogos que atienden a niños con ACV[8] y tales áreas de contrapeso representan puntos de inicio importantes para pruebas clínicas.[5] Hay controversia en torno a la resistencia al AAS, pero se considera una limitación potencial para la prevención del ACV secundario en adultos.[121] Se desconoce si esto se aplica a los niños. Estudios preliminares sugieren que el efecto del AAS en las pruebas funcionales de plaquetas pueden ayudar a predecir el éxito de la terapia de prevención del ACV pediátrico,[122] pero se requieren estudios adicionales. La evidencia preliminar sugiere que el clopidogrel puede ser una alternativa segura y bien tolerada como enfoque antiplaquetario en la prevención del ACV pediátrico.[52] Estos agentes podrían ser tenidos en cuenta en pacientes con ACV recurrente, tratados con dosis adecuadas de AAS u otra evidencia de resistencia o intolerancia a esta. Se desconoce el papel de los abordajes antiplaquetarios duales o combinados en el ACV pediátrico. Otros agentes antiplaquetaros utilizados en adultos no han sido estudiados en relación con esta afección.

Fracaso del tratamiento

El niño con ACV recurrente que recibe terapia antitrombótica plantea desafíos especiales para su manejo. La pauta del Reino Unido sugiere considerar la anticoagulación cuando el ACV se produce con una terapia antiplaquetaria,[4] una circunstancia no abordada en la publicación de CHEST. Sin embargo, deberían considerarse al menos dos posiblidades antes de realizar dichos cambios en el tratamiento antitrombótico. Primero, considerar el efecto del AAS y los temas de adhesión y resistencia. Tal vez lo más importante sea reconsiderar el abordaje inicial antitrombótico elegido. Si el mismo se basó en evidencia disponible y bases teóricas sólidas, tales como niño con vasculopatía, la decisión de la terapia antiplaquetaria probablemente siga siendo válida. Si esta trombosis mediada por plaquetas sigue siendo el mecanismo más probable, la lógica de cambiar por anticoagulación después de un ACV recurrente puede ser errónea, ya que el enfoque antiplaquetario previo puede haber prevenido alguna recurrencia. Por lo tanto, las opciones para maximizar un abordaje antiplaquetario tal como mayor dosis o uso de agentes alternativos sigue siendo una opción viable para la prevención secundaria.

Terapia de anticoagulación a largo plazo

A pesar de los argumentos arriba expuestos para enfoques antiplaquetarios, la anticoagulación debería considerarse, sin duda, para la prevención a largo plazo en algunos niños con ACV. La TSVC es probablemente la indicación más clara para una terapia de anticoagulación a largo plazo, con un perfil de seguridad favorable y el período de tiempo prolongado necesario para la recanalización de los senos venosos trombosados. Se desconoce el intervalo apropiado para solicitar un nuevo estudio de imagen con el objeto de determinar la duración de la terapia. De acuerdo principalmente a las prácticas en adultos, se suele hacer un nuevo estudio de imagen en niños más grandes a los tres meses, momento en el cual se detiene la terapia si ha habido una recanalización completa. De no ser así, la terapia se continúa, a menudo, hasta los seis meses, momento en el cual, con frecuencia, se detiene. La imagen a los seis meses puede mostrar que la recanalización se ha completado o, de no ser así, defectos de relleno persistentes que pueden representar cambios crónicos en la estructura venosa más que una trombosis persistente. En función de la evidencia de que en los neonatos con TSVC la recanalización es más veloz que en los niños más grandes,[64] los intervalos arriba enunciados para decisiones de nueva imagen y continuación del tratamiento se reducen a seis y doce semanas.

Entre la población con ACV isquémico que requiere potencialmente anticoagulación a largo plazo hay niños con lesiones cardíacas con reparación incompleta u otras de alto riesgo. Mientras que la controversia existe y se necesitan pruebas de prevención con mejores pautas basadas en la evidencia, la consulta con cardiólogos, cardiocirujanos y expertos en trombosis puede ayudar a identificar aquellos niños que corren mayor riesgo. Un segundo grupo de ACV isquémico en el cual se debe considerar la anticoagulación a largo plazo es el de los que padecen trastornos protrombóticos graves o tienen alto riesgo de hacerlo, si bien las definiciones de estos no son consistentes y la función de los factores protrombóticos en los ACV arteriales es un tanto controvertida. Se puede extraer información de apoyo adicional para la anticoagulación a largo plazo del Estudio de warfarina y aspirina en el ACV recurrente (WARRS)[119] en el cual el subgrupo criptogénico de ACV adulto (potencialmente más similar al ACV isquémico pediátrico) demostró un beneficio significativo de la anticoagulación con respecto a la AAS en la prevención del ACV secundario.

La terapia anticoagulante crónica en el ACV isquémico pediátrico toma la forma de LMWH o antagonistas de la vitamina K oral. La warfarina inhibe la producción de múltiples componentes de la cascada de coagulación al antagonizar la actividad de la vitamina K. Se requieren aproximadamente 72 horas de terapia ajustada de warfarina oral para alcanzar el objetivo típico RIN de 2-3 en la mayoría de los niños. Posteriormente se ajusta una dosis inicial de 0,2 mg/kg de acuerdo con los nomogramas publicados.[3] Las ventajas de la anticoagulación efectiva y la administración oral son contrarrestadas por complicaciones de monitoreo regular y riesgos de interacción de drogas. Puede ser que los niños con niveles anormales o fluctuantes de vitamina K, tales como los niños alimentados a pecho, niños con enfermedad gastrointestinal o alimentados únicamente con alimentación parenteral no puedan tomar efectivamente la warfarina. Los niños con anticoagulación a largo plazo probablemente enfrenten un riesgo incrementado –moderado, pero significativo– de hemorragia y se sugieren recomendaciones cuidadosas con respecto a actividades de alto riesgo tales como los deportes de contacto.

Prevención del ACV

Enfermedad de células falciformes

Ninguna enfermedad única tiene un mayor riesgo de ACV arterial en niños que la enfermedad de células falciformes en la que los procesos de la vasculopatía, tanto de los vasos grandes como pequeños, parece ser importante. El ensayo STOP fue un hito en la investigación del ACV pediátrico como primer ensayo aleatorio y única estrategia probada de prevención. El estudio demostró que las transfusiones sanguíneas periódicas pueden proporcionar una reducción del 92% del riesgo de ACV en niños con enfermedad de células falciformes, y ACV previo y/o velocidades intracraneales aumentadas en el Doppler transcraneal (DTC).[1] Los niños que cumplen con cualquiera de estos criterios deberían, por lo tanto, recibir transfusiones de sangre cada tres a seis semanas para mantener los niveles de hemoglobina S por debajo del 30%.[3, 4] El riesgo de recurrencia parece volver rápidamente si se pone fin a la terapia de transfusión.[123] Se recomienda un estudio cribado anual con DTC a partir de los tres años, aunque se desconocen los momentos, la frecuencia y los parámetros óptimos. Aún menos cierto es el papel de la terapia de transfusión en los niños con enfermedad de células falciformes e infartos asintomáticos en las neuroimágenes y, especialmente, aquellos que tienen mediciones normales en el DTC. Este último grupo puede albergar aún un elevado riesgo de ACV relacionado con enfermedad de vasos pequeños; actualmente, está en marcha un ensayo de transfusión dentro de este grupo. El uso de transfusiones en el ACV agudo en pacientes con enfermedad de células falciformes no ha sido evaluado, pero se recomiendan transfusiones para bajar la hemoglobina S por debajo del 30%.[4]

También se desconoce la función de las medicaciones antitrombóticas en el enfermedad de células falciformes si bien la terapia con AAS puede ser razonable, especialmente en niños con ACV recurrente a pesar de las transfusiones o enfermedad grave de vasos grandes o enfermedad de moyamoya (EMM).[124] Si bien se desconoce si la terapia de transfusión protege contra el avance de la EMM en niños con enfermedad de células falciformes, existe evidencia reciente que sugiere que la cirugía de revascularización puede ser segura y efectiva.[125] Se ha sugerido la terapia de hidroxiurea para prevenir los ACV relacionados con EMM, pero esto está a la espera de un ensayo clínico.[126] De modo similar, la desaturación nocturna de oxígeno parece tener correlación con el riesgo de ACV en enfermedad de células falciformes y el cribado con implementación de suplementación nocturna de oxígeno puede proporcionar una oportunidad adicional para su prevención.[127]

Enfermedad de moyamoya

Analizada en otra sección de este libro, la enfermedad de moyamoya representa una vasculopatía cerebral distinta y a menudo grave en los niños, cuyo tratamiento frecuentemente es complejo. La terapia antiplaquetaria con ácido acetilsalicílico se utiliza, a menudo, para la prevención de ACV y se indica probablemente en la mayoría de los niños. Si bien existe un riesgo aumentado de ACV hemorrágico en esta enfermedad, los mecanismos isquémicos del ACV predominan claramente (incluso en niños más grandes y tal vez en adultos), de modo que los riesgos de la terapia con AAS son probablemente pequeños en comparación con los beneficios potenciales. La oclusión crónica y progresiva de las arterias de la carótica interna distal en la EMM crean derivaciones colaterales para la autorregulación cerebral, ya que desplaza este proceso hacia la máxima vasodilatación para mantener la perfusión cerebral. Basado en esto, producir leves desplazamientos hacia un estado más acidótico se ha propuesto como un mecanismo potencial para mejorar la perfusión cerebral.[128] No obstante, en la EMM aguda, se pueden haber producido amplios desplazamientos en los espacios de perfusion cerebral, creando áreas de riesgo de isquemia y subsiguiente infarto si se inducen desplazamientos adicionales en la perfusion cerebral mediante dichas medicaciones. Aunque no estudiado, este riesgo debe ser considerado, cuando se discuten dichas intervenciones. Muchos niños con esta afección también son hipertensos lo que puede estar relacionado con arteriopatía sistémica subyacente que afecta la vasculatura renal.[129] Si bien deberían evitarse estrictamente las caídas rápidas de la presión sanguínea dado el elevado riesgo de infarto por hipoperfusión en EMM, se debería considerar la vigilancia adecuada, los estudios (por ejemplo, ultrasonido Doppler renal) y tratamiento.

Se ha empleado una gran variedad de estrategias de revascularización quirúrgica para mejorar la perfusión cerebral en EMM. Los procedimientos directos conectan vasos sanguíneos extracraneales tales como la arteria temporal superficial con partes distales de vasos intracraneales, habitualmente la arteria cerebral media. Los procedimientos indirectos introducen un nuevo suministro vascular a las áreas cerebrales con hipoperfusión, aproximando arterias extracraneales o tejidos vascularizados –tales como músculo– a la superficie meníngea suprayacente, con una formación colateral subsiguiente que se produce con el correr de los meses. Faltan comparaciones directas de los muchos procedimientos quirúrgicos diferentes, aunque los procedimientos indirectos han logrado creciente preferencia mientras que otros sugieren que la combinación de los métodos directos e indirectos puede ser ideal en algunas circunstancias.[130] Infartos perioperativos pueden producirse hasta en un 10% de los casos.[130,131] Evidencia reciente sugiere que una edad menor de inicio puede conllevar un riesgo más elevado de ACV recurrente y un peor resultado, además de promover la cirugía temprana.[132] La mejor forma de evaluar el éxito de la cirugía de revascularización es con la repetición de arteriografía por sustracción digital (ASD), si bien los novedosos métodos de RM pueden brindar un medio no invasivo para identificar a los pacientes con EMM con resultados subóptimos u otros con mayor riesgo de ACV recurrente.[132]

Consideraciones adicionales para la prevención del ACV

Debido a la larga lista de enfermedades y factores de riesgo potenciales asociados con los ACV isquémicos en niños, se pueden considerar estrategias de prevención adicionales. La naturaleza individual de cada lesión cardíaca congénita compleja, incluidos los procedimientos quirúrgicos realizados, deberían ser considerados al estimar el riesgo de ACV y la elección de la terapia antitrombótica. Una vez que se ha diagnosticado la vasculitis inflamatoria, se sugiere inmunosupresión con agentes que incluyen corticoesteroides, ciclofosfamida, azatioprina u otros, además de la orientación de un reumatólogo.[102] Aún queda por determinar si los agentes antivirales como el aciclovir podrían cumplir o no una función en la angiopatía posvaricela. Es probable que el papel de la infección e inflamación en la arteriopatía pediátrica constituya una línea importante en la investigación futura con oportunidades potenciales para nuevas intervenciones terapéuticas.

Los niños con ACV y un trastorno protrombótico importante deberían ser asesorados en estrategias simples de prevención, tales como evitar la deshidratación episódica y la posible dosis profiláctica de anticoagulación en situaciones de alto riesgo con la orientación de un experto en trombosis. Probablemente, ciertas medicaciones deberían ser evitadas, incluso los anticonceptivos orales (especialmente aquellos con un elevado contenido de estrógeno). En general, no se requiere prevención secundaria para ninguno de los síndromes de ACV isquémico perinatal,[79] si bien las oportunidades para la prevención primaria que requieren estudios adicionales incluyen la identificación de madres en riesgo.

Se debería considerar especialmente el caso del infarto migrañoso en el que las teorías de un mecanismo trombótico son reemplazadas por las de vasorreactividad patológica y espasmo. Afortunadamente, evidencia sólida apoya el uso de flunarizina para la profilaxis de la migraña en niños en que el mecanismo de bloqueo de canales de calcio está, teóricamente, bien adecuado para la prevención del infarto migrañoso. Estos pacientes deberían evitar también agentes vasoconstrictores potenciales tales como los triptanos, ergotaminas o simpaticomiméticos tales como los descongestivos que se venden sin receta. Los errores innatos del metabolismo asociados con el ACV isquémico u otro infarto similar también merecen una consideración especial en cuanto al tratamiento. Hay ejemplos que cuentan con evidencia adecuada que incluyen la terapia vitamínica en la homocistinuria o el reemplazo de enzimas en la enfermedad de Fabry. Tanto los "cócteles" mitocondriales como las terapias con L-arginina han sido sugeridos para los síndromes de ACV mitocondrial tales como MELAS, pero la evidencia de su eficacia es limitada.[133]

No se deberían olvidar las medidas simples tales como el tratamiento de problemas de la infancia que pueden tener un papel en los ACV isquémicos en niños que corren otros riesgos. La anemia por deficiencia de hierro es un buen ejemplo[92, 134, 135] en el que una simple suplementación y vigilancia de los parámetros de hierro constituyen un medio sencillo para reducir el riesgo. Aunque no estudiado, el cuidado preventivo a largo plazo debería probablemente incluir el cuidado de los factores de riesgo modificables para promover la salud arterial, especialmente en niños con arteriopatías. Estas recomendaciones incluirían, por lo general, medidas de estilo de vida positivo, tales como ejercicio regular, dieta balanceada con un consumo mínimo de grasas saturadas y trans, evitar el cigarrillo y las drogas de abuso para mitigar, potencialmente, décadas de daño agregado a arterias cerebrales ya dañadas.

Neurorrehabilitación del paciente con ACV pediátrico

La evolución de los ACV pediátricos es, por lo general, mala y la mayoría de los sobrevivientes sufren de morbilidad neurológica. El 50%-66% de los sobrevivientes de ACV perinatal padecen de déficit neurológico o epilepsia[43, 136-138] mientras que más de un 50% de los sobrevivientes de ACV isquémico pediátricos viven al menos con una discapacidad moderada.[115, 139, 140] Las pautas de consenso publicadas consideran esencial una terapia de rehabilitación agresiva y multimodal temprana, que incluya modalidades físicas, ocupacionales y del habla.[4] Los avances en la investigación de la neurorrehabilitación desde la perspectiva del ACV en los animales y los adultos apoyan los beneficios de una rehabilitación más temprana e intensa.[85] Dado que muchos enfoques pediátricos son extrapolados de la investigación del ACV en adultos, las pautas recientes de práctica basada en la evidencia para la rehabilitación posterior al ACV pueden resultar útiles.[141] Muchos enfoques actuales, sin embargo, continúan basándose solamente en largas aplicaciones históricas y base teórica, mientras que la evidencia concreta de la efectividad en niños recién está surgiendo.

De acuerdo a la "mayor plasticidad" que, a menudo, presentan los neonatos y niños pequeños en comparación con los adultos, se suponen mejores resultados en aquellos luego de un ACV.[91, 137] Sin embargo, la comprensión de tales suposiciones y de los mecanismos que pueden subyacer sigue siendo limitada. En comparación con el cerebro adulto, la continua adquisición de nuevas habilidades en el cerebro en desarrollo complica la evaluación objetiva de las intervenciones de rehabilitación en estos niños. Los mecanismos de recuperación que predominan en los primeros días, semanas y meses posteriores al ACV pediátrico están combinados con la adquisición de nuevas habilidades relacionadas con la edad y el desarrollo. Los terapeutas que tratan a este tipo de pacientes tienen que estar familiarizados con las habilidades relacionadas con la edad y el desarrollo para asegurar expectativas razonables. Los recientes avances en la comprensión de la recuperación del ACV y los mecanismos de reorganización en adultos están proporcionando nuevas estrategias para promover la recuperación.[85, 142].

Discapacidad física

El ACV perinatal es la principal causa de hemiplejia congénita[91] mientras que los déficits motores son los resultados adversos más reconocidos del ACV isquémico de la infancia.[115, 140] Las discapacidades motoras luego de un ACV en la infancia son comunes, importantes desde el punto de vista funcional y fácilmente evaluables. Dado que el ACV isquémico pediátrico a menudo involucra el territorio de la arteria cerebral media, la extremidad superior se ve frecuentemente más afectada que la inferior y casi todos los niños con ACV unilateral podrán caminar.[143] No obstante, el miembro inferior también puede ser afectado, especialmente en nuevos síndromes de ACV perinatal y no se deberían pasar por alto problemas de la marcha y otras morbilidades de la extremidad inferior. El neurodiagnóstico por imágenes moderno puede facilitar la predicción temprana de los resultados motores adversos del ACV neonatal y de la infancia,[30, 144, 145] lo que permite una identificación más temprana de quienes más necesitan una rehabilitación motora agresiva.

Enfoques históricos, de sentido común para mejorar la función motora luego de un ACV persisten en la terapia física y ocupacional.[146, 147] Los programas de ejercicios que combinan los ejercicios de fuerza, de resistencia y aeróbicos, el entrenamiento para tareas específicas y los dispositivos de ayuda constituyen la base de la rehabilitación motora en el adulto[85] y se recomiendan en los niños.[4] Afortunadamente, existen varios ejemplos en los que está surgiendo evidencia para definir los beneficios de las estrategias tradicionales y nuevas para la rehabilitación motora en el ACV.

Terapia del movimiento inducido por restricción del lado sano

La evidencia para las aplicaciones pediátricas de la terapia del movimiento inducido por restricción del lado sano (CIMT) y las terapias con uso de fuerza vienen predominantemente de estudios de hemiplejia congénita.[148] Múltiples ensayos clínicos controlados y aleatorios han definido los beneficios del CIMT en niños hemipléjicos.[149-152] No se conoce el método óptimo de restricción y las opciones incluyen férulas, guantes, cabestrillos o restricción física suave.[148] Estos ensayos ciegos, aleatorios y controlados que emplean medidas de resultados validadas proporcionan un excelente ejemplo para el futuro de la neurorrehabilitación pediátrica. El CIMT es muy apoyado en la rehabilitación del ACV en adultos[141] en los que pruebas a gran escala tales como EXCITE han demostrado mejoras significativas en la función de la mano después de apenas dos semanas de CIMT.[153]

Estimulación magnética transcraneal

El mapeo cerebral con estimulación magnética transcraneal (EMT) y los estudios neurofisiológicos han logrado grandes avances en la comprensión de la reorganización del cerebro después del ACV,[154] además de parecer seguro y bien tolerado en niños.[155, 156] El EMT repetitivo (rEMT) puede modular las funciones corticales con una duración del efecto que supera el estímulo,[157-159] creando así un potencial terapéutico. Se ha demostrado que la aplicación dirigida de rEMT mejora las funciones motoras en los pacientes adultos con ACV crónico.[158, 160-162] En el segundo ensayo clínico aleatorio en ACV pediátrico, se demostró que la aplicación diaria de un rEMT inhibidor a la corteza motora no lesionada mejoraba la función motora de la mano en niños con ACV subcortical crónico.[2] La capacidad de la estimulación magnética transcraneal para medir en forma no invasiva y modular las áreas funcionales de la corteza humana sugiere que tendrá una función cada vez mayor en el estudio y tratamiento del ACV pediátrico.

La estimulación eléctrica periférica (EEP) también ha sido estudiada en la rehabilitación del ACV, pero limitada en primera instancia a adultos y centrándose a menudo en la función de la extremidad superior. Algunos ensayos han sugerido beneficios, aunque los resultados no han sido consistentes.[146, 163-167] Tanto el EEP como el estimulador eléctrico transcutáneo son recomendados en las guías de práctica clínica para la rehabilitación actual del ACV del adulto.[141] Antes de que se pueda determinar el papel de este tipo de estimulación en la rehabilitación del ACV pediátrico, será necesario abordar las limitaciones de frecuencia, tecnología e incomodidad. Nuevos enfoques "bimanuales" con mayor atención a la función del lado "no afectado" pueden mejorar la función en niños con hemiplejia.[168] Los paradigmas de rehabilitación sensorial-motora con la asistencia de robots pueden mejorar la función motora en el ACV en adultos[141, 169] mientras que se continúan investigando estrategias de realidad virtual.[170] Otros enfoques de la rehabilitación física en el ACV respaldados por pautas de práctica en adultos incluyen el *biofeedback*, el entrenamiento específico de la marcha y el equilibrio, el ultrasonido terapéutico y la acupuntura,[141] todos los cuales no han sido estudiados en el ACV pediátrico.

Anormalidades del tono y dispositivos de ayuda

Los aumentos del tono en las extremidades (espasticidad, distonía) complican las vidas y el manejo de los niños con ACV. Sin embargo, estas morbilidades requieren un cuidadoso diagnóstico y la espasticidad puede no ser una complicación tan común como se solía pensar.[171] Otros estudios en adultos sugieren que es más probable que factores tales como la debilidad y un control motor dañado sean responsables de los déficits funcionales.[147] Por lo tanto, las intervenciones de la espasticidad solo deberían ser prescritas con mucho criterio e incluir amplias revaluaciones, con medidas objetivas previas y posteriores a la posintervención. La toxina botulínica puede aliviar los aumentos patológicos en el tono de la extremidad, si bien estudios recientes han cuestionado la importancia del efecto en la función motora[172] y calidad de vida en niños con hemiplejia congénita. Por lo tanto, además de los aspectos de costo, frecuencia y tolerabilidad en niños, el uso de la terapia de Botox debería estar acompañado de documentación objetiva de mejoras funcionales significativas. Las terapias farmacológicas de la espasticidad pueden no ser consistentes en cuanto a la eficacia y complicadas por la toxicidad sistémica. La selección de pacientes para intervenciones quirúrgicas como alargamiento del tendón también debe ser cautelosa y esperar nuevos ensayos clínicos para determinar su efecto sobre el resultado.

Los dispositivos de ayuda tales como ortesis para tobillo-pie o tablillas de licra para la mano pueden mejorar el posicionamiento de la articulación y la función en los niños con ACV. La evidencia a la fecha, sin embargo, es mínima y limitada a adultos en donde los resultados han sido controvertidos.[146, 173] Las pautas de consenso para el ACV pediátrico sugieren las tablillas para niños cuidadosamente seleccionados y seguidos.[4] El uso a largo plazo debería ser respaldado por evaluaciones objetivas y continuas de la eficacia, realizadas por profesionales experimentados y sin que se produzcan desviaciones. El crecimiento físico continuo del paciente con esta afección plantea aspectos no abordados en los estudios sobre ACV en adultos tales como la discrepancia en la longitud del miembro y la escoliosis que deben ser monitoreados e integrados en el plan de rehabilitación.

Lamentablemente, nuevos dispositivos de ayuda con un buen potencial teórico pueden ser comercializados prematuramente y en forma desleal entre familias de sobrevivientes de ACV alegando eficacia no sustanciada (www.saebo.com, por ejemplo). Quienes brindan atención a niños con ACV deben conocer dichas alternativas y ayudar a orientar a familias potencialmente vulnerables en su elección para utilizarlos.

Deterioros neuropsicológicos

Los déficits en el funcionamiento neuropsicológico siguen comúnmente a un ACV en niños y tienen como resultado problemas académicos, dificultades sociales e independencia funcional limitada.[174, 175] La evaluación neuropsicológica formal adecuada a la edad es esencial para documentar el alcance total de los déficits cognitivos y comportamentales y determinar los recursos educativos óptimos que se necesitan. El momento ideal debería considerar la edad, el funcionamiento premórbido y el estadio de recuperación del niño. Se requieren evaluaciones seriadas a lo largo de las etapas comportamentales, ya que los déficits en niños chicos a menudo surgen con el correr del tiempo (es decir, que se añaden al crecimiento).[176] Las secuelas neuropsicológicas de esta enfermedad en la infancia se consideran, a menudo, bajo los tres encabezamientos siguientes:

Área intelectual

En promedio, los sobrevivientes de ACV neonatal o infantil muestran una función intelectual global (CI) moderadamente comprometida.[177, 178] El lado de la lesión, el tamaño y la edad en la que se produjo el daño probablemente influyan en el resultado, si bien una predicción exacta constituye un desafío.[179, 180] Mientras que el lado de la lesión predice el resultado cognitivo del ACV del adulto,[181] los déficits lateralizados son escasos después del perinatal y difíciles de predecir después del producido en la infancia.[182-185] Estudios recientes han desafiado la suposición de que una edad menor predice un mejor resultado cognitivo del ACV en la infancia.[183, 186-192] En cambio, el tiempo transcurrido desde el ACV puede ser más importante, tomando en cuenta la compleja interacción entre recuperación y desarrollo.[193]

Área del lenguaje

El lenguaje resulta, a menudo, comprometido luego del ACV en la infancia.[175, 194] Si bien el ACV neonatal unilateral puede posponer el lenguaje temprano, los déficits crónicos graves no son comunes,[195-198] sugiriendo una plasticidad de adaptación relativamente mejorada.[175, 199] Una vez más, se pueden producir déficits de surgimiento tardío en las habilidades de mayor nivel y deben ser monitoreados ya que pueden contribuir a la disfunción académica.[200-203] En contraposición a los neonatos en los que el tamaño y la ubicación de la lesión no predicen los resultados en el lenguaje,[204-206] la mayoría de los déficits relacionados con el ACV en niños más grandes están relacionados con daño del hemisferio izquierdo. Mientras que los niños se recuperan más rápidamente de las afasias agudas y es más probable que recuperen el habla conversacional, los déficits residuales en el lenguaje complejo son comunes.[207, 208] El testeo amplio y en serie del lenguaje por parte de personal experimentado utilizando medidas estandarizadas debería incluirse en todo programa de rehabilitación de ACV en la infancia.

Área emocional y conductual

Al afectar potencialmente todos los aspectos de la calidad de vida del niño y de la familia, las consecuencias emocionales, conductuales y atencionales del ACV pediátrico son críticas. Las alteraciones de la personalidad, interacción social, regulación emocional y comportamiento tan bien documentadas en el ACV adulto[209, 210] probablemente no sean aplicables a la población con ACV pediátrico. Estudios limitados han sugerido que los déficits en la función social son comunes después de un ACV en la niñez.[211] En niños con hemiplejia congénita, los índices de trastornos emocionales y conductuales parecen mayores y pueden no surgir hasta la edad preescolar.[212] La ubicación de la lesión debe ser aún correlacionada con los resultados psiquiátricos después del ACV pediátrico,[213, 214] si bien las lesiones bilaterales pueden aumentar el riesgo de problemas emocionales o conductuales.[175] Estudios de control de casos han demostrado un incremento en las tasas del trastorno de hiperactividad y déficit atencional,[215-217] especialmente con lesiones putaminales,[218] si bien se desconoce la efectividad de las terapias médicas típicas tales como los estimulantes. El conocimiento de estas comorbilidades psiquiátricas potencialmente tratables es esencial en la atención de los pacientes con ACV pediátrico y las contribuciones de profesionales experimentados en psiquiatría infantil pueden ser invalorables.

Comorbilidades médicas

Epilepsia

Mientras que las convulsiones agudas son comunes en la presentación de muchos ACVs cerebrovasculares isquémicos de la infancia, sólo una subpoblación de niños desarrollará epilepsia. El riesgo global se estima en 15% - 20%,[62, 115, 219-221] si bien es probable que muchas variables incluso la edad y el tipo de ACV influyan en el riesgo. Los ACV neonatales agudos, a menudo, se presentan con convulsiones, pero no se ha determinado si la tendencia actual a discontinuar tempranamente los anticonvulsivos en la encefalopatía hipóxico-isquémica es aplicable a esta afección. Los resultados de la epilepsia están especialmente bien definidos en el presunto ACV perinatal isquémico en el que los estudios de resultados sugieren que entre el 30% y el 40% de los niños son afectados.[220-222] La presentación del ACV perinatal isquémico con convulsiones puede incrementar el riesgo de epilepsia crónica,[220] pero se desconocen los predictores en otras poblaciones con ACV pediátrico. Los niños que sufren grandes lesiones corticales probablemente alberguen el mayor riesgo de epilepsia a largo plazo.[115, 219, 221]

La naturaleza aislada, focal de una lesión de ACV isquémico tiene importantes implicancias para el manejo de la epilepsia. Las convulsiones habitualmente son de origen parcial o secundariamente generalizado, se presume que son sintomáticas de esta lesión focal. Por lo tanto, las medicaciones de eficacia conocida contra las convulsiones focales deberían ser empleadas tomando en cuenta las interacciones potenciales con medicaciones concomitantes tales como el AAS. Sin embargo, numerosos estudios también han documentado anormalidades bilaterales en el EEG y encefalopatías epilépticas generalizadas tales como espasmos infantiles con ACV unilateral.[220, 221, 223] Más aún, estudios recientes que demuestran que dichos pacientes pueden responder bien a la cirugía de epilepsia focal sugieren que estos cambios pueden ser secundarios a la etiología focal.[224] De hecho, la naturaleza focal del daño por ACV en lo que, por lo demás, es un cerebro normal sugiere que los pacientes con ACV pediátrico pueden ser candidatos ideales para cirugía de epilepsia y esta opción debería ser tenida en cuenta.[222]

Trastornos del movimiento

En la infancia, los trastornos del movimiento pueden manifestarse después de un ACV y aparecen, a menudo, semanas o meses después de la lesión aguda.[144, 225] El riesgo está asociado con el daño de ganglios basales y, debido a que las arteriopatías de la arteria cerebral media proximal y las arterias lenticuloestriadas han surgido como la principal causa de ACV isquémico en niños más grandes, las hemidisquinesias constituyen una consideración importante. La distonía contralateral a la lesión de los ganglios de la base es relativamente común, pero con frecuencia se superpone o se confunde con debilidad o espasticidad, las cuales pueden coexistir. La historia, el examen físico y las impresiones de los terapeutas deberían ser integradas para dilucidar mejor las contribuciones relativas de la debilidad, espasticidad, incremento del tono y la hiperquinesia, ya que los tratamientos para cada una de ellas son diferentes y potencialmente conflictivos. Dado que no hay estudios publicados específicos para el ACV pediátrico, se puede intentar con los principios generales para el tratamiento de los trastornos motores en niños.[226] Las opciones pueden incluir anticolinérgicos (por ejemplo, clorhidrato de trihexifenidilo, antidopaminas (como pimozide) o agentes depletores de la dopamina (por ejemplo, la tetrabenazina). Todas estas pruebas deberían comenzar con dosis bajas e ir aumentando lentamente para minimizar los efectos secundarios con evaluaciones objetivas a través de observadores cegados, cuando sea posible, para determinar la eficacia. En un niño con epilepsia concomitante, podría resultar preferible probar un anticonvulsivo con potencial antidistónico. Aún queda por determinar si los anticonvulsivos más nuevos u otras medicaciones neuroactivas o terapias avanzadas para los trastornos del movimiento tales como la estimulación cerebral profunda tendrán un rol en el tratamiento del ACV pediátrico.

Cefaleas

La prevalencia de cefaleas aumenta significativamente luego del ACV pediátrico; se manifiesta en un 33% de los casos, como mínimo.[115] Algunas pueden estar relacionadas con condiciones preexistentes con un mayor riesgo de ACV tales como la migraña o EMM, mientras que para muchas otras no existe explicación. Entre las condiciones de ACV que requieren tratamientos específicos en las que las cefaleas podrían ser un marcador de enfermedad recurrente o empeoramiento se incluyen la TSVC (con posible hipertensión intracraneal), la enfermedad de moyamoya, el infarto migrañoso y la vasculitis cerebral. Como resultado de ello, el diagnóstico de una cefalea primaria, tal como la migraña o la cefalea tensional, debería realizarse con cuidado, adhiriendo estrictamente a los criterios publicados en las pautas de la Sociedad Internacional de Cefaleas. Una vez que se ha realizado el diagnóstico adecuado y se han excluido las alternativas, se pueden iniciar las intervenciones de rutina, farmacológicas y no farmacológicas, incluyendo la atención del estilo de vida, desencadenantes y factores psicológicos. El uso concomitante regular de antiinflamatorios no esteroides puede reducir moderadamente la eficacia del AAS y debería evitarse. Los agentes antimigrañosos vasoconstrictores tales como los triptanos y ergotanímicos no deberían ser recetados a niños con ACV secundario a arteriopatía cerebral o infarto migrañoso.

Morbilidad psicológica y apoyo familiar

El tratamiento completo del paciente con ACV pediátrico coloca al niño y a la familia en el centro de la atención. La atención de una amplia gama de complicaciones psicosociales anteriormente poco reconocidas junto con el desarrollo de recursos educativos y de apoyo mejorará el cuidado del ACV pediátrico.[4] Si bien es diferente en muchos aspectos, es probable que el papel del entorno social que se ha demostrado que contribuye a la recuperación del ACV en el adulto sea más importante aún en los niños.[85] Las estrategias para enfrentar el problema parecen tener influencia en los resultados del ACV en adultos[227] y requieren ser estudiadas en los niños. La disminución en la calidad de vida es evidente en la mayoría de los sobrevivientes de ACV pediátrico y afecta a toda la familia.[228] Esta morbilidad parece estar relacionada tanto con déficits neurológicos como factores psicosociales y ambos deberían ser evaluados durante la atención continua.[174] Las intervenciones de rehabilitación deben ser adaptadas al estilo de vida, metas y nivel de funcionamiento individual de cada niño, teniendo en cuenta especialmente la integración del tratamiento tanto al entorno escolar como al hogar.[4]

El alivio de la culpa de los padres también puede tener un enorme valor terapéutico. Esto resulta especialmente evidente en el ACV perinatal en el cual, a menudo, no se puede determinar una etiología exacta. Combinada con la falta de información y la desinformación que las futuras madres reciben actualmente durante el embarazo, muchas pueden llegar a una suposición lógica, pero completamente falsa, de que algo que hicieron o que no hicieron durante el embarazo es la causa del ACV de su hijo. La educación sencilla, la seguridad, la confianza y la discusión pueden, por lo tanto, aliviar una enorme carga de culpa en la madre, no abordada anteriormente, aunque hayan pasado muchos años del hecho en cuestión.

El apoyo total a la familia incluye orientación en la elección de un número creciente de terapias no probadas. Una abundancia cada vez mayor de charlatanes inmorales que toman como presas a las familias vulnerables de niños con discapacidades neurológicas ha creado un serio problema.[229] El oxígeno hiperbárico carece de base teórica, se corre el riesgo de múltiples efectos adversos[230, 231] y se ha demostrado que es inefectivo en múltiples pruebas aleatorias.[232, 233] Y sin embargo, organizaciones (que están inmersas en flagrantes conflictos) continúan promocionando este tratamiento de alto costo, al tiempo que alegan una eficacia totalmente fraudulenta. Muchos otros tratamientos para el ACV, sin base y potencialmente peligrosos, se encuentran en Internet y van desde pulseras magnéticas hasta inyecciones intraparenquimatosas de células madre. Muchas medicinas complementarias y alternativas son utilizadas en poblaciones pediátricas con ACV, aunque carecen de toda evidencia creíble y pueden interferir con las terapias médicas.[224] Muchas de estas "seudoterapias" jamás serán sometidas a los ensayos correspondientes de seguridad y eficacia. Es, por lo tanto, responsabilidad del médico tratante respetar la decisión de la familia de considerar todas las opciones para la salud de su niño, orientarlos para que no se aprovechen de ellos, y que defiendan en representación de ellos una reglamentación responsable e igualitaria de todas las terapias que se ofrecen a las personas con discapacidades.

Resumen y direcciones futuras

La recanalización arterial de emergencia proporciona la mejor esperanza para revertir el ACV isquémico antes de que se produzca un daño permanente y un estudio multicéntrico de seguridad de la trombólisis en el ACV isquémico pediátrico está en desarrollo. Las intervenciones agudas para luchar contra la formación de trombos se realizarán con los primeros ensayos clínicos antitrombóticos en ACV pediátrico, mientras que se incrementan los esfuerzos para proteger el cerebro con daño agudo y mitigar las causas tratables de dicho accidente. El ACV pediátrico proporciona el modelo ideal de recuperación y reparación del cerebro en desarrollo y las neurotecnologías avanzadas que incluyen la resonancia magnética funcional (fMRI), los tensores de difusión de imagen (DTI) y la estimulación magnética transcraneal (EMT, TMS) mejorarán nuestro conocimiento de la reorganización del cerebro y plasticidad de los sistemas para avanzar en la rehabilitación y mejorar los resultados.

Referencias bibliográficas

1 Adams RJ, McKie VC, Hsu L, et al. Prevention of a first stroke by transfusions in children with sickle cell anemia and abnormal results on transcranial Doppler ultrasonography. *N Engl J Med* 2-7-1998; 339: 5-11.

2 Kirton A, Chen R, Friefeld S, et al. Contralesional repetitive transcranial magnetic stimulation for chronic hemiparesis in subcortical paediatric stroke: a randomised trial. *Lancet Neurol* 2008; 7: 507-13.
3 Monagle P, Chan A, Massicotte P, et al. Antithrombotic Therapy in Children: The Seventh ACCP Conference on Antithrombotic and Thrombolytic Therapy. *Chest* 2004; 126: 645-87.
4 Paediatric Stroke Working Group. *Stroke in Childhood: Clinical Guidelines for Diagnosis, Management and Rehabilitation*. Londres: Royal College of Physicians of London, 2004.
5 deVeber G. In pursuit of evidence-based treatments for paediatric stroke: the UK and Chest guidelines. *Lancet Neurol* 2005; 4: 432-6.
6 Roach ES, Golomb MR, Adams R, et al. American Heart Association Stroke Council; Council on Cardiovascular Disease in the Young. Management of stroke in infants and children: a scientific statement from a Special Writing Group of the American Heart Association Stroke Council and the Council on Cardiovascular Disease in the Young. *Stroke* 2008; 39: 2644-91.
7 International Pediatric Stroke Study. 30-6-2008. Ref Type: Internet Communication.
8 Fullerton H, deVeber G, IPSS investigators. Practice variability in the treatment of childhood acute ischemic stroke: Results of the International Pediatric Stroke Study. *Stroke* 2007; 38: 485.
9 Lo W, Zamel K, Ponnappa K, et al. The cost of pediatric stroke care and rehabilitation. *Stroke* 2008; 39: 161-5.
10 NINDS TPA, The National Institute of Neurological Disorders and Stroke rt-PA Stroke Study Group: Tissue plasminogen activator for acute ischemic stroke. *N Engl J Med* 1995; 333: 1580-7.
11 Gruber A, Nasel C, Lang W, et al. Intra-arterial thrombolysis for the treatment of perioperative childhood cardioembolic stroke. *Neurology* 2000; 54: 1684-6.
12 Carlson MD, Leber S, Deveikis J, Silverstein FS. Successful use of rt-PA in pediatric stroke. *Neurology* 2001; 57: 157-8.
13 Noser EA, Felberg RA, Alexandrov AV: Thrombolytic therapy in an adolescent ischemic stroke. *J Child Neurol* 2001; 16: 286-8.
14 Kirton A, Wong JH, Mah J,et al. Successful endovascular therapy for acute basilar thrombosis in an adolescent. *Pediatrics* 2003; 112: 248-51.
15 Golomb MR, Rafay M, Armstrong D, et al. Intra-arterial tissue plasminogen activator for thrombosis complicating cerebral angiography in a 17-year-old girl. *J Child Neurol* 2003; 18: 420-3.
16 Benedict SL, Ni OK, Schloesser P, et al. Intra-arterial thrombolysis in a 2-year-old with cardioembolic stroke. *J Child Neurol* 2007; 22: 225-7.
17 Cannon BC, Kertesz NJ, Friedman RA, Fenrich AL: Use of tissue plasminogen activator in a stroke after radiofrequency ablation of a left-sided accessory pathway. *J Cardiovasc Electrophysiol* 2001; 12: 723-5.
18 Thirumalai SS, Shubin RA: Successful treatment for stroke in a child using recombinant tissue plasminogen activator. *J Child Neurol* 2000; 15: 558.
19 Janjua N, Nasar A, Lynch JK, Qureshi AI: Thrombolysis for ischemic stroke in children: data from the nationwide inpatient sample. *Stroke* 2007; 38: 1850-4.

20 Amlie-Lefond C, Chan A, Ichord R, et al. TPA in children with arterial ischemic stroke: Cases from the IPSS compared with literature-based cases. *Thromb Hemostas* 2007; 5(Supp 2): 579.
21 Shi KL, Wang JJ, Li JW, Jiang LQ, et al. Arterial Ischemic Stroke: Experience in Chinese Children. *Pediatr Neurol* 2008; 38: 186-90.
22 Shellhaas RA, Smith SE, O'Tool E, et al. Mimics of childhood stroke: characteristics of a prospective cohort. *Pediatrics* 2006; 118: 704-9.
23 Gabis LV, Yangala R, Lenn NJ. Time lag to diagnosis of stroke in children. *Pediatrics* 2002; 110: 924-8.
24 Ichord R, Smith SE, Agner S, Licht D. Eligibility for thrombolysis in children with arterial ischemic stroke: A prospective cohort study. *Stroke* 2007; 38: 581.
25 Meschia JF, Miller DA, Brott TG. Thrombolytic treatment of acute ischemic stroke. *Mayo Clin Proc* 2002; 77: 542-51.
26 Hill MD, Buchan AM: Thrombolysis for acute ischemic stroke: results of the Canadian Alteplase for Stroke Effectiveness Study. *CMAJ* 10-5-2005; 172: 1307-12.
27 Nadeau JO, Shi S, Fang J, et al. TPA use for stroke in the Registry of the Canadian Stroke Network. *Can J Neurol Sci* 2005; 32: 433-9.
28 Adams HP Jr, del ZG, Alberts MJ, et al. Guidelines for the early management of adults with ischemic stroke: a guideline from the American Heart Association/American Stroke Association Stroke Council, Clinical Cardiology Council, Cardiovascular Radiology and Intervention Council, and the Atherosclerotic Peripheral Vascular Disease and Quality of Care Outcomes in Research Interdisciplinary Working Groups: The American Academy of Neurology affirms the value of this guideline as an educational tool for neurologists. *Circulation* 2007; 115: 478-534.
29 Ichord R, Smith SE, Garcia-Espana FJ, et al. Pediatric Adaptation of NIH Stroke Scale Predicits Outcome after Arterial Ischemic Stroke In Children. *Stroke* 2005; 36: 480-1.
30 Kirton A, Shroff M, Visvanathan T, deVeber G. Quantified corticospinal tract diffusion restriction predicts neonatal stroke outcome. *Stroke* 2007; 38: 974-80.
31 Kirton A, Domi T, Shroff M, et al. Acute descending corticospinal tract diffusion changes predict motor outcome and reorganization patterns in children with arterial ischemic stroke. *Neurology* 2007; 68: 48.
32 Andrew M, Vegh P, Johnston M, et al. Maturation of the hemostatic system during childhood. *Blood* 1992; 80: 1998-2005.
33 Monagle P, Michelson AD, Bovill E, Andrew M. Antithrombotic therapy in children. *Chest* 2001; 119: 344-370.
34 Kirton A, Schecter T, Brandao L, et al. Hemorrhagic transformation of arterial ischemic stroke in children. *Stroke* 2007; 38: 581.
35 Lutsep HL. Mechanical endovascular recanalization therapies. *Curr Opin Neurol* 2008; 21: 70-5.
36 Cognard C, Weill A, Lindgren S, et al. Basilar artery occlusion in a child: "clot angioplasty" followed by thrombolysis. *Childs Nerv Syst* 2000; 16: 496-500.
37 Ferro JM, Canhao P. Acute treatment of cerebral venous and dural sinus thrombosis. *Curr Treat Options Neurol* 2008; 10: 126-37.

38 Ciccone A, Canhao P, Falcao F, et al. Thrombolysis for cerebral vein and dural sinus thrombosis. *Cochrane Database Syst Rev* 2004; CD003693.

39 Griesemer DA, Theodorou AA, Berg RA, Spera TD. Local fibrinolysis in cerebral venous thrombosis. *Pediatr Neurol* 1994; 10: 78-80.

40 Wong VK, LeMesurier J, Franceschini R, et al. Cerebral venous thrombosis as a cause of neonatal seizures. *Pediatr Neurol* 1987; 3: 235-7.

41 Wasay M, Dai AI, Ansari M, et al. Cerebral venous sinus thrombosis in children: a multicenter cohort from the United States. *J Child Neurol* 2008; 23: 26-31.

42 Braun KP, Rafay MF, Uiterwaal CS, et al. Mode of onset predicts etiological diagnosis of arterial ischemic stroke in children. *Stroke* 2007; 38: 298-302.

43 deVeber G, Canadian Paediatric Ischemic Stroke Study Group. Canadian Paediatric Ischemic Stroke Registry: Analysis of children with arterial ischemic stroke. *Annals of Neurology* 2000; 48: 514.

44 Burak CR, Bowen MD, Barron TF. The use of enoxaparin in children with acute, nonhemorrhagic ischemic stroke. *Pediatr Neurol* 2003; 29: 295-8.

45 Dix D, Andrew M, Marzinotto V, et al. The use of low molecular weight heparin in pediatric patients: a prospective cohort study. *J Pediatr* 2000; 136: 439-45.

46 Strater R, Kurnik K, Heller C, et al. Aspirin versus low-dose low-molecular-weight heparin: antithrombotic therapy in pediatric ischemic stroke patients: a prospective follow-up study. *Stroke* 2001; 32: 2554-8.

47 Fullerton HJ, Wu YW, Sidney S, Johnston SC. Risk of recurrent childhood arterial ischemic stroke in a population-based cohort: the importance of cerebrovascular imaging. *Pediatrics* 2007; 119: 495-501.

48 Ganesan V, Prengler M, Wade A, Kirkham FJ. Clinical and radiological recurrence after childhood arterial ischemic stroke. *Circulation* 2006; 114: 2170-7.

49 Danchaivijitr N, Cox TC, Saunders DE, Ganesan V. Evolution of cerebral arteriopathies in childhood arterial ischemic stroke. *Ann Neurol* 2006; 59: 620-6.

50 Monagle P, Chan A, deVeber G, Massicotte P. *Andrew's pediatric thromboembolism and stroke*. 3° ed. Hamilton: BC Decker, 2006.

51 Schror K. Aspirin and Reye syndrome: a review of the evidence. *Paediatr Drugs* 2007; 9: 195-204.

52 Soman T, Rafay MF, Hune S, et al. The risks and safety of clopidogrel in pediatric arterial ischemic stroke. *Stroke* 2006; 37: 1120-2.

53 Li JS, Yow E, Berezny KY, et al. Dosing of clopidogrel for platelet inhibition in infants and young children: primary results of the Platelet Inhibition in Children On cLOpidogrel (PICOLO) trial. *Circulation* 2008; 117: 553-9.

54 Chaves CJ, Caplan LR. Heparin and oral anticoagulants in the treatment of brain ischemia. *J Neurol Sci* 2000; 173: 3-9.

55 Hirsh J, Warkentin TE, Raschke R, et al. Heparin and low-molecular-weight heparin: mechanisms of action, pharmacokinetics, dosing considerations, monitoring, efficacy, and safety. *Chest* 1998; 114: 489-510.

56 Andrew M, Marzinotto V, Massicotte P, et al. Heparin therapy in pediatric patients: a prospective cohort study. *Pediatr Res* 1994; 35: 78-83.

57 Newall F, Barnes C, Ignjatovic V, Monagle P. Heparin-induced thrombocytopenia in children. *J Paediatr Child Health* 2003; 39: 289-92.
58 Massicotte P, Adams M, Marzinotto V, et al. Low-molecular-weight heparin in pediatric patients with thrombotic disease: a dose finding study. *J Pediatr* 1996; 128: 313-8.
59 Maiti B, Chakrabarti I. Study in cerebral venous thrombosis with specific reference to efficacy of heparin. *J Neurol Sci* 1997; 150: 147.
60 Stam J, de Bruijn S, deVeber G. Anticoagulation for cerebral sinus thrombosis. *Stroke* 2003; 34: 1054-5.
61 Preter M, Tzourio C, Amen A, Bousser MG. Long term prognosis in cerebral venous thrombosis: Followup of 77 patients. *Stroke* 1996; 27: 243-6.
62 deVeber G, Andrew M, Canadian Pediatric Ischemic Stroke Study Group. Cerebral sinovenous thrombosis in children. *N Engl J Med* 2001; 345: 417-23.
63 deVeber G, Chan A, Monagle P, et al. Anticoagulation therapy in pediatric patients with sinovenous thrombosis: a cohort study. *Arch Neurol* 1998; 55: 1533-7.
64 Moharir M, Shroff M, MacGregor D, et al. Clinical and radiographic features of thrombosis propagation in neonatal and childhood cerebral sinovenous thrombosis. *Annals of Neurology* 2006; 60: 141.
65 Hutchison JS, Ichord R, Guerguerian AM, deVeber G: Cerebrovascular disorders. *Semin Pediatr Neurol* 2004; 11: 139-46.
66 Becker K: Intensive care unit management of the stroke patient. *Neurol Clin* 2000; 18: 439-54.
67 Yager JY, Thornhill JA: The effect of age on susceptibility to hypoxic-ischemic brain damage. *Neurosci Biobehav Rev* 1997; 21: 167-74.
68 Baird TA, Parsons MW, Phanh T, et al. Persistent poststroke hyperglycemia is independently associated with infarct expansion and worse clinical outcome. *Stroke* 2003; 34: 2208-14.
69 Faustino EV, Apkon M. Persistent hyperglycemia in critically ill children. *J Pediatr* 2005; 146: 30-4.
70 Srinivasan V, Spinella PC, Drott HR, et al. Association of timing, duration, and intensity of hyperglycemia with intensive care unit mortality in critically ill children. *Pediatr Crit Care Med* 2004; 5: 329-36.
71 Hajat C, Hajat S, Sharma P. Effects of poststroke pyrexia on stroke outcome : a meta-analysis of studies in patients. *Stroke* 2000; 31: 410-4.
72 Jorgensen HS, Reith J, Pedersen PM, et al. Body temperature and outcome in stroke patients. *Lancet* 1996; 348: 193.
73 Volpe JJ. Perinatal brain injury: from pathogenesis to neuroprotection. *Ment Retard Dev Disabil Res Rev* 2001; 7: 56-64.
74 Thoresen M, Whitelaw A. Therapeutic hypothermia for hypoxic-ischaemic encephalopathy in the newborn infant. *Curr Opin Neurol* 2005; 18: 111-6.
75 Gluckman PD, Wyatt JS, Azzopardi D, et al. Selective head cooling with mild systemic hypothermia after neonatal encephalopathy: multicentre randomised trial. *Lancet* 2005; 365: 663-70.
76 Hutchison JS, Ward RE, Lacroix J, et al. Hypothermia therapy after traumatic brain injury in children. *N Engl J Med* 2008; 358: 2447-56.

77 Olsen TS, Weber UJ, Kammersgaard LP. Therapeutic hypothermia for acute stroke. *Lancet Neurol* 2003; 2: 410-6.
78 Wirrell EC, Armstrong EA, Osman LD, Yager JY. Prolonged seizures exacerbate perinatal hypoxic-ischemic brain damage. *Pediatr Res* 2001; 50: 445-54.
79 Kirton A, deVeber G: Perinatal ischemic stroke. *Stroke Reviews* 2006; 10: 38-47.
80 Singhal AB. A review of oxygen therapy in ischemic stroke. *Neurol Res* 2007; 29: 173-83.
81 Singhal AB, Ratai E, Benner T, et al. Magnetic resonance spectroscopy study of oxygen therapy in ischemic stroke. *Stroke* 2007; 38: 2851-4.
82 Ronning OM, Guldvog B: Should stroke victims routinely receive supplemental oxygen? A quasi-randomized controlled trial. *Stroke* 1999; 30: 2033-7.
83 Sugawara T, Fujimura M, Noshita N, et al. Neuronal death/survival signaling pathways in cerebral ischemia. *NeuroRx* 2004; 1: 17-25.
84 Ferriero DM. Neonatal brain injury. *N Engl J Med* 2004; 351: 1985-95.
85 Teasell R, Bayona N, Salter K, et al. Progress in clinical neurosciences: stroke recovery and rehabilitation. *Can J Neurol Sci* 2006; 33: 357-64.
86 Kirton A, deVeber G. Ischemic stroke complicating pediatric cardiovascular disease. *Nat Clin Pract Cardiovasc Med* 2007; 4: 163-6.
87 Ramaswamy V, Mehta V, Bauman M, et al. Decompressive Hemicraniectomy in Children With Severe Ischemic Stroke and Life-Threatening Cerebral Edema. *J Child Neurol* 2008: 23: 889-94.
88 Vahedi K, Hofmeijer J, Juettler E, et al. Early decompressive surgery in malignant infarction of the middle cerebral artery: a pooled analysis of three randomised controlled trials. *Lancet Neurol* 2007; 6: 215-22.
89 Cho DY, Chen TC, Lee HC. Ultra-early decompressive craniectomy for malignant middle cerebral artery infarction. *Surg Neurol* 2003; 60: 227-32.
90 Gupta R, Connolly ES, Mayer S, Elkind MS. Hemicraniectomy for massive middle cerebral artery territory infarction: a systematic review. *Stroke* 2004; 35: 539-43.
91 Nelson KB, Lynch JK. Stroke in newborn infants. *Lancet Neurol* 2004; 3: 150-8.
92 Ganesan V, Prengler M, McShane MA, et al. Investigation of risk factors in children with arterial ischemic stroke. *Ann Neurol* 2003; 53: 167-73.
93 Menache CC, du Plessis AJ, Wessel DL, Jonas RA, Newburger JW: Current incidence of acute neurologic complications after open-heart operations in children. *Ann Thorac Surg* 2002; 73: 1752-8.
94 Domi T, Edgell D, McCrindle B.W, William G.W, MacGregor D, Kaplan D, deVeber G. Frequency and predictors of vasoocclusive strokes associated with congenital heart disease. *Annals of Neurology* 2002; 52: 129-33.
95 Monagle P, Karl TR: Thromboembolic problems after the Fontan operation. *Semin Thorac Cardiovasc Surg Pediatr Card Surg Annu* 2002; 5: 36-47.
96 Venkatesan C, Wainwright MS: Pediatric endocarditis and stroke: a single-center retrospective review of seven cases. *Pediatr Neurol* 2008; 38: 243-7.
97 Mas JL, Arquizan C, Lamy C, Zuber M, Cabanes L, Derumeaux G, Coste J: Recurrent cerebrovascular events associated with patent foramen ovale, atrial septal aneurysm, or both. *N Engl J Med* 2001; 345: 1740-6.

98 Chabrier S, Husson B, Lasjaunias P, Landrieu P, Tardieu M: Stroke in childhood: outcome and recurrence risk by mechanism in 59 patients. *J Child Neurol* 2000; 15: 290-4.

99 Sebire G, Fullerton H, Riou E, deVeber G: Toward the definition of cerebral arteriopathies of childhood. *Curr Opin Pediatr* 2004; 16: 617-22.

100 Chabrier S, Rodesch G, Lasjaunias P, et al. Transient cerebral arteriopathy: a disorder recognized by serial angiograms in children with stroke. *J Child Neurol* 1998; 13: 27-32.

101 Askalan R, Laughlin S, Mayank S, et al. Chickenpox and stroke in childhood: a study of frequency and causation. *Stroke* 2001; 32: 1257-62.

102 Benseler S, Schneider R. Central nervous system vasculitis in children. *Curr Opin Rheumatol* 2004; 16: 43-50.

103 Lanthier S, Lortie A, Michaud J, et al. Isolated angiitis of the CNS in children. *Neurology* 2001; 56: 837-42.

104 Gallagher KT, Shaham B, Reiff A, et al. Primary angiitis of the central nervous system in children: 5 cases. *J Rheumatol* 2001; 28: 616-23.

105 Fullerton HJ, Johnston SC, Smith WS: Arterial dissection and stroke in children. *Neurology* 2001; 57: 1155-60.

106 Chabrier S, Lasjaunias P, Husson B, et al. Ischaemic stroke from dissection of the craniocervical arteries in childhood: report of 12 patients. *Eur J Paediatr Neurol* 2003; 7: 39-42.

107 Engelter ST, Brandt T, Debette S, et al. Antiplatelets versus anticoagulation in cervical artery dissection. *Stroke* 2007; 38: 2605-11.

108 Engelter ST, Lyrer PA, Kirsch EC, Steck AJ. Long-term follow-up after extracranial internal carotid artery dissection. *Eur Neurol* 2000; 44: 199-204.

109 Bernard TJ, deVeber GA, Benke TA. Athletic participation after acute ischemic childhood stroke: a survey of pediatric stroke experts. *J Child Neurol* 2007; 22: 1050-3.

110 Lanthier S, Carmant L, David M, et al. Stroke in children: the coexistence of multiple risk factors predicts poor outcome. *Neurology* 2000; 54: 371-8.

111 Kirkham F. Recurrent Arterial Ischemic Stroke: The Role of Prothrombotic Disorders. *Annals of Neurology* 2003; 54(Supp 7): 110.

112 deVeber G, Monagle P, Chan A, et al. Prothrombotic disorders in infants and children with cerebral thromboembolism. *Arch Neurol* 1998; 55: 1539-43.

113 Strater R, Becker S, von Eckardstein A, et al. Prospective assessment of risk factors for recurrent stroke during childhood -a 5-year follow-up study. *Lancet* 2002; 360: 1540-5.

114 Lanthier S, Kirkham FJ, Mitchell LG, et al. Increased anticardiolipin antibody IgG titers do not predict recurrent stroke or TIA in children. *Neurology* 2004; 62: 194-200.

115 deVeber G, MacGregor D, Curtis R, Mayank S. Neurologic outcome in survivors of childhood arterial ischemic stroke and sinovenous thrombosis. *J Child Neurol* 2000; 15: 316-24.

116 Kurnik K, Kosch A, Strater R, et al. Recurrent thromboembolism in infants and children suffering from symptomatic neonatal arterial stroke: a prospective follow-up study. *Stroke* 2003; 34: 2887-92.

117 Sandercock PA, van den Belt AG, Lindley RI, Slattery J. Antithrombotic therapy in acute ischaemic stroke: an overview of the completed randomised trials. *J Neurol Neurosurg Psychiatry* 1993; 56: 17-25.
118 Albers GW, Amarenco P, Easton JD, et al. Antithrombotic and thrombolytic therapy for ischemic stroke. *Chest* 2001; 119: 300-20.
119 Mohr JP, Thompson JL, Lazar RM, et al. A comparison of warfarin and aspirin for the prevention of recurrent ischemic stroke. *N Engl J Med* 2001; 345: 1444-51.
120 Nowak-Goettl U, Straeter R, Sebire G, Kirkham F: Antithrombotic drug treatment of pediatric patients with ischemic stroke. *Paediatr Drugs* 2003; 5: 167-75.
121 Berrouschot J, Schwetlick B, von TG, Fischer C, Uhlemann H, Siegemund T, Siegemund A, Roessler A: Aspirin resistance in secondary stroke prevention. *Acta Neurol Scand* 2006; 113: 31-5.
122 Domi T. A Study of Platelet Response to Aspirin in Children with Arterial Ischemic Stroke utilizing the PFA 100 Analyzer. *Stroke* 2005; 35: 284.
123 Adams RJ, Brambilla D: Discontinuing prophylactic transfusions used to prevent stroke in sickle cell disease. *N Engl J Med* 2005; 353: 2769-78.
124 Wolters HJ, ten Cate H, Thomas LL, et al. Low-intensity oral anticoagulation in sickle-cell disease reverses the prethrombotic state: promises for treatment? *Br J Haematol* 1995; 90: 715-7.
125 Hankinson TC, Bohman LE, Heyer G, et al. Surgical treatment of moyamoya syndrome in patients with sickle cell anemia: outcome following encephaloduroarteriosynangiosis. *J Neurosurg Pediatrics* 2008; 1: 211-6.
126 Sumoza A, de Bisotti R, Sumoza D, Fairbanks V. Hydroxyurea (HU) for prevention of recurrent stroke in sickle cell anemia (SCA). *Am J Hematol* 2002; 71: 161-5.
127 Kirkham FJ, Hewes DK, Prengler M, et al. Nocturnal hypoxaemia and central-nervous-system events in sickle-cell disease. *Lancet* 2001; 357: 1656-9.
128 Ikezaki K: Rational approach to treatment of moyamoya disease in childhood. *J Child Neurol* 2000; 15: 350-6.
129 Kirton A, Hawkins C, Benseler S, et al. Fibromuscular dysplasia and childhood stroke. *Annals of Neurology* 2006; 60: 150.
130 Fung LW, Thompson D, Ganesan V. Revascularisation surgery for paediatric moyamoya: a review of the literature. *Childs Nerv Syst* 2005; 21: 358-64.
131 Kim SK, Seol HJ, Cho BK, et al. Moyamoya disease among young patients: its aggressive clinical course and the role of active surgical treatment. *Neurosurgery* 2004; 54: 840-4.
132 Mikulis DJ, Krolczyk G, Desal H, et al. Preoperative and postoperative mapping of cerebrovascular reactivity in moyamoya disease by using blood oxygen level-dependent magnetic resonance imaging. *J Neurosurg* 2005; 103: 347-55.
133 Koga Y, Akita Y, Nishioka J, et al. L-arginine improves the symptoms of strokelike episodes in MELAS. *Neurology* 2005; 64: 710-2.
134 Hartfield DS, Lowry NJ, Keene DL, Yager JY. Iron deficiency: a cause of stroke in infants and children. *Pediatr Neurol* 1997; 16: 50-3.
135 Maguire JL, deVeber G, Parkin PC. Association between iron-deficiency anemia and stroke in young children. *Pediatrics* 2007; 120: 1053-7.

136 Lee J, Croen LA, Lindan C, et al. Predictors of outcome in perinatal arterial stroke: A population-based study. *Ann Neurol* 2005; 58: 303-8.
137 Lynch J, Hirtz D, deVeber G, Nelson K. Report of the national institute of neurological disorders and stroke workshop on perinatal and childhood stroke. *Pediatr* (submitted) 2002; 109: 116-23.
138 deVeber G, MacGregor D, Curtis R, et al. Neurological Outcome in Survivors of Neonatal Arterial Ischemic Stroke. *Pediatric Research* 2003; 53: 537.
139 Delsing BJ, Catsman-Berrevoets CE, Appel IM. Early prognostic indicators of outcome in ischemic childhood stroke. *Pediatr Neurol* 2001; 24: 283-9.
140 Ganesan V, Hogan A, Shack N, et al. Outcome after ischaemic stroke in childhood. *Dev Med Child Neurol* 2000; 42: 455-61.
141 Khadilkar A, Phillips K, Jean N, et al. Ottawa panel evidence-based clinical practice guidelines for post-stroke rehabilitation. *Top Stroke Rehabil* 2006; 13: 1-269.
142 Ward NS. Functional reorganization of the cerebral motor system after stroke. *Curr Opin Neurol* 2004; 17: 725-30.
143 Golomb MR, deVeber GA, MacGregor DL, et al. Independent walking after neonatal arterial ischemic stroke and sinovenous thrombosis. *J Child Neurol* 2003; 18: 530-6.
144 Boardman JP, Ganesan V, Rutherford MA, et al. Magnetic resonance image correlates of hemiparesis after neonatal and childhood middle cerebral artery stroke. *Pediatrics* 2005; 115: 321-6.
145 de Vries LS, van der GJ, van Haastert IC, Groenendaal F. Prediction of outcome in new-born infants with arterial ischaemic stroke using diffusion-weighted magnetic resonance imaging. *Neuropediatrics* 2005; 36: 12-20.
146 Aoyagi Y, Tsubahara A. Therapeutic orthosis and electrical stimulation for upper extremity hemiplegia after stroke: a review of effectiveness based on evidence. *Top Stroke Rehabil* 2004; 11: 9-15.
147 Dobkin BH. Strategies for stroke rehabilitation. *Lancet Neurol* 2004; 3: 528-36.
148 Charles J, Gordon AM. A critical review of constraint-induced movement therapy and forced use in children with hemiplegia. *Neural Plast* 2005; 12: 245-61.
149 Taub E, Ramey SL, DeLuca S, Echols K. Efficacy of constraint-induced movement therapy for children with cerebral palsy with asymmetric motor impairment. *Pediatrics* 2004; 113: 305-12.
150 Eliasson AC, Krumlinde-sundholm L, Shaw K, Wang C: Effects of constraint-induced movement therapy in young children with hemiplegic cerebral palsy: an adapted model. *Dev Med Child Neurol* 2005; 47: 266-75.
151 Willis JK, Morello A, Davie A, et al. Forced use treatment of childhood hemiparesis. *Pediatrics* 2002; 110: 94-6.
152 Charles JR, Wolf SL, Schneider JA, Gordon AM. Efficacy of a child-friendly form of constraint-induced movement therapy in hemiplegic cerebral palsy: a randomized control trial. *Dev Med Child Neurol* 2006; 48: 635-42.
153 Wolf SL, Winstein CJ, Miller JP, Taub E, et al. Effect of constraint-induced movement therapy on upper extremity function 3 to 9 months after stroke: the EXCITE randomized clinical trial. *JAMA* 2006; 296: 2095-104.

154 Rossini PM, Pauri F. Transcranial magnetic stimulation in stroke. En: Hallett M, Chokroverty S (eds). *Magnetic stimulation in clinical neurophysiology*. Philadelphia: Elsevier, 2005, p 239-52.
155 Garvey MA, Gilbert DL. Transcranial magnetic stimulation in children. *Eur J Paediatr Neurol* 2004; 8: 7-19.
156 Gilbert DL, Garvey MA, Bansal AS, et al. Should transcranial magnetic stimulation research in children be considered minimal risk? *Clin Neurophysiol* 2004; 115: 1730-9.
157 Pascual-Leone A, Tormos JM, Keenan J, et al. Study and modulation of human cortical excitability with transcranial magnetic stimulation. *J Clin Neurophysiol* 1998; 15: 333-43.
158 Khedr EM, Ahmed MA, Fathy N, Rothwell JC: Therapeutic trial of repetitive transcranial magnetic stimulation after acute ischemic stroke. *Neurology* 2005; 65: 466-8.
159 Naeser MA, Martin PI, Nicholas M, et al. Improved picture naming in chronic aphasia after TMS to part of right Broca's area: an open-protocol study. *Brain Lang* 2005; 93: 95-105.
160 Mansur CG, Fregni F, Boggio PS, Riberto M, Gallucci-Neto J, Santos CM, Wagner T, Rigonatti SP, Marcolin MA, Pascual-Leone A: A sham stimulation-controlled trial of rTMS of the unaffected hemisphere in stroke patients. *Neurology* 2005; 64: 1802-4.
161 Fregni F, Boggio PS, Valle AC, et al. A sham-controlled trial of a 5-day course of repetitive transcranial magnetic stimulation of the unaffected hemisphere in stroke patients. *Stroke* 2006; 37: 2115-22.
162 Boggio PS, Alonso-Alonso M, Mansur CG, et al. Hand function improvement with low-frequency repetitive transcranial magnetic stimulation of the unaffected hemisphere in a severe case of stroke. *Am J Phys Med Rehabil* 2006; 85: 927-30.
163 Chae J, Bethoux F, Bohine T, et al. Neuromuscular stimulation for upper extremity motor and functional recovery in acute hemiplegia. *Stroke* 1998; 29: 975-9.
164 Popovic MB, Popovic DB, Sinkjaer T, et al. Clinical evaluation of Functional Electrical Therapy in acute hemiplegic subjects. *J Rehabil Res Dev* 2003; 40: 443-53.
165 Powell J, Pandyan AD, Granat M, et al. Electrical stimulation of wrist extensors in poststroke hemiplegia. *Stroke* 1999; 30: 1384-9.
166 Bowman BR, Baker LL, Waters RL. Positional feedback and electrical stimulation: an automated treatment for the hemiplegic wrist. *Arch Phys Med Rehabil* 1979; 60: 497-502.
167 Cauraugh J, Light K, Kim S, Thigpen M, Behrman A: Chronic motor dysfunction after stroke: recovering wrist and finger extension by electromyography-triggered neuromuscular stimulation. *Stroke* 2000; 31: 1360-4.
168 Charles J, Gordon AM. Development of hand-arm bimanual intensive training (HABIT) for improving bimanual coordination in children with hemiplegic cerebral palsy. *Dev Med Child Neurol* 2006; 48: 931-6.
169 Lum P, Reinkensmeyer D, Mahoney R, et al. Robotic devices for movement therapy after stroke: current status and challenges to clinical acceptance. *Top Stroke Rehabil* 2002; 8: 40-53.
170 Lam YS, Man DW, Tam SF, Weiss PL. Virtual reality training for stroke rehabilitation. *NeuroRehabilitation* 2006; 21: 245-53.
171 Sommerfeld DK, Eek EU, Svensson AK, et al. Spasticity after stroke: its occurrence and association with motor impairments and activity limitations. *Stroke* 2004; 35: 134-9.

172 Brashear A, Gordon MF, Elovic E, et al. Intramuscular injection of botulinum toxin for the treatment of wrist and finger spasticity after a stroke. *N Engl J Med* 2002; 347: 395-400.
173 Lannin NA, Herbert RD: Is hand splinting effective for adults following stroke? A systematic review and methodologic critique of published research. *Clin Rehabil* 2003; 17: 807-16.
174 Friefeld S, Yeboah O, Jones JE, deVeber G. Health-related quality of life and its relationship to neurological outcome in child survivors of stroke. *CNS Spectr* 2004; 9: 465-75.
175 Nass RD, Trauner D. Social and affective impairments are important recovery after acquired stroke in childhood. *CNS Spectr* 2004; 9: 420-34.
176 Westmacott R, Barry V, MacGregor D, deVeber G. Intellectual function in preschool and school-aged children with a history of acute neonatal stroke. *Stroke* 2007; 38: 581.
177 Hetherington R, Tuff L, Anderson P, Miles B, deVeber G. Short-term intellectual outcome after arterial ischemic stroke and sinovenous thrombosis in childhood and infancy. *J Child Neurol* 2005; 20: 553-9.
178 McLinden A, Baird AD, Westmacott R, et al. Early Cognitive Outcome after Neonatal Stroke. *J Child Neurol* 2007; 22: 1111-6.
179 Banich MT, Levine SC, Kim H, Huttenlocher P. The effects of developmental factors on IQ in hemiplegic children. *Neuropsychologia* 1990; 28: 35-47.
180 Bates E, Reilly J, Wulfeck B, et al. Differential effects of unilateral lesions on language production in children and adults. *Brain Lang* 2001; 79: 223-65.
181 Rogers SL, Coe CL, Hartke K. Cognitive impairment after unilateral hemispheric injury of congenital or adult origin. *Am J Occup Ther* 2002; 56: 191-201.
182 Hogan AM, Kirkham FJ, Isaacs EB. Intelligence after stroke in childhood: review of the literature and suggestions for future research. *J Child Neurol* 2000; 15: 325-32.
183 Lansing AE, Max JE, Delis DC, et al. Verbal learning and memory after childhood stroke. *J Int Neuropsychol Soc* 2004; 10: 742-52.
184 Max JE. Effect of side of lesion on neuropsychological performance in childhood stroke. *J Int Neuropsychol Soc* 2004; 10: 698-708.
185 Ricci D, Mercuri E, Barnett A, et al. Cognitive outcome at early school age in term-born children with perinatally acquired middle cerebral artery territory infarction. *Stroke* 2008; 39: 403-10.
186 Stiles J. Neural plasticity and cognitive development. *Dev Neuropsychol* 2000; 18: 237-72.
187 Bates E, Vicari S, Trauner D. Neural mediation of language development: Perspectives from lesion studies of infants and children. En: *Neurodevelopmental Disorders*. Cambridge: The MIT Press, 1999, p 533-82.
188 Goodman R, Yude C. IQ and its predictors in childhood hemiplegia. *Dev Med Child Neurol* 1996; 38: 881-90.
189 Westmacott R, Barry V, MacGregor D, deVeber GA. Age at stroke and involvement of cortex modulate cognitive outcome in children with basal ganglia infarcts. *Annual Meeting of The Society for Pediatric Research* 2007.
190 Janowsky JS, Nass R. Early language development in infants with cortical and subcortical perinatal brain injury. *J Dev Behav Pediatr* 1987; 8: 3-7.
191 Riva D, Cazzaniga L. Late effects of unilateral brain lesions sustained before and after age one. *Neuropsychologia* 1986; 24: 423-8.

192 Sandson TA, Manoach DS, Price BH, et al. Right hemisphere learning disability associated with left hemisphere dysfunction: anomalous dominance and development. *J Neurol Neurosurg Psychiatry* 1994; 57: 1129-32.
193 Dennis M. Developmental plasticity in children: the role of biological risk, development, time, and reserve. *J Commun Disord* 2000; 33: 321-31.
194 Chilosi AM, Cipriani PP, Bertuccelli B, et al. Early cognitive and communication development in children with focal brain lesions. *J Child Neurol* 2001; 16: 309-16.
195 Bates EA. Explaining and interpreting deficits in language development across clinical groups: where do we go from here? *Brain Lang* 2004; 88: 248-53.
196 Vikingstad EM, Cao Y, Thomas AJ, et al. Language hemispheric dominance in patients with congenital lesions of eloquent brain. *Neurosurgery* 2000; 47: 562-70.
197 Marchman VA, Saccuman C, Wulfeck B. Productive use of the English past tense in children with focal brain injury and specific language impairment. *Brain Lang* 2004; 88: 202-14.
198 Thal DJ, Marchman V, Stiles J, et al. Early lexical development in children with focal brain injury. *Brain Lang* 1991; 40: 491-527.
199 Nass R. Language development in children with congenital strokes. *Semin Pediatr Neurol* 1997; 4: 109-16.
200 Chapman SB, Max JE, Gamino JF, et al. Discourse plasticity in children after stroke: age at injury and lesion effects. *Pediatr Neurol* 2003; 29: 34-41.
201 Reilly J, Losh M, Bellugi U, Wulfeck B. "Frog, where are you?" Narratives in children with specific language impairment, early focal brain injury, and Williams syndrome. *Brain Lang* 2004; 88: 229-47.
202 Wulfeck BB, Trauner DA, Tallal PA: Neurologic, cognitive, and linguistic features of infants after early stroke. *Pediatr Neurol* 1991; 7: 266-9.
203 Vargha-Khadem F, Isaacs E, Muter V. A review of cognitive outcome after unilateral lesions sustained during childhood. *J Child Neurol* 1994; 9 (Suppl 2): 67-73.
204 Aram DM, Eisele JA: Limits to a left hemisphere explanation for specific language impairment. *J Speech Hear Res* 1994; 37: 824-30.
205 Chilosi AM, Pecini C, Cipriani P, Brovedani P, Brizzolara D, Ferretti G, Pfanner L, Cioni G: Atypical language lateralization and early linguistic development in children with focal brain lesions. *Dev Med Child Neurol* 2005; 47: 725-30.
206 Feldman HM, Holland AL, Kemp SS, et al. Language development after unilateral brain injury. *Brain Lang* 1992; 42: 89-102.
207 Hertz-Pannier L, Chiron C, Jambaque I. Late plasticity for language in a child's non-dominant hemisphere: a pre- and post-surgery fMRI study. *Brain* 2002; 125: 361-72.
208 Van Dongen HR, Paquier PF, Raes J, et al. An analysis of spontaneous conversational speech fluency in children with acquired aphasia. Cortex 1994; 30: 619-33.
209 Anderson SW, Bechara A, Damasio H, et al. Impairment of social and moral behavior related to early damage in human prefrontal cortex. *Nat Neurosci* 1999; 2: 1032-7.
210 Bechara A, Damasio H, Damasio AR, Lee GP: Different contributions of the human amygdala and ventromedial prefrontal cortex to decision-making. *J Neurosci* 1999; 19: 5473-81.

211 Mosch SC, Max JE, Tranel D. A matched lesion analysis of childhood versus adult-onset brain injury due to unilateral stroke: another perspective on neural plasticity and recovery of social functioning. *Cogn Behav Neurol* 2005; 18: 5-17.
212 Goodman R, Graham P. Psychiatric problems in children with hemiplegia: cross sectional epidemiological survey. *BMJ* 1996; 312: 1065-9.
213 Max JE, Mathews K, Lansing AE, et al. Psychiatric disorders after childhood stroke. *J Am Acad Child Adolesc Psychiatry* 2002; 41: 555-62.
214 Trauner DA, Nass R, Ballantyne A. Behavioural profiles of children and adolescents after pre- or perinatal unilateral brain damage. *Brain* 2001; 124: 995-1002.
215 Max JE, Fox PT, Lancaster JL, et al. Putamen lesions and the development of attention-deficit/hyperactivity symptomatology. *J Am Acad Child Adolesc Psychiatry* 2002; 41: 563-71.
216 Max JE, Mathews K, Manes FF, et al. Attention deficit hyperactivity disorder and neurocognitive correlates after childhood stroke. *J Int Neuropsychol Soc* 2003; 9: 815-29.
217 Max JE, Robin DA, Taylor HG, et al. Attention function after childhood stroke. *J Int Neuropsychol Soc* 2004; 10: 976-86.
218 Teicher MH, Anderson CM, Polcari A, et al. Functional deficits in basal ganglia of children with attention-deficit/hyperactivity disorder shown with functional magnetic resonance imaging relaxometry. *Nat Med* 2000; 6: 470-3.
219 Yang JS, Yong DP, Hartlage P. Seizures associated with stroke in childhood. *Pediatr Neurol* 1995; 12: 136-8.
220 Fitzgerald KC, Williams LS, Garg BP, Golomb MR. Epilepsy in children with delayed presentation of perinatal stroke. *J Child Neurol* 2007; 22: 1274-80.
221 Kirton A, deVeber G, Pontigon AM, et al. Presumed perinatal ischemic stroke: vascular classification predicts outcomes. *Ann Neurol* 2008; 63: 436-43.
222 Guzzetta F, Battaglia D, Di RC, Caldarelli M. Symptomatic epilepsy in children with poroencephalic cysts secondary to perinatal middle cerebral artery occlusion. *Childs Nerv Syst* 2006; 22: 922-30.
223 Soman TB, Moharir M, deVeber G, Weiss S. Infantile spasms as an adverse outcome of neonatal cortical sinovenous thrombosis. *J Child Neurol* 2006; 21: 126-31.
224 Wyllie E, Lachhwani DK, Gupta A, et al. Successful surgery for epilepsy due to early brain lesions despite generalized EEG findings. *Neurology* 2007; 69: 389-97.
225 Kwak CH, Jankovic J. Tourettism and dystonia after subcortical stroke. *Mov Disord* 2002; 17: 821-5.
226 Edgar TS. Oral pharmacotherapy of childhood movement disorders. *J Child Neurol* 2003; 18(Suppl 1): 40-9.
227 Donnellan C, Hevey D, Hickey A, O'Neill D. Defining and quantifying coping strategies after stroke: a review. *J Neurol Neurosurg Psychiatry* 2006; 77: 1208-18.
228 Gordon AL, Ganesan V, Towell A, Kirkham FJ. Functional outcome following stroke in children. *J Child Neurol* 2002; 17: 429-34.
229 Rosenbaum P: Controversial treatment of spasticity: exploring alternative therapies for motor function in children with cerebral palsy. *J Child Neurol* 2003; 18(Suppl 1): 89-94.
230 Nuthall G, Seear M, Lepawsky M, et al. Hyperbaric oxygen therapy for cerebral palsy: two complications of treatment. *Pediatrics* 2000; 106: 80.

231 Muller-Bolla M, Collet JP, Ducruet T, Robinson A. Side effects of hyperbaric oxygen therapy in children with cerebral palsy. *Undersea Hyperb Med* 2006; 33: 237-44.
232 Collet JP, Vanasse M, Marois P, et al. Hyperbaric oxygen for children with cerebral palsy: a randomised multicentre trial. HBO-CP Research Group. *Lancet* 2001; 357: 582-6.
233 Hardy P, Collet JP, Goldberg J, et al. Neuropsychological effects of hyperbaric oxygen therapy in cerebral palsy. *Dev Med Child Neurol* 2002; 44: 436-46.
234 Golomb MR, Hune S, MacGregor DL, deVeber GA. Alternative therapy use by Chinese-Canadian children with stroke and cerebrovascular disease. *J Child Neurol* 2003; 18: 714-7.

17

Pronóstico del accidente cerebrovascular isquémico

Hugo A. Arroyo • M. Celeste Buompadre

Existe el concepto erróneo de que la recuperación de los pacientes en edad pediátrica luego del accidente cerebrovascular (ACV) es completa y que no es causa de muerte. Aunque los patrones de recuperación como consecuencia de lesiones focales pueden ser diferentes en los niños comparados con la población adulta, dos tercios de los pacientes pediátricos presentarán una secuela que, principalmente, se manifiesta en el sistema motor.[1-3]

Mortalidad

La enfermedad cerebrovascular se encuentra dentro de las principales causas de muerte en niños.[4] La tasa de mortalidad es uno de los marcadores pronósticos más importantes a corto y largo plazo y ha sido evaluado en distintas publicaciones. En Estados Unidos parecería que la mortalidad por ACV en niños ha descendido en los últimos 20 años.[5,6]

Llamativamente los valores varían de manera significativa entre los distintos estudios. Como ejemplos extremos, Goldemberg y cols.[7] informaron una mortalidad de 3%, Lanthier y cols.[8] hacen referencia a una mortalidad del 20%, mientras que Jordan y cols.[4] mencionan una mortalidad del 40% en pacientes que requirieron atención en una unidad de cuidados intensivos.

Estas variaciones en las tasas de mortalidad están influenciadas por el tipo de ACV (isquémico, hemorrágico o trombosis de senos venosos cerebrales), factores de riesgo, la inclusión o no de neonatos, el período de evaluación, tratamientos utilizados, períodos de seguimiento, etc. Pero el aspecto más importante es diferenciar si los pacientes fallecieron como consecuencia directa o inmediata del ACV o por su enfermedad de base. Como ejemplo de esta diferencia, Ganesan y cols.[9] informaron que, en una serie de pacientes, el 2% falleció como consecuencia del ACV, mientras que la tasa de mortalidad ascendió al 6% al considerar los fallecidos por otras causas a lo largo del seguimiento.

Para tener una mejor apreciación, dividimos los artículos revisados en los que se informaron datos sobre la mortalidad en tres grupos: aquellos que en la población sólo incluían ACV isquémicos, los que incorporaban exclusivamente trombosis de senos durales y un tercer grupo que incluye ACV isquémicos asociados a trombosis de senos venosos cerebrales y/o ACV hemorrágico.

En la Tabla 17.1 se muestran exclusivamente aquellas publicaciones que incluyeron ACV de tipo isquémico.

Con respecto a estos grupos de pacientes, se ha informado una mortalidad que oscila entre 3% - 4,3%[7, 10] y 11% - 13%.[11, 12] Un mayor compromiso de conciencia, isquemia bilateral, arteriopatía y enfermedad cardiológica se asociaron a peor pronóstico.[7] Sin embargo, cuando sólo se considera los pacientes que fallecieron como consecuencia del ACV la tasa de mortalidad desciende a una proporción que se encuentra entre el 2% y el 4%. Parecería que estos son los valores que tenemos que considerar como muertes relacionadas directamente con el ACV isquémico. La muerte en algunos casos se produce durante una recurrencia, por lo que definir de forma rápida la etiología/factor de riesgo del ACV y el tratamiento profiláctico de la recurrencia debería considerarse prioritario.[9] Otro aspecto que debemos tener en cuenta es que en un paciente previamente grave, y que requiere de unidad de cuidados intensivos, la asociación con ACV aumenta el riesgo de muerte.[4] Por lo tanto, ¿se debería indicar tratamiento profiláctico (aspirina, anticoagulantes) a aquellos niños con factores de riesgo conocidos para ACV (infecciones, cardiopatías, cirugía cardíaca) que requieran cuidados intensivos? Aún no tenemos una respuesta para esto, pero habría que considerar la posibilidad.

Tabla 17.1 Mortalidad en pacientes con ACV isquémico

Autor	Período	RN	Población/ seguimiento	Fallecidos	% del total de fallecidos	% por el ACV
De Schryver (2000)[11]	1976-95	No	37/7 años	4	11	0
Ranzan y Tellechea Rotta (2004)[10]	2002-03	Sí	46/43 meses	2	4,3	2,1
Jordan y cols. (2007)[4]	1999-03	No	55	8/20 y 1 /35	40% y 3%	2
Gökben y cols. (2007)[12]	1987-04	No	31/2 años	4	13	¿0?
Ganesan y cols. (2006)[9]	1978-2000	No	212/2,2 años	13	6	2
Fullerton y cols. (2007)[13]	1993-04	Sí*	97/5,1 año	4	4,1	4,1
Goldenberg y cols. (2009)[7]	2003-07	No	661	22	3	3

* Para el cálculo se excluyeron los recién nacidos.

La mortalidad total en pacientes con trombosis de senos venosos cerebrales (TSVC) se ubica entre un 8% y un 11,9%[14, 15] y desciende al 4%-10% cuando la muerte se produce en el período agudo, o sea, relacionada directamente a la TSVC (Tabla 17.2). Factores que pudieron condicionar una peor evolución fueron: índice de Glasgow menor de 12 al ingreso,[15] convulsiones e infarto venoso.[14]

En la Tabla 17.3 se informa sobre la tasa de mortalidad en cuatro estudios con poblaciones más heterogéneas, que incluyen neonatos, TSVC y hemorragia intracerebral (HIC). Con excepción del informe de Lanthier,[8] la mortalidad relacionada al ACV fue similar a la de los dos grupos mencionados anteriormente. En esta serie de estudios, el ACV hemorrágico y los ACV en pacientes con recurrencia se asociaron con una

Tabla 17.2 Mortalidad en pacientes con TSVC

Autor	Período	RN	Población/ seguimiento	Fallecidos	% del total de fallecidos	% por TSVC
deVeber y cols. (2001)[14]	1992-97	Sí	160: 69RN; 91 no RN/1,6 años	12	8	4
Sébire y cols. (2005)[15]	1997-02	Tercera semana	42/1 año	5	11,9	10

RN: recién nacidos; TSVC: trombosis de senos venosos cerebrales.

Tabla 17.3 Mortalidad en pacientes con ACV que incluyen isquémico, hemorrágico y con TSVC

Autor	Período	Tipo de ACV	RN	Población/ seguimiento	Fallecidos	% del total de fallecidos	% por ACV/ TSVC/HIC
Ganesan y cols. (2000)[2]	1990-96	I+ TSVC	No	105	15	14,2	3
Lanthier y cols. (2000)[8]	1991-97	I+TSVC +HIC	No	46+5+21= 72/1,9 años	14	20	15,2
Steinlin y cols. (2005)[16]	2000-02	I+TSVC	Sí	80/6 meses	4	5	1,25
Kleindorfer y cols. (2006)[6]	88-89; 93-94; 99-99	I+HIC	Sí	54	3;1;2;	19; 9; 9	ND

I: isquémico; HIC: hemorragia intracerebral; TSVC: trombosis de senos venosos cerebrales RN: recién nacidos; ND: No disponible.

mayor mortalidad. De los quince pacientes fallecidos en el grupo de Ganessan, nueve fueron por cardiopatía. La incorporación de pacientes con HIC aumenta sensiblemente la mortalidad.[4, 8]

En resumen, la mortalidad por el ACV se encuentra entre un 2% y un 4,1%. Sólo dos estudios informaron valores más elevados. Uno incluyó recién nacidos con TSVC y el otro, pacientes con ACV hemorrágico.

Secuelas motoras, cognitivas y conductuales

La recuperación de funciones luego de una lesión en el cerebro es un ejemplo de plasticidad, es decir, la habilidad del cerebro para sostener una vieja conducta y adquirir un nuevo comportamiento. Se reconocen dos modelos de plasticidad: la de recuperación, que consiste en la restitución y reorganización de funciones perdidas o alteradas por el daño cerebral, y la plasticidad del desarrollo, que es la que ayuda al cerebro joven en la adquisición de nuevas funciones, pautas y conocimiento. En el cerebro maduro, la recuperación funcional involucra principalmente a la plasticidad de recuperación; sin embargo después de una lesión en el cerebro inmaduro participan ambos tipos de plasticidad, contribuyendo a la evolución cognitiva a largo plazo.[17]

Los niños con infartos cerebrales focales muestran una recuperación completa y, por lo tanto, un desarrollo normal del lenguaje entre los seis meses y dos años siguientes a la lesión.[18] De hecho, la bibliografía indica que el cerebro es lo suficientemente adaptable para superar los efectos de un ACV temprano en relación a las funciones gramaticales y vocabulario a pesar del inicial retraso del desarrollo. Sin embargo, el progreso y la aplicación de mediciones más sofisticadas de las funciones cerebrales y cognitivo-lingüísticas en la población pediátrica con lesión cerebral hacen poner en duda la doctrina de la plasticidad relacionada a la edad. De hecho, a pesar de un rendimiento relativamente normal en las funciones sintácticas y en el vocabulario en niños con una grave lesión cerebral traumática, la plasticidad para el discurso se encuentra sumamente afectada. Estas alteraciones pueden no ser aparentes o cuantificables hasta muchos años después de la lesión cerebral.[19-21]

Estudios más recientes demostraron que, a diferencia de lo que sucede en los adultos, en los que el tamaño y lado de la lesión han sido correlacionados directamente al déficit cognitivo adquirido, los niños con infarto cerebral derecho o izquierdo revelan el mismo perfil de deterioro temprano del lenguaje sin relacionarse con el lado de la lesión.[22]

En relación a la edad de presentación, se observó que niños con lesiones focales tempranas tienen peor evolución en áreas como el discurso, el rendimiento y el coeficiente de inteligencia verbal.[23, 24] También se demostró que los infartos corticales y subcorticales provocan mayor deterioro de las funciones cognitivas que aquellos que sólo se localizan en uno de esos sectores. Por lo tanto, parece ser que la capacidad del cerebro joven para reorganizarse satisfactoriamente está muy comprometida en este tipo de infartos combinados. Las lesiones subcorticales (ganglios de la base y/o tálamo) durante el período perinatal (hasta los 28 días de vida) parecen tener efecto deletéreo sobre el futuro rendimiento cognitivo, mientras que, en los infartos corticales, la etapa de mayor vulnerabilidad parece ser la que se ubica entre el mes de vida y los cinco años de edad.[25] Sin embargo, y en relación con el pronóstico motor, hemos observado que los pacientes con infarto de los ganglios de la base tienen una buena evolución a pesar del sitio de la lesión.[26]

A pesar de que la morbilidad en niños con antecedente de isquemia o hemorragia cerebral es alta, son limitados los trabajos que evalúan la evolución neurológica temprana. Una serie de estudios informó que entre el 50% y el 90% de los pacientes pediátricos presentaban algún grado de déficit.[27-34]

El IPSS (International Pediatric Stroke Study)[7] describió que el 74% de los pacientes con ACV presentaba algún tipo de secuela a los dos años, lo que coincide con otros informes.[3, 9, 13, 16, 35-37] Sin embargo Simma y cols.[38] evaluaron la evolución a largo plazo y la calidad de vida de un grupo de veintidós pacientes (quince con ACV isquémico y cinco con ACV hemorrágico) e informaron que el 55% de los pacientes tuvo una evolución general buena, sin síntomas neurológicos, con tests de inteligencia y calidad de vida normales.

Guimaraes y cols.[39] evaluaron el rendimiento de un grupo de pacientes con ACV isquémico mediante pruebas neuropsicológicas y lo compararon con sus pares sanos En el grupo control todos obtuvieron puntuaciones normales y en el grupo de estudio el 42% tuvo compromiso del CI. Se encontraron mayores dificultades en inversión de la figura, rotación, integración y perseverancia en el grupo con ACV. En la evaluación por batería Luria-Nebraska, el grupo control mostró resultados superiores en habilidad motora y táctil, escritura, lectura y memoria. Se documentó compromiso de la memoria en el grupo de estudio principalmente en la memoria de tipo auditiva y en la prueba de dígitos

En relación con el compromiso hemisférico, en niños entre los cinco y los ocho años, se observan más alteraciones en el rendimiento verbal con dificultades en la lectura y escritura cuando el ACV se produce en el hemisferio izquierdo.[40, 41] Luria especula que el daño es mayor en el caso de las lesiones en áreas primarias, ya que en las producidas en las secundarias otros circuitos funcionales participan en la recuperación.[42]

Otro informe[43] describió dieciséis años de seguimiento de un grupo de veinte pacientes con ACV isquémico. Todos tuvieron cambio en la dominancia de la mano cuando el hemisferio dominante era el afectado. En el 81% se encontraron alteraciones en la fluencia y en el lenguaje expresivo. Aquellos pacientes en edad escolar presentaron dificultades de atención, concentración y velocidad de procesamiento. En los menores, todos mostraron marcados problemas al momento de aprender nuevas actividades y para lograr independencia en la vida diaria. Los padres también relataron que la capacidad de adaptación a los cambios disminuyó y se tradujo principalmente en trastornos de conducta (labilidad emocional, rabietas y temperamento agresivo). Sólo dos pacientes se recuperaron íntegramente.

deVeber G. y cols.[3] realizaron un estudio longitudinal, prospectivo de la evolución de pacientes con ACV isquémico y trombosis venosa. Para el seguimiento se utilizó el Pediatric Stroke Outcome Measure (PSOM) adaptado.[44, 45] El 59% tuvo buena evolución (53,6% de los pacientes con ACV isquémicos y 82% de los casos con TSVC) y el 41% de los pacientes mala o pobre evolución. Los pacientes con ACV isquémico, los lactantes mayores y niños fueron quienes tuvieron la peor evolución, mientras que el mejor pronóstico se presentó en los neonatos y en los casos afectados por trombosis venosa cerebral.

El ACV isquémico arterial, las enfermedades neurológicas asociadas y la necesidad de terapia de rehabilitación posterior al evento se consideraron predictores de una evolución pobre.

De Schryver E y cols.[11] publicaron el seguimiento de un grupo de pacientes durante veinte años. El 48% de los pacientes persistían con hemiparesia (de leve torpeza motora a marcada debilidad). Los niños menores de seis años tuvieron retraso madurativo motor grave y/o retardo psicomotor general.

En cuanto a la calidad de vida, se encontró una fuerte correlación entre la evaluación subjetiva del estado físico de los niños y los hallazgos en el examen neurológico. En el 56% de los niños no se objetivó limitación en las actividades diarias.

Los padres comentaron cambios de conducta en el hogar, en la escuela o con sus amigos en un tercio de los pacientes. En el ámbito escolar, la mayoría recibió algún tipo de apoyo, casi un tercio necesitó educación especial y el otro tercio repitió algún grado.

Hurvitz E. y cols.[46] analizaron la evolución funcional de una serie de pacientes pediátricos con ACV isquémico y hemorrágico. El período de seguimiento fue de diez años. Al alta, sólo el 52% de los niños era independiente mientras que el 84% lo fue al final del seguimiento. Se documentó incontinencia vesical durante el día en el 10% de los pacientes e intestinal en el 12%. La presencia de cardiopatía congénita, la etiología del infarto, el sexo femenino y la juventud de los pacientes fueron predictores de dependencia para las actividades de la vida cotidiana.

Como vimos, existe una amplia variabilidad en el rango de discapacidad documentado por los diferentes informes, tornándose difícil establecer cuál es el pronóstico real de un paciente con ACV. La metodología del estudio, las diferentes escalas utilizadas para la evaluación de los pacientes y la inclusión de sólo algunas áreas de estudio nos obligan a formular estrategias de trabajo multidisciplinarias y multicéntricas para obtener valores reales. También parece importante la inclusión, durante el seguimiento de los niños, de escalas o cuestionarios sobre calidad de vida, un aspecto hasta el momento poco considerado.

Como corolario, teniendo en cuenta lo expuesto en esta sección, sólo podemos especular y cuestionarnos si es posible considerar al ACV isquémico en pediatría como una afección con buen pronóstico.

Convulsiones y epilepsia

En 1864, Huggling Jackson observó la relación entre convulsiones y el ACV.[47] Desde entonces, numerosos trabajos han confirmado esta compleja asociación[48-53] y se reconoce que el ACV es la causa más común de convulsiones en adultos mayores de sesenta años.[54]

Las convulsiones pueden ser la forma de presentación de un ACV, ocurrir en el transcurso de su evolución o manifestarse en forma repetida alejado del proceso inicial.

La Liga Internacional Contra la Epilepsia (ILAE, por su sigla en inglés) definió como "convulsiones tempranas posteriores al ACV" aquellas que ocurren dentro de los siete días y "convulsiones tardías posteriores al ACV" a las no provocadas, que se manifiestan a partir de la semana luego del ataque.[55] Dentro de este último grupo se encuadrarían aquellas convulsiones repetidas y no provocadas sintomáticas a un ACV conocidas como "epilepsia posterior al ACV". Realizar esta diferencia entre convulsiones tempranas y tardías luego de un ACV es elemental, ya que la fisiopatología y el pronóstico es diferente en ambas situaciones.

De Carolis y cols.[56] sugirieron que es importante distinguir entre convulsiones posteriores a un ACV tempranas y tardías, ya que las primeras serían consecuencia de las reacciones metabólicas provocadas por la misma isquemia, mientras que las tardías serían consecuencia de un foco epiléptico crónico. A favor de esto sabemos que la mayoría de los pacientes con convulsiones tempranas no desarrollan convulsiones tardías o epilepsia.[57]

Otros autores han definido convulsiones tempranas posteriores a un ACV a aquellas que ocurren entre los primeros catorce días luego del ACV.[58, 59]

Convulsiones tempranas

Se acepta una incidencia de convulsiones tempranas en adultos entre 2,4% y 5,4%.[60]

Si tomamos en cuenta publicaciones sobre ACV pediátrico a partir del año 2000 en las que se informan principalmente las manifestaciones clínicas, factores de riesgo y evolución resulta difícil tener una clara idea de cuál es la frecuencia de las convulsiones tempranas, tardías y/o epilepsia. Diversos factores hacen que estos trabajos sean difíciles de comparar. Entre otros la inclusión de eventos isquémicos y hemorrágicos, la incorporación o no de recién nacidos, la inclusión de pacientes con TSVC, el período de seguimiento, diferentes definiciones, etc. En las Tablas 17.4, 17.5 y 17.6 se resumen las publicaciones que informan sobre convulsiones tempranas, tardías y/o epilepsia.

Si consideramos exclusivamente los casos con ACV isquémicos (Tabla 17.4) vemos que se informan convulsiones tempranas entre el 19%[12] y 27%[4] de los casos, pero que se eleva al 43%[10] y 49%[3] cuando se incluyen neonatos.

En los trabajos que sólo informan sobre casos de TSVC (Tabla 17.5), la frecuencia de convulsiones precoces es elevada, entre el 42%[15] y 58%,[14] aunque tenemos que considerar que ambos estudios incluyen neonatos. También se observa hasta una frecuencia de convulsiones tempranas de 58% en series que incluyen pacientes con ACV isquémico, TSVC, HIC y hemorragia subaracnoidea[62] (Tabla 17.6). En estas publicaciones no es posible establecer una relación entre los factores de riesgo y la presencia o no de convulsiones tempranas, pero los recién nacidos tienen un mayor riesgo de presentar convulsiones tempranas tanto en el ACV isquémico como en la TSVC.

Yang y cols.[61] y recientemente Lee y cols.[63] a partir de un análisis sistemático, realizaron un informe sobre convulsiones en el ACV infantil. Mientras que Yang y cols. encuentran una frecuencia de convulsiones tempranas de 49%, Lee sólo las observó en un 22% de los casos. Probablemente, esta diferencia esté dada por la incorporación de niños con HIC en

Tabla 17.4 Convulsiones tempranas y epilepsia en pacientes pediátricos con ACV isquémico

Autor / Año	Período	Tipo ACV	RN	Pacientes	Seguimiento	Convulsiones tempranas	%	Epilepsia	%
Chabrie y cols. (2000)[37]	1985-98	I	No	59	2 años	14	24	¿?	¿?
De Schryver (2000)[11]	1976-95	I	No	37	7 años	8	21	9	25,7
deVeber y cols. (2000)[3]	1995-99	I	Sí	123	2 años	44	49	12	13
Ranzan y Tellechea Rotta (2004)[10]	2002-03	I	Sí	46	43 meses	20	43,5	21	49
Jordan y cols. (2007)[4]	1999-03	I	No	55		15	27		
Gökben y cols. (2007)[12]	1987-04	I	No	31	2 años	6	19,3		

I: isquémico; RN: recién nacido.

Tabla 17.5 Convulsiones tempranas y epilepsia en pacientes pediátricos con TSVC

Autor / año	Período	Tipo ACV	RN	Pacientes	Seguimiento	Convulsiones tempranas	%	Epilepsia	%
deVeber y cols. (2001)[14]	1992-97	TSVC	Sí	160: 69 RN 91 no RN	1,6 años	93	58	21	15,5
Sébire y cols. (2005)[15]	1997-02	TSVC	Sí	42	1 año	17	42	3	7

TSVC: trombosis de senos venosos cerebrales; RN: recién nacido.

el análisis de Yang y cols. Las convulsiones fueron más frecuentes en los ACV isquémicos de la circulación anterior, en los relacionados con meningoencefalitis, que presentaron compromiso cortical y una recurrencia de hasta el 33% en las primeras 24 horas.[63] Como conclusión, las convulsiones tempranas son un evento frecuente en el ACV neonatal-pediátrico y mucho mayor que en la edad adulta.

Tabla 17.6 Convulsiones tempranas y epilepsia en pacientes pediátricos con ACV isquémico, TVSC y hemorragia cerebral

Autor /Año	Período	Tipo ACV	RN	Pacientes	Seguimiento	Convulsiones tempranas	%	Epilepsia	%
Yang y cols. (1995)[61]	1978-92	I TSVC HIC	No	73	45 meses	36	49	21	28
Ganesan y cols. (2000)[2]	1990-96	I TSVC	No	105		30	33	¿?	¿?
Steinlin y cols. (2005)[16]	2000-02	I TSVC	Sí	80	6 meses	10	25	¿?	¿?
Chadehumbe y cols. (2009)[63]	1993-94 y 99	I HIC HSA	Sí	31	no	18	58	¿?	¿?
Lee y cols. (2009)[64]	1996-2006	I TSVC	No	94	2 años	21	22	7	7,4

I: isquémico; TSVC: trombosis de senos venosos cerebrales; HIC: hemorragia intracraneal; HSA: hemorragia subaracnoidea; RN: recién nacidos.

Convulsiones tardías/epilepsia

Para definir la frecuencia de convulsiones tardías/epilepsia (CT/E) en niños con ACV, en las distintas publicaciones nos encontramos con las mismas dificultades, ya referidas, dadas las diferentes poblaciones incluidas y, especialmente, los distintos períodos de seguimiento importante para evaluar secuelas. Son escasos los informes sobre la frecuencia de CT/E y en la mayoría de las publicaciones no se hace diferencia entre convulsiones tardías y epilepsia posteriores al ACV.

Parecería que la manifestación de convulsiones tempranas aumenta el riesgo de CT/E. Alrededor del 30% de los pacientes adultos que las presentan desarrollan convulsiones tardías/epilepsia.[64, 65]

En las Tablas 17.4, 17.5 y 17.6 se describen las series pediátricas. Si consideramos sólo los ACV isquémicos, la frecuencia de CT/E varía entre un 13%[3] y 49%.[10] Probablemente, esta diferencia se deba al distinto período de seguimiento, 25 y 43 meses, respectivamente. Con períodos de seguimiento prolongado, la frecuencia de CT/E de niños con ACV isquémicos fue de 25,7%.[11]

En una serie reciente, con un seguimiento de dos años, se informó sobre una frecuencia de convulsiones tardías/epilepsia en el 7,4%. Los autores mencionan que en el 100% de los pacientes que presentaron convulsiones tardías y en el 38% de los que presentaron convulsiones tempranas se diagnosticó epilepsia luego del ACV.[63]

Los factores de riesgo para presentar CT/E fueron: ACV de la circulación anterior, compromiso neurológico focal y presencia de convulsiones tempranas. Por el contrario, la etiología del ACV, los hallazgos en las imágenes y los electroencefalogramas no aumentaron el riesgo de epilepsia.

Es difícil definir cuál es el impacto de presentar convulsiones relacionado con un ACV, pero estas pueden aumentar la lesión cerebral inducida por glutamato o desequilibrar el aporte energético bajo condiciones de isquemia con lesión mitocondrial, lo que conduce al paciente a un estado de daño irreversible.[57]

Tratamiento

El tratamiento de las convulsiones en el período agudo de un ACV no difiere del recomendado en otras situaciones que frecuentemente se acompañan de convulsiones como el traumatismo de cráneo, la infección del SNC, etc. En adultos se ha demostrado que el tratamiento prolongado de las convulsiones tempranas no previene convulsiones tardías,[49] por lo tanto, también se desaconseja en la población pediátrica continuar con el tratamiento más allá del período de estabilización del paciente. En algunas situaciones puede darse un tratamiento breve (de tres a seis meses), si el niño tuvo convulsiones tempranas repetidas.

Las convulsiones tardías recurrentes requieren tratamiento convencional con drogas antiepilépticas y se deberán tener en cuenta los tratamientos asociados (por ejemplo, anticoagulación), las interacciones con otras drogas y los eventuales efectos de las drogas antiepilépticas sobre la recuperación neuronal.[57]

Como conclusión, las convulsiones tempranas son frecuentes en el ACV en la edad pediátrica y hasta un tercio se repite en las primeras veinticuatro horas. La presencia de convulsiones tempranas y especialmente convulsiones tardías aumentan el riesgo de epilepsia posterior al ACV.

Referencias bibliográficas

1 Ganesan V. Arterial ischemic stroke in childhood. *Ann Indian Acad Neurol* 2007; 10: 19-27.
2 Ganesan V, Hogan A, Shack N, et al. Outcome after ischaemic stroke in childhood. *Dev Med Child Neurol* 2000; 42: 455-61.
3 deVeber GA, MacGregor D, Curtis R, Mayank S. Neurologic outcome in survivors of childhood arterial ischemic stroke and sinovenous thrombosis. *J Child Neurol* 2000; 15: 316-24.
4 Jordan LC, van Beek JG, Gottesman RF, et al. Ischemic stroke in children with critical illness: a poor prognostic sign. *Pediatr Neurol* 2007; 36: 244-6.
5 Fullerton HJ, Chetkovich DM, Wu YW, Smith WS, Johnston SC.Deaths from stroke in US children, 1979 to 1998. *Neurology* 2002; 59: 34-9.
6 Kleindorfer D, Khoury J, Kissela B, Alwell K, Woo D, Miller R, Schneider A, Moomaw C, Broderick JP. Temporal trends in the incidence and case fatality of stroke in children and adolescents. *J Child Neurol* 2006; 21: 415-8.
7 Goldenberg NA, Berbard TJ, Fullerton HJ, deVeber G, for the International Pediatric Stroke Study Group. Antithrombotic treatmentes, outcomes and prognostic factors in acute childhood-onset arterial ischaemic stroke: a multicentre, observacional, cohort study. *Lancet Neurol* 2009; 8: 1120-27.

8 Lanthier S, Carmant L, David M, Larbrisseau A, deVeber G. Stroke in children: the coexistence of multiple risk factors predicts poor outcome. *Neurology* 2000; 54: 371-8.
9 Ganesan V, Prengler M, Wade A, Kirkham FJ. Clinical and radiological recurrence after childhood arterial ischemic stroke. *Circulation* 2006; 114: 2170-7.
10 Ranzan J, Rotta NT.Ischemic stroke in children: a study of the associated alterations. *Arq Neuropsiquiatr* 2004 ; 62: 618-25.
11 De Schryver ELLM, Kappelle LJ, Jennekens-Schinkel A, Boudewyn Peters AC. Prognosis of ischemic stroke in childhood: a long-term follow-up study. *Dev Med &Child Neurol* 2000; 42: 313-8.
12 Gökben S, Tosun A, Bayram N, Serdaroglu G, Polat M, Kavakli K, Tekgul H. Arterial ischemic stroke in childhood: risk factors and outcome in old versus new era. *J Child Neurol* 2007; 22: 1204-8.
13 Fullerton HJ, Wu YW, Sidney S, Johnston SC. Risk of recurrent childhood arterial ischemic stroke in a population-based cohort: the importance of cerebrovascular imaging. *Pediatrics* 2007; 119: 495-501.
14 deVeber G, Andrew M, Adams C, et al. Canadian Pediatric Ischemic Stroke Study Group. Cerebral sinovenous thrombosis in children. *N Engl J Med* 2001; 345: 417-23.
15 Sébire G, Tabarki B, Saunders DE, et al. Cerebral venous sinus thrombosis in children: risk factors, presentation, diagnosis and outcome. *Brain* 2005; 128: 477-89.
16 Steinlin M, Pfister I, Pavlovic J, Swiss Societies of Paediatric Neurology and Neonatology, et al. The first three years of the Swiss Neuropaediatric Stroke Registry (SNPSR): a population-based study of incidence, symptoms and risk factors. *Neuropediatrics* 2005; 36: 90-7.
17 Hetherington R, Dennis M. Plasticity for Recovery, Plasticity for Development: Cognitive Outcome in twins Discordant for Mid-Childhood Ischemic Stroke. *Child Neuropsychology* 2004; 10: 117-28.
18 Feldman H, Holland A, Kemp S, Janosky J. Language development after unilateral brain injury. *Brain Lang* 1992; 42: 89-102.
19 Brookshire B, Chapman SB, Song J, Levin HS. Cognitive and linguistic correlates of children's discourse after closed head injury: A three year follow-up. *J Int Neuropsychol Soc* 2000; 6: 741-51.
20 Chapman SB, Culhane KA, Levin HS, et al. Narrative discourse after closed head injury in children and adolescents. *Brian Lang* 1992; 43: 42-65.
21 Chapman SB, Levin HS, Wanek A, et al. Discourse after closed head injury in young children. *Brain Lang* 1998; 61: 420-49.
22 Dall'Oglio A, Bates E, Vottera V, et al. Early cognition, communication and lenguaje in children with focal brain injury. *Dev Med Child Neurol* 1994; 36: 1076-98.
23 Chapman SB, Max JE, Gamino JF, et al. Discourse Plasticity in Children After Stroke: Age at Injury and Lesion Effects. *Pediatr Neurol* 2003; 29: 34-41.
24 Riva D, Cazzaniga L. Late effects of unilateral brain lesions sustained before and after age one. *Neuropsychologia* 1986; 24: 423-8.
25 Westmacott R, Askalan R, Macgregor D, et al. Cognitive outcome following unilateral arterial iscaemic stroke in childhood: effects of age at stroke and lesion location. *Dev Med & Child Neurol* 2010; 52: 386-93.

26 Buompadre MC, Arroyo HA; Stroke Group. Basal ganglia and internal capsule stroke in childhood--risk factors, neuroimaging, and outcome in a series of 28 patients: a tertiary hospital experience. *J Child Neurol* 2009; 24: 685-91.
27 Schoenberg BS, Mellinger J F, Schoenberg DG. Cerebrovascular disease in infants and children: A study of incidence, clinical features, and survival. *Neurology* 1978; 28: 763-8.
28 Eeg-Olofsson O, Ringheim Y. Stroke in children; Clinical characteristics and prognosis. *Acta Paediatr Scand* 1983; 72: 391-5.
29 Isler W. Stroke in childhood and adolescence. *Eur Neurol* 1984; 23: 421-4.
30 Kapelle LJ, Wilemse J, Ramos LMP. Ischaemic stroke in the basal ganglia and internal capsule in childhood. *Brain Dev* 1989; 11: 283-92.
31 Higgins JJ, Kammerman LS, Fitz CR. Predictors of survival and characteristics of childhood stroke. *Neuropediatr* 1991; 22: 190-3.
32 Lanska MJ, LanskaDJ, Horwitz SJ, Aram DM. Presentation, clinical course, and outcome of childhood stroke. *Pediatr Neurol* 1991; 7: 333-41.
33 Broderick J, Talbot GT, Prenger E. Stroke in childhood within a major metropolitana area: The surprising importance of intracerebral hemorrhage. *J of Child Neurol* 1993; 8: 250-5.
34 Keidan I, Shahar E, Barzilay Z, et al. Predictors of outcome of stroke in infants and children based on clinical data and radiologic correlates. *Acta Paediatr* 1994; 83: 762-75.
35 Strater R, Becker S, von Eckardstein A, et al. Prospective assesment of risk factors for recurrent stroke during childhood-a 5-year follow-up study. *Lancet* 2002; 360: 1540-5.
36 Strater R, Kurnik K, Heller Cet al. Aspirn versus low-dose low-molecular-weight heparin: antithrombotic therapy in pediatrc ischemic stroke patients: a prospective follow-up study. *Stroke* 2001; 32: 2554-8.
37 Chabrier S, Husson B, Lasjaunias P, Landrie P, Tardieu M. Stroke in childhood: outcome and recurrence risk factors. *J Child Neurol* 2005; 36: 90-7.
38 Simma B, Martin G, Muller T, Huemer M. Risk Factors for Pediatric Stroke; Consequences for Therapy and Quality of Life. *Pediatr Neurol* 2007; 37: 121-6.
39 Guimaraes IE, Ciasca SM, Moura-Ribeiro MV. Cerebrovascular disease in childhood, Neuropsychological investigation of 14 cases. *Arq Neuropsiquiatr* 2007; 65: 41-7.
40 Barbizer J, Duizabo Ph. *Manual de neuropsicología*. Porto Alegre: Artes Médicas; San Pablo: Artes Médicas, 1985.
41 Oliveira KT. Distúrbio adquirido em crianças com doença cerebrovascular: aquisição de linguagem em lactentes e pré-escolares. San Pablo: Universidad Estadual de Campinas, 2002.
42 Luria AR. *Fundamentos de neuropsicología*. San Pablo: Edusp, 1981.
43 Steinlin M, Roellin K, Schroth G. Long-term follow-up after stroke in childhood. *Eur J Pediatr* 2004; 163: 245-50.
44 Rapin I. Preschool children with inadequate communication: Developmental language disorder, autism, low IQ. *Clin Dev Med* 1996; 139: 265-7.
45 Adams RJ, McKie VC, Brambilla D, et al. Stroke prevention trial in sickle cell anemia. *J Control Clin Trials* 1998; 1: 110-29.
46 Hurvitz EA, Beale L, Ried S, Nelson VS. Functional outcome of paediatric stroke survivors. *Pediatric Rehabilitation* 1999; 3: 43-51.

47 Jackson JJH. Epileptiform convulsions from cerebral disease. En: Taylor J, Homes G, Walshe FMR (eds). *Selected writings of John Hughlings Jackson on epilepsy and epileptiform convulsion*. Londres: Hodder and Stoughton, 1931, p 30-40.
48 Burneo JG, Fang J, Saposnik G, et al. Impact of seizures on morbidity and mortality after stroke: a Canadian multi-centre cohort study. *Eur J Neurol* 2010; 17: 52-8.
49 De Reuck J, De Groote L, Van Maele G. Single seizure and epilepsy in patients with a cerebral territorial infarct. *J Neurol Sci* 2008; 271: 127-30.
50 Ferro JM, Canhão P, Bousser MG, et al. Early seizures in cerebral vein and dural sinus thrombosis: risk factors and role of antiepileptics. *Stroke* 2008; 39: 1152-8.
51 Benbir G, Ince B, Bozluolcay M. The epidemiology of post-stroke epilepsy according to stroke subtypes. *Acta Neurol Scand* 2006; 114: 8-12.
52 Myint PK, Staufenberg EF, Sabanathan K. Post-stroke seizure and post-stroke epilepsy. *Postgrad Med J* 2006; 82: 568-72.
53 Misirli H, Ozge A, Somay G, et al. Seizure development after stroke. *Int J Clin Pract* 2006; 60: 1536-41.
54 Loiseau J, Loiseau P, Duché B, Guyot M, Dartigues JF, Aublet B. A survey of epileptic disorders in southwest France: seizures in elderly patients. *Ann Neurol* 1990; 27: 232-7.
55 Guidelines for epidemiologic studies on epilepsy. Commission on Epidemiology and Prognosis, International League Against Epilepsy. *Epilepsia* 1993; 34: 592-6.
56 De Carolis P, D'Alessandro R, Ferrara R, et al. Late seizures in patients with internal carotid and middle cerebral artery occlusive disease following ischemic events. *J Neurol Neurosurg Psychiatry* 1984; 47: 1345-7.
57 Menon B, Shorvon SD. Ischaemic stroke in adults and epilepsy. *Epilepsy Res* 2009; 87: 1-11.
58 Fish DR, Miller DH, Roberts RC, et al. The natural history of late-onset epilepsy secondary to vascular disease. *Acta Neurol Scand* 1989; 80: 524-6.
59 Faught E, Peters D, Bartolucci A, et al. Seizures after primary intracerebral hemorrhage. *Neurology* 1989; 39: 1089-93.
60 Lamy C, Domigo V, Semah F, et al. Patent Foramen Ovale and Atrial Septal Aneurysm Study Group. Early and late seizures after cryptogenic ischemic stroke in young adults. *Neurology* 2003; 60: 400-4.
61 Yang JS, Park YD, Hartlage PL. Seizures associated with stroke in childhood.
62 *Pediatr Neurol* 1995; 12: 136-8.
63 Chadehumbe MA, Khatri P, Khoury JC, et al. Seizures are common in the acute setting of childhood stroke: a population-based study. *J Child Neurol* 2009; 24: 9-12.
64 Lee JC, Lin KL, Wang HS, et al. Seizures in childhood ischemic stroke in *Taiwan Brain Dev* 2009; 31: 294-9.
65 Sung CY, Chu NS. Epileptic seizures in thrombotic stroke. *J Neurol* 1990; 237: 166-70.
66 Bladin CF, Alexandrov AV, Bellavance A, et al. Seizures after stroke: a prospective multicenter study. *Arch Neurol* 2000; 57: 1617-22

Índice terminológico